高等医药院校教材

金匮要略讲义

（供中医专业用）

主　　编　李克光
副主编　杨百茀
编　　委　殷品之　张谷才　周夕林
协　　编　邓明仲　张家礼

上海科学技术出版社

图书在版编目(CIP)数据

金匮要略讲义/李克光主编. —上海：上海科学技术出版社, 1985.10 (2025.9 重印)
高等医药院校教材. 供中医专业用
ISBN 978-7-5323-0303-8

Ⅰ.①金… Ⅱ.①李… Ⅲ.①金匮要略方论—高等学校—教材 Ⅳ.①R222.3

中国版本图书馆 CIP 数据核字(2008)第 051683 号

金匮要略讲义

主编　李克光

上海世纪出版(集团)有限公司 出版、发行
上海科学技术出版社
(上海市闵行区号景路159弄A座9F-10F)
邮政编码 201101　www.sstp.cn
浙江新华印刷技术有限公司印刷
开本 787×1092　1/16　印张 17.5
字数 417 千字
1985 年 10 月第 1 版　2025 年 9 月第 50 次印刷
ISBN 978-7-5323-0303-8/R·82K
定价：40.00 元

本书如有缺页、错装或坏损等严重质量问题，请向印刷厂联系调换

前　　言

由国家组织编写并审定的高等中医院校教材从初版迄今已历二十余年。其间曾进行了几次修改再版,对系统整理中医药理论、稳定教学秩序和提高中医教学质量起到了很好的作用。但随着中医药学的不断发展,原有教材已不能满足并适应当前教学、临床、科研工作的需要。

为了提高教材质量,促进高等中医药教育事业的发展,卫生部于一九八二年十月在南京召开了全国高等中医院校中医药教材编审会议。首次成立了全国高等中医药教材编审委员会,组成32门学科教材编审小组。根据新修订的中医、中药、针灸各专业的教学计划修订了各科教学大纲。各学科编审小组根据新的教学大纲要求,认真地进行了新教材的编写。在各门教材的编写过程中,贯彻了一九八二年四月卫生部在衡阳召开的"全国中医医院和高等中医教育工作会议"的精神,汲取了前几版教材的长处,综合了各地中医院校教学人员的意见;力求使这套新教材保持中医理论的科学性、系统性和完整性;坚持理论联系实际的原则;正确处理继承和发扬的关系;在教材内容的深、广度方面,都从本课程的性质、任务出发,注意符合教学的实际需要和具有与本门学科发展相适应的科学水平;对本学科的基础理论、基本知识和基本技能进行了较全面的阐述;同时又尽量减少了各学科间教材内容不必要的重复和某些脱节。通过全体编写人员的努力和全国中医院校的支持,新教材已陆续编写完毕。

本套教材计有医古文、中国医学史、中医基础理论、中医诊断学、中药学、方剂学、内经讲义、伤寒论讲义、金匮要略讲义、温病学、中医各家学说、中医内科学、中医外科学、中医儿科学、中医妇科学、中医眼科学、中医耳鼻喉科学、中医伤科学、针灸学、经络学、腧穴学、刺灸学、针灸治疗学、针灸医籍选、各家针灸学说、推拿学、药用植物学、中药鉴定学、中药炮制学、中药药剂学、中药化学、中药药理学等三十二门。其中除少数教材是初次编写者外,多数是在原教材,特别是在二版教材的基础上充实、修改而编写成的。所以这套新教材也包含着前几版教材编写者的劳动成果在内。

教材是培养社会主义专门人才和传授知识的重要工具,教材质量的高低直接影响到人才的培养。要提高教材的质量,必须不断地予以锤炼和修改。本套教材不可避免地还存在着一些不足之处,因而殷切地希望各地中医药教学人员和广大读者在使用中进行检验并提出宝贵意见,为进一步修订作准备,使之成为科学性更强、教学效果更好的高等中医药教学用书,以期更好地适应我国社会主义四化建设和中医事业发展的需要。

全国高等中医药教材编审委员会

一九八三年十二月

编写说明

《金匮要略讲义》是由卫生部组织各有关中医学院集体编写的教材,供全国高等医药院校中医专业试用。

本书采用宋·林亿等诠次,明·赵开美校刻的《金匮要略方论》为蓝本进行编写,为了保持该书原貌,仍然保留"金匮要略方论序",并用"附录"列杂疗方等三篇于书后,以供研究参考。

至于各篇名称和顺序,仍按原书不变。各篇之首均加"简介";之末均有"结语"。每条均有【释义】,此外,根据需要加用【校勘】、【词解】、【按语】、【选注】、【医案举例】项目。书末列"选注书目简称表",并附加"方剂索引"(顺序按首字简体笔画排列)。

本书的绪言及脏腑经络先后病脉证第一、胸痹心痛短气病脉证治第九、五脏风寒积聚病脉证并治第十一、惊悸吐衄下血胸满瘀血病脉证治第十六、疮痈肠痈浸淫病脉证并治第十八,由李克光撰写;百合狐惑阴阳毒病脉证治第三、痰饮咳嗽病脉证并治第十二、消渴小便利淋病脉证并治第十三、水气病脉证并治第十四,由杨百茀撰写;痉湿暍病脉证治第二、肺痿肺痈咳嗽上气病脉证治第七、腹满寒疝宿食病脉证治第十、趺蹶手指臂肿转筋阴狐疝蚘虫病脉证治第十九,由殷品之撰写;疟病脉证并治第四、中风历节病脉证并治第五、血痹虚劳病脉证并治第六、奔豚气病脉证治第八、黄疸病脉证并治第十五,由张谷才撰写;呕吐哕下利病脉证治第十七、妇人妊娠病脉证并治第二十、妇人产后病脉证治第二十一、妇人杂病脉证并治第二十二,由周夕林撰写。

本书系试用教材,缺点和错误一定不少,希望各院校在使用过程中,不断总结经验,提出宝贵意见,以便今后进一步修改提高。

编　者

一九八四年三月

目　录

1　金匮要略方论序 ……………………… 1

2　绪言 …………………………………… 2

3　脏腑经络先后病脉证第一 …………… 8

4　痉湿暍病脉证治第二 ………………… 21
　　栝蒌桂枝汤方 ……………………… 24
　　葛根汤方 …………………………… 25
　　大承气汤方 ………………………… 25
　　麻黄加术汤方 ……………………… 29
　　麻黄杏仁薏苡甘草汤方 …………… 30
　　防己黄芪汤方 ……………………… 31
　　桂枝附子汤方 ……………………… 31
　　白术附子汤方 ……………………… 32
　　甘草附子汤方 ……………………… 33
　　白虎加人参汤方 …………………… 35
　　一物瓜蒂汤方 ……………………… 35

5　百合狐惑阴阳毒病脉证治第三 ……… 38
　　百合知母汤方 ……………………… 39
　　滑石代赭汤方 ……………………… 40
　　百合鸡子汤方 ……………………… 40
　　百合地黄汤方 ……………………… 41
　　栝蒌牡蛎散方 ……………………… 42
　　百合滑石散方 ……………………… 43
　　甘草泻心汤方 ……………………… 44
　　赤豆当归散方 ……………………… 46
　　升麻鳖甲汤方 ……………………… 47

6　疟病脉证并治第四 …………………… 50
　　鳖甲煎丸方 ………………………… 50
　　白虎加桂枝汤方 …………………… 52
　　蜀漆散方 …………………………… 53
　　附《外台秘要》方
　　牡蛎汤 ……………………………… 54

　　柴胡去半夏加栝蒌根汤 …………… 54
　　柴胡桂姜汤 ………………………… 54

7　中风历节病脉证并治第五 …………… 56
　　侯氏黑散 …………………………… 57
　　风引汤 ……………………………… 58
　　防己地黄汤 ………………………… 58
　　头风摩散方 ………………………… 58
　　桂枝芍药知母汤方 ………………… 60
　　乌头汤方 …………………………… 62
　　矾石汤 ……………………………… 62
　　附方 ………………………………… 63
　　《古今录验》续命汤 ……………… 63
　　《千金》三黄汤 …………………… 63
　　《近效方》术附汤 ………………… 63
　　崔氏八味丸 ………………………… 63
　　《千金方》越婢加术汤 …………… 64

8　血痹虚劳病脉证并治第六 …………… 65
　　黄芪桂枝五物汤方 ………………… 65
　　桂枝加龙骨牡蛎汤方 ……………… 68
　　天雄散方 …………………………… 69
　　小建中汤方 ………………………… 70
　　肾气丸方 …………………………… 72
　　薯蓣丸方 …………………………… 72
　　酸枣仁汤方 ………………………… 73
　　大黄䗪虫丸方 ……………………… 73
　　附方 ………………………………… 74
　　《千金翼》炙甘草汤 ……………… 74
　　《肘后》獭肝散

9　肺痿肺痈咳嗽上气病脉证治第七 …… 76
　　甘草干姜汤方 ……………………… 79
　　射干麻黄汤方 ……………………… 80
　　皂荚丸方 …………………………… 81
　　厚朴麻黄汤方 ……………………… 82

泽漆汤方 ………………………… 82
麦门冬汤方 ………………………… 83
葶苈大枣泻肺汤方 ………………………… 84
桔梗汤方 ………………………… 85
越婢加半夏汤方 ………………………… 86
小青龙加石膏汤方 ………………………… 86
附方 ………………………… 87
《千金》甘草汤 ………………………… 87
《千金》生姜甘草汤 ………………………… 87
《千金》桂枝去芍药加皂荚汤 ………………………… 88
《外台》桔梗白散 ………………………… 88
《千金》苇茎汤 ………………………… 88

10 奔豚气病脉证治第八 ………………………… 91
奔豚汤方 ………………………… 91
桂枝加桂汤方 ………………………… 92
茯苓桂枝甘草大枣汤方 ………………………… 93

11 胸痹心痛短气病脉证治第九 ………………………… 94
栝蒌薤白白酒汤方 ………………………… 95
栝蒌薤白半夏汤方 ………………………… 96
枳实薤白桂枝汤方 ………………………… 96
人参汤方 ………………………… 97
茯苓杏仁甘草汤方 ………………………… 98
橘枳姜汤方 ………………………… 98
薏苡附子散方 ………………………… 99
桂枝生姜枳实汤方 ………………………… 100
乌头赤石脂丸方 ………………………… 100
附方 ………………………… 101
九痛丸 ………………………… 101

12 腹满寒疝宿食病脉证治第十 ………………………… 103
厚朴七物汤方 ………………………… 106
附子粳米汤方 ………………………… 107
厚朴三物汤方 ………………………… 107
大柴胡汤方 ………………………… 108
大建中汤方 ………………………… 110
大黄附子汤方 ………………………… 111
赤丸方 ………………………… 112
乌头煎方 ………………………… 112
当归生姜羊肉汤方 ………………………… 114
乌头桂枝汤方 ………………………… 114
桂枝汤方 ………………………… 114

附方 ………………………… 115
《外台》柴胡桂枝汤方 ………………………… 116
《外台》走马汤 ………………………… 116
瓜蒂散方 ………………………… 117

13 五脏风寒积聚病脉证并治第十一 ………………………… 120
旋覆花汤方 ………………………… 121
麻子仁丸方 ………………………… 124
甘草干姜茯苓白术汤方 ………………………… 125

14 痰饮咳嗽病脉证并治第十二 ………………………… 129
苓桂术甘汤方 ………………………… 132
甘遂半夏汤方 ………………………… 134
十枣汤方 ………………………… 135
大青龙汤方 ………………………… 136
小青龙汤方 ………………………… 136
木防己汤方 ………………………… 137
木防己去石膏加茯苓芒硝汤方 ………………………… 137
泽泻汤方 ………………………… 138
厚朴大黄汤方 ………………………… 139
小半夏汤方 ………………………… 140
己椒苈黄丸方 ………………………… 141
小半夏加茯苓汤方 ………………………… 141
五苓散方 ………………………… 142
附方 ………………………… 143
《外台》茯苓饮 ………………………… 143
桂苓五味甘草汤方 ………………………… 144
苓甘五味姜辛汤方 ………………………… 145
桂苓五味甘草去桂加姜辛夏汤方 ………………………… 146
苓甘五味加姜辛半夏杏仁汤方 ………………………… 147
苓甘五味加姜辛半杏大黄汤方 ………………………… 147

15 消渴小便利淋病脉证并治第十三 ………………………… 150
文蛤散方 ………………………… 152
栝蒌瞿麦丸方 ………………………… 154
蒲灰散方 ………………………… 155
滑石白鱼散方 ………………………… 155
茯苓戎盐汤方 ………………………… 155
猪苓汤方 ………………………… 157

16 水气病脉证并治第十四 ………………………… 159
越婢汤方 ………………………… 169
防己茯苓汤方 ………………………… 170

甘草麻黄汤方	170	栀子豉汤方	215
麻黄附子汤方	171	通脉四逆汤方	216
黄芪芍桂苦酒汤方	172	紫参汤方	216
桂枝加黄芪汤方	172	诃梨勒散方	216
桂枝去芍药加麻黄细辛附子汤方	174	附方	217
枳术汤方	175	《外台》黄芩汤	217

17 黄疸病脉证并治第十五 177
　茵陈蒿汤方 181
　硝石矾石散方 183
　栀子大黄汤方 183
　猪膏发煎方 184
　茵陈五苓散方 185
　大黄硝石汤方 185

　附方 187
　《千金》麻黄醇酒汤 187

18 惊悸吐衄下血胸满瘀血病脉证治第十六 189
　桂枝救逆方 193
　半夏麻黄丸方 193
　柏叶汤方 194
　黄土汤方 194
　泻心汤方 196

19 呕吐哕下利病脉证治第十七 198
　茱萸汤方 200
　半夏泻心汤方 201
　黄芩加半夏生姜汤方 202
　猪苓散方 203
　四逆汤方 203
　小柴胡汤方 204
　大半夏汤方 204
　大黄甘草汤方 205
　茯苓泽泻汤方 205
　文蛤汤方 206
　半夏干姜散方 207
　生姜半夏汤方 207
　橘皮汤方 208
　橘皮竹茹汤方 208
　桂枝汤方 212
　小承气汤方 213
　桃花汤方 214
　白头翁汤方 214

20 疮痈肠痈浸淫病脉证并治第十八 219
　薏苡附子败酱散方 219
　大黄牡丹汤方 220
　王不留行散方 221
　排脓散方 222
　排脓汤方 222

21 趺蹶手指臂肿转筋阴狐疝蛔虫病脉证治第十九 223
　鸡屎白散方 224
　蜘蛛散方 224
　甘草粉蜜汤方 225
　乌梅丸方 226

22 妇人妊娠病脉证并治第二十 228
　桂枝茯苓丸方 229
　芎归胶艾汤方 231
　当归芍药散方 232
　干姜人参半夏丸方 232
　当归贝母苦参丸方 233
　葵子茯苓散方 234
　当归散方 234
　白术散方 235

23 妇人产后病脉证治第二十一 238
　枳实芍药散方 240
　下瘀血汤方 241
　竹叶汤方 243
　竹皮大丸方 244
　白头翁加甘草阿胶汤方 244

　附方 245
　《千金》三物黄芩汤 245
　《千金》内补当归建中汤 245

24 妇人杂病脉证并治第二十二 247
　半夏厚朴汤方 249

甘麦大枣汤方 …… 250
温经汤方 …… 252
土瓜根散方 …… 253
大黄甘遂汤方 …… 254
抵当汤方 …… 255
矾石丸方 …… 256
红蓝花酒方 …… 256
蛇床子散方 …… 257
狼牙汤方 …… 258

小儿疳虫蚀齿方 …… 259
附录 …… 261
    杂疗方第二十三 …… 261
    禽兽鱼虫禁忌并治第二十四 …… 263
    果实菜谷禁忌并治第二十五 …… 266

[选注]书目简称表 …… 269

方剂索引 …… 271

1　金匮要略方论序

　　张仲景为《伤寒杂病论》合十六卷,今世但传《伤寒论》十卷,杂病未见其书,或于诸家方中载其一二矣。翰林学士王洙在馆阁日,于蠹简中得仲景《金匮玉函要略方》三卷:上则辨伤寒,中则论杂病,下则载其方,并疗妇人,乃录而传之士流,才数家耳。尝以对方证对者,施之于人,其效若神。然而或有证而无方,或有方而无证,救疾治病其有未备。国家诏儒臣校正医书,臣奇先校定《伤寒论》,次校定《金匮玉函经》,今又校成此书,仍以逐方次于证候之下,使仓卒之际,便于检用也。又采散在诸家之方,附于逐篇之末,以广其法。以其伤寒文多节略,故断自杂病以下,终于饮食禁忌,凡二十五篇,除重复合二百六十二方,勒成上、中、下三卷,依旧名曰:《金匮方论》。臣奇尝读《魏志华佗传》云:出书一卷曰"此书可以活人"。每观华佗凡所疗病,多尚奇怪,不合圣人之经。臣奇谓活人者,必仲景之书也。大哉！炎农圣法,属我盛旦,恭惟主上丕承大统,抚育元元,颁行方书,拯济疾苦,使和气盈溢,而万物莫不尽和矣。

　　太子右赞善大夫臣高保衡、尚书都官员外郎臣孙奇、尚书司封郎中充秘阁校理臣林亿等传上。

2 绪 言

《金匮要略方论》,是我国东汉时代著名医学家张仲景所著《伤寒杂病论》的杂病部分,也是我国现存最早的一部诊治杂病的专书。由于本书在理论上和临床实践上都具有较高的指导意义和实用价值,对于后世临床医学的发展有着重大的贡献和深远的影响,所以古今医家都对此书推崇备至,赞誉其为方书之祖、医方之经、治疗杂病的典范。书名《金匮要略方论》,表明本书内容精要,价值珍贵,应当慎重保藏之意。

约在公元三世纪初,张仲景写成了《伤寒杂病论》,全书共十六卷(十卷论伤寒,六卷论杂病)。但此书从东汉到西晋的一段时期,即因战乱而散失,后来虽经西晋王叔和加以搜集编次,可是后人仅看到《伤寒论》十卷,而未见到杂病部位,其中资料只能从其他方书所引用的看到一些。直到北宋初期,翰林学士王洙在翰林院所存的残旧书籍中得到《金匮玉函要略方》,这是仲景《伤寒杂病论》的节略本,一共有三卷,上卷论伤寒病,中卷论杂病,下卷记载方剂及妇科的理论和处方。其后又经林亿等对此节略本进行校订,因为《伤寒论》已有比较完整的王叔和编次的单行本,于是就把上卷删去而只保留中、下卷论述杂病和治疗妇人病部分。为了便于临床应用,又把下卷的方剂部分,分别列在各种证候之下,编为上、中、下三卷。此外,还采集各家方书中转载仲景治疗杂病的医方及后世一些医家的良方,分类附在每篇之末,题书名为《金匮要略方论》,这就是后世通行的《金匮要略》(以下简称"原书")。

原书共为二十五篇,首篇《脏腑经络先后病》,属于总论性质,对疾病的病因病机、预防、诊断、治疗等方面,都以例言的形式,作了原则性的提示,所以此篇在全书中具有纲领性的意义。从第二篇《痉湿暍病》到第十七篇《呕吐哕下利病》是属于内科范围的疾病。第十八篇《疮痈肠痈浸淫病》则属于外科。第十九篇《趺蹶手指臂肿转筋阴狐疝蚘虫病》,是将不便于归类的几种疾病合为一篇。第二十至二十二篇,是专论妇产科疾病。最后三篇为杂疗方和食物禁忌,带有验方性质,后世不少注家删去不载,为了保持《金匮要略方论》原貌,本讲义采用"附录"列"杂疗方"三篇于书后,不作解释,仅供参考和进一步研究。原书前二十二篇中,包括四十多种疾病,共载方剂二百零五首。(其中四首只列方名而未载药味,即水气病篇中的杏子汤;疮痈肠痈浸淫病篇中的黄连粉;趺蹶手指臂肿转筋阴狐疝蚘虫病篇中的藜芦甘草汤;妇人妊娠病篇的附子汤。)在治法方面,除使用药物外,还采用了针灸和饮食调养,并重视加强护理。在剂型方面,既有汤、丸、散、酒的内服药剂,又有熏、洗、坐、敷的外治药剂。此外,对于药物炮制、煎药和服药方法,以及药后反应等,都有详细记载。

原书对于疾病的分篇,有以数病合为一篇者,亦有一病分列一篇者。其数病合为一篇者,主要是以病机相同、证候近似或病位相近者为依据,例如:痉、湿、暍三种疾病,都由外邪为患,在初起时多有恶寒发热的表证,故合为一篇;百合、狐惑、阴阳毒三病的病机,或由热病转归,或由感染病毒,由于性质相近,故合为一篇;又如中风与历节,因中风有半身不遂,历节有疼痛遍历关节证候,二者病势发展均具有风性善行数变的特点,其病机相仿,故合为一篇。血痹病虽然与感受外邪有关,但其主因系由阳气痹阻、血行不畅所致;虚劳病是由五劳、七伤、六极引起内脏血气虚损的疾病，两者病机相似，故合为一篇。肺痿、肺痈、咳嗽上气三者虽然病机不同，证候有异，但皆属于肺部病变，故合为一篇。胸痹、心痛、短气病则是结合病机、病位分篇，因为胸痹、心痛两者皆由于胸阳或胃阳不振，水饮或痰涎停滞于心胸或胃中所致，两者病机与病位都相近，故合为一篇。腹满、寒疝、宿食三者虽病因不同，但因发病部位都与胃肠有关，且都有胀满或疼痛的症状，故合为一篇。消渴、小便不利、淋病都属肾脏或膀胱的病变，故合为一篇。《惊悸吐衄下血胸满瘀血病》篇所列几种病的发病机制都与心和血脉有关，又因血为心所主，肝所藏，脾所统，三脏功能失常，就会引起惊悸、吐血、衄血、下血或瘀血，故将这些病合在一篇论述。呕吐、哕、下利三者的发病主因和发病机制虽有所不同，但也都属于胃肠病变，故将三者合为一篇。这种数病合篇的创作体例，有利于区别有关病证的异同之处，有助于掌握各种疾病的辨证论治规律。书中唯《五脏风寒积聚病》篇，别具一格，主要论述五脏发病机理及证候、治法，颇为切合全书根据脏腑经络病机进行辨证的精神，可惜此篇脱简较多，是其不足之处。另外，原书中也有一病成篇而专题论述的，如疟疾、奔豚气、痰饮、水气、黄疸等，都是属于独立性较强，或临床表现有较为鲜明特殊性的疾病。但应注意在这些专题篇章中，除重点论述本病的证治外，每每还要涉及与本病有关的一些证候，故其论述范围亦较广泛。例如：《水气病》篇，因水、气、血三者在生理或病理上都有一定的关系，故在论述水气病之后，还论及气分病和血分病；《痰饮咳嗽病》篇，因为水与饮同类，故在论述饮病的同时，又谈到属于一时性停水的证候和治法；《黄疸病》篇，除重点论述湿热黄疸外，还涉及虚黄的证治。《奔豚气病》篇中，也提到有关病证，如惊怖等。

至于篇与篇之间的关系，亦常存在连贯性和共通性，可供互相参照。如《脏腑经络先后病》篇与下文各篇均有关联，可以前后印证，融会贯通。又如《水气病》篇与《痰饮病》篇，两者同源异流，因此，《痰饮病》篇的水在五脏与《水气病》篇的五脏水，可以结合互参，以求得在治疗上的共通性。如《水气病》篇提出下水之法，但未见出方，若于《痰饮病》篇各方中探求，则有十枣汤、甘遂半夏汤、己椒苈黄丸等可以通用。

原书论述诊治杂病的主要精神，是以整体观念为指导思想，以脏腑经络学说为基本论点，认为疾病证候的产生，都是整体功能失调，脏腑经络病理变化的反应。从这一基本论点出发，提出了根据脏腑经络病机和四诊八纲进行病与证相结合的辨证方法。这一主要精神充分地从《脏腑经络先后病》篇体现出来。例如：在病因、发病和病理传变方面，以脏腑经络分内外，提出了"千般疢难，不越三条"的病因分类；从整体观念出发，根据正与邪、人体内部各脏腑间的相互关系，提出了"若五脏元真通畅，人即安和"，以及"见肝之病，知肝传脾"等有关发病和病理传变的理论。在诊断方面，通过四诊举例，结合八纲，把疾病的各种临床表现，都具体地落实到脏腑经络的病变上，示范性地运用了病与证相结合的辨证方法。这一主要精神，还贯串于全书各篇，在具体病证上也得到体现。例如：《中风历节病》篇，指出内因是中风病的主要致病因素，根据其脏腑经络所产生的病理变化，以在络、在经、入腑、入脏来进行辨证。又如《水气病》篇，根据水肿形成的内脏根源及其所出现的证候，而有心水、肝水、脾水、肺水、肾水的论述。又如《肺痿肺痈咳嗽上气病》篇的肺痈与《疮痈肠痈浸淫病》篇的痈肿和肠痈，虽然均名为痈，但由于在脏、在腑、在肌肤脉络等部位的不同，因而各有其不同的病理变化和临床特征。再如《五脏风寒积聚病》篇所论述的五脏中风、中寒、五脏积聚以及三焦病变等，这些都启示学者对于疾病应该注重脏腑经络的病理变化，并据此以指导临床辨证。

从原书各篇的编写体例,可知作者既强调辨证论治,同时亦很重视病与证相结合的辨证方法。原书各篇均标明"病脉证治",示人以病与证相结合、脉与证须合参、辨证与论治紧密结合的重要意义。各篇从论述疾病的病因病机开始,进而根据病情的复杂变化,举出主证,然后据证提出治法方药,这样就有利于学者系统掌握各篇所述疾病的证治规律。在具体写作方法上,有时开门见山,给疾病明确定义;有时借宾定主,托出疾病特点。有时把性质类似的条文列在一起,以类比其异同;有时把性质不同的条文列在一起,以资对比说明。有时用许多条文解决一个问题;有时以一条原文说明许多问题。书中有或详于此而略于彼者,须留意其前后呼应;有或详于方面略于证者,示人当以药测证;有或详于证而未列方药者,示人当据证以立方。特别是对人所易知的证候和治法,各篇每多从略;对人所容易忽略的证候和治法,则不厌其烦地加以分析、比较、鉴别、说明。清·陈修园曾说:"全篇以此病例彼病,为启悟之捷法。"这是很有见地的。

关于本书中的脉法,也具有独到之处。一般而言,脉与证应当合参,各种疾病常有其主要脉象。如百合病的脉微数;疟疾脉弦;虚劳病脉大、极虚;寒疝脉弦紧或沉紧;肺痈脉数实;肺痿脉数虚;肠痈脉数等。但由于脉象的变化,可以反映出脏腑经络的复杂变化,故原书脉法往往用几种错综的脉象结合起来以阐释病机,有时还依据脉象以指导治疗,判断预后,这种情况在原书中是屡见不鲜的。如《中风历节病》篇论述历节病的脉象:"寸口脉沉而弱,沉即主骨,弱即主筋,沉即为肾,弱即为肝……",即是从脉象的沉弱,说明肝肾气血不足,是形成历节病的内在因素。又如《胸痹心痛短气病》篇:"夫脉当取太过不及,阳微阴弦,即胸痹而痛……"即是依据脉象分析胸痹病机,以阳微阴弦概括胸痹病是胸阳虚,阴邪盛,邪正交争,胸阳不宣,以致胸中痹塞而成胸痹之病。又如《肺痿肺痈咳嗽上气病》篇中的肺痿与肺痈,两者虽皆见数脉,但脉数虚者为肺痿,数实者为肺痈,一虚一实,可据脉象鉴别。还有该篇所列:"咳而脉浮者,厚朴麻黄汤主之。""脉沉者,泽漆汤主之。"这说明疾病证候虽然相似,但由于脉象不同,故治法亦有差异。因咳而脉浮,是病近于表而邪盛于上,故用厚朴麻黄汤散饮降逆,止咳平喘。咳而脉沉,其病机在里,是水饮内聚之证,故用泽漆汤逐水通阳,止咳平喘。此外,由于脉之盛衰,可候气血之虚实及胃气之强弱,故依据脉法可测转归预后。如《水气病》篇:"脉得诸沉,当责有水,身体肿重,水病脉出者死。"说明水气病人因肌肤蓄水,营卫被阻,故脉当沉。如脉暴出,浮而无根,与水气病病情不符,属于正气涣散之征,故主预后不良。如上所举,可见原书虽非脉学专著,但所论脉法,确有不少精辟之处,诚如清·徐大椿所说:"其脉法,亦皆内经及历代相传之真诀。"值得很好地继承和探讨。

原书对于杂病的治疗法则,主要体现在两个方面:一是根据人体脏腑经络之间的整体性,提出了有病早治,以防止病势的传变发展。如《脏腑经络先后病》篇所说的:"见肝之病,知肝传脾,当先实脾。""人能养慎,不令邪风干忤经络,适中经络,未流传脏腑,即医治之……"都体现了这种精神。一是根据治病求本的精神,重视人体正气。因为人体抗病能力悉赖正气,正气虚损,药物治疗就难以奏效。故原书对于慢性衰弱疾病,尤为注重观察脾肾两脏功能是否衰退。因为脾胃是后天之本,生化之源;肾是先天之本,性命之根,内伤病至后期,往往会出现脾肾虚损证候,脾肾虚损,更能影响其他脏腑,促使病情恶化。故补脾补肾,是治疗内伤疾患的根本方法。这种观点,从原书《血痹虚劳病》篇中所列的小建中汤、肾气丸等方证可以看到大概。至于处理虚实错杂,正虚邪实的病证,原书在注重扶正的同时,也并未忽视祛邪,这种扶正兼以祛邪,邪去可使正安的观点,亦可从原书《血痹虚劳病》篇的薯蓣丸、大黄䗪虫丸等方证中得到体现。值得注意的是原书对于运用峻剂逐邪极为慎重,一般多从小量开始,以后逐渐增加,如用桂枝茯苓丸行瘀化癥,或用大乌头煎驱寒止痛时,皆在方后注明"不知,加至三丸"或"不可一日再服"等语,都是为了避免因逐邪而损伤正气,以至病未去而正气已伤,治疗就比较困难,这是治疗杂病的关键问题。此外,对于某些邪实之证,原书特别注重"因势利导"的治则,即按病邪所在部位的不同,因其势而就近引导,使之排出体外,以达到避免损伤正气的目的。如《痉湿暍病》篇所载的栝蒌桂枝汤、葛根汤和大承气汤,三方均治痉病,但由于病邪所在的部位不同,根据因势利导的原则,对于病邪在表者,用葛根汤、栝蒌桂枝汤以透表达邪,使病从外而解;对于病邪在里者,则用大承气汤攻下通腑,使病从里而除。又如篇中治疗湿病之因于头中寒湿者,采用纳药鼻中的治法,也是根据病位在上,里和无病,故只须纳药于鼻中,以宣泄上焦寒湿,使肺气通利,病即可除。再如《水气病》篇所述水肿的治则"诸有水者,腰以下肿,当利小便,腰以上肿,当发汗乃愈"。说明腰以下肿者,其病在下在里属阴,当用利小便的方法,使潴留于下部在里之水,从小便排出;腰以上肿者,其病在表在上属阳,当用发汗的方法,使潴留于上部在表之水,从汗液排出。这些都是原书运用因势利导以祛除病邪治疗疾病的范例。

原书对于方剂运用的特点,总的说来是立方谨严,用药精当,化裁灵活。有时一病可用数方,有时一方可以多用,充分体现了"同病异治"和"异病同治"的精神。同是一种疾病,但由于人体体质或病机上的差异,以及病位的不同,故在治法上也就有所分别。例如:同为胸痹病,同有"心中痞,留气结在胸,胸满……"的症状,但如阴邪偏盛,阳气不虚者,可用枳实薤白桂枝汤以通阳开结,泄满降逆;阳气已虚者,则当用人参汤以补中助阳,使阳气振奋则阴邪自散。又如同为溢饮,治疗"当发其汗,大青龙汤主之;小青龙汤亦主之"。这是针对溢饮的具体病情采用不同的汗法,如邪盛于表而兼有郁热者,则用大青龙汤发汗兼清郁热;如病属表寒里饮俱盛者,则用小青龙汤发汗兼温化里饮。再如治疗痰饮病的几首常用方剂,其中属于脾阳不运者,用苓桂术甘汤以健脾利水;属于肾阳不足者,用八味肾气丸以温肾化水;属于膀胱气化不行者,用五苓散化气行水;由于水停心下,胃气上逆者,用小半夏加茯苓汤以利水降逆;如因饮邪内聚成实者,则可分别采用甘遂半夏汤或己椒苈黄丸以攻逐水饮。以上数方,俱治痰饮,但因其脏腑病机的不同,临床证候有差异,故在治疗时所运用的方剂亦有差别。反之,多种不同的疾病,由于病因病机或病位相同,故虽病名各异,症状不同,但其治法及用方亦可共同。例如原书中用肾气丸者有五:一是治脚气上入,少腹不仁;二是治虚劳腰痛,少腹拘急,小便不利;三是治短气微饮当从小便去者;四是治男子消渴,小便反多,以饮一斗,小便一斗者;五是治妇人烦热不得卧,但有饮食如故之转胞不得溺者。以上五病,虽然病名、症状俱皆有所不同,但病机皆属于肾阳虚衰,气化功能减退,故均可用肾气丸以扶助肾气。又如五苓散,既可用于痰饮,亦可用于消渴,此二种病证虽有差异,但病皆属水邪来患,故均可用五苓散。再如葶苈大枣泻肺汤,既可用于肺痈,又可用于支饮,前者病因属于风热病邪,后者病因属于饮邪留滞,两者病因虽异,但病机同为痰涎壅塞于肺,且病位亦同,故均可用葶苈大枣泻肺汤。上述种种用法,形式上虽表现为一病可用数方,一方可治多病,但实质上仍然反映了病与证相结合的辨证论治精神。

原书所载方剂,大体上可以体现汗、吐、下、和、温、清、消、补等治法。如桂枝汤、麻黄加术汤为汗法;瓜蒂散为吐法;大、小承气汤为下法;小柴胡汤为和法;大乌头煎、通脉四逆汤为温法;白虎加人参汤、泻心汤、白头翁汤为清法;鳖甲煎丸、枳术丸为消法;黄芪建中汤、当归生姜羊肉汤、肾气丸为补法。此外,还有一些方剂,尚能体现以上八法所不能概括的其他治法。如越婢汤、大青龙汤,为解表清里;小青龙汤、射干麻黄汤,为解表化饮;乌头桂枝汤为解表温里;厚朴七物汤、大柴胡汤为解表攻里。这都属于表里双解法。五苓散、茵陈五苓散、猪苓汤、防己黄芪汤、防己茯苓汤等为利水化湿;苓桂术甘汤为温化水湿,这都属于除湿法。麦门冬汤为润燥法;黄土汤、柏叶汤、胶艾汤等为理血法;桂枝加龙骨牡蛎汤、桃花汤为固涩法。上列这些方剂,虽然不能全面细致地概括原书方剂及治法,但由此可以掌握方剂运用的要领。

关于原书用药的特点,既重视发挥单味药物的主治功能,更注意药物经过配伍组合后的协同作用,同时对于药物的加减变化以及药物的炮制、煎煮方法等都有较为精详的论述,现分别简述如下:① 重视单味药物的主治功能:如用苦参之杀虫除湿热以治狐惑病阴部蚀烂;用常山或蜀漆以疗疟疾;用百合以治百合病;用茵陈、大黄以利胆退黄;用黄连泻火解毒以疗浸淫疮;用鸡矢白散以治转筋入腹等,均含有专病当用专药的意义。② 注重药物经过配伍所发生的协同作用:例如桂枝一药,配伍应用于不同方剂中,可以从多方面发挥其效能。如桂枝汤、黄芪桂枝五物汤,用以调和营卫;枳实薤白桂枝汤、炙甘草汤用以宣通阳气;五苓散、苓桂术甘汤,用以温化水饮;桂枝加桂汤、桂苓五味甘草汤,用以下气降逆;小建中汤、黄芪建中汤,用以健运中气;乌头桂枝汤,用以散寒止痛;桂枝茯苓丸、温经汤,用以散结行瘀。又如附子的配伍应用,配合干姜,可以增强回阳救逆之力;配合白术,可以收到温散寒湿之效;配合薏苡仁,可以缓急止痛;配合乌头,可以峻逐阴邪;配合粳米,可以温中除寒,降逆止痛;配合大黄,可以温阳通便,攻下寒积;配合黄土、白术等,可以温脾摄血,用治下血。再如麻黄的配伍应用:麻黄与白术同用,可以并行表里之湿;麻黄与杏仁、苡仁同用,可以解表除湿,风湿并治;麻黄与石膏同用,可以发越水气,用治风水或哮喘;麻黄与厚朴同用,可以散饮降逆,用治咳而脉浮之证;麻黄与射干同用,可以宣肺化痰,用治咳而上气,喉中痰鸣如水鸡声;麻黄与乌头同用,可以发散寒湿,温经止痛,用治寒湿历节,不可屈伸之证。如上所举,可以看出药物在原有功能的基础上,经过适当配伍,更可增强疗效,扩大适应范围,这在原书中实例是很多的。③ 注重药物在方剂中的加减变化:原书遣方用药,加减变化,灵活自然,充分体现了按法立方,据证用药的原则。例如治疗胸痹病,但解胸痛,用栝蒌薤白白酒汤;如因水饮上逆而证见不得卧者,则加半夏以降水饮,成为栝蒌薤白半夏汤;如再加"胸满,胁下逆抢心",则加枳实、厚朴、桂枝,以降胸中胁下之气,成为枳实薤白桂枝汤。又如《痰饮病》篇中,记述了用小青龙汤治支饮咳喘所出现的变证,改用桂苓五味甘草汤以后用药的加减变化,都是属于随证加减药物的范例。所以唐容川曾说:"仲景用药之法,全凭乎证,添一证则添一药,易一证亦易一药。"这是完全符合实际情况的。此外,原书对于药物分量的加减,也是很考究的,如桂枝加桂汤的加重桂枝;小建中汤的倍用芍药;通脉四逆汤的重用干姜;厚朴三物汤之重用厚朴等,体现了方剂的命名,亦含有辨证论治的意义。④ 注重药物的炮制、煎煮方法。例如附子的用法,如用以回阳救逆者则生用,且须配以干姜;如用以止痛者多炮用,不须伍以干姜,故原书中附子多为炮用。它如发作性的疝痛,或历节疼痛不可屈伸,则用乌头,因为乌头止痛作用较附子更强,但须与白蜜同用,既能缓和乌头的毒性,且可延长药效。又如用甘草干姜汤治虚寒肺痿,方中干姜炮用,辛通而兼苦降,开后世温上制下法之先例。再如茵陈蒿汤的煎药法,先煮茵陈,后入大黄、栀子,因为后入大黄、栀子,可以峻攻其热,久煮茵陈,则可缓出其热中之湿。这些制剂的方法,都是原书作者总结前人经验,并通过自己的实践证明,是行之有效的。

《伤寒论》自序里说:"撰用《素问》、'九卷'、《八十一难》……为《伤寒杂病论》,合十六卷。"可知伤寒、杂病,两者原为一体。但伤寒主要是以六经病机进行证候分类,而杂病主要是以脏腑经络病机指导辨证。由于伤寒是感邪为患,故变化较多;杂病多因内伤,本脏自病,故传变较少。因此,治伤寒是以祛邪为主,祛邪即可安正;治内伤则以扶正为主,扶正即可祛邪。虽然如此,但就脏腑经络病机而言,伤寒与杂病往往亦有相同之处,如病在阳明(胃)者,多属实证热证;病在太阴(脾)者,多属虚证寒证。例如原书的《腹满寒疝宿食病》《黄疸病》《呕吐哕下利病》等篇所论述的病机、证候,与《伤寒论》的《阳明病篇》、《太阴病篇》有很多共通之处,其治疗方法与方药,也可以相互使用。陈修园曾说:"《金匮要略》,仲景治杂病之书也,与《伤寒论》相表里,然学者必先读《伤寒论》,再读此书,方能理会……"说明《伤寒论》与《金匮要略》关系非常密切,应将两书结合研究,更能收到事半功倍的效果。

总之,原书作者以实事求是的精神,从整体观念出发,根据脏腑经络学说,运用朴素的表达方法,对疾病的病因、发病和每一种病的理法方药都有详略不同的论述,阐明了病与证相结合的辨证和治疗方法,为祖国医学奠定了治疗杂病的基础。同时原书随着时代的发展,其意义也不断地得到补充。直到今天,原书仍然有效地指导着医疗实践,具有很大的生命力和发展前途。但由于历史条件的限制,原书毕竟是一千七百年以前的医著,不可能达到完美无缺的境界,何况原书曾一度散失,更因年代久远,辗转传抄,错误脱简在所难免。因此,在学习和研究原书时,一方面应该实事求是地根据现有水平加以继承整理,对目前难于理解的问题,可以阙疑,不必强加解释,以免有失原义,或作"附录",慎重保留,以供进一步研究;另一方面应该在切实掌握其内容的基础上,适当参考历代有关医家的注释和内伤杂病的重要文献,以及有关应用原书理法方药的医案,从中进行探讨,以弥补原书之不足;此外,还应该吸取现代科学研究成果,如近年来研究治疗"冠心病",用《胸痹心痛短气病》篇的温阳宣痹、豁痰散结方法,如栝蒌薤白白酒汤等类方剂加减治疗;治疗阑尾炎,用《疮痈肠痈浸淫病》篇的大黄牡丹汤、薏苡附子败酱散加减治疗等,都是运用原书的理论和方药所获得的成果,今后应当不断加以补充和发展。这样就可以使原书在原有基础上进一步得到提高,从而在临床实践中发挥更大的作用。

3 脏腑经络先后病脉证第一

本篇论述脏腑经络先后病脉证,属全书概论性质。仲景在本篇中,根据《内经》《难经》的理论,结合自己的实践经验,对杂病的病因、病机、诊断、治疗以及预防等方面,都举例说明,并作出原则性的提示,在全书中具有纲领性的意义。

問曰:上工①治未病②,何也?師曰:夫治未病者,見肝之病,知肝傳脾,當先實脾③,四季脾旺④不受邪,即勿補之;中工不曉相傳,見肝之病,不解實脾,惟治肝也。

夫肝之病,補用酸,助用焦苦,益用甘味之藥調之。酸入肝,焦苦入心,甘入脾。脾能傷腎,腎氣微弱⑤,則水不行;水不行,則心火氣盛;心火氣盛,則傷肺,肺被傷,則金氣不行;金氣不行,則肝氣盛。故實脾,則肝自愈。此治肝補脾之要妙也。肝虛則用此法,實則不在用之。

經曰:"虛虛實實,補不足,損有餘",是其義也。餘臟準此。(一)

【校勘】 "酸入肝……此治肝补脾之要妙也"一段,文字从日本宝历六年(1756)印赵刻《仲景全书》版本。"伤",《三因方》作"制"。

"虚虚实实"四字,据王冰《重广补注黄帝内经素问·针解篇》中有关《针经》(即《灵枢经》)的引文为"无实实,无虚虚"六字。

【词解】
① 上工:指高明的医生。
② 治未病:这里指治未病的脏腑。
③ 实脾:即调补脾脏之意。
④ 四季脾旺:脾属土,土寄旺于四季,故云四季脾旺。《素问·太阴阳明论》:"脾者土也,治中央,常以四时长四脏,各十八日寄治,不得独主于时也。"即三、六、九、十二各月之末十八天,为脾土当旺之时。这里可理解为一年四季脾气都很旺盛之意。
⑤ 肾气微弱:指肾的阴寒水气不亢而为害。此处"肾气",与《水气病》篇二十一条"肾气上冲"之"肾气",均指肾的邪气。

【释义】 本条从人体内部脏腑相关的整体观念出发,论述杂病的治疗法则。首先说明脏腑之间,有互相资生、互相制约的作用,一脏有病,可以影响他脏。治疗时必须照顾整体,治其未病之脏腑,以防止疾病的传变。如见肝实之病,应该认识到肝病最易传脾(《素问·五运行大论》云"气有余,则制己所胜,而侮所不胜"),在治肝的同时,要注意调补脾脏,就是治其未病。其目的在使脾脏正气充实,防止肝病蔓延。如果脾脏本气旺盛,则可不必实脾。这说明任何治病方法,必须灵活运用,而不是一成不变的。反之,见肝之病,不解实脾,惟治其肝,这是缺乏整体观的治疗方法,就不能得到满意的效果。

其次,指出治病当分虚实,仍举肝病为例来说明。肝病,补用酸,助用焦苦,益用甘味之药调之,这是治肝虚的方法。酸入肝,肝虚当补之以本味,所以补用酸;焦苦入心,心为肝之子,子能令母实,所以助用焦苦;甘味之药能够调和中气,《难经·十四难》谓"损其肝者缓其中",所以益用甘味之药。至于肝实病证,便须泻肝顾脾,上法就不适用。

"酸入肝……此治肝补脾之要妙也"十七句,是解释肝虚病用酸甘焦苦治法的意义。肝木既虚,肺金必然会侮其所胜(《素问·五运行大论》云:"气……不及,则己所不胜侮而乘之,己所胜轻而侮之"),这是五行生克制化的一般规律。所以,在肺金未侮肝木之前,就得用酸味药来补肝的本体;用焦苦味药以助心火。助心火有三种意义:其一,心旺可以感气于肝;其二,心旺可以不泄肝气;其三,心火旺可以制约肺金,肺金受制,则木不受克而肝病自愈。至于本法中用甘味药来调和脾土,其目的在于补土制水,肾的阴寒水气不亢而为害,则水不凌心,心的少火之气旺盛,则能制约肺金,肺的邪气不致乘侮肝木,则肝之本气自盛;且土能荣木,脾气健旺,有助于改善肝虚的病变。由此可见,这十七句是仲景从人体内部脏腑相关的整体观念出发,根据五行生克制化的原理,用调补助益诸法,从多个脏腑进行治疗,以达到纠正肝虚的目的。必须注意,这里的"伤"字,不能作伤害解,而应作制约来理解。

最后引用经文,对于虚实的治法作出结论:不能虚证用泻法,实证用补法,使虚者更虚,实者愈实。必须虚者补之,实者泻之;补其不足,损其有余,才是正治。肝病如此,其他诸脏可以类推,所以说"余脏准此"。

【按语】 本条所论,在临床运用上很有指导意义。临床上遇到肝病往往先见头昏、胁痛、胸闷、脉弦,以后饮食减少、乏力、便溏、舌苔白腻等脾脏症状相继出现,治疗时如能兼顾脾脏,就会收到满意的效果。

脾为后天之本,营卫气血化生之源。脾脏功能的好坏,直接影响着病体的恢复或恶化。对于肝实证,脾虚时固然应该实脾,就是脾不虚在泻肝时也应照顾脾脏。如使用苦寒泻肝时,要注意不可太过而损伤脾气,必须掌握适当。再如后世疏肝解郁的逍遥散,方中所用的白术、炙甘草等,即是泻肝顾脾之法。对于肝虚证,尤需顾脾,因培土可以荣木。如后世根据本文酸甘焦苦合用的原则,选用白芍、五味子、山萸肉、酸枣仁、当归、丹参、地黄等药,配以炙甘草、怀小麦、大枣之品,治疗有头目眩晕、视力减退、失眠多梦、舌光红、脉弦细的肝虚证,此即补肝顾脾之法。但须指出,所谓顾脾,并非一味用补,除在用药时不可滋补太过,避免阻碍脾运而导致脾病外,有时可在滋补药中适当加入健脾以助运化的药物,这也是顾脾之意。

总之,肝虚者,宜补肝顾脾;肝实者,宜泻肝顾脾,肝病虚实虽当异治,但兼顾脾脏则一。后世治肝之法,认识肝有体用之不同,治肝虚用滋水涵木、养血柔肝等法,从相生方面以养肝体;治肝实用清肝宁肺,疏肝实脾等法,从相制方面以理肝用,即是从本条虚实异治的基础上进一步发展而来。在具体运用这些治法时,都应注意顾脾,这是治疗肝病的一项重要原则。

【选注】《金鉴》:……上工,良医也。中工,常医也。已病,已然之病也。未病,未然之病也。假如现在肝病,此已然之病也;肝病将来传脾,此未然之病也。良医知肝病传脾,见人病肝,先审天时旺衰,次审脾土虚实,时旺脾实则知不受肝邪,不须补脾,直治已病之肝;若时衰脾虚,则知肝必传脾,先补未病之脾,兼治已病之肝。彼常医不晓四时所胜,五脏相传之理,见肝之病,惟泻已病之肝,不知补未病之脾也。上工不但知肝实必传脾虚之病,而且知肝虚不传脾,虚反受肺邪之病,故治肝虚、脾虚之病,则用酸入肝,以补已病之肝,用焦苦入心,以助不病之心,用甘入脾,以益不实之脾。使火生土,使土制水,水弱则火旺,火旺则制金,金被制则木不受邪,而肝病自愈矣。此亢则害,承乃制,制则生化,化生不病之理,隔二、隔三之治,故曰:此治肝补脾之要妙也。然肝虚则用此法,若肝实则不用此法也。中工不晓虚实,虚者泻之,是为虚虚;实者补之,是为实实。非其义也。上工知其虚实,补其不足,损其有余,是其义也。其余四脏,皆准此法。伤字,作制字看。

《心典》：酸入肝以下十五句，疑非仲景原文，类后人谬添注脚，编书者误收之也。盖仲景治肝补脾之要，在脾实而不受肝邪，非补脾以伤肾，纵火以刑金之谓，果尔，则是所全者少，而所伤者反多也。且脾得补而肺将自旺，肾受伤必迫及其子，何制金强木之有哉！细按语意，见肝之病以下九句，是答上工治未病之辞。补用酸三句，乃别出肝虚正治之法，观下文云肝虚则用此法，实则不在用之，可以见矣。盖脏病惟虚者受之，而实者不受，脏邪惟实者能传，而虚则不传。故治肝实者，先实脾土，以杜滋蔓之祸，治肝虚者，直补本宫，以防外侮之端。此仲景虚实并举之要旨也。

夫人禀五常①，因風氣②而生長，風氣雖能生萬物，亦能害萬物，如水能浮舟，亦能覆舟。若五臟元真③通暢，人即安和。客氣邪風④，中人多死。千般疢難⑤，不越三條：一者，經絡受邪，入臟腑，爲內所因也；二者，四肢九竅，血脈相傳，壅塞不通，爲外皮膚所中也；三者，房室、金刃、蟲獸所傷。以此詳之，病由都盡。

若人能養慎，不令邪風干忤經絡；適中經絡，未流傳臟腑，即醫治之。四肢纔覺重滯，即導引⑥、吐納⑦、鍼灸、膏摩⑧，勿令九竅閉塞；更能無犯王法⑨、禽獸災傷，房室勿令竭乏，服食⑩節其冷、熱、苦、酸、辛、甘，不遺形體有衰，病則無由入其腠理。腠者，是三焦通會元真之處，爲血氣所注；理者，是皮膚臟腑之文理也。（二）

【词解】

① 人禀五常：禀，受的意思。五常，即五行。

② 风气：这里指自然界的气候。

③ 元真：指元气或真气。

④ 客气邪风：外至曰客，不正曰邪，指能够令人致病的不正常的气候。

⑤ 疢难：疢（chèn 音，"趁"）。疢难即疾病。

⑥ 导引：《一切经音义》云："凡人自摩自捏，伸缩手足，除劳去烦，名为导引；若使别人握搦身体，或摩或捏，即名按摩也。"

⑦ 吐纳：是调整呼吸的一种养生却病方法。

⑧ 膏摩：用药膏摩擦体表一定部位的外治方法。

⑨ 无犯王法：王法即国家法令。古代王法中有体罚的规定。无犯王法，是遵守国法免受刑伤之意。

⑩ 服食：即衣服、饮食。《灵枢·师传》："食饮衣服，亦欲适寒温。"

【释义】 本条从人与自然密切相关的整体观念出发，论述疾病发生的原因，强调预防重于治疗和对疾病应早期治疗。首先指出自然界正常的气候，能生长万物；不正常的气候，能伤害万物，对人体亦不例外。但同时又指出，人对自然不是无能为力的，疾病是可以预防的，只要五脏真气充实，营卫通畅，抗病力强，则"正气存内，邪不可干"。只有在正气不足的情况下，邪气才能乘虚而入，危害人体，甚至造成死亡。其次说明疾病的种类虽多，原因不外三条：一是经络受邪，就传入脏腑，此为邪气乘虚入内；二是皮肤受邪，仅在血脉传注，使四肢九窍壅塞不通，其病在外；三是房室、金刃、虫兽所伤，此又与上述因素不同。

后段重申若人能养生防病，邪气就不致侵犯经络，倘一时不慎，外邪入中经络，即应乘其未传脏腑之时，及早施治。比如四肢才觉重滞，即用导引、吐纳、针灸、膏摩等方法治疗，勿使九窍闭塞不通。只要平时对房室、饮食、起居等各方面都能注意调节，再能防备意外灾伤，使体力强壮，则一切致病因素，自然无从侵入腠理。腠理是人体的一种组织，为三焦所主，与皮肤、脏腑关系密切，它既是元真相会之处，又是血气流注的地方。如果人体对外抗御能力减退时，它可以成为外邪侵入的门户。

【按语】 上条言人体内部各脏腑之间是相互关联的有机整体；本条言人体与外界自然环境存在着不可分割的统一关系。两条从内、外两个方面举例说明了整体观念，并以整体观念为指导，论述了脏腑之间先后病以及脏腑与经络之间先后病的传变规律，阐明了无病先防、有病早治的"治未病"原则。

本条对病因的分类，是以经络脏腑为内外，在强调正气的同时，不忽视"客气邪风"，故认为邪由经络入脏腑，为深为内；邪由皮肤传血脉，为浅为外。至于房室、金刃、虫兽的伤害，则与"客气邪风"以及经络脏腑的传变无关。后世陈无择的三因学说，是以内伤外感为内外，以六淫外感为外因，五脏情志所伤为内因，房室金刃等为不内外因。与本条在立论根据上有所不同，应注意区别。

【选注】《心典》：……无择合天人表里立论，故以病从外来者为外因，从内生者为内因，其不从邪气、情志所生者，为不内外因，亦最明晰，虽与仲景并传可也。

《金鉴》：……腠者，一身气隙，血气往来之处，三焦通会真元之道路也；理者，皮肤脏腑内外井然不乱之条理也。

《正义》：风为百病之长，故以客气邪风总括致病之源。以经络脏腑、皮毛血脉总括营卫表里之辨。内因外因，即邪之在内在外为言，非内伤外感也。例内虽若为中风家主论，然邪之中人，先皮毛，后经络，入脏腑，由浅而深，百病皆然，故曰千般疢难，不越三条，欲人于三条中悟治病之大法也。

问曰：病人有氣色見於面部，願聞其説。師曰：鼻頭色青，腹中痛，苦冷者死；一云腹中冷，苦痛者死。鼻頭色微黑者，有水氣；色黄者，胸上有寒；色白者，亡血也，設微赤非時者死；其目正圓者痓，不治。又色青爲痛，色黑爲勞，色赤爲風，色黄者便難，色鮮明者有留飲。（三）

【释义】 本条论述面部望诊在临床上的应用。鼻为"面王"，内应于脾，故首先以鼻代表面部的望诊。如鼻部出现青色，青是肝色，症又见腹中痛，为肝乘脾；如再见极度怕冷，则属阳气衰败。鼻部色现微黑，黑为水色，此属肾水反侮脾土之象，所以主有水气。色黄是指面色黄，不单纯指鼻部。黄为脾色，多系脾病不能散精四布，因而水饮停于胸膈之间，所以色黄者胸上有寒，寒指水饮而言。面色白是血色不能上荣于面，失血过多之征，所以色白者主亡血。如亡血之人面色反现微赤，又不在气候炎热之时，此为血去阴伤，阴不涵阳，虚阳上浮之象。目正圆是两眼直视不能转动，此为风邪强盛，五脏之精气亡绝，多见于痉病，证属不治。但必须指出，本书各篇中所称死或不治，多为表明疾病已陷于危笃，并非绝对不治，不可以辞害意。"色青为痛"以下一段，仍论面部的望诊。青为血脉凝涩之色，所以主痛。黑为肾色，劳则肾精不足，其色外露，所以主劳。风为阳邪，多从火化，火色赤，所以面赤主风。黄为脾色，若其色鲜明是湿热蕴结，脾气郁滞，多有大便难之症。面色鲜明为体内停积水饮，上泛于面，形成面目浮肿，所以反见明亮光润之色。

【按语】《内经》云："精明五色者，气之华也。"人体五脏六腑的精华气血，露于外而表现出色。故望色可知脏腑的盛衰，气血的有余不足。所以望色在望诊中是很重要的一个内容。本条举鼻为代表并结合面部进行望色，指示医者在望色时应注意分部，每因分部不同，主病亦不同；同时应结合整个面部，进行全面观察，不能仅限于某个局部。由于同一色泽，主病不尽相同，故还应结合全身其他具体病情进行分析，辨证才能全面。

【选注】《论注》：……鼻头色青腹中痛，谓鼻准属脾，青为肝色，乃肝木挟肾寒以乘土，而上征于鼻，下征于腹,又苦冷则为暴病而亡阳,主卒死,故曰苦冷者死。若鼻头色微黑,则黑虽肾色,微非沉夭,且无腹痛,但主水气而非暴病矣。若色黄,乃土郁而本色见,非上有寒饮以遏之,不能使郁,故曰胸上有寒。若色白,则经曰"血脱者色白,夭然不泽",故曰亡血。然《灵枢·五色》谓白为寒,应知不见亡血症,即以寒断矣……微赤而非时,则非生土之火,而为克金之火,又主脏燥而死矣。然目又为五脏精华之所聚,神气之所生,正圆则目瞪不转而至于痉,是阴绝,产妇多痉,亦亡阴也,合之正圆,阴绝无疑,故曰不治。

《心典》:此气色之辨,所谓望而知之者也。鼻头,脾之部。青,肝之色。腹中痛者,土受木贼也,冷则阳亡而寒水助邪,故死。肾者主水,黑,水之色,脾负而肾气胜之,故有水气。色黄者,面黄也,其病在脾,脾病则生饮,故胸上有寒,寒,寒饮也。色白,亦面白也,亡血者不华于色,故白。血亡则阳不可更越,设微赤而非火令之时,其为虚阳上泛无疑,故死。目正圆者,阴之绝也,痉为风强病,阴绝阳强,故不治。痛则血凝泣而不流,故色青。劳则伤肾,故色黑。经云:肾虚者,面如漆柴也。风为阳邪,故色赤。脾病则不运,故便难。色鲜明者有留饮,经云:水病人目下有卧蚕,面目鲜泽也。

《金鉴》:气色见于面部,而知病之死生者,以五气入鼻,藏于五脏,其精外荣于面也。色者,青、赤、黄、白、黑也;气者,五色之光华也。气色相得者,有气有色,平人之色也,即经云:青如翠羽,赤如鸡冠,黄如蟹腹,白如豚膏,黑如乌羽者生也。气色相生者,色或浅深,气或显晦,病人之色也,即经云:浮泽为外,沉浊为内,察其浮沉,以知浅深;察其夭泽,以观成败;察其散搏,以知新故;视色上下,以知病处。色粗以明,沉夭为甚,不明不泽,其病不甚也。有色无气者,色枯不泽,死人之色也,即经云:青如兰叶,黄如黄土,赤如衃血,白如枯骨,黑如炲者死也。鼻者,明堂也,明堂光泽,则无病矣。而曰见青色,为腹中痛,鼻苦冷甚者死;黑色为水为劳;黄色为上寒下热,小便难;面目鲜明,内有留饮;色白为亡血;色赤为热为风,若见于冬,为非其时者死;目直视,正圆不合,如鱼眼者,痉,不治。此气色主病之大略也。其详皆载《内经》。

師曰:病人語聲寂然①喜驚呼者,骨節間病;語聲喑喑然②不徹者,心膈間病;語聲啾啾然③細而長者,頭中病。一作痛。(四)

【词解】

① 语声寂然:谓病人安静无语声。
② 喑喑然:形容声音低微而不清澈。
③ 啾啾然:形容声音细小而长。

【释义】 本条论述闻诊在临床上的应用。骨节间病,指关节疼痛一类病症。由于病在关节,转动不利,动则作痛,故病人常喜安静,但偶一转动,其痛甚剧,故又突然惊呼。心膈间病,指结胸、心痞、懊憹一类病症。由于气道不畅,所以发声喑喑然而不彻。头中病指头中痛,痛在头中,如作大声则震动头部,其痛愈甚,所以声不敢扬,但胸膈气道正常无病,所以声音虽细小而能清长。

【选注】《心典》:语声寂寂然喜惊呼者,病在肾肝,为筋髓寒而痛时作也;喑喑然不彻者,病在心肺,则气道塞而音不彰也;啾啾然细而长者,痛在头中,则声不敢扬,而胸膈气道自如,故虽细而仍长也。此声音之辨,闻而知之者也。然殊未备,学者一隅三反可矣。

《发微》:无病之人,语声如平时,虽高下疾徐不同,决无特异之处。寒湿在骨节间,发为痠痛,故怠于语言而声寂寂,转侧则剧痛,故喜惊呼。心膈间为肺,湿痰阻于肺窍,故语声喑喑然不彻。头痛者,出言大则脑痛欲裂,故语声啾啾然细而长,不敢高声语也。

師曰:息搖肩者,心中堅;息引胸中上氣者,咳;息張口短氣者,肺痿唾沫。(五)

【释义】 本条论述察呼吸、望形态以诊断疾病的方法。息,指呼吸。息摇肩,是呼吸困难,两肩上耸的状态,在病情上有虚有实。条文所指"心中坚"即是实证,是由实邪壅塞在胸,以至胸部气闭,呼吸困难,常伴有鼻翼扇动,胸闷咳喘等症,属于痰热内蕴、肺气不宣所致,故曰"心中坚"。但也有因肾不纳气、元气耗散于上所导致的"息摇肩",就不一定有"心中坚"

的症状，往往伴有肢冷汗出。息引胸中上气者咳，为胸中有邪，阻塞气道，以致肺气不降，呼吸时气上逆而为咳，这种情况，多见于感冒咳嗽的病例。息张口短气者，肺痿唾沫，是因为肺脏萎弱，不能司正常呼吸，故不得不张口呼吸。尽管如此，但对气的吸入仍感不足，所以形成张口短气状态。咳吐涎沫是肺痿主症，肺痿的成因，一般由上焦有热，加之长期咳嗽，肺气萎弱不振，不能敷布津液，津液为邪火煎迫，所以病人吐出大量涎沫。

【选注】《心典》：心中坚，气实而出入阻，故息则摇肩。咳者气逆而肺失降，则息引胸中上气。肺痿吐沫者，气伤而布息难，则张口短气，此因病而害于气者也。

《金鉴》：息者，一呼一吸也。摇肩，谓抬肩也。心中坚，谓胸中壅满也。呼吸之息，动形抬肩，胸中壅气上逆者，喘病也。呼吸引胸中之气上逆，喉中作痒梗气者，咳病也。呼吸张口，不能续息，似喘而不抬肩者，短气病也。盖肺气壅满，邪有余之喘也；肺气不续息，正不足之短气也。然不足之喘，亦有不续息者；有余之短气，亦有胸中壅满者。肺气上逆者，必咳也，咳时吐痰嗽也；若咳唾涎沫不已者，非咳病也，乃肺痿也。

师曰：吸而微数，其病在中焦，实也，当下之即愈；虚者不治。在上焦者，其吸促①，在下焦者，其吸远②，此皆难治。呼吸动摇振振者，不治。（六）

【词解】

① 吸促：指吸气浅短。

② 吸远：指吸气深长而困难。

【释义】 本条论述望呼吸以辨别病位之上下，并判断其预后的吉凶。吸而微数，是吸气短促。如病由中焦实邪引起的，它的病机是因邪气壅塞中焦，影响肺气不降，致病之因在中焦，治法当下其实。实去之后，气机通利，呼吸自能恢复常态，所以说"当下之即愈"。如吸气短促不因中焦实邪而是属于虚证的，则如《心典》所说"为无根失守之气，顷将自散"，故云"不治"。假使中焦虽实而又正虚的，下之则伤正，不下则邪无出路，同样也是难治之证。在上焦主要指病在肺，吸促是肺气大虚所致；在下焦主要指病在肾，吸远是元气衰竭、肾不纳气所致。假使呼吸时全身振振动摇，是虚弱已甚，形气不能相保的危重证候。从条文中的虚字来看，凡虚证而见呼吸病变的，不论病变在上在下，多属难治证候。

【选注】《心典》：息兼呼吸而言，吸则专言入气也。中焦实则气之入者，不得下行，故吸微数，数犹促也；下之则实去气通而愈；若不系实而系虚，则为无根失守之气，顷将自散，故曰不治。或曰：中焦实而元气虚者，既不任受攻下，而又不能自和，故不治，亦通。其实在上焦者，气不得入而辄还，则吸促，促犹短也；实在下焦者，气欲归而不骤及，则吸远，远犹长也。上下二病，并关藏气，非若中焦之实，可从下而去者，故曰难治。呼吸动摇振振者，气盛而形衰，不能居矣，故亦不治。

《金鉴》：此承上文，言喘分三焦，有可治不可治之辨也。喘，肺病也，肺主气，司呼吸，故以呼吸气促，谓之喘也。若呼吸气均促，是病在呼吸，阻升降之气也，故知喘在中焦也；气之促，呼之气长，病在呼，呼出心与肺，故知喘在上焦也；呼之气长，吸之气短，病在吸，吸入肾与肝，故知喘在下焦也。喘之实者，谓邪气盛则实也，中实，则必腹满便硬，当下之，可治也；喘之虚者，谓正气夺则虚也，中虚，则必腹软便滋，不堪下，难治也。若喘而呼吸动摇振振不能擎身者，则为形气不相保，勿论虚实，不治……吸不言呼，略辞也，犹言呼吸均短，呼短吸长，吸短呼长也。

师曰：寸口①脉动者，因其旺时而动，假令肝旺色青，四时各随其色②。肝色青而反色白，非其时色脉，皆当病。（七）

【词解】

① 寸口：一名气口，又名脉口。本书脉法，一种是独取寸口法，分寸口、关上、尺中；一种是三部诊法，分寸口（手太阴动脉）、趺阳（足阳明冲阳穴）、少阳（足少阴太溪穴）。凡条文中寸口与关上、尺中并举的，则此

寸口仅指两手寸脉;如单举寸口,或寸口与趺阳、少阴对举的,则此寸口包括两手的寸、关、尺三部(或仅指两寸,应视内容而定)。本条的寸口,则包括两手的六部脉。

② 四时各随其色:指春青、夏赤、秋白、冬黑。

【释义】 本条论述脉象与四时五色相结合的诊病方法。四时季节改变,脉象和色泽也随之发生变动,但有正常与异常的不同。如春时肝旺,脉弦、色青是为正常。假如此时色反白、脉反毛(秋脉),是为非其时而有其色脉,即属不正常的现象。

【按语】 本条旨在说明四时气候的变化,可以影响人体的生理功能,表现于色脉,学者当领会其精神而不可拘泥。凡是不符合四时变化的色脉改变,都必须注意。此外,本条色脉并举,是根据《素问·五脏生成》"能合脉色,可以万全",指示医者在临床时应做到色脉相参,望切结合。

【选注】 《心典》:王时,时至而气王,脉乘之而动,而色亦应之,如肝王于春,脉弦而色青,此其常也,推之四时,无不皆然。若色当青而反白,为非其时而有其色,不特肝病,肺亦当病矣,犯其王气故也,故曰色脉皆当病。

《金鉴》:寸口者,统言左右三部脉也。脉动发乎四时,命乎五脏,然必因其王时而动,则为平脉也。假令肝旺于春,随其时,色当青,脉当弦,此不病之色脉也;若色反白,脉反浮,此非其时,乃病之色脉也。四时准此。

問曰:有未至而至①,有至而不至,有至而不去,有至而太過,何謂也?師曰:冬至之後,甲子②夜半少陽③起,少陽之時,陽始生,天得溫和。以未得甲子,天因溫和,此爲未至而至也;以得甲子,而天未溫和,爲至而不至也;以得甲子,而天大寒不解,此爲至而不去也;以得甲子,而天溫如盛夏五六月時,此爲至而太過也。(八)

【词解】

① 未至而至:前面的"至"字是指时令到,后面的"至"字是指那个时令的气候到。以下义同。

② 甲子:是古代用天干、地支配合起来计算年月日的方法。天干十个(即甲、乙、丙、丁、戊、己、庚、辛、壬、癸),地支十二个(即子、丑、寅、卯、辰、巳、午、未、申、酉、戌、亥),相互配合,始于甲子,终于癸亥,共六十个。"甲子"是其中第一个。这里是指冬至后六十日第一个甲子夜半,此时正当雨水节。

③ 少阳:这里是古代用来代表时令的名称。

【释义】 本条论述节令和气候应该适应,太过不及,都会引起疾病发生。例如:冬至之后的雨水节,此时正是少阳当令的时候,因为阳气开始生长,气候逐渐转为温和,这是正常的规律;如未到雨水节,而气候提早温暖,这是时令未到,气候已到;如已到雨水节,气候还未温和,这是时令已到,而气候未到;如已到雨水节,气候仍然很冷,这是时令已到,而严寒气候当去不去;如已到雨水节,气候变得像盛夏那样炎热,这是气候至而太过。总之,凡先至、不至、不去、太过,皆属异常气候,都能使人发生疾病,必须注意调摄。治病用药时也必须看到这点,因时制宜。

【选注】 《心典》:……盖时有常数而不移,气无定刻而或迁也。冬至之后甲子,请冬至后六十日也。盖古造历者,以十一月甲子朔夜半冬至为历元,依此推之,则冬至后六十日,当复得甲子,而气盈朔虚,每发递迁,于是至日不必皆值甲子,当以冬至后六十日花甲一周,正当雨水之候为正。雨水者,冰雪解散而为雨水,天气温和之始也。云少阳起者,阳方起而出地;阳始生者,阳始盛而生万物,非冬至一阳初生之谓也。窃尝论之矣,夏至一阴生,而后有小暑、大暑,冬至一阳生,而后有小寒、大寒,非阴生而反热,阳生而反寒也,天地之道,否不极则不泰,阴阳之气,剥不极则不复。夏至六阴尽于地上,而后一阴生于地下,是阴生之时,正阳极之时也;冬至六阳尽于地上,而后一阳生于地下,是阳生之时,正阴极之时也。阳极而大热,阴极而大寒,自然之道也。则所谓阳始生天得温和者,其不得与冬至阳生同论也审矣。至未得甲子而天已温,或已得甲子而天反未温,及已得甲子而天大寒不解,或如盛夏五六月时,则气之有盈有缩,为候之或后或先,而人在气交之中者,往往因之而病,惟至人为能与时消息而无忤耳。

师曰:病人脉浮者在前①,其病在表;浮者在後②,其病在裏,腰痛背强不能行,必短氣而極也。(九)

【词解】
① 前:指关前寸脉。
② 后:指关后尺脉。

【释义】 本条论述同一脉象,因出现的部位不同,主病也就不同。在一般情况下,脉浮是病邪在表的反应,但必须是浮脉见于寸部,因寸部属阳主表,故寸脉浮,其病在表,是正气抗邪于表的现象。如果浮脉见于尺部,因尺部属阴主里,故尺脉浮,其病在里,一般是肾阴不足、虚阳外浮、阳气不能潜藏的现象。还须指出,表证属实者之见浮脉,必浮而有力;里证属虚者之见浮脉,必浮而无力。

此外,在凭脉辨病时,尚须结合其他症状全面考虑。举例来说,如尺脉既浮,又伴有腰痛背强和呼吸短促时,才能诊断为病在里而属肾虚。这是因为肾藏精主骨,腰为肾之外府,其脉贯脊。肾虚精髓不充,腰脊失养,故腰痛、背强、骨痿不能行走,甚则不能纳气归源,呼吸短促,濒于危笃之候,故云"极"。

【选注】《本义》:……浮者在前,寸部之脉,浮者在后,尺部之脉也,不言上下,而言前后,较寸尺于掌后而前后之也。寸部得浮,上以候上,其病必在表,为天气外感之证也;尺部得浮,下以候下,其病必在里,为人气内伤之证也。就人气之内伤而验其外证,又必腰痛背强不能行,必短气而极也。盖尺脉肾脉也,肾脉应沉而浮,则肾虚而气逆也。肾虚而寒起,寒气必循腰入背,于是腰背强痛,且膝足无力;更甚则肺气无根,短气上逆之极,皆肾病,故言里病也。一浮脉而表里之间迥然不同如此,推之他脉杂见纷出于指下,无不一一当细为审辨,明其表里虚实,寒热真假之故,又必外与证符,方可选择出方,详求治法也。

《心典》:……关前为阳,关后为阴。关前脉浮者,以阳居阳,故病在表。关后脉浮者,以阳居阴,故病在里;然虽在里而系阳脉,则为表之里,而非里之里,故其病不在肠肾,而在腰背膝胫。而及其至,则必短气而极,所以然者,形伤不去,穷必及气,表病不除,久必归里也。

问曰:經雲①:"厥②陽獨行",何謂也?师曰:此爲有陽無陰,故稱厥陽。(十)

【词解】
① 经云:经,指古代医经,何书失考。
② 厥:上逆之意。

【释义】 本条论述厥阳病机。人体在正常的情况下,阴与阳总是维持着相对性的协调状态,而且阳是以阴为依附的。假如阴气衰竭,阳气失去依附,有升无降,即可导致"有阳无阴"的"厥阳独行"病理发生。这里所谓的"有""无"两字,是相对而言,不是绝对之词。临床上所见到的肝阳上亢、面赤眩晕,甚至跌仆,即属这一类性质的病证。

【选注】《直解》:厥阳,即阳厥也。以其人秋冬夺于所用,有阳无阴,《内经》谓肾气日衰,阳气独胜,故手足为之热,此厥阳独行之义也。

《悬解》:阳性上行,有阴以吸之,则升极而降;阴性下行,有阳以煦之,则降极而升。有阳无阴,则阳有升无降,独行于上,故称厥阳。

问曰:寸脈沉大而滑,沉則爲實,滑則爲氣,實氣相搏,血氣入臟即死,入腑即愈,此爲卒厥①,何謂也?师曰:唇口青,身冷,爲入臟即死;如身和,汗自出,爲

入腑即愈。(十一)

【词解】

① 卒厥：卒，同"猝"。卒厥，是突然昏倒的一种病证。

【释义】 本条论述卒厥的病机及预后。"寸脉沉大而滑，沉则为实，滑则为气，实气相搏"四句，是从脉象解释卒厥的病理，但句中有省文，应该说沉大则为血实，滑则为气实，血实与气实相并，意方完整。左寸候心主血，右寸候肺主气，本证血气相并，故脉应于寸部。此与《素问·调经论》所谓"血之与气，并走于上，则为大厥"之理相同。血气既相并而成实，已为病邪而非正常的血气，故云入脏即死，入腑即愈。但入脏之腑是假设之词，犹言在外在里。即死即愈也是相对而言，因为前人认为脏是藏而不泻的，腑是泻而不藏的，病邪入腑尚有出路，故云"即愈"；入脏则病邪无从排泄，故云"即死"。判断卒厥入脏、入腑，主要是结合证候来决定。当病人卒然昏倒之后，如伴有唇口青、身冷，是血液郁滞不流、阳气涣散之内闭外脱的证候，此即为入脏，病情严重；如伴有身和、汗自出，是血气恢复正常运行的征兆，此即为入腑，病情转愈。

【按语】 本条是从脉象判断病机，从脏腑说明病情轻重，并结合证候推测预后，这是脉症结合运用于诊断方面的具体例子。此外，"寸脉沉大而滑"是气血壅实所引起的一种复合脉象，出现这种脉象的病人，在未发生卒倒之前，就应"见微知著"，早早防治。可知本条尚寓有"治未病"的精神，这在杂病的治疗上是值得注意的重要问题。

【选注】《编注》：……血气入脏者，即邪气入脏也，邪既入脏，堵塞经隧，神明无主，卒倒无知，谓之卒厥。若唇口青身冷，即是邪气入脏，堵塞血气，神机不能出入，脏气垂绝，所以主死……若身和汗出，乃邪气入腑，闭塞腑气，不得出入，一时猝倒，非脏绝之比，顷时阳机外达，邪气随之外泄，故知入腑即愈。

《心典》：实谓血实，气谓气实，实气相搏者，血与气并而俱实也。五脏者，藏而不泻，血气入之，卒不得还，神去机息，则唇青身冷而死；六腑者，传而不藏，血气入之，乍满乍泻，气还血行，则身和汗出而愈。经云：血之与气，并走于上，则为大厥，厥则暴死，气复反则生，不反则死是也。

【述义】：此条《脉经》题云卒厥尸厥脉证。《巢源》载之尸厥候中，而杂疗方尸厥下原注曰脉证见上卷者，徐镕以为此条，则殆是扁鹊所疗虢太子之病也。又，《素问·阳明脉解篇》厥逆连脏则死，连经则生。

问曰：脉脱^①入臟即死，入腑即愈，何謂也？師曰：非爲一病，百病皆然。譬如浸淫瘡^②，從口起流向四肢者可治，從四肢流來入口者不可治；病在外者可治，入裏者即死。(十二)

【词解】

① 脉脱：指脉乍伏不见。是邪气阻遏正气，血脉一时不通所致。

② 浸淫疮：是皮肤病之一种，能从局部遍及全身。

【释义】 本条举脉略症，是承上条卒厥一病而言。卒厥，其脉有见沉大而滑者，亦有脉乍伏而不见者，但入脏即死，入腑即愈的病机则相同，故设为问答以明之。

本条重申，病在脏，病情重；病在腑，病情轻。病由外传内的难治；由内传外的易治。这是一般规律，即使属于皮肤病的浸淫疮，其传变情况也是如此。所以说"非为一病，百病皆然"。

【按语】 从以上两条内容来看，可知同一疾病，可以出现不同脉象。而前第十一条则是同一脉象，可以见于不同疾病。因此，在临床诊病时，脉症结合，"四诊合参"是十分必要的。从上述条文还可看出，本书用一种脉象或几种脉象合并起来解释病机，概括证候，判断预后，是仲景脉法的特点,认识和掌握为一特点,对于学习本书会很有帮助。

【选注】《正义》:脏为阴,腑为阳,阴主里,阳主外。凡病以出阳为浅,入阴为深,故即死、即愈之机所由别也。浸淫疮显而易见,可知非独卒中为然,内外百病,皆作如是论治耳。

《补正》:上论实证,此论虚证,自是对子。脉脱二字,正与脉沉滑相反,言脉细微散涣也……

問曰:陽病①十八,何謂也?師曰:頭痛、項、腰、脊、臂、脚掣痛。陰病②十八,何謂也?師曰:欬、上氣、喘、噦、咽③、腸鳴、脹滿、心痛、拘急。五臟病各有十八,合爲九十病,人又有六微,微有十八病,合爲一百八病,五勞④、七傷⑤、六極⑥、婦人三十六病⑦,不在其中。

清邪居上,濁邪居下,大邪中表,小邪中裡,䅽飪⑧之邪,從口入者,宿食也。五邪⑨中人,各有法度,風中於前⑩,寒中於暮,濕傷於下,霧傷於上,風令脈浮,寒令脈急,霧傷皮腠、濕流關節,食傷脾胃,極寒傷經,極熱傷絡。(十三)

【词解】
① 阳病:是指属外表经络的病证。
② 阴病:是指属内部脏腑的病证。
③ 咽:音"噎",指咽中梗塞。
④ 五劳:《素问·宣明五气》及《灵枢·九针论》,均以久视伤血,久卧伤气,久坐伤肉,久立伤骨,久行伤筋为五劳所伤。
⑤ 七伤:《巢源》以大饱伤脾,大怒气逆伤肝,强力举重、久坐湿地伤肾,形寒饮冷伤肺,忧愁思虑伤心,风雨寒暑伤形,大恐惧不节伤志为七伤。
⑥ 六极:指气极、血极、筋极、骨极、肌极、精极。极是极度劳损的意思。
⑦ 妇人三十六病:《巢源·妇人带下三十六病候》指十二癥、九痛、七害、五伤、三痼。
⑧ 䅽飪:䅽,同"穀"(gǔ,音"谷")。明·赵开美校刻《金匮要略方论》谓:"䅽,音穀,即穀也。"参阅明·方以智《通雅》及《辞海》引刘盼遂《论衡集解·偶会》篇注,一说䅽同馨(xīn,音"心")。清·吴任臣《字汇补》:"读与馨同。"饪(rèn,音"任"),熟食也。䅽饪,此指饮食。
⑨ 五邪:指风、寒、湿、雾、饮食之邪。
⑩ 前:指午前。

【释义】 本条论述病证的分类方法,并及五邪中人的变化。"问曰:阳病十八,何谓也……妇人三十六病,不在其中"一段,是古代医家的疾病分类和计数方法。头、项、腰、脊、臂、脚等六者,病兼上下而在外,通谓之阳病。咳、上气、喘、哕、咽、肠鸣、胀满、心痛、拘急等九者,病兼脏腑而在内,通谓之阴病。阳病中有营病、卫病、营卫交病的不同,此一病而有三,三六得一十八,故曰阳病十八。阳病中有虚与实的区别,此一病而有二,二九得一十八,故曰阴病十八。五脏病各有十八病,谓五脏受风寒暑湿燥火六淫之邪而为病,有在气分、血分、气血兼病三者之别,三六合为十八,所以说五脏病各有十八,五个十八,合为九十病。六微谓六淫之邪中于六腑,腑病较脏病为轻,所以称为六微。六微亦有气分、血分以及气血兼病三者之别,三六合为十八,六个十八,合为一百零八病。至于五劳、七伤、六极以及妇人三十六病,不是六气外感,尚不包括在内,所以说"不在其中"。

关于五邪中人的变化,首先指出清邪为雾露之邪,故居于上;浊邪谓水湿之邪,故居于下。大邪谓风邪,其性散漫,多中肤表;小邪谓寒邪,其性紧束,常中经络之里。䅽饪之邪即宿食,从口而入,损伤脾胃。其次说明五邪中人各有一定的法度可循,如风为阳邪中于午前,而脉多浮缓;寒为阴邪中于日暮,而脉多紧急。湿为重浊之邪,故伤于下而流入关节;雾为轻清之邪,故伤于上而连及皮腠。脾主运化,故饮食不节,则伤脾胃。经脉在里为阴,络脉在外为阳,寒气归阴,所以"极寒伤经",热气归阳,所以"极热伤络"。本条为古人对病邪变化的认识,其中所谓大、小、表、里、上、下、前、暮等,都是相对而言,不是绝对之词。

【选注】《论注》:此段前言病有阴阳脏腑之异,后言感有五邪中人之殊,欲人参互而求责也……

《心典》:……清邪,风露之邪,故居于上;浊邪,水土之邪,故居于下。大邪漫风,虽大而力散,故中于表;小邪户牖隙风,虽小而气锐,故中于里。谷饪、饮食之属,入于口而伤于胃者也。是故邪气有清浊大小之殊,人身亦有上下表里之别,莫不各随其类以相从,所谓各有法度也。故风为阳而中于前,寒为阴而中于后,湿气浊而伤于下,雾气清而伤于上,经脉阴而伤于寒,络脉阳而伤于热,合而言之,无非阳邪亲上,阴邪亲下,热邪归阳,寒邪归阴之理。

《金鉴》:此章曰十八、曰九十等文,乃古医书之文,今不可考,难以强释;五劳七伤等说,亦详在《千金》……头痛、项、腰、脊、臂、脚掣痛,病皆在外,故为阴病也;咳、上气、喘、哕、咽、肠鸣、胀满、心痛、拘急,病皆在内,故为阴病也。清邪居上,谓雾邪本乎天也;浊邪居下,谓湿邪本乎地也。六淫天邪,故名大邪,六淫伤外,故曰中表也;七情人邪,故名小邪,七情伤内,故曰中里也。馨饪者,饮食也,饮食之邪,从口而入,食伤隔夜不化,故名曰宿食也。五邪谓风、寒、湿、雾、饮食。夫五邪之中人,莫不各以类而相从,前者早也,风中于早,从阳类也;寒中于暮,从阴类也;雾邪清轻,故伤皮肤;湿邪浊重,故流关节;饮食失节,故伤脾胃。极寒之食伤经,以经属阴也;极热之食伤络,以络属阳也。

問曰:病有急當救①裏救表者,何謂也?師曰:病,醫下之,續得下利清穀不止,身體疼痛者,急當救裏;後身體疼痛,清便自調者,急當救表也。(十四)

【词解】

① 救:即急先救治的意思。

【释义】 本条论述表里同病时的先后缓急治则。在表里证同时出现时,首先应分别证情的先后缓急,急者先治,缓者后治。如本条所说,病在表,不可下,而误下之,伤其脾胃,以致表证之身体疼痛未除,里证之下利清谷不止又起。权衡表里轻重,此时以里证为急,故应先救其里。因下利清谷不止,正气已经虚弱,不但不能抗邪,进一步且将亡阳虚脱。如此时以为表证未解,而误用汗法则更虚其阳,则会导致上下两脱之危候发生。当里证基本解除之后,如服药后大便恢复正常,则又须救表以祛其邪,因此时身体疼痛的表证仍然存在,如不进行救治,势必再行传变入里,引起其他变化。

【按语】 本条亦见于《伤寒论》,但彼为具体治疗,故列有方治,救里用四逆汤,救表用桂枝汤;此为论述治疗原则,故未出方。本条先里后表的治法,是治疗表里同病的变法。按一般来说,表里同病,应先解表,表解后方可治里,否则易致外邪内陷,造成变证。因此,先表后里的治法,是治疗表里同病的常法。此外,有时表里同病,单解表则里证不去;单治里则外邪不解,且可相互产生不良影响,为了提高疗效,必须双方兼顾,这又是表里同治的治法。总之,先表后里、先里后表、表里同治三种治法,均必须根据表里双方病情的主次和缓急轻重来决定。

【选注】《编注》:此病分表里,治有先后也。问急当救里救表者,乃病在表而医反下之,诛伐无过,致伤脾胃之气,所以下利清谷不止;然虽身疼,表证未解,当救误下之逆为急,不可姑虑表邪,以致内阳下脱,必俟元阳恢复,清便自调之后,急当救表,然表当急救何也?盖恐内阳初复未充,外邪陷入,又变结胸痞满耳。

《高注》:此条与伤寒之文相似,入此则迥别矣。盖伤寒三阳传变,重在急救其表,故治法宜先表后里者,恐阳邪外盛,而阴津内伤也。此为治内因之法,当重看前半条,救表特杂证中之带说耳。下利清谷,因医下之者,尚宜急救,则未经误下者,更可知矣。夫卫气根于胃中之精悍,下利清谷者,则卫气衰薄,而六淫易犯,虽亦有身体疼痛之表证,必俟救里后议及者,恐早则更伤表气,而为上下两脱之候也……

夫病痼疾加以卒病,當先治其卒病,後乃治其痼疾也。(十五)

【释义】 本条论述新久同病时的先后缓急治则。在新病与久病同时存在时,也应首先分别证情的先后缓急,急者先治,缓者后治。如本条所说,久病势缓,不能急治;卒病势急,稍缓能起变化。且痼疾难拔,卒病易治。故既有痼疾又加卒病者,一般当先治其卒病,后治其痼疾。

【按语】 本条所述是新久同病的一般治则,但在临床应用时,也应根据具体证情灵活掌握,如在痼疾与新病互相影响的情况下,治新病又必须照顾到痼疾,如喘家病伤寒,用桂枝汤即须加厚朴、杏子。此外,即使是治疗新病,在用药时,对于久病的病情,以及病人的体质等,均应考虑。如淋家、疮家、亡血家病伤寒,均应注意讲求解表祛邪的方法,这些也是治疗新病照顾久病的例证。

【选注】 《二注》:痼疾,谓病已沉痼,非旦夕可取效者。卒病,谓卒然而来,新感而可取效于旦夕者,乘其所入未深,急去其邪,不使稽留而为患也。且痼疾之人,正气素虚,邪尤易传,设多瞻顾,致令两邪相合,为患不浅。故仲景立言于此,使后之学者,知所先后也。

《心典》:卒病易除,故当先治,痼疾难拔,故宜缓图,且勿使新邪得助旧疾也。读二条,可以知治病缓急先后之序。

師曰:五臟病各有所得①者愈,五臟病各有所惡②,各隨其所不喜者爲病。病者素不應食,而反暴思之,必發熱也。(十六)

【词解】
① 所得:指适合病人的饮食居处。
② 所恶:指病人所厌恶的饮食居处。

【释义】 本条论述临床应根据五脏喜恶进行治疗和护理。由于五脏的生理特性不同,故五脏病的性质不同,因而各有其适宜的治法。如肝体阴用阳,肝病阴虚则欲酸收;肝病气郁则欲辛散。再如脾恶湿,胃恶燥,脾为湿困则恶肥甘而喜辛开;胃阴不足则恶苦燥而喜凉润。在安排病人饮食居处等护理方面,也应这样。如心主血,心病血热,禁热衣热食;肺主气,肺病气虚,禁寒饮食寒衣。所以要根据五脏特性及其病理特点,近其所喜,远其所恶,适当选用药味,恰当给予护理,才能使疾病获得痊愈。故本条云"五脏病各有所得者,愈"。此外,遇到病人突然想吃平素不喜的食物,这是脏气为邪气所改变,食后可能助长病气而引起发热,也不可不加注意。

【按语】 本条主要说明治病用药固然要适合病情的需要,而病人的食服居处等护理工作也是十分重要的。如果不注意饮食禁忌和衣着的寒温,不根据疾病的特点进行护理,纵然用药适宜,也难收到疗效,甚至会促使病情反复或病势加重。故临床上在药物治疗的同时,并应重视护理工作。

【选注】 《本义》:……五脏病各有所得,如其喜者而与之,能助其正而息其邪,其病可愈也;五脏病又各有所恶,各随其所不喜者而为病,犯其所忌而与之,能伤其正而益其邪,其病必增也。此病之性情,亦因人之性情为性情,而人之性情各有嗜好,百事皆然,食物又易于观辨。病者素不应食者,不喜之物也,因病而复暴思欲食,此病为饥渴以害之也,因与食之,其脏与之不相宜,食之必发热,无益于气血,而徒长其病邪。可见所喜者应与之,而所忌者应远之之理矣……

《心典》:所得、所恶、所不喜,该居处服食而言。如《脏气法时论》云"肝色青,宜食甘;心色赤,宜食酸;肺色白,宜食苦;脾色黄,宜食咸;肾色黑,宜食辛。"又,心病禁温食、热衣;脾病禁温食、饱食、湿地、濡衣;肺病禁寒饮食、寒衣;肾病禁粹焠热食、温炙衣,《宣明五气》所云"心恶热,肺恶寒,肝恶风,脾恶湿,肾恶燥",

《灵枢·五味》所云"肝病禁辛,心病禁咸,脾病禁酸,肾病禁甘,肺病禁苦"。五脏病有所得而愈者,谓得其所宜之气之味之处,足以安脏气而却病气也,各随其所不喜为病者,谓得其所禁所恶之气之味之处,足以忤脏气而助病邪也。病者素不应食,而反暴思之者,谓平素所不喜之物,而反暴思之,由病邪之气,变其脏气使然,食之则适以助病气而增发热也。

夫諸病在臟①,欲攻②之,當隨其所得③而攻之,如渴者,與豬苓湯。餘皆仿此。(十七)

【词解】
① 在脏:这时泛指在里的疾病。
② 攻:作治字解。
③ 所得:指病邪相结合的意思。

【释义】 本条举例说明治疗杂病应掌握随其所得的治法。病邪在里锢结不解,往往与体内有害物质如痰、水、瘀血、宿食等相结合,医者当随其所得,施以恰当的治法。例如渴而小便不利,审其因若为热与水结而伤阴者,当与猪苓汤育阴利水,水去而热除,渴亦随之而解。他证亦可依此类推,如热与食结用大、小承气汤;热与血结用桃仁承气汤,理亦相同。

【选注】《心典》:无形之邪,入结于脏,必有所据,水、血、痰、食,皆邪薮也。如渴者,水与热得,而热结在水,故与猪苓汤利其水,而热亦除;若有食者,食与热得,而热结在食,则宜承气汤下其食,而热亦去;若无所得,则无形之邪岂攻法所能去哉。

《补正》:《内经》曰:"五脏各有所合",此云病在脏者,当随其所合之腑而攻治耳……渴系肾脏之病,而猪苓汤利膀胱,肾合膀胱故也。

结　　语

本篇以整体观念为指导思想,以脏腑经络学说为理论依据,对疾病的预防、病因、病机、诊断、治疗等各方面,都作了概括性的论述。首先提出内养正气,外慎风邪,可以预防疾病。并举例说明各种疾病有一定的发展规律,可以根据脏腑互相影响,互相制约的关系,先治其未病之脏腑,以防止疾病的传变。未病时重视预防,已病后争取早期治疗,是本篇的一大特色。

在病因、病机方面,本篇主要从邪正两方面来阐述,认为人与自然息息相关,不正常的气候,常为邪气侵袭人体的诱因,但主要关键还决定于正气的强弱,若五脏元真通畅,人即安和,病则无由入其腠理。而经络受邪,深入脏腑的疾病,必有内在因素。其对于"千般疢难,不越三条"的归纳,为后世病因学说奠定了基础。本篇还举例说明了体内阴阳失去相对平衡,是疾病发生的总的病理机制。

关于诊断方面,对望色泽、闻语声、视呼吸、问病情、察脉象,都作了示范性的介绍,主张临床运用时,必须四诊合参。指出病在表为浅,入里为深;在腑易治,入脏难愈;四时气候的变动,可以影响于色脉。其主要精神在于启发后学者重视客观的诊断,以探求疾病的本质,判断预后的吉凶;治疗上必须针对病情,因人因时制宜。

在治疗方面指出:虚实必须异治,表里当分缓急,新久宜有先后,攻邪当随其所得,都通过具体病例作出原则性的指示。此外,又提出对病人的饮食居处,也必须加以注意。

本篇条文不多,但所论述的,从预防到治疗,从原则到具体,无不具备,全面而又简明,充分体现了祖国医学的辨证施治特点,是全书的总纲。学好本篇,对于学习以下各篇,会有很大的启发和帮助。

4 痓湿暍病脉证治第二

《辑义》："案成无己曰：痓当作痉，传写之误也。痓（zhì，音"至"），恶也，非强也，今考痓，恶也，见张揖《广雅》，而《说文》痉，强急也。成说为是。"故《千金》、《二注》及沈、魏、尤注本，并作"痉"，今从之，下同。

本篇所论痉、湿、暍三病，均由感受外邪引起，同时又都有太阳表证，故合为一篇。

痉病邪在筋脉，以项背强急、口噤不开甚至角弓反张为主症。外感、内伤都可致痉，但本篇所论是以外感风寒所致者为主，与温病热盛或津伤引起的痉厥有所不同。

湿病邪在肌肉关节，以发热身重、骨节疼烦为主症。有外湿、内湿之分，且湿邪为病，多有挟风、挟寒、挟热等区别。本篇所论以外湿及其兼证为主。

暍病即伤暑，以发热自汗、烦渴溺赤、少气脉虚为主症。每易兼寒挟湿，形成虚实夹杂之候。篇中中暍、中热之说，意义基本相同，均属外感伤暑范畴，与后世所谓烈日下远行，猝然昏倒之中暍（或称中暑），有所不同。

太陽病，發熱無汗，反惡寒者，名曰剛痙①。（一）

太陽病，發熱汗出，而不惡寒，名曰柔痙。（二）

【校勘】 "反"上《玉函》第一条《千金翼》有"而"字，《甲乙经》无"反"字，古本"反"作"及"。第二条《巢源》无"不"字，《脉经》"不恶寒"下细注：一云"恶寒"。

【词解】

① 痉：《说文》：强急也。《广韵》：风，强病也。

【释义】 以上两条论述痉病有刚柔两种区别。太阳主表，太阳病者，即病邪在表之谓，其义与《伤寒论》同。风寒外束，阳气奋起而抗邪，故发热；寒性凝敛、收引，寒邪偏胜，腠理固密，则恶寒而无汗，属表实，称刚痉；风性开泄、散发，风邪偏胜，腠理疏松，则不恶寒而汗出，属表虚，称柔痉。即称为痉，必有项背强急、口噤不开等现象，此处不言，是省文，以痉字即已概括主症。至于刚柔两痉的主要区别，在于一为表实无汗，一为表虚汗出。

【按语】 外感风寒为什么能引起痉病？因为外邪客于太阳筋脉，又有津液受伤的内在因素，筋脉失于濡养，以致邪阻筋脉而起。与太阳病伤寒中风之单纯感受风寒者不尽相同。

【选注】《论注》：此两条即《伤寒论》辨寒伤荣、风伤卫法也，取以为痉病刚柔之别，省文也。盖痓即痉，强直之谓也。痉病必有背项强直等证，故既曰痉，即省文不言，但治痉病，刚柔之辨，最为吃紧，故特首拈无汗反恶寒为刚，有汗不恶寒为柔，以示辨证之要领耳。

《辑义》：……盖刚柔乃阴阳之义，阴阳乃虚实之谓，表实故称以刚，表虚故称以柔。《神巧万全方》云：太阳病，发热不恶寒，无汗，为阳痉；发热不恶寒，汗出，为阴痉。又《活人书》云：刚痉属阳痉，柔痉属阴痉。《活人续集解惑论》云：合面而卧为阴痉；仰目者，为阳痉，其义可见耳。

太陽病，發熱，脈沉而細者，名曰痙，爲難治。（三）

【校勘】《伤寒论》、《玉函经》、《脉经》，并无"为难治"三字。

【释义】 本条从脉象论述痉病的预后。太阳病发热，为病在表，脉应浮，如为痉病，亦当出现沉迟或弦紧有力一类的脉象;今脉沉而细,是正气不足、无力抗病之象,邪盛正虚,预后大都不良,故为难治。其实,不独痉病如此,其他疾病亦无不如此,在治疗时应加注意。

【选注】《金鉴》:发热,太阳病也,脉沉细,少阴脉也,而名曰痉者,必有或刚或柔之证见也。以太阳痉证,而见少阳之脉,表里兼病也。夫太阳之邪郁于外,故病发热,少阴之邪凝于内,故脉沉细。然痉病而见弦紧之脉,是为本脉,即或沉迟,尚为可治;今沉而细,邪入少阴,阳气已衰,岂易治乎,故曰难也。

《今释》:太阳病发热脉沉而细者,乃麻附细辛汤、麻附甘草汤所主,未为难治。今曰痉,曰难治者,以其有头项强急、口噤背反张之症,非两感伤寒也。夫曰太阳,则病尚初起,病初起即项背劲强,脉沉而细者,乃恶性脑脊髓膜炎,致命极速,故曰难治。其常性之类,脉则不沉细,乃洪大而弦。

太陽病,發汗太多,因致痙。(四)

夫風病①,下之則痙,復發汗,必拘急。(五)

瘡家②雖身疼痛,不可發汗,汗出則痙。(六)

【词解】

① 风病:有两种解释,一说是太阳中风,一说是风温病,并通。

② 疮家:指素患疮疡或金刃创伤的患者。

【释义】 以上三条论述误治而成的痉病。太阳病,属于表证,应当发汗解表,但须微似有汗,不可令如水淋漓。假如发汗太过,则耗伤津液,筋脉失于濡养,而变成痉病。

风病多汗,本易伤津,如误下之,津液更伤,筋脉失养,亦能致痉;如再误汗,则气津两伤,筋脉失于煦濡,必致拘急不舒。

疮家,流脓失血,阴液已伤,如见身体疼痛的表证,不可径予发汗,必须照顾到疮家的特点,否则贸然发汗,是重伤津液,亦能伤津致痉。

【按语】 以上三者,其原发病与误治经过虽各不同,但由于误汗、误下耗伤津液,筋脉失养,所致痉病之理则一。但须注意,这里痉病是由于误治,是一种续发病变,与上文第一、第二条的痉病由于外邪伤筋的原发性病变,在病机上完全不同。主要区别,前者是邪阻筋脉,为外在因素所诱发,而后者是津伤不能养筋,是内在因素所形成,在病因和治疗上是迥然不相同的。

又按:疮家亦有不经误汗而成痉病者,则属疮口感受风邪深入经络所引起,后世称为破伤风,病情险恶。

【选注】《金鉴》:太阳病当发汗,若发汗太过,腠理大开,表气不固,邪风乘虚而入,因成痉者,乃内虚所召入也,宜以桂枝加附子汤主之,固表温经也。由此推之,凡病出汗过多,新产,金疮破伤出血过多,而变生此证者,皆其类也。

……风邪为病,不应下而下之伤液,不应汗而汗之伤津,以致津液枯燥,筋失所养而病痉者,故曰:风病下之则痉,复发汗必拘急。此不可以外感痉病治之,当以专养津液为务也。

疮家初起,毒热未成,法当汗散。已经溃后,血气破伤,虽有身痛表证,亦不可发汗,恐汗出血液愈竭,筋失所养,因而成痉,或风邪乘之,亦令痉也。

病者身熱足寒,頸項強急,惡寒,時頭熱,面赤,目赤,獨頭動搖,卒口噤①,背反張者,痙病也。若發其汗者,寒濕相得,其表益虛,即惡寒甚。發其汗已,其脈如蛇。一云其脉浛。(七)

【校勘】《伤寒论》"目赤"间有"脉"字,"动"作"面";无"若发其汗"以下二十五字。《玉函》、《脉经》,无"若发其汗"以下十七字。《脉经》作"痉病发其汗已,其脉浛浛如蛇",置"暴腹胀大者"条首,"相得",程、徐注本作"相搏"。原注"浛",《医统》本作"浛浛",《衍义》本作"沧沧"。

【词解】

① 卒口噤：卒，突然的意思。口噤：口闭不能言语。

【释义】 本条论述外感痉病趋于热化的证候。外感痉病的传变，类于伤寒，一般是由表入里，当其在表之时，由于邪郁化热，伤筋动风，故出现上述诸症。

身热足寒，是邪郁化热，阳气上壅之象。时头热，面赤目赤，与此同一原理，是表证未解而郁热已经上冲的反应。至于颈项强急，独头动摇，卒口噤，背反张等，又为邪热伤筋化燥动风所致。本证较之上两条邪气仅在太阳者，病情又有所发展。

【按语】 本条述痉病证候最详，故《金鉴》列为第一条，病情是涉及太阳、阳明经脉者，可作参考。

【选注】 《心典》：痉病不离乎表，故身热恶寒；痉为风强病，而筋脉受之，故口噤、头项强、背反张，脉强直。经云：诸暴强直，皆属于风也。头热足寒，面目赤，头动摇者，风为阳邪，其气上行而又主动也……

《金鉴》：病人身热恶寒，太阳证也；颈项强急，面赤目赤，阳明证也；头热，阳郁于上也；足寒，阴凝于下也。太阳之脉循背上头，阴明之筋上挟于口，风寒客于二经，则有头摇口噤，反张拘强之证矣。此皆痉病之形证，故首揭之，以为要领。

暴腹胀大者，为欲解。脉如故，反伏弦者，痉。（八）

【校勘】 《玉函》、《脉经》"伏"并作"复"；沈本"脉"上有"其"字。《脉经》条末细注云：一云痉脉出欲已。

【释义】 本条大意论述痉病的两种转归。"暴腹胀大者，为欲解"，其理未明，当存疑。脉如故，是指仍见痉病的本脉。即下文所说的紧如弦，是筋脉强急之势未趋缓和；或更见沉伏而弦，则是邪气深入，病情正在进展，仍将发痉。

【选注】 《论注》：忽腹胀大，是经络之邪欲从内出，故曰为欲解；若脉仍如故，反伏而弦，是寒邪留经，痉病仍在也。

《名老中医之路》（第一辑第176页），《金匮·痉湿暍》："病者身热足寒，颈项强急，恶寒，时头热，面赤目赤，独头动摇，卒口噤，背反张者，痉也。若发其汗者，寒湿相得，其表益虚，即恶寒甚；若发汗已，其脉如蛇，暴腹胀大者，为欲解；脉如故，反伏弦者，痉。"他（陈逊斋）指出："其脉如蛇"句，诸注家皆在"蛇"字上做文章。什么样的脉象是"曲如蛇"呢？指下体会不同。其实应是指疾病的动态变化，以脉言证。一种情况是"暴腹胀大"，即由太阳而阳明，此际往往可一下而愈；如脉反伏弦者，为痉病未解。从全段来看，不外说刚痉可用汗法，汗后有三种转归：一是误汗虚其虚，一是欲解，一是原病仍在，无何变化。如此等等，皆能发前人所未发。

夫痉脉，按之紧如①弦，直上下②行。一作筑筑而弦。《脉经》云：痉家其脉伏坚，直上下。**（九）**

【校勘】 "紧如弦"，《玉函》、《脉经》皆作"紧而弦"。

【词解】

① 如：读为"而"，"如""而"二字，古人往往互用。

② 上下：上指寸部，下指尺部。

【释义】 本条论述痉病的主脉，痉病是由筋脉强急而致，故其脉亦见强直弦劲之象。"直上下行"，是形容脉象自寸至尺，上下三部，皆见强直而弦之脉。

【按语】 从文中"按之"两字来看，可知痉病脉象不但是弦劲有力，重按不减，它与虚寒病情的弦脉应加区别。同时也含有沉紧之意，它和太阳伤寒的浮紧也不同。

【选注】 《心典》：紧如弦，即坚直之象。李氏曰：上下行者，自寸至尺，皆见紧直之脉也。《脉经》亦云：痉病脉坚伏，直上下行。

《金鉴》：痉之为病，其状劲急强直，故其脉亦劲急强直。按之紧，劲急之象也。如弦，直行之象也。

《本旨》：按之者，脉沉而不浮也；紧者，如绞索之状，阴邪凝敛故也。条长如弓弦名弦，如弦之直而上下行者，有升降而无出入也。盖人身气血，表里周流，故脉有升降出入之象，自尺而上于寸为升，自寸而下于尺为降，自沉而浮为出，自浮而沉为入。因邪闭于筋，经络之气不得外达周流，故其脉在沉部上下行，有升降而无出入也，是为痉病之脉，则与太阳风伤卫之脉浮缓，寒伤营之脉浮紧者，又不同矣。

痉病有灸疮，難治。（十）

【释义】 本条论述痉病有灸疮的预后。痉病有灸疮，难治，是说先有灸疮而后患痉病。因灸疮病人，脓液久渍，津血本已亏损，再患痉病，势必血枯津伤，转增风燥，病情自较一般为严重，所以难治。

【按语】 关于痉病与灸疮的先后问题，历来注家的见解不一。赵氏认为先有痉病，后有灸疮。章氏认为先有灸疮，而后感邪成痉，根据本条精神来看，这是倒装文法，章氏说可从。

【选注】《二注》：痉病由风热燥急其筋骨，不当复灸以火，且助火深入，风热得之愈固而不散，所以难治。

《本旨》：灸疮因火而发，血液已损而内热也，又感外邪而成痉，若清热养血则闭其邪，攻邪则气血已损而邪不出，故为难治也。

太陽病，其證備，身體強，几几然，脈反沉遲，此爲痙，栝蔞桂枝湯主之。（十一）

栝蔞桂枝湯方：

栝蔞根二兩　桂枝三兩　芍藥三兩　甘草二兩　生薑三兩　大棗十二枚

上六味，以水九升，煮取三升，分溫三服，取微汗。汗不出，食頃，啜熱粥發之。

【校勘】《玉函》无"反"字。栝蒌根二两，一本作三两。

【释义】 本条论述柔痉的证治。太阳病，其证备，身体强而几几，指头项强痛、发热、汗出、恶风等表证俱备。身体强而几几，是由于筋脉强急所致，为痉病的主症。几几：形容颈项强急，俯仰不能自如的样子。太阳病汗出而恶风的，脉象当见浮缓，今反沉迟，可知本证由于津液不足，不能濡养筋脉，荣卫之行亦复不利，故脉象如此。本证的脉沉迟，应与阴寒证鉴别，是沉迟中带有弦紧，不同于沉迟无力，为痉病中常见的脉象。所以用栝蒌根清热生津，滋养筋脉，合桂枝汤调和荣卫，解太阳卫分之邪。

【按语】 本条证与《伤寒论》太阳病桂枝加葛根汤证，颇为类似，但有轻重之别，彼为项背强几几，此则身体强几几；彼为邪盛于表，故加葛根，重在解肌；此则津伤于里，故加栝蒌根，重在滋液。

又：本条虽未明言柔痉，但从用桂枝汤调和营卫，解太阳卫分之邪，栝蒌根清热生津，滋养筋脉的功用来看，是可以体会的，故应与第二条结合研究，可知前人认为本条应有汗出的证候，有其一定的理论根据。

【选注】《论注》：此为痉证有汗不恶寒者主方。太阳病其证备者，身热头痛汗出也。身体强，即背反张之互辞；几几然即颈项强之形状；脉反沉迟，谓阳证得阴脉，此痉脉之异于正伤寒也。其原由筋素失养而湿复挟风以燥之，故以桂枝汤为风伤卫主治，加栝蒌根以清气分之热而大润其太阳经既耗之液，则经气流通，风邪自解，湿气自行，筋不燥而痉愈矣。

《心典》：……沉本痉之脉，迟非内寒，乃津液少而营卫之行不利也。伤寒项背强几几，汗出恶风者，脉必浮数，为邪风盛于表；此证身体强几几然，脉反沉迟者，为风淫于外而津伤于内，故用桂枝则同，而一加葛根以助其散,一加栝蒌根兼滋其内,则不同也。

【医案举例】

柔痉,患者丁××,男,半岁。1931年初夏,症状:身热、汗出、口渴、目斜、项强、角弓反张、手足搐搦、指尖发冷、指纹浮紫,舌苔薄黄。诊断:伤湿兼风,袭入太阳卫分,表虚液竭,筋脉失荣。疗法:拟用调和阴阳,滋养营液法,以栝蒌桂枝汤主之。栝蒌根二钱,桂枝一钱,白芍一钱,甘草八分,生姜二片,红枣二枚,水煎服。

三剂各症减轻,改投:当归一钱,生地二钱,白芍二钱,栝蒌根二钱,川贝一钱,秦艽一钱,忍冬藤二钱,水煎服,四剂而愈。(摘自《蒲园医案》第259页)

太陽病,無汗而小便反少,氣上冲胸,口噤不得語,欲作剛痙,葛根湯主之。(十二)

葛根湯方:

葛根四兩　麻黃三兩(去節)　桂枝二兩(去皮)　芍藥二兩　甘草二兩(炙)　生薑三兩　大棗十二枚

上七味,㕮咀,以水一斗,先煮麻黃、葛根,減二升,去沫,內諸藥,煮取三升,去滓,溫服一升,覆取微似汗,不須啜粥,餘如桂枝湯法將息及禁忌。

【释义】　本条论述欲作刚痉的证治。太阳病无汗为表实,是由寒束肌表、卫气闭塞所致。一般而论,有汗则小便少,无汗则小便多,今无汗而小便反少,是在里之津液已伤。无汗则邪不外达,小便少则邪不下行,势必逆而上冲。口噤不得语,是筋脉痉挛所致。以上症状虽没有到背反张的地步,但却是发痉之先兆,所以说"欲作刚痉"。用葛根汤开泄腠理,发汗除邪,滋养津液,舒缓筋脉。

【按语】　以上两条都是论述痉病有表证的证治,也可以说是太阳痉病,病的重心在表,故治疗以解表为主。太阳痉病与太阳伤寒虽然同样有表证,但痉病则具有以下特点:①脉不浮数而弦迟;②项背强急;③津液不足;④治法除解表外,必须照顾津液。这些情况,临症均须加以注意。

【选注】《本旨》:汗出而津液外泄,则小便少;今无汗而小便反少,是营卫三焦之气皆闭,外闭则内气不得转旋,而直上冲胸。邪侵入筋,阳明筋急,而口噤不得语,欲作刚痉之先兆也。急以桂枝汤调营卫,加麻黄、葛根开泄太阳阳明之邪。盖邪本由经络侵入于筋,仍必从经络以泄之,迟则即有项背反张,头摇目赤之变也。

【医案举例】

痉病,素体强壮多痰。己巳二月二十二日,晨起感冒,即头痛发热,头痛如劈不能俯,角弓反张,两足痉挛,苔白滑,脉弦迟,瞳神弛纵,项强颈直,确系风邪挟湿,侵犯项背筋脉经道,亟以葛根汤先解其项背之邪。

葛根四钱(先煎)　麻黄三钱(先煎)　桂枝二钱　白芍二钱　生姜三钱　红枣六枚　炙甘草二钱

服葛根汤后,周身得汗,头痛减轻,项强瘥,拟下方以减背部压力,采大承气汤:

枳实三钱　炙厚朴三钱　大黄三钱　元明粉三钱

服大承气汤,得下三次,足挛得展,背痉亦松。(载《庄云庐医案》转录自《金匮要略译释》第53页)

痙爲病,一本痙字上有剛字。胸滿,口噤,臥不着席,腳攣急,必齘齒,可與大承氣湯。(十三)

大承氣湯方:

大黃四兩(酒洗)　厚朴半斤(炙去皮)　枳實五枚(炙)　芒硝三合

上四味,以水一斗,先煮二物,取五升,去滓,內大黃,煮取二升,去滓,內芒硝,更上火微一二沸,分温再服,得下止服。

【校勘】 《玉函》、《脉经》,条首有"刚"字,"必"上有"其人"二字。

【释义】 本条论述痉病邪入阳明之里的证治。表证失于开泄,邪气内传,郁于阳明,热盛灼筋,亦致痉病。胸满是里热壅盛,口噤,卧不着席,脚挛急,齘齿,为热甚耗灼津液,筋脉失于濡养,以致拘挛而出现的症状。卧不着席,即背反张之甚;齘齿,即口噤之甚,为牙关紧闭严重时上下齿紧切作声的现象,病势较邪在太阳之表更为严重,故以大承气汤通腑泄热,急下存阴。

【按语】 文中未言燥实之证,而径用大承气汤者,意在直攻阳明之热,非下阳明之实,其为泄热存阴可知。

又按:前两条是痉病邪在太阳之表的证治,故以解表散邪为主,使病从外解,并加栝蒌根、葛根滋液升津;本条是痉病邪入阳明之里的证治,故以泄热存阴为主,使邪从内除。总之,误汗误下,固可伤阴耗液,如汗下适当,亦可却邪愈病,灵活掌握,是在医者之善于运用。

【选注】 《金鉴》:此申痉病入里,以明其治也。痉病而更胸满,里气壅也;卧不着席,反张甚也;脚挛急,劲急甚也;必齘齿,牙紧甚也。此皆阳明热甚灼筋,筋急而甚之象,故以大承气汤直攻其热,非攻阳明之实也。其曰可与,非尽言其可与,有慎重之意。

《本旨》:此即前条之证,失于开泄,以致邪深闭甚……风火内闭阳明为多,故与大承气汤,通阳明之腑,急则治标之法也;腑气通,理必仍和其筋脉,可想而知也。不曰主之而曰可与,教人详审标本,随宜而施之意耳。

【医案举例】
里海辛村潘塾师之女,八九岁,发热面赤,角弓反张,谵语,以为鬼物。符箓无灵,乃延余诊。见以鱼网蒙面,白刃拍桌,而患童无惧容。予曰:此痉病也,非魅!切勿以此相恐,否则重添惊疾矣。投以大承气汤,一服,即下两三次,病遂霍然。 (摘自《黎庇留医案》第22页)

太陽病,關節疼痛而煩①,脈沉而細—作缓者,此名濕痹。《玉函》云中湿。濕痹之候,小便不利,大便反快,但當利其小便。(十四)

【校勘】 《玉函》、《脉经》、《千金翼》"细"作"缓";"此名湿痹",作"为中湿"。

【词解】
① 烦:谓疼痛而烦扰不宁。

【释义】 本条论述湿痹证候及其治则。湿为六淫之一,故其伤人亦如风寒之先在太阳;但风寒多伤肌腠,湿则易流关节,湿邪痹着,阳气不通,故关节疼痛而烦。湿从外来,脉应浮缓,今见脉沉而细者,沉为在里,细脉主湿,是湿邪不仅流入关节,而且内合于脾,形成内外合邪之证,所以称为湿痹。

本条由于内外合邪,所以除关节疼痛而烦之外,又见小便不利,大便反快等症,这是内湿招致外湿。湿胜则濡泻,故大便反快。湿阻于中,阳气不化,故小便不利。治当利其小便。小便得利,则里湿去,阳气通,湿痹亦除。至于利小便的方剂,一般注家主张用五苓散,《金匮发微》认为宜五苓散倍桂枝。

【选注】 《医门法律》:湿痹者,湿邪痹其身中之阳气也。利其小便,则阳气通行无碍,而关节之痹并解矣。设小便利已,而关节之痹不解,必其人阳气为湿所持,而不得外泄,或但头间有汗,而身中无汗,反欲得被覆向火者,又当微汗以通其阳也。

《心典》:湿为六淫之一,故其感人,亦如风寒之先在太阳。但风寒伤于肌腠,而湿则流入关节;风脉浮,寒脉紧,而湿脉则沉而细;湿性濡滞而气重着,故亦名痹。痹者闭也。然中风者,必先有内风而后召外风;中湿者,亦必先有内湿而后感外湿,故其人平日土德不及而湿动于中,由是气化不速而湿侵于外,外内合邪,为关节疼烦,为小便不利,大便反快。治之者必先逐内湿,而后可以除外湿,故曰当利其小便,东垣亦云：治湿不利小便,非其治也。然此为脉沉而小便不利者设耳,若风寒在表,与湿相搏,脉浮恶风,身重疼痛者,则必以麻黄、白术、薏苡、杏仁、桂枝、附子等,发其汗为宜矣。详见后条。

濕家之爲病,一身盡疼一云疼烦**發熱,身色如熏黄也。（十五）**

【校勘】 "尽疼",《玉函》作"疼烦"。《脉经》无"如"字。《伤寒论》"如"下有"似"字。

【释义】 本条论述湿病发黄的证候。病湿之人,由于感受了湿邪,肌表之气不宣,湿阻气滞,故一身尽疼痛。湿为阴邪,本不发热,如湿郁气分,郁久则必发热,湿热郁蒸不解,故"身色如熏黄"也。色如"熏黄",是黄而晦滞,如烟熏之状,属湿重于热的现象。

【选注】 《心典》：湿外盛者,其阳必内郁。湿外盛为身疼,阳内郁则发热。热与湿合,交蒸互郁,则身色如熏黄。熏黄者,如烟之熏,色黄而晦,湿气沉滞故也；若热黄则黄而明,所谓身黄如橘子色也。

濕家,其人但頭汗出,背強,欲得被覆向火。若下之早則噦①,或胸滿,小便不利,一云利**舌上如胎②者,以丹田③有熱,胸上有寒,渴欲得飲而不能飲,則口燥煩也。（十六）**

【校勘】 "若下之早",古本作"若下之太早"。"不利",《玉函》、《脉经》、《千金翼》作"利",《脉经》细注：一云"不利"。《脉经》、《千金翼》"渴欲"下无"得"字,"口燥"下无"烦"字。《伤寒论》"胸上"作"胸中"；"得饮"作"得水"。《脉经》湿家下有"之为病"三字,"背强"上有"而"字。庞氏《总病论》"烦"作"故"。

【词解】

① 哕：音"郁",即呃逆。
② 如胎：胎,同"苔"。如胎,指舌上湿润白滑,似胎非胎。
③ 丹田：穴名,在脐下三寸,这里是泛指下焦,与胸上对举。

【释义】 本条论述湿病误下的变症。病湿之人,由于外感寒湿,肌腠闭塞,阳气不能外达,反逆而上出,故但头汗出；湿困经脉,故背强不和；湿阻阳痹,故其人恶寒,欲得被覆向火。此时治疗,法当温经散湿,舒展卫阳,若下之早,则为病在于表,误攻其里,必致变症丛生。胃气被郁,湿浊反盛,故变生呃逆。表湿内陷,气化不行,故在上则见胸满,在下则小便不利。所谓"丹田有热,胸上有寒",就是说明湿病误下后出现的一种寒热错杂、下热上寒的病理变化。由于寒湿在上,阳郁不能升腾,故舌上如胎。阳内郁则渴欲得饮,湿在上则不欲饮而但口燥。凡此诸变,均由误下之后,湿遏热伏所致。

【按语】 外湿宜发汗,内湿宜利小便,这是治湿大法,若非化燥成实,而纯属里证的,下法断不可用。本证寒湿在表而误用下法,致有以上变端。临证时应当引为鉴戒。至于如何救误,钱天来氏主张用下面的桂枝附子汤,或甘草附子汤,可以参考。

【选注】 《心典》：寒湿居表,阳气不得外通而但上越为头汗出,为背强,欲得被复向火,是宜驱寒湿以通其阳,乃反下之,则阳更被抑而哕乃作矣。或上焦之阳不布而胸中满,或下焦之阳不化而小便不利,随其所伤之处而为病也。舌上如苔者,本非胃热,而舌上津液燥聚如苔之状,实非苔也,盖下后阳气反陷于下,而寒湿仍聚于上,于是丹田有热而渴欲得饮,胸上有寒而复不欲饮,则口舌燥烦,而津液乃聚耳。

《金鉴》：湿家头汗出者,乃上湿下热蒸而使然,非阳明内实之热蒸而上越之汗也。背强者,乃湿邪重着之强,非风湿拘急之强也。欲复被向火者,乃一时湿盛生寒,非伤寒之恶寒也。若误以阳明内湿之热上越之头汗而遂下之,则湿从寒化,即乘虚入于上,则肺气逆而胸满,入于中,则胃不和而为哕,入于下,则膀胱气化不行,为小便不利。舌上白滑如苔者,盖以误下热陷,丹田有热也,寒聚于上,胸中有寒也,所以渴欲得水而不能饮,由下有热而生口燥烦,由上有寒,而不化生津液,虽口燥舌干,而不能多饮也。

濕家下之,額上汗出,微喘,小便利一云不利者死;若下利不止者,亦死。(十七)

【释义】 本条论述湿病误下的坏证。湿为阴邪,最易损伤阳气,若误下之,则里阳更伤,形成阴盛阳虚之势。虚阳上越,则额上汗出而微喘;阴寒内盛,则小便自利,此为阳气上越而阴气下脱之证,病情危恶,故曰"死"。假如误下而下利不止者,则真阳失守,阴脱于下,其病机与小便自利相同,阴阳两竭,故亦主死。

【按语】 前条与本条同为误下的变症,而病情不同,预后亦异,其关键主要在于病人平素的中阳如何。从前条而论,表阳虽郁,里阳犹治,故虽经误下,阳气仍然郁伏于里,能与阴邪抗争,形成湿遏热伏之势;至于本条病情,则由中阳素虚,感湿以后,一经误下,则真阳失守,毫无抵抗能力,故见症如此。

又按:前条与本条均有头汗,但病机大异,前条的但头汗出,是湿郁于表,阳气逆而上出,证见于初病,不关误下,属于邪郁之证;本条汗出仅见于额上,为虚阳上越,证见于误下以后,属于虚证。同时,但头汗出与背强恶寒等表证兼见,额上汗出与微喘兼见,表里虚实显然有别。

【选注】 《论注》:湿在人身,经络肌腠间病也。六腑者,人身元气之关;若动六腑,则经络之邪不去而元气顿削,故治湿始终不可下,观首章云"但当利其小便",后章云"法当汗解"可知矣。即后仲景治湿方,但有温以燥之法,有风以燥之法,东垣师其意,有升阳除湿汤,有羌活胜湿汤,此始终不可下之明验也。虽仲景有下之早则哕句,似乎太早不可,而后则可下也。不知此为头汗而表未解者,虑其有内入之事,表邪内入,则可下矣,非言治湿可下也,故曰湿家下之,则阳虚者,因寒下之药,骤然攻之,肾阳先脱,肾先病,心为应,额为心部,而肾水乘之,则额上汗出微喘,孤阳上脱矣;更小便利,则上下交脱矣,故死。若其人上焦之阳,未至于脱,而下利不止,肾为阴,主二便,不止,是阴脱也,故亦死。

《心典》:湿病在表者宜汗,在里者宜利小便,苟非湿热蕴结成实,未可遽用下法。额汗出微喘,阳已离而上行;小便利,下利不止,阴复决而下走,阴阳离决,故死。一作小便不利者死,谓阳上游而阴不下济也,亦通。

《金鉴》:李玮西曰:前云湿家当利小便,以湿气内瘀,小便原自不利,宜用药利之;此下后里虚,小便自利,液脱而死,不可一例概也。

風濕相搏,一身盡疼痛,法當汗出而解,值天陰雨不止,醫雲此可發汗,汗之病不愈者,何也?蓋發其汗,汗大出者,但風氣去,濕氣在,是故不愈也。若治風濕者,發其汗,但微微似欲出汗者,風濕俱去也。(十八)

【校勘】 《伤寒论》、《玉函》、《脉经》、《千金翼》,条首有"问曰"二字;"医"作"师";"盖"作"答曰"二字。《玉函》、《千金翼》,"雨"下有"溜"字。

【释义】 本条论述风湿病的发汗方法。外感风湿,大都先犯体表,客于肌腠,流注关节,卫外之气痹阻,故一身尽疼痛。此时治疗当以汗解,使邪从外出,如值天时阴雨不止,则外湿尤甚,足使疼痛增剧,更须发汗,以助体内湿气蒸发,但汗之而病仍不愈,这是汗不得法的缘故。因风为阳邪,其性轻扬,易于表散,湿为阴邪,其性濡滞,难以速去,今发其汗而大汗出,则风气虽去而湿邪仍在,不仅病不能愈,同时还可使卫阳耗伤。必须照顾到风与湿合的具体病情,使其微似汗出,缓缓蒸发,则营卫畅通,而风湿始能俱去,这是治疗外感风湿的发汗方法,临床必须掌握。

【按语】 风湿病,每因气候潮湿,病情增剧;一经发汗,可使疼痛缓解,但应缓取微汗,不可使大汗出,致病不愈。且湿为阴邪,最易伤阳,汗出太多,有导致亡阳的危险。从《伤寒论》麻黄汤、桂枝汤、葛根汤等方来看,均在服法内强调了复取微汗的方法,可见凡须出汗的病,都不可使其大汗,必须注意及之。

【选注】《心典》:风湿虽并为六淫之一,然风无形而湿有形,风气迅而湿气滞,值此雨淫湿胜之时,目有风易却而湿难除之势,而又发之速而驱之过,宜其风去而湿不与俱去也。故欲湿之去者,但使阳气内蒸而不骤泄,肌肉关节之间充满流行,而湿邪自无地可容矣。此发其汗,但微微似欲汗出之旨欤?

《本旨》:……治风湿者,必通其阳气,调其营卫,和其经络,使阴阳表里之气周流,则其内湿随三焦气化,由小便而去,表湿随营卫流行,化微汗而解,阴湿之邪既解,风邪未有不去者。

濕家病身疼發熱,面黃而喘,頭痛鼻塞而煩,其脈大,自能飲食,腹中和無病,病在頭中寒濕,故鼻塞,內藥鼻中則愈。《脉经》云:病人喘,而无湿家。病以下至而喘十一字。(十九)

【校勘】《脉经》、《千金翼》,"湿家病至喘"十一字,作"病人喘"三字;"身疼",《伤寒论》作"身上疼痛";两"塞"字,《千金翼》均作"窒"。

【释义】 本条论述寒湿在上的证治。"头痛鼻塞而烦",为本条主症,故下文云"病在头中寒湿,故鼻塞"。由于湿犯肌表,阳为湿郁,则身疼发热而面黄。这里的"面黄",在病机上与黄疸不同,是湿郁于表的反应。表郁则肺气上逆,故喘。脉大,是病邪在上。"自能饮食,腹中和无病",可知湿邪并未传里,只须纳药鼻中,宣泄上焦,使肺气通利,则寒湿散而病愈。此证多得之于晓行雾中,即第一篇第十三条"雾伤于上"之证。

【按语】 纳药鼻中,原文未曾指出何方,历来注家,多主张用瓜蒂散搐鼻,或以绵裹塞鼻中,令出黄水宣泄寒湿。有人用鹅不食草纳鼻,亦有疗效。后世对于类似本条证候的治法,多采用辛香开发之味作嗅剂,如《证治准绳》辛荑散(辛荑、细辛、藁本、白芷、川芎、升麻、防风、甘草、木通、苍耳子)一类方剂,亦多有效。

【选注】《编注》:此湿淫于上,与湿从下受不同也。湿邪感于太阳,与肺气相合,气郁于表,故身疼发热,面黄而喘,头痛鼻塞而烦也。邪居于表,故脉大,自能饮食者,腹中而无病,当责病在头中寒湿,寒湿者,以湿属阴故也。盖鼻为肺窍,肺气受湿则鼻塞,故当纳药鼻中,搐去黄水,俾肺气通调,大气一转,肌腠开而湿痹解矣。

《心典》:寒湿在上,则清阳被郁。身疼、头痛、鼻塞者,湿上甚也,发热、面黄、烦、喘者,阳上郁也;而脉大,则非沉细之比,腹和无病,则非小便不利,大便反快之比。是其病不在腹中而在头,疗之者宜但治其头而毋犯其腹。纳药鼻中,如瓜蒂散之属,使黄水出则寒湿去而愈,不必服药以伤其和也。

濕家身煩疼,可與麻黃加朮湯發其汗為宜,慎不可以火攻之。(二十)

麻黃加朮湯方:

麻黃三兩(去節) 桂枝二兩(去皮) 甘草一兩(炙) 杏仁七十個(去皮尖) 白朮四兩

上五味,以水九升,先煮麻黃,減二升,去上沫,內諸藥,煮取二升半,去滓,溫服八合,覆取微似汗。

【释义】 本条论述寒湿在表的证治和禁忌。身烦疼,是指身体疼痛剧烈而兼有烦扰之象,由于阳为湿遏所致。用麻黄加术汤,可知本证必挟风寒之邪,出现发热、恶寒、无汗等表证。表证当从汗解,而湿邪又不宜过汗,故用麻黄汤加术。麻黄得术,虽发汗而不致过汗,术得麻黄,并能行表里之湿,不仅适合于寒湿的病情,而且亦是湿病解表微微汗出的具体方法。如用火攻发汗,则大汗淋漓,风去湿存,病必不除。且火热内攻,与湿相合,可引起发黄或衄血等病变,故宜慎之。

【选注】《二注》：此为气湿之邪，盖邪者，湿与寒合，故令人身疼。大法：表实成热，则可发汗。无热，是阳气尚微，汗之恐虚其表。今是证虽不云发热，而烦已生，烦由热也，所以服药不敢大发其汗，且湿亦非暴汗可散，故用麻黄汤治寒，加术去湿，使其微汗尔。然湿邪在表者，惟可汗之，不可火攻，火攻则增其热，必有发痉之变，所以戒人慎之。

【医案举例】
陈×，发热恶寒，一身尽烦疼，脉浮紧者，此为风湿，麻黄加术汤主之。
生麻黄三钱　川桂枝二钱　光杏仁二钱　炙甘草一钱　生白术三钱
服前汤已，诸恙均瘥，惟日晡当剧，当小其制。
生麻黄一钱　杏仁泥二钱　生苡米二钱　炙甘草一钱　（转引自《金匮要略译释》第65页）

病者一身盡疼，發熱，日晡所①劇者，名風濕。此病傷於汗出當風，或久傷取冷②所致也。可與麻黃杏仁薏苡甘草湯。（二十一）

麻黃杏仁薏苡甘草湯方：
麻黃（去節）半兩（湯泡）　甘草一兩（炙）　薏苡仁半兩　杏仁十個（去皮尖，炒）

上剉麻豆大，每服四錢匕，水盞半，煮八分，去滓，溫服，有微汗，避風。

【校勘】《玉函》《脉经》，"日晡"下，无"所"字，有"即"字；《脉经》，"名"作"此为"；"风湿"下，作"汗出所致也"五字，无"此病"以下二十七字。

【词解】
① 日晡所：晡，即申时，约傍晚的时候。
② 取冷：贪凉的意思。

【释义】　本条论述风湿在表的证治和成因。风湿在表，故一身尽疼。风与湿合，湿邪容易化热化燥，故身疼发热而日晡增剧，这是风湿病的特点，其病多由汗出当风，或经常贪凉，湿从外侵所致。病既属于风湿在表，仍当使之得微汗而解，所以用麻杏苡甘汤轻清宣化，解表祛湿。方中麻黄、甘草微发其汗，杏仁、薏苡利气祛湿。本方实为麻黄汤以薏苡易桂枝，是变辛温发散而为辛凉解表之法。

【按语】　以上两条，虽同是外湿的表实证，麻黄加术汤和麻杏苡甘汤，亦同是治外湿的方剂，但两者在病情和证候的表现上却有所不同，因此在治疗方法上也就有显著的差异。前者麻黄三两、桂枝二两，后者无桂枝，而麻黄仅半两，可知前者表证较后者为重。《本经》记载"薏苡仁味甘，微寒，主风湿痹，筋急拘挛不可屈伸"。可知前者是身痛重者，不能转侧，而后者是身痛轻掣，不可屈伸。再从药物与配伍方面来看，麻黄配桂枝是偏于温散，配薏苡是偏于凉散，前者适用于寒湿在表，后者适用于风湿在表。日晡发热属阳明，是风有化热的倾向，同时风为阳邪，容易化燥，所以用薏苡的清化，不用桂枝的温化。

【选注】《直解》：一身尽疼发热，风湿在表也，日晡，申时也，阳明旺于申酉戌，土恶湿，今为风湿所干，当其旺时，邪正相搏，则反剧也。汗亦湿类，或汗出当风而成风湿者，或劳伤汗出，而入冷水者，皆成风湿病也。

《金鉴》：……湿家一身尽痛，风湿亦一身尽痛，然湿家痛，则重着不能转侧，风湿痛，则轻掣不可屈伸，此痛之有别者也。湿家发热，蚤暮不分微甚，风湿之热，日晡所必剧，盖以湿无来之，而风有休作，故名风湿……

【医案举例】
李某，男，36岁，工人。一九七五年因汗出风吹，以致汗郁皮下成湿，湿郁化热，今发热已十余日不解，每日下午热势增重,全身痛重。伴有咽痛而红肿,咳嗽痰白而黏稠,无汗,自用辛凉解表药,更增恶寒,舌苔白腻,脉濡缓略浮,遂议为风湿性感冒病,因风湿郁闭,湿阻气机,气机不畅而出现各症,劝其试服麻杏薏甘汤。麻黄、杏仁各10克　薏苡仁30克　甘草7克　加秦艽10克　波蔻7克

仅服一剂,果然热退身安,咽已不痛,咳嗽亦舒,劝其更服二剂,以巩固疗效。　(摘自《云南中医学院学报》3∶14,1978)

風濕,脈浮、身重,汗出惡風者,防己黃芪湯主之。(二十二)

防己黃芪湯方:

防己一兩　甘草半兩(炒)　白术七錢半　黃芪一兩一分(去蘆)

上剉麻豆大,每抄五錢匕,生薑四片,大棗一枚,水盞半,煎八分,去滓,溫服,良久再服。喘者加麻黃半兩,胃中不和者加芍藥三分,氣上衝者加桂枝三分,下有陳寒者加細辛三分。服後當如蟲行皮中,從腰下如冰,後坐被上,又以一被繞腰以下,溫令微汗,差。

【校勘】　"防己黃芪湯",《脉经》名"防己汤",《活人书》名"汉防己汤"。《千金》卷八"风痹门"载"治风湿脉浮身重,汗出恶风方"为:"汉防己四两,甘草二两,黄芪五两,生姜、白术各三两,大枣十二枚。右六味,㕮咀,以水六升,煮取三升,分三服,服了坐被中,欲解如虫行皮中,卧取汗。"惟方后无加减法,当是《金匮》原方。

【释义】　本条论述风湿表虚的证论。脉浮身重,是风湿伤于肌表。汗出恶风,是表虚卫气不固。证候虽属于风湿,但表分已虚,故不用麻黄等以发汗,而用防己黄芪汤益气除湿。方中黄芪益气固表,防己、白术除风湿,甘草、姜、枣调和荣卫,以顾表虚。"服后当如虫行皮中",此即卫阳振奋,风湿欲解之征。

【按语】　本方仍属微汗之剂,故方后云"温令微汗,差"。但表虚发汗,必基于托阳益气,调和荣卫上面,使卫气振奋,驱邪外出,宜加注意。

【选注】　《心典》:风湿在表,法当从汗而解,乃汗不待发而自出,表尚未解而已虚,汗解之法不可守矣。故不用麻黄出之肌肤之表,而用防己驱之里。服后如虫行皮中,及从腰下如冰,皆湿下行之征也。然非芪、术、甘草,焉能使卫阳复振,而驱湿下行哉?

《金鉴》:脉浮者,风也,身重,湿也,寒湿则脉沉,风湿则脉浮。若浮而汗不出恶风者,为实邪,可与麻黄杏仁薏苡甘草汤汗之;浮而汗出恶风者,为虚邪,故以防己、白术以去湿,黄芪、甘草以固表,生姜、大枣以和营卫也。

【医案举例】

李某,男,40岁,工人。两年来患寒湿痹证,四肢关节痠痛,逢阴雨加重。近一周来,因感冒发热,服解表药热退后,关节痛烦增重,且又自汗、恶风、短气,脉象浮涩,苔白腻,诊为寒湿痹阻,卫气已虚。遂与防己黄芪汤,益气固卫行湿,服后汗止痛减。生黄芪30克　白术15克　防己12克　桂枝10克　甘草7克　生姜2片　大枣4枚　(摘自《云南中医学院学报》3∶15,1978)

傷寒八九日,風濕相搏,身體疼煩,不能自轉側,不嘔不渴,脈浮虛而濇者,桂枝附子湯主之;若大便堅,小便自利者,去桂加白术湯主之。(二十三)

桂枝附子湯方:

桂枝四兩(去皮)　生薑三兩(切)　附子三枚(炮去皮,破八片)　甘草二兩(炙)　大棗十二枚(擘)

上五味,以水六升,煮取二升,去滓,分溫三服。

白术附子汤方：

白术二两　附子一枚半（炮去皮）　甘草一两（炙）　生薑一兩半（切）　大棗六枚

上五味，以水三升，煮取一升，去滓，分温三服。一服觉身痹，半日许再服，三服都尽，其人如冒状，勿怪，即是术、附并走皮中，逐水气，未得除故耳。

【校勘】　"不渴"下，《千金翼》有"下已"二字，《外台》有"下之"二字。"浮虚而涩"，《千金翼》作"浮而紧"。《伤寒论》"坚"作"鞕"，《脉经》、《外台》同。宋版《伤寒论》注：一云"脐下心下鞕"。《伤寒论》"白术附子汤方"作"去桂加白术汤方"，即原桂枝附子汤方去桂加白术四两，方后云："上五味，以水六升，煮取两升……法当加桂四两。此本一方二法：以大便鞕、小便自利，去桂也；以大便不鞕、小便不利，当加桂。附子三枚，恐多也。虚弱家及产妇，宜减服之。"

《今释》云："金匮经文及伤寒论，俱名去桂加白术汤，此标题又称白术附子汤，《千金翼》名术附子汤，《外台》名附子白术汤，实皆一方也。《伤寒论》药量及水皆多一倍，仍分三服，《千金翼》、《外台》并同，《金匮》盖后人所改。"

【释义】　本条论述风湿而见表阳虚的证治。伤寒八九日，是说伤寒表证八九日不解。不解的原因，是由于风、寒、湿三气合邪，互相搏聚，痹着肌表，经脉不利，故见身体疼烦，不能自转侧等症。不呕不渴，表明湿邪并未传里犯胃，亦未郁而化热。脉浮虚而涩，"浮虚"为浮而无力，"涩"为湿滞，是表阳已虚而风寒湿邪仍逗留于肌表的征象。用桂枝附子汤温经助阳，祛风化湿。方中重用桂枝祛风，伍以附子温经助阳，是为表阳虚风寒湿胜者而设；甘草、姜、枣，调和营卫，以治表虚。

"小便不利，大便反快"，为湿在里。"大便坚，小便自利"，则湿不在里，说明里气调和，湿邪仍留于肌表，只是服桂枝附子汤后，风邪已去，寒湿未尽，身体尚疼，转侧未便，故用白术附子汤祛湿温经。方中白术、附子，逐皮间湿邪，温经复阳；甘草、姜、枣，调和营卫，是为表阳虚湿气偏胜者而设。方后注云"一服觉身痹，半日许再服，三服都尽，其人如冒状，勿怪，即是术、附并走皮中，逐水气，未得除故耳"。是本方仍为助阳逐湿，微取发汗之剂，从肌肉经脉而祛湿外出的方法。

【按语】　历代注家对本条争议较大，有谓本条是论述风湿而见表阳虚，里气调和的证治者；亦有认为本条是论述风湿兼脾虚阳微阴盛的证治者。各有所据，可供参考。

【选注】　《正义》：伤寒八九日，邪当解矣，而不解者，以表阳虚，而为风湿相搏故也。身疼烦不能转侧，正是风为湿搏之征。但湿邪犯胃必呕，湿阻大肠必渴，今不呕不渴，则邪不在肠胃，而在腠理肌肉之间，故脉浮虚而涩，浮为风，虚涩则湿滞，是惟辛温达表之品，以行阳散邪，而后痹着得解。故用桂枝附子，温行表里之风湿，佐以生姜、甘、枣，以助和中达外之势，通体之风湿俱解矣。若大便坚，小便自利，而见身重烦疼之证，是病又不系风邪，而只是皮中之水寒湿气为患，故即去桂加白术，专温通三焦，令水湿即在皮中而散之证。如冒状者，正气鼓动，水气亦随而动，正邪相搏，未得遽胜之象，所谓与术附并走也。

《伤寒溯源集》：湿在里，则小便不利，大便反快。大便硬，则湿不在里；小便利，则湿气已去，不须汗泄，故去桂枝。想风湿之右，寒湿之余气未尽，身体尚疼，转侧未便，故仍用去桂枝之白术附子汤也。

《本旨》：以风寒湿邪搏结，故八九日而不能解，身体烦疼，不能自转侧者，以表阳虚而邪闭经络也。不呕不渴，内和无热也。寒湿皆阴邪，以其兼风，故脉浮，以阳气虚而阴邪胜，故浮而虚涩也。以桂枝姜枣通经络，和营卫，附子温脏助阳，甘草和中，不去其邪，而风寒湿自不能留矣。然小便利，大便鞕者，何以去桂枝之通经络，而反加白术之燥土耶，盖经络外通营卫，内通脏腑，湿闭经络则腑气不宣，故小便必不利也。今小便利，而体痛不能转侧者，寒湿伤肌肉而不在经络也。肌肉属脾，由脾阳虚，不能温肌肉而输津液，寒湿得以留之,良以脾主为胃行津液者也,津液不输,则肠胃枯燥而大便鞕,是阳虚而气不能化液,即所谓阴结也。故以术合附子大补脾阳以温肌肉,肌肉温而湿化矣。去桂枝,则津液不随辛散而外走,即内归肠胃而大便自润也,药改一味,其妙理有如此者……

《高注》:……下文三句,紧顶伤寒八九日六句。犹言前症具而脉既如此之人,若大便坚硬,又为寒燥津液,如水冻冰之象。平脉所谓阴结者是也。小便自利,为肺与小肠气微而不能提守之应,桂枝行湿泄气,故去之。白术苦温,能滋脾胃肌肉之阳液,以消客湿,故加之……减诸药于前方之半者、前方注意在汗,犹之以风雨解潮湿,利于疏爽,故大其制,此方注意在湿,犹之以旭日解寒湿,义取薰蒸,故半其制耳。

【医案举例】

(1) 病者张××,32岁,现任开平县长,住广东五华城北门外。病名:伤寒变痹。原因:贵胄之子,素因多湿,偶感风寒。证候:发热恶寒,一身手足尽痛,不能自转侧。诊断:脉浮大而紧。风为阳邪,故脉浮大主病进,紧主寒凝。脉诊合参,风寒湿三气合而成痹。疗法:桂枝附子汤主之。方中,桂、附辛热散寒,草、枣奠安中土,生姜利诸气,宣通十二经络,使风寒湿着于肌表而作痛者,一并廓清矣。

处方:桂枝四钱　附子钱半　甘草二钱　大枣六枚　生姜三钱

效果:一日二服,三日举动如常。继服平调之剂痹愈。廉按:伤寒变痹,必挟风湿,长沙《伤寒论》曰:伤寒八九日,风湿相搏,身体疼烦,不能自转侧,不呕不渴,脉浮虚而涩者,桂枝附子汤主之,今有是证,则用是药,确得仲景之心法。　(摘自《全国名医验案类编》第二卷,第20页)

(2) 病者余××,37岁,业商。原因:素体阳虚,肥胖多湿,春夏之交,淫雨缠绵,适感冷风而发病。证候:头痛恶风,寒热身重,肌肉烦疼,肢冷溺涩,脉弦而迟,舌苔白腻兼黑。诊断:此风湿相搏之候,其湿胜于风者,益阳虚则湿胜矣。疗法:汗利兼行以和解之,用桂枝附子汤辛甘发散为君,五苓散辛淡渗泄为佐,仿仲景徐徐微汗例,以徐则风湿俱去,骤则风去湿不去耳。川桂枝一钱　云茯苓六钱　泗安苍术一钱　炙甘草四分　淡附片八分　福泽泻一钱半　酒炒秦艽一钱半　鲜生姜一钱　红枣二枚

效果:一剂微微汗出而痛除,再剂肢温不恶风,寒热亦住,继用平胃散加木香、砂仁,温调中气而痊。(摘自《全国名医验案类编》第二卷,第27页)

風濕相搏,骨節疼煩掣痛,不得屈伸,近之則痛劇,汗出短氣,小便不利,惡風不欲去衣,或身微腫者,甘草附子湯主之。(二十四)

甘草附子湯方:

甘草二兩(炙)　白朮二兩　附子二枚(炮,去皮)　桂枝四兩(去皮)

上四味,以水六升,煮取三升,去滓。溫服一升,日三服,初服得微汗則解,能食,汗出復煩者,服五合。恐一升多者,服六七合爲妙。

【释义】　本条论述风湿表里阳气俱虚的证治。骨节疼烦掣痛,不得屈伸,近之则痛剧,可知风湿已由肌肉侵入关节,病情较上条尤为加剧。汗出短气,恶风不欲去衣,是表里之阳皆虚。由于阳虚不能化湿,在里则小便不利,在外或身微肿。种种病情,均由风湿两盛,内外皆虚,故以桂枝、术、附并用,兼走表里,助阳祛风化湿;甘草名方,意在缓急。

【按语】　桂枝附子汤、白术附子汤与甘草附子汤三方,同治阳虚不能化湿的风湿相搏证,但主治证候,各有不同。如桂枝附子汤治风气偏胜,白术附子汤治湿气偏胜,甘草附子汤治风湿两胜。前二者仅是表阳虚,而后者则表里之阳俱虚。

【选注】《二注》:……然此证较前条更重,且里已受伤,曷为反减去附子耶? 前条风湿尚在外,在外者利其速去。此条风湿半入里,入里者妙在缓攻,仲景正恐附子多则性猛且急,骨节之窍未必骤开,风湿之邪岂能托出,徒使汗大出而邪不尽耳。君甘草者,欲其缓也,和中之力短,恋药之用长也。此仲景所以前条用附子三枚者,分三服,此条止二枚者,初服五合,恐一升为多,宜服六七合,全是不欲尽剂之意。学者于仲景书有未解,即于本文中求之自得矣。

《心典》：此亦湿胜阳微之证，其治亦不出助阳散湿之法，云得微汗则解者，非正发汗也，阳复而阴自解耳。夫风湿在表，本当发汗而解，麻黄加术汤、麻黄杏仁薏苡甘草汤其正法也；而汗出表虚者，不宜重发其汗，则有防己黄芪实表行湿之法，而白术附子则又补阳以为行者也；表虚无热者，不可遽发其阳，则有桂枝附子温经散湿之法，而甘草附子则兼补中以为散者也。即此数方，而仲景审病之微，用法之变，盖可见矣。

【医案举例】

高××得风湿病，遍身骨节疼痛，手不可触，近之则痛甚，微汗自出，小水不利，时当初夏，自汉返舟求治，见其身面手足俱有微肿，且天气颇热，尚重裘不脱，脉象颇大，而气不相续。其戚友满座，问是何症？予曰：此风湿为病。渠曰：凡驱风利湿之药，服之多矣，不惟无益，而反增重。答曰：夫风本外邪，当从表治，但尊体表虚，何敢发汗！又湿本内邪，须从里治，而尊体里虚，岂敢利水乎！当遵仲景法处甘草附子汤。一剂如神，服至三剂，诸款悉愈，可见古人之法，用之得当，灵应若此，学者可求诸古哉。（注：所用甘草附子汤乃全方药味，惟缺剂量）（摘自《谢映庐医案·卷一》第9页）

太陽中暍①，發熱惡寒，身重而疼痛，其脈弦細芤遲。小便已，灑灑然毛聳②，手足逆冷，小有勞，身即熱，口開③，前板齒④燥。若發其汗，則惡寒甚；加溫鍼，則發熱甚；數下之，則淋甚。（二十五）

【校勘】"则恶寒甚"，《脉经》作"恶寒则甚"；"发热"下，有"益"字；"则淋甚"，作"淋复甚"。

【词解】

① 暍：音"谒"，《说文》：伤暑也；《玉篇》：中热也。

② 洒洒然毛耸：形容小便后洒淅寒战的样子。

③ 口开：谓暑热内扰，气逆作喘。

④ 板齿：即门齿。

【释义】　本条论述中暍的主要脉证及其误治的变症。暑为六淫之一，病从太阳开始，故有发热恶寒的见症；但暑多挟湿，故又见身重而疼痛。由于暑月天气炎热，容易出汗，所以伤暑多呈气阴两伤的症状，喻嘉言所谓"夏月人身之阳以汗而外泄，人身之阴以热而内耗，阴阳两俱不足"，就是指的这种病情。其脉或见弦细，或见芤迟，都属阴阳两虚之象。太阳内合膀胱，外应皮毛，小便之后，热随尿失，一时阳气虚馁，所以感觉形寒毛耸。阳虚不温四肢，所以手足逆冷。但稍有劳动，又即阳气外浮而身热，口开气喘；阴津内耗而失润，则前板齿燥。本证实属机体不能适应气候炎热，因虚而致之病，热不甚高，虚象却很突出，与其他外感初起多见实证者迥异。

本证表里异气，虚实错杂，治应兼顾；如因见有表证，而贸然发汗，必更伤阳气而恶寒加甚；如仅注意其寒邪而贸然温针，则更助暑邪，必使发热益剧；如误认口开、齿燥为内有燥热而数加攻下，则更伤其阴，津液内竭，必致小便淋涩，较溺赤之症更甚。凡此诸症，皆属误治之变。

【按语】　本条无治法，后世多用东垣清暑益气汤，此方对于元气本虚，而又伤于暑湿耗伤阳气之证，有一定的疗效，惟本方重在升阳益气除湿；如暑热耗伤气阴，无湿邪兼挟之证，则宜用王孟英清暑益气汤，本方偏于凉润，重在养阴生津。临证时可参酌选用。又，《金匮玉函要略述义》认为加一味香薷于润补方中，亦可取法。

【选注】《心典》：中暍即中暑，暑亦六淫之一，故先伤太阳而为寒热也。然暑，阳邪也，乃其证反身重疼痛，其脉反弦细而迟者，虽名中暍，而实兼湿邪也。小便已，洒洒毛耸者，太阳主表，内合膀胱，便已而气馁也。手足逆冷者，阳内聚而不外达，故小有劳，即气出而身热也。口开前板齿燥者，热盛于内而气淫于外也，盖暑虽阳邪，而气恒与湿相合，阳求阴之义也。暑因湿入，而暑反居湿之中，阴包阳之象也。治之者一如分解风湿之法,辛以散湿,寒以凉暑可矣。若发汗则徒伤其表,温针则更益其热,下之则热且内陷,变证随出,皆非正治暑湿之法也。

太陽中熱者,暍是也。汗出惡寒,身熱而渴,白虎加人參湯主之。(二十六)

白虎加人參湯方:

知母六兩　石膏一斤(碎)　甘草二兩　粳米六合　人參三兩

上五味,以水一斗,煮米熟湯成,去滓,溫服一升,日三服。

【校勘】　《玉函》、《脉经》无"加人参"三字。

【释义】　本条论述伤暑偏于热盛的证治。"暍"是伤暑病,所谓"太阳中热",是感受暑热而引起的太阳证。《素问·生气通天论》:"因于暑、汗、烦则喘暍。"故此病初起,由于暑热熏蒸,即见汗出,汗出多而腠理空疏,故其人恶寒。但须注意,伤暑的汗出恶寒,是汗出在先,因汗出而恶寒,与一般表证恶寒发热者不同,暑必发热,故其人身热,暑热伤津,故又见口渴。这些都是暑病的主症。至于心烦、溺赤、口舌干燥、倦怠少气、脉虚等症,亦为临床所常见,应与主症结合起来辨证。白虎加人参汤有清热祛暑,生津益气之功,是暑病的正治法。

【按语】　中暍恶寒,伤寒亦恶寒,但这两者的病机不同。中暍恶寒,是因腠理开泄,汗出太多所致;伤寒恶寒,是因腠理闭塞,阳气被郁所致。徐灵胎说:"凡汗出多之病,无不恶寒者,以其恶寒汗出而误认为寒,妄用热剂,则立危矣。"即指此种病情而言。《伤寒论》所述白虎加人参汤证的"时时恶寒",或"背微恶寒",与此同一病机,可以互征。

又按:白虎证之脉,中暍与伤寒亦不同,伤寒脉必长洪,中暍脉多虚微,本篇前条脉之弦细芤迟,即其明证。《素问·刺志论》说:"气虚身热,得之伤暑。"《甲乙经》说:"热伤气,不伤形,所以气虚也。"这都指出了伤暑病的特征,可作临证时的参考。

【选注】　《心典》:中热亦即中暑,暍即暑之气也。恶寒者,热气入则皮肤缓,腠理开,开则洒然寒,与伤寒恶寒者不同。发热汗出而渴,表里热炽,胃阴待涸,求救于水,故与白虎加人参以清热生阴,为中暑而无湿者之法也。

【医案举例】

梅寄里屠人吴某之室,病起四五日,脉大身热,大汗,不谵语,不头痛,惟口中大渴,时方初夏,思食西瓜,家人不敢以应,乃延余诊。予曰:此白虎汤证也。随书方如下:生石膏一两　肥知母八钱　生甘草三钱　洋参一钱　粳米一小杯　服后,渴稍解,知药不误,明日再服原方,至第三日,仍如是,惟较初诊时略安,本拟用犀角地黄汤,以其家寒,仍以白虎原剂,增石膏至二两,加赤芍一两,丹皮一两,生地一两,大小蓟各五钱,并令买西瓜与食,二剂略安,五剂痊愈。　(摘自《经方实验录·第一集·上卷》第73页)

太陽中暍,身熱疼重,而脈微弱,此以夏月傷冷水,水行皮中所致也。一物瓜蒂湯主之。(二十七)

一物瓜蒂湯方:

瓜蒂二十個

上剉,以水一升,煮取五合,去滓,頓服。

【校勘】　《伤寒论》、《玉函》、《脉经》,并无"一物瓜蒂汤主之"七字,古本作"猪苓加人参汤主之"。

【释义】　本条论述伤暑挟湿的证治。伤暑则身热,挟湿则疼重,暑湿伤阳,故脉微弱。其因由于夏月贪凉饮冷,或汗出入水,水行皮中,阳气被遏所致。治宜一物瓜蒂汤去湿散水。

【按语】　瓜蒂,《本经》主大水,身面四肢浮肿。本条以身体疼重为主症,疼重由于湿胜,用瓜蒂以散皮肤水气,水气去则暑无所依,而病自解。《金鉴》主用香薷饮或大顺散发汗,可以取法。

【选注】《直解》：脉虚身热，得之伤暑，此证先中于热，再伤冷水，水气留于腠理皮肤之中，则身热疼重也。与瓜蒂汤以散水气。

《心典》：暑之中人也，阴虚而多火者，暑即寓于火之中，为汗出而烦渴；阳虚而多湿者，暑即伏于湿之内；为身热而疼重，故暑病恒以湿为病，而治湿即所以治暑。瓜蒂苦寒，能吐能下，去身面四肢水气，水去而暑无所依，将不治而自解矣。此治中暑兼湿者之法也。

【医案举例】

仲师于《金匮》出一物瓜蒂汤，历来注家，不知其效用。予治新北门永兴隆板箱店顾五郎亲试之。时甲子六月也，予甫临病者卧榻，病者默默不语，身重不能自转侧，诊其脉则微弱，证情略同太阳中暍，独多一呕吐，考其病因，始则饮高粱酒大醉，醉后口渴，继以井水浸香瓜五六枚，卒然晕倒。因念酒性外发，遏以凉水浸瓜，凉气内薄，湿乃并入肌腠。此与伤冷水水行皮中正复相似。予乃使店友向市中取香瓜蒂四十余枚，煎汤进之，入口不吐。须臾尽一瓯，再索再进，病者即沉沉睡，遍身微汗。追醒而诸恙悉愈矣。（摘自《伤寒发微》第230页）

结　语

本篇所论痉、湿、暍三病，均由外感六淫所致，病情变化又都从太阳表证开始，与伤寒有相似之处，但它们各有特点，故此三种病证，除见于《伤寒论》外，又列于本书之前，并作为论述杂病的开始。

痉病病在筋脉，以颈项强急，口噤不开，甚至角弓反张为主症。致病原因，由于外感风寒之邪，内因津液不足，伤及筋脉所致。故本病初起，除见表证外，又脉多见弦。临床上，根据汗之有无，可分为刚痉、柔痉两种，以发热无汗者为刚痉，用葛根汤升津养筋，发汗解表；发热有汗者为柔痉，用栝蒌桂枝汤滋养津液，解肌祛邪。这和《伤寒论》太阳病之分表实表虚相似，都是比较而言的。本病的病情发展比较迅速，常有表邪未尽，而里已化热。热甚动风，证候趋向严重，出现身热足寒、颈项强急、恶寒、时头热、面赤目赤、独头动摇、卒口噤、背反张等症。如再进一步发展，则热从燥化，津伤筋急，成为里实证，而见胸满口噤、卧不着席、脚挛急、龂齿等症，当用大承气汤泄热存阴。总之，痉病之治，在发表清里时，必须兼顾津液，这是治疗痉病的一项重要原则。

痉病预后，以津液有无为转移，如津气犹可，无论发表清里，邪解热退，其病可以迅即向愈，如病起而见沉细，误治而灸疮不敛的，气血津液暗伤，预后多不良。

此外，有因误汗误下而成痉的，其经过虽与原发病不同，而为脱液伤津之理则一，但病情轻重显有差异。辨证时应有所区别。

湿病有外湿内湿之分，本篇所论，重在外湿。以发热身重，骨节疼烦为主症；湿从外来，多兼风挟寒，但由于兼邪不同，体质各异，因之病情变化亦有所不同。如湿邪偏重，是以身重疼痛为主症，偏于寒湿，则其痛较甚；偏于风湿，则多走窜关节。同时，湿为阴邪，感受以后，最易伤人阳气。若湿邪遏抑表阳，其人抗病力强，表气不虚的，无论寒湿、风湿，病变多为表实证，故同一表证，寒湿多恶寒无汗，身体疼烦，用麻黄加术汤发汗以利湿；风湿多一身尽疼，发热，日晡所剧，用麻杏薏甘汤清宣以利湿。若其人抗病力弱，表气已虚的，病变多为表虚证，出现脉浮身重，汗出恶风等症，可用防己黄芪汤益气以行湿；若表现为阳虚，可见身体疼烦，不能自转侧，脉浮虚而涩等症，可用桂枝附子汤、白术附子汤温经逐湿，两方之异，前者偏于祛风，后者着重逐湿。更甚则表里之阳俱虚，出现骨节疼烦掣痛，不得屈伸，近之则痛剧，汗出短气，小便不利，恶风不欲去衣，或身微肿等症，则用甘草附子汤振奋表里之阳，并祛风湿于表。以上六首方剂，都是属于微发汗之剂，无论表实表虚，都以温服取微汗为佳，这是因为湿为濡滞之邪，与风寒为病，在发汗的具体方法上，有所不同，必须缓缓蒸发，微微汗出，湿邪方能与汗俱去，否则汗出太骤，风去湿存，徒伤阳气，病必不除。

至于雾露伤于肌表，这是湿病的轻证，本篇认为毋须汤药治疗，"纳药鼻中则愈"。但后世每多用轻清表散之法，如辛荑散等，促其迅速痊愈。

总的来说，本病的传变和预后，每以里阳盛衰为转移。如脾阳不足的，湿邪容易内传，形成表里俱受其邪的"湿痹"证，此时，当以利小便为主，目的在于通阳以行气化。若湿邪逗留气分，湿热郁蒸，又可以转为发黄。而过汗、误下，都能导致亡阳虚脱，导致不良后果。

喝即伤暑，是因夏月感受暑热之气，或贪凉饮冷，汗出入水所致。故病之初起，每见恶寒发热的太阳见证。暑为阳邪，易耗气伤津，其病多呈气阴两伤、阴阳不足的脉证，故汗、下、温针等伤阳劫阴治法，皆所当禁；如暑热偏重，则汗出恶寒，身热口渴，用白虎加人参清热生津；暑多挟湿，又易伤阳，如暑湿偏重，则身热疼重，脉象微弱，用一物瓜蒂汤祛暑除湿；后世有主张用香薷饮、大顺散等，可作临证抉择。

5 百合狐惑阴阳毒病脉证治第三

蟚字篆文似惑，《公羊传》谓："蟚之犹言惑也。"《补正》曰："狐惑二字对举，狐字着实，惑字托空……虫蚀咽喉，何惑之有？盖是蟚字之误耳。"今从《补正》将"惑"改为"蟚"，下同。

本篇论述百合、狐蟚、阴阳毒三种病的辨证与治疗。三者各有特征，但在某些证候上却有类似的情况，所以合为一篇讨论。

百合病可发生在热病之后，余热未尽；亦可由于情志不遂，郁而化火所形成。其临床表现，有精神恍惚不定，以口苦，小便赤，脉微数为其特征。

狐蟚病是由于湿热虫毒所致，其临床表现以目赤、咽喉及前后两阴的腐蚀症状为特征。咽喉部腐蚀为蟚；前后二阴溃烂为狐。

阴阳毒与感染疫毒有关，以发斑、咽痛为主症，属急性热病范畴。

論曰：百合病①者，百脈一宗，悉致其病也。意欲食後不能食，常默默，欲臥不能臥，欲行不能行，欲飲食，或有美時，或有不用聞食臭時，如寒無寒，如熱無熱，口苦，小便赤，諸藥不能治，得藥則劇吐利，如有神靈者，身形如和，其脈微數。

每溺②時頭痛者，六十日乃愈；若溺時頭不痛，淅然③者，四十日愈；若溺快然，但頭眩者，二十日愈。

其證或未病而預見，或病四五日而出，或病二十日或一月微見者，各隨證治之。（一）

【校勘】 "默默"《补正》作"默然"。"不用"《心典》作"不欲"。"快"《本义》作"怏"。"微见"《巢源》作"复见"，《千金》作"后见"。《医统》本"饮食"上，无"欲"字。

【词解】
① 百合病：病名。魏念庭说："因百合一味而瘳此疾，因得名也。"
② 溺：同"尿"，指小便。
③ 淅然：（淅：xī，音"息"）形容怕风，寒栗之意。

【释义】 本条论述百合病的病因、证候、诊断、治疗原则和预后，是百合病的总纲。百合病是一种心肺阴虚内热的疾病。由于心主血脉，肺主治节而朝百脉，故心肺正常，则气血调和而百脉皆得其养，如心肺阴虚成病，则百脉俱受其累，证候百出，故称"百脉一宗，悉致其病"。

百合病既是心肺阴虚为主的病变，所以它的证候可表现为两个方面：一是由于阴血不足而影响神明，时而出现神志恍惚不定，语言、行动、饮食和感觉等失调现象，症状表现为：常默默不言，欲卧不能卧，欲行不能行，想进饮食，但不能食，有时胃纳甚佳，有时又厌恶饮食，如寒无寒，如热无热，用各种药品治疗，效果都不显著，甚至服药后常见呕吐或下利，但从形体上观察则一如常人，并没有显著的病态；二是由于阴虚生内热，出现口苦、小便赤、脉微数的现象，这些则是常见不变之征，根据上述两方面的病情，即可诊断为百合病。其治疗原则，应着眼于心肺阴虚内热，以养阴清热为法，切不可妄用汗、吐、下，以免更伤阴液。

肺有通调水道、下输膀胱的作用，而膀胱又外应皮毛，其脉上行至头，入络脑，故小便时有头痛或恶风或头眩的症状产生。在临诊时，可作为判断疾病轻重或痊愈时间的参考。其所记载的六十日、四十日、二十日，可作诊断病情的轻重浅深，并非定数，不可拘泥。

本病多发生于热病之后，为心肺阴液被热耗损，或余热未尽所致；见于未病之前者，多为情志不遂，日久郁结化火，消铄阴液而成。应根据具体情况，随证施治。

【按语】 关于百合病的命名，魏荔彤的解释是可取的，因为祖国医学多是从单方的基础上发展起来的，单方的发现和疗效的肯定，是由古代劳动人民在和疾病长期斗争的实践过程中积累起来的，百合用治百合病有较好疗效，故以此命名，本病在用药物治疗的同时，还应注意语言开导，使其心胸舒畅，再配合药物治疗，才能收到事半功倍的效果。

【选注】《本义》：百合病者，肺病也，肺主气，肺病则气病，气病则脉病，可以递言也，百脉一宗，言周身之脉，皆一气为之宗主而已。气既病，则脉焉有不悉致其病者乎……百合病用百合，盖古有百合病之名，即因百合一味而瘳此疾，因得名也。

《心典》：百脉一宗者，分之则为百脉，合之则之一宗。悉致其病，则无之非病也，然详其证，意欲食矣，而复不能食；常默然静矣，而又燥不得卧；饮食或有时美矣，而复有不用闻食臭时；如有寒如有热矣，而又不见为寒，不见为热；诸药不能治，得药则剧吐利矣，而身形如和，全是恍惚去来，不可为凭之象。惟口苦、小便赤、脉微数，则其常也。所以者何？热邪散漫，未统于经，其气游走无定，故其病亦去来无定。而病之所以为热者，则征于脉，见于口与便，有不可掩然者矣……

《金鉴》：……伤寒大病之后，余热未解，百脉未和，或平素多思不断，情志不遂，或偶触惊疑，卒临景遇，因而形神俱病，故有如是之现证也……方其初病之时，医者不识，误为表里之病，以药汗下之，故剧吐利也。虽剧吐利，不变诸逆，若有神灵，身形如前之和，而脉则比前微数，故其势即不能遽进，不觉加甚，而亦不能速愈也。

百合病發汗後者，百合知母湯主之。（二）

百合知母湯方：

百合七枚（擘） 知母三兩（切）

上先以水洗百合，漬一宿，當白沫出，去其水，更以泉水二升，煎取一升，去滓；別以泉水二升煎知母，取一升，去滓；後合和，煎取一升五合，分溫再服。

【校勘】《千金》作"治百合病已经发汗之后更发汗者"。《外台》作"发汗已更发者"。

【释义】 本条论述百合病误汗后的治法。百合病，本来心肺阴虚，内有燥热，是不能使用汗法的。若医者将个别表面现象，如"如寒无寒，如热无热"误认为表实证而用汗法，汗后阴液受伤，肺阴为之不足，燥热尤甚，则出现心烦、口燥等症，宜补虚清热、养阴润燥，用百合知母汤。以百合润肺清心，益气安神；以知母养阴清热，除烦润燥；以泉水煎药清其内热。三者共起补虚、清热、养阴、润燥作用。

【选注】《金鉴》：百合病不应汗而汗之，不解者则致燥，以百合知母汤主之者，清而润之也。

《高注》：百合病发汗后者，犹言发汗之后，因而成百合病也。发汗则心肺之阴液大伤，而上焦神气，有懒散不完之象，故见首条诸症。

【医案举例】

患者王××，女，13岁，学生。1960年4月15日在看解剖尸体时受惊吓，随后因要大便跌倒在厕所内。经扶起抬到医院治疗，据代诉查无病，到家后颈项不能竖起，头向左右转动，不能说话，问其痛苦，亦不知答，曾用镇静剂二日无效，转来中医诊治。患者脉浮数，舌赤无苔，无其他病状，当即从"百合病"处理，用百合七枚、知母一钱五分。服药一包后，颈项已能竖起十分之七，问她痛苦亦稍知道一些，左右转动也减少，但仍不能说话,再服一剂,颈项已能竖起,不向左右转动,自称口干燥大渴,改用瓜蒌牡蛎散(瓜蒌、牡蛎各三钱),服一剂痊愈。 (摘自《江西中医药》12:14,1960)

百合病下之后者,滑石代赭汤主之。(三)

滑石代赭汤方:

百合七枚(擘) 滑石三两(碎,绵裹) 代赭石如弹丸大一枚(碎,绵裹)

上先以水洗百合,渍一宿,当白沫出,去其水,更以泉水二升,煎取一升,去滓;别以泉水二升煎滑石、代赭,取一升,去滓;後合和重煎,取一升五合,分温服。

【校勘】 《千金》作"治百合病已经下之后更发者,百合滑石汤主之"。《外台》作"又下之已更发者,百合滑石代赭汤主之方"。

【释义】 本条论述百合病误下后的治法。百合病本为虚热在里,不能使用下法。若误认为"意欲食,复不能食"是邪热入里之里实证,而用攻下法,下后必然产生两种变症:一是下后津液耗伤,则内热加重,一部分阴液从大便泄出,所以小便反而减少,表现为小便短赤而涩;二是因泻下之药每为苦寒之品,服后损伤胃气,则出现胃气上逆,呕吐呃逆诸症。法当养阴清热,利尿降逆,用百合滑石代赭汤,方中百合清润心肺,滑石、泉水利小便,兼以清热,代赭石降逆和胃。使心肺得以清养,胃气得以和降,则小便清,大便调,呕哕除。

【选注】 《金鉴》:百合病不应下而下之,不解者则怯中,以滑石代赭汤清而镇之也。

《高注》:百合病下之后者,犹言因下后而成百合病也,下后则脾与肝肾之津液大伤,而下焦神气有懒散不完之象,故见首条种种等症也。

【医案举例】

李××,女,来诊时步履艰难,必以他人背负,自述胸痛、胸闷、心悸、气短、头晕,乃按胸痹治之。投以栝蒌薤白半夏汤之类,久治不效。细审之,该患者每于发病时除上述症外,尚喜悲、欲哭、嗳气、善太息,便于前方中合以百合、地黄、旋覆花、代赭石之类治之,药后其症渐消。 (摘自《赵锡武医疗经验》第74页)

百合病,吐之后者,用後方主之。(四)

百合鸡子汤方:

百合七枚(擘) 鸡子黄一枚

上先以水洗百合,渍一宿,当白沫出,去其水,更以泉水二升,煎取一升,去滓,内鸡子黄,搅匀,煎五分,温服。

【校勘】 《千金》作"治百合病已经吐之后,更发者,百合鸡子方",《外治》"又吐之已更发者,百合鸡子汤主之方"。

【释义】 本条论述百合病误吐后的治法。百合病本属阴不足之证,是不能使用吐法的。若误认为"欲饮食或有美时,或有不用闻食臭时"是痰涎壅滞而用吐法,虚作实治,吐后不仅损伤脾胃之阴,更能扰乱肺胃和降之气。阴愈损,则燥热愈增,引起虚烦不安、胃中不和等证。法当滋养肺胃之阴以安脏气,以百合养阴清热;鸡子黄养阴润燥以滋胃阴,共奏养阴除烦之功,则阴复胃和,虚烦之证自愈。

【选注】 《金鉴》:百合病不应吐而吐之,不解者则虚中,以百合鸡子汤清而补之也。

《高注》:百合病吐之后者,犹言因吐后而成百合病也,吐后则脾胃之阴液大伤,而中焦神气有懒散不完之象,故见首条种种诸症也。

【医案举例】

患者王××,男,44岁。因肝炎后肝硬变合并克鲍二氏征,第二次出现腹水已九个月,于1970年9月4

日入院,入院后经综合治疗,腹水消退……1971年1月21日患者性格改变,一反平日谨慎寡言而为多言,渐渐啼笑不休,不能辨认手指数目,精神错乱,考虑肝昏迷Ⅰ度……用谷氨酸钠……并用清营开窍、清热镇静之方,患者症状无改变,清晨好转,午后狂乱,用安定剂无效,需耳尖放血,始能平静入眠,而精神错乱如故,考虑其舌红脉虚,神魂颠倒,乃以百合病论治。从2月1日起加百合鸡子黄汤,每日一剂,每剂百合一两,鸡子黄一枚,煎服。2月2日患者意识有明显进步……2月3日患者神志完全恢复正常。继用百合鸡子黄汤两剂后,改用百合地黄汤(百合一两 生地五钱)。患者病情保持稳定。1971年3月21日出院时,精神良好,如常人行动,腹水征(一),肝功能试验基本正常。1972年6月与患者联系,情况保持良好。 (摘自《新医药学杂志》2:13,1974)

百合病,不經吐、下、發汗,病形如初者,百合地黃湯主之。(五)

百合地黃湯方:

百合七枚(擘)　生地黃汁一升

上以水洗百合,漬一宿,當白沫出,去其水,更以泉水二升,煎取一升,去滓,内地黃汁,煎取一升五合,分溫再服。中病,勿更服①。大便當如漆。

【校勘】 《千金》"百合病"下有"始"字;"吐下发汗"作"发汗吐下"。《外台》"不经吐下发汗"作"不吐不下不发汗";"如初"下无"者"字。

【词解】

① 中病,勿更服:谓中病后应当守方,不要更换方药。

【释义】 本条论述百合病的正治法。百合病未经吐、下、发汗等错误治法,日虽久而病情如初,仍如首条所述症状,应该用百合地黄汤治疗。因百合病的病机,是心肺阴虚内热,百合功能润肺清心,益气安神;生地黄益心营,清血热;泉水下热气,利小便,用以煎百合,共成润养心肺、凉血清热之剂,阴复热退,百脉调和,病自可愈。服药后大便呈黑色,为地黄本色,停药后即可消失,不必惊惧。

【选注】 《心典》:此则百合病正治之法也。盖肺主行身之阳,肾主行身之阴,百合色白入肺,而清气中之热;地黄色黑入肾,而除血中之热。气血既治,百脉俱清,虽有邪气,亦必自下,服后大便如漆,则热除之验也。《外台》云:当大便出黑沫。

《金鉴》:百合一病不经吐下发汗,病形如初者,是谓其病迁延日久,而不增减。形证如首章之初也。以百合地黄汤通其百脉,凉其百脉,中病勿更服,恐过服生地黄大便常如漆也。

《医通》:其治法咸用百合为君,以安心补神,能去血中之热,利大小便,导涤瘀积,然必鲜者,始克有济……若不经吐下发汗,但佐生地黄汁以凉血,血凉则热毒解而蕴积自行,故大便出如黑漆矣。

【医案举例】

(1) 一人病昏昏默默,如热无热,如寒无寒,欲卧不能卧,欲行不能行,虚烦不耐,若有神灵,莫可名状,此病名百合。虽在脉,实在心肺两经,以心合血脉,肺朝百脉故也。盖心藏神,肺藏魄,神魄失守,故见此症。良由伤寒邪热,失于汗下和解,致热伏血脉而成。用百合一两,生地汁半钟,煎成两次服,必俟大便如漆乃瘥。 (摘自《续名医类案》第14页)

(2) 曾××,男,56岁,农民,患者神志恍惚多年,中西治疗无效,症见心慌不宁,劳动中情绪不定,欲动不能动,欲行不能行,心神涣散,情绪低落,烦躁易怒,卧寐不安,不耐劳动,遂整日钓鱼养病,惟口苦、口渴、小便黄、舌甚红赤少苔、脉弦略数,同时遍身瘩疹,甚似杨梅疮毒。问其故,乃偶遇打鱼人,吸其烟具后,遂遍身生疮,顽固不愈,据证审因,乃心肺阴伤,里热偏盛,为百合病之黄型者,方用百合、生地黄、知母、滑石等味,服十帖后,诸证略减,唯瘩疹如故,于原方加金银花以解疮毒,但一剂未已,翻胃呕吐,腹泻如水,再次来诊,审其由,恐系银花伤其胃气,非百合病所宜。故再投原方,吐利即止,守方20余剂,不仅疮疹隐没而愈,诸症若失,恢复劳力,从事生产。 (摘自成都中医学院《老中医医案选》第一集,第38页)

百合病一月不解,变成渴者,百合洗方主之。(六)

百合洗方:

上以百合一升,以水一斗,渍之一宿,以洗身。洗已,食煮饼,勿以盐豉也。

【校勘】《千金》"一月"作"经月"。

【释义】 本条论述百合病经久变渴的外治法。百合病本无口渴之症,但经一月之久而不愈,出现口渴的变症,说明阴虚内热较甚,在这种情况下,仅单纯内服百合地黄汤则药力不够,难以收到满意效果,应当内服、外洗并用。必须再配合百合洗方,渍水洗身。因肺合皮毛,其气相通,所以用百合渍水外洗皮肤,"洗其外,亦可通其内",可以收到清热养阴润燥的效果。煮饼是小麦粉制成,能益气养阴,说明调其饮食,亦可帮助除热止渴。勿以"盐豉",因咸味能耗津增渴,故当禁用。

【选注】《论注》:渴有阳渴、有阴渴,若百合病一月不解而变成渴,其为阴虚火炽无疑矣,阴虚而邪气蔓延,阳不随之而病乎?故以百合洗其皮毛,使皮毛阳分得其平,而通气于阴,即是肺朝百脉,输精皮毛,使毛脉合精,行气于腑之理,食煮饼假麦气以养心液也。勿食盐豉,恐伤阴血也。

《医通》:其一月不解,百脉壅塞,津液不化而成渴者,故用百合洗之,则一身之脉皆得通畅,而津液行,渴自止,勿食盐豉者,以味咸而凝血也。

《金鉴》:百合病本不渴,今一月不解,变成渴者,外以百合汤浸洗其身,通表泻热;内食煮饼,勿以盐豉,不致引饮而渴自止也。

百合病,渴不差者,用后方主之。(七)

栝蒌牡蛎散方:

栝蒌根　牡蛎熬等分

上为细末,饮服方寸匕,日三服。

【校勘】"用后方",《医统》本方"栝蒌牡蛎散"。

【释义】 本条论述百合病渴不差的治法。本条与上条应当连贯起来讨论,意思是说,用内服外洗两法治疗而口渴仍然不解,是因为热盛津伤,药不胜病,所以用栝蒌牡蛎散治之,方中栝蒌根苦寒清解肺胃之热,生津止渴;牡蛎咸寒引热下行,使热不致上炎而消烁津液,如此,则津液得生,虚热得清,口渴自解。

【选注】《论注》:渴不差,是虽百合汤洗而无益矣,明是内之阴气未复,阴气未复,由于阳亢也,故以栝蒌根清胸中之热,牡蛎清下焦之热,与上平阳以救阴同法,但此从其内治耳,故不用百合而作散。

《医通》:若洗后渴不瘥,是中无津液,则以栝蒌、牡蛎主之。

《金鉴》:与百合洗身而渴不差者,内热盛而津液竭也,栝蒌根苦寒、生津止渴;牡蛎咸寒,引热下行也。

【医案举例】

陈××,男,50岁……已患病多日,面黄颧红微浮,口出一股焦臭气,欲卧不能卧,欲行不能行,一月来,时寒战,时发烧,时昏睡,时惊叫;能食时如常人一样,不思食时则汤水不能下咽,大便颇硬,三五日一次;小便色如血水,涓滴作疼,因病情较重,动员送医院检查治疗。

……根据患者体温上午37.8℃,下午39℃,每日如此不变的情况来看,系属阴虚之证,给予复脉汤三剂后,潮热始退,大便变软,但仍昼日了了,夜则谵语,甚则通夜不眠,此乃肾中真阴亏于下,心阳浮于上,相火炽烈,龙雷不潜……

细思本例证候颇与……"百合病"相似,该篇所载诸方,惟百合地黄汤比较合适,遂处方如下:百合四两,生地八钱,水煎去滓,加鸡子黄一枚,搅匀炖沸,顿服,药滓于次晨加水再煎取汁,加鸡子黄一枚,服如前法日服一剂,十天后,狂叫已息,夜间能安卧4~5小时,醒后亦不惊叫,脉息上午已平,下午微数,体温下午

37.6℃,小便仍短赤。舌由光剥已布白苔。但渴甚。此热胜津伤,宜用《金匮》栝蒌牡蛎散,以栝蒌苦寒生津止渴,牡蛎咸寒引热下行。遂于原方(上次方)内加花粉四钱、牡蛎六钱,连服三剂口渴止,诸症皆有好转,惟小便尚黄涩,下肢微浮肿。原方再加滑石八钱,服二剂后尿量增多,黄色转浅,再改原方为:百合八钱,生地六钱,元参四钱,牡蛎六钱,龟板六钱,鳖甲五钱,鸡子黄一枚,以此方作常服剂,又服八剂诸症基本消除,不渴不烦,饮食一日能进三餐稀粥,小便清长,大便二日一次,根据病家要求,带药回家治疗……自出院至今已六个月;询访十余次,一切情况良好,只是体质尚差,嘱其好好注意营养和休息。　　(摘自《中医杂志》11:21,1965)

百合病變發熱者,一作发寒热。百合滑石散主之。(八)

百合滑石散方:

百合一兩(炙①)　滑石三兩

上爲散,飲服方寸匕,日三服。當微利者,止服,熱則除。

【词解】

① 炙:不作今之蜜炙,而作炒、烘、晒,使焦燥易于研末用。

【释义】　本条论述百合病变发热的治法。百合病本为如寒无寒,如热无热,是不应发热的。今变发热,是经久不愈,热盛于里,而外达肌肤的征象,治用百合滑石散,以百合滋养肺阴清其上源,使其不燥;以滑石清里热而利小便,使热从小便排出,小便得利,里热得除,则肌肤之表热自解。

【选注】　《论注》:仲景尝谓发于阳部,其人振寒而发热,则知变发热者,内热不已,淫于肌肤,而阳分亦热,故以滑石清腹中之热,以和其内,而平其外,兼百合壮肺气以调之,不用泉水,热已在外,不欲过寒伤阴,故曰当微利,谓略疏其气,而阴平热则除也。

《医通》,若变发热,乃脉郁而成热,佐滑石以通利之。

百合病見於陰者,以陽法救之;見於陽者,以陰法救之。見陽攻陰,復發其汗,此爲逆;見陰攻陽,乃復下之,此亦爲逆。(九)

【校勘】　《脉经》两处"为逆"下,均有"其病难治"四字。《千金》此条作"论曰:百合病,见在于阴而攻其阳,则阴不得解也,复发其汗,为逆也;见在于阳而攻其阴,则阳不得解也,复下之,其病不愈"。

【释义】　本条论述百合病的治疗原则。百合病的病机,主要是阴虚内热,治当补其阴之不足,以调整阳之偏胜,即所谓"见于阳者,以阴法救之"。本篇治百合病诸方,即为此而设,但阴虚之甚者,阴中之阳亦受损害,往往兼见怯寒、神疲等症,在治疗上又当酌用养阳之法,即所谓"见于阴者,以阳法救之"。本篇对于此种证治,虽未具体论述,学者应宜隅反,后世常用温柔养阳之法,临证时可以参考应用。

若病见于阳,不予养阴以配阳,而反攻其阴,则阴更伤,复发其汗,并伤其阳,是错误的;病见于阴,不予扶阳以和阴,而反攻其阳,则阳更伤,乃复下之,并伤其阴,也同样是错误的。

【选注】　《本义》:……百合病,见于阴者,阳不足而阴有余也,当以阳法救之,使阳之不足,与阴相济则善矣,见于阳者,阴不足而阳有余也,当与阴法救之,使阴之不足与阳相济则善矣。倘病见于阳,阳有余可知,而反攻阴,则阴益不足矣;再病见于阴,阴有余可知,而反攻阳,则阳益不足矣,何谓攻阴?发汗是也,阳有余而阴不足,复误发汗以动扰其阴,此为逆也,何谓攻阴?下之是也,阴有余而阳不足,复误下之以伤损其阳,此亦为逆也。

《释义》:仲景论证,所谓阴阳,多指表面而言,见于阴,见于阳,是确指其界,谓血分与气分,表里之间也,见于阴,如上文变成渴而在里也,以阳法救之,如洗方从表治之是;见于阳,如上文变发热而在表也,以阴法救之,如滑石散从里治之是,故见阳之表证而攻治其阴,乃正法也,若发其汗,则里热更炽,故为逆;见阴而攻治其阳,亦正法也,若下之则阴液更伤,故为逆。

狐惑之爲病,狀如傷寒,默默欲眠,目不得閉,臥起不安,蝕①於喉爲惑,蝕於陰②爲狐,不欲飲食,惡聞食臭,其面目乍赤、乍黑、乍白。蝕於上部③則聲喝④一作嗄⑤,甘草瀉心湯主之。(十)

甘草瀉心湯方:

甘草四兩　黃芩三兩　人参三兩　乾薑三兩　黃連一兩　大枣十二枚　半夏半升

上七味,水一斗,煮取六升,去滓再煎,溫服一升,日三服。

【词解】

① 蚀:就是腐蚀。

② 阴:指前后二阴。

③ 上部:指喉部。

④ 声喝:此处据《辞海》"喝"读叶(yè),指说话声音喑塞。

⑤ 嗄:《辞海》:嗄(shà,音"霎"),声音嘶哑。

【释义】　本条论述狐惑病的证治。本病是因湿热虫毒引起,在病变过程中,可以出现发热症状,形如伤寒。由于湿热内蕴,所以沉默欲眠,食欲不振,甚至恶闻饮食气味;虫毒内扰,故卧起不安,目不得闭,面色变幻无常,或红、或黑、或白。如虫毒上蚀咽喉,则咽喉腐蚀;虫毒下蚀二阴,则前阴或后阴溃疡,而且有时咽喉与二阴同时溃疡。上部咽喉被蚀,伤及声门,则发音嘶嗄,可用甘草泻心汤治疗。方中芩、连苦寒,清热解毒,干姜、半夏辛燥化湿,佐参、枣、甘草以和胃扶正,共成清热化湿,安中解毒之功。

【选注】《释义》:狐惑乃虫病,惑字当系蜮字之误,蜮:一作蛾,诗经注,蜮,短狐,含沙射人影则病……言其暗中害人也。虫生暗中,故以狐蜮二字为名……由于蜮惑二字,篆文相似,(蜮篆文作 🀆,惑篆文作 🀆)传写时,难免鲁鱼亥豕耳。

《论注》:狐惑虫也,虫非狐惑,而因病以名之,欲人因名思义也,大抵皆湿热毒所为之病……毒盛在上,侵蚀于喉为惑,谓热淫如惑乱之气,惑而生蜮也,毒偏在下,侵蚀于阴为狐,谓柔害而幽隐如狐性之阴也。蚀者若有食之而不见其形,如日月之蚀也。

《二注》:狐惑病,谓虫蚀上下也……盖因湿热久停,蒸腐气血而成瘀浊,于是风化所腐为虫矣。

【医案举例】

郭××,女,36岁。口腔及外阴溃疡半年,在某院确诊为口、眼、生殖器综合征,曾用激素治疗。效果不好。据其脉症,诊为狐惑病。采用甘草泻心汤加味,方用:生甘草30克,党参18克,生姜6克,干姜3克,半夏12克,黄连6克,黄芩9克,大枣7枚(擘),生地30克,水煎服十二剂。另用生甘草12克,苦参12克,四剂煎水,外洗阴部。复诊时口腔及外阴溃疡已基本愈合。仍按前方再服十四剂,外洗方四剂,患者未再复诊。　(摘自《赵锡武医疗经验》第99页)

蝕於下部①則咽乾,苦参湯洗之。(十一)

【校勘】　"苦参汤洗之"后,赵刻本阙,徐、沈、尤、《金鉴》注本有"苦参汤方　苦参一升,以水一斗,煎取七升,去滓。熏洗,日三服"。宜从。

【词解】

① 下部:这里指前阴。

【释义】　本条论述狐惑病前阴蚀烂的证治。狐惑病前阴蚀烂,是由于足厥阴肝脉,绕阴器,抵少腹,上通于咽喉,其热毒循经自下而上冲,则咽喉干燥,可用苦参汤熏洗前阴患处,杀虫解毒化湿以治其本，则咽干自愈。

【选注】《悬解》：蚀于下部，其病在肾。肾脉上循喉咙，是以咽干，其前在阴器，则以苦参汤洗之；后在肛门，则以雄黄散熏之。

《论注》：下部毒盛，所伤在血而咽干，喉属阳，咽属阴也，药用苦参熏洗，以祛风清热而杀虫也。

【医案举例】

（1）梁××，女，35岁。患白带下注三年之久，近一年来加重，并发外阴瘙痒难忍，经妇科检查，诊断为"滴虫性阴道炎"。经用"灭滴灵"等治疗两个疗程，效果不明显，后用苦参汤薰，每晚薰一小时，兼服清热利湿之中药，两周后，带净痒止。又经妇科数次检查，阴道未见滴虫，而且炎症也愈。

苦参汤是指《金匮》用以治疗狐惑病中前阴腐蚀之外用药，仅用苦参一味，煎汤熏洗。（摘自《经方发挥》第59页）

（2）陈××，女，38岁，工人。于1974年3月7日就诊，患者于1968年间即发现前阴及口腔黏膜溃疡，未加注意。以后时有低烧，关节疼痛，下肢有结节性红斑，曾按风湿病服激素类药物不见效，而口腔、前阴溃疡反复发作，时轻时重。

检查：口腔颊黏膜有溃疡，呈椭圆形，边界明显，基底平坦，表面附有灰白色纤维膜，周围有红晕。前阴及肛门、会阴处均有溃疡。下肢有结节性红斑，梅毒血清反应（一）。

诊断：眼、口、生殖器综合征。

辨证与治疗初诊：前阴及肛门会阴处均有溃疡，不能正坐，月经正常，白带较多，口腔亦有黄豆大之凹陷溃疡数块，身体瘦弱，面色潮红，周身关节疼痛，目微赤，口干、声微哑，大便微溏，两下肢有结节性红斑，近一个月来时有寒热。舌白滑而腻，脉象沉滑。此乃"狐䘌"，据《金匮》甘草泻心汤合赤小豆当归散加土茯苓以利湿解毒，并以苦参汤熏洗。生甘草一两　党参五钱　黄芩三钱　黄连二钱　姜半夏三钱　干姜三钱　赤小豆一两　当归五钱　土茯苓一两　大枣五枚　水煎服，外以苦参四两煎汤，熏洗外阴，日两次。

效果：上方共服百余剂，除中间因感冒停药外，并无变化加减，至1974年7月底患者来述，口腔及前阴溃疡均告消失，低烧及下肢结节性红斑亦皆消退而痊愈。（摘自河北新医大学《中医医案八十例》第178页）

蚀於肛者，雄黄熏之。（十二）

雄黄熏方：

上一味爲末，筒瓦二枚合之，燒，向肛熏之。《脉经》云：病人或从呼吸上蚀其咽，或从下焦蚀其肛阴，蚀上为惑，蚀下为狐，狐惑病者，猪苓散主之。

【释义】　本条论述狐䘌病后阴蚀烂的治法。肛门蚀烂，可用雄黄熏患处，雄黄有较强的杀虫解毒燥湿作用，故用以就近治之。

【选注】《二注》：蚀于肝，湿热在下，二阴虽皆主于肾，然肝脉循于肛，肛又为大肠之门户，大肠，金也，湿热伤之，则木来侮，是以虫蚀于此焉。雄黄本主䘌疮杀虫，又有治风之义，故用熏之。注引脉经猪苓散主之者，亦分别湿热尔。

《悬解》：后在肛门，则以雄黄散熏之，盖土湿木陷，郁而生热，化生虫类，前后侵蚀，苦参雄黄，清热而去湿，疗疮而杀虫也。

【医案举例】

焦×，女，41岁，干部，1962年6月初诊。患者于二十年前因在狱中居处潮湿得病，发冷发烧。关节疼痛，目赤，视物不清，皮肤起有大小不等之硬斑，口腔、前阴、肛门均见溃疡，二十年来，时轻时重，缠绵不愈。近来月经先期，色紫有块，有黄白带，五心烦热，失眠，咽干，声嗄，手足指趾硬斑，日久已成角化，肛门周围及直肠溃疡严重，不能正坐，口腔黏膜及舌面也有溃疡，满舌白如粉霜。便干结，小便短黄，脉滑数，诊为狐惑病，即予治惑丸，甘草泻心汤加减内服，苦参煎水熏洗前阴，并以雄黄粉熏肛，肛门熏后，见有蕈状物突出肛外，奇痒难忍，用苦参汤洗涤后，渐即收回，服药期间，大便排出恶臭黏液多量，阴道也有多量带状浊液排出，病情日有起色,四肢角化硬斑亦渐消失。治疗四个月后,诸症消失,经停药观察一年余,未见复发。(摘自《中医杂志》11:10,1963)

病者脉数,无热①,微烦,默默但欲卧,汗出,初得之三四日,目赤如鸠眼②;七八日,目四眦③—本此有黄字黑。若能食者,脓已成也,赤豆当归散主之。(十三)

赤豆当归散方:

赤小豆三升(浸,令芽出,曝乾) 当归

上二味,杵爲散,浆水④服方寸匕,日三服。

【校勘】 据《千金要方·卷十》,当归作"三两"。《金匮要略今释》据宋本及俞桥本,当归作"十两"。

【词解】

① 无热:谓无寒热,是无表证的互词。

② 鸠眼:鸠,鸟名,俗称斑鸠,其目色赤。

③ 四眦:指两眼内外眦。

④ 浆水:浆,酢也。《本草纲目》称浆水又名酸浆。嘉谟云:"炊粟米熟,投冷水中,浸五六日,味酸,生白花,色类浆,故名。"此法现已少用。

【释义】 本条论述狐惑酿脓的证治。脉数、微烦,默默但欲卧,是里热盛的征象。无热汗出,表示病不在表,说明血分已有热。目亦如鸠眼,是因血中之热,随肝经上注于目,为蓄热不解,湿毒不化,即将成痈脓的征象;如两眼内外眦的颜色发黑,表明瘀血内积,脓已成熟。此时病势集中于局部,脾胃的影响反轻,所以病人能食。主用赤小豆当归散治疗,以赤小豆渗湿清热,解毒排脓;当归活血,祛瘀生新;浆水清凉解毒。

【按语】 根据近代临床观察,本病初起即见眼部症状的比较少见。往往经过二三年反复发作后才出现。故对"初得之三四日""七八日"之语,应活看。其眼部症状,最初表现红赤,并可兼见畏光肿痛,视力逐渐减退,甚至两目由红赤色转为暗黑。若不进行治疗,最后可以致盲。

再从《惊悸吐衄下血胸满瘀血病》篇"下血,先血后便……赤小豆当归散主之"的记载,以脓在肛门较为合理,可作参考。

【洗注】 《二注》:凡脉数则发热而烦,此热在血,不在营卫,故不发热,但微烦尔。汗出者,以血病不与卫和,血病则恶烦,故欲默,卫不和则阳陷,故欲卧,腠理因而津液泄也,三四日目赤如鸠眼者,热血循脉炎上,注见于目也。七八日四眦黑者,其血凝瘀,则色变成黑也。若能食脓已成者,湿热之邪散漫,则毒血流。伤其中和之气不清,故不能食。若能食,可知其毒血已结成脓,胃气无扰,故能食也。用赤豆当归治者,其赤小豆能消热毒,散恶血,除烦排脓,补血脉,用之为君,当归补血生新去陈为佐,浆水味酸,解热疗烦,入血为辅使也。

《心典》:再按此一条注家有目为狐惑病者,有目为阴阳毒者,要之亦是湿热蕴毒之病,其不腐而为虫者,则积而为痈,不发于身面者则发于肠脏,亦病机自然之势也。仲景意谓与狐惑阴阳毒同源而异流者,故特论列于此欤。

【医案举例】

(1) 李某,女,32岁。1969年8月22日入院,住院号:1069。

自诉1960年即患白塞氏综合征,经积极治疗,口腔溃疡已愈。诊见:外阴湿疹,瘙痒溢水,双眼干涩,全身散发小脓疮,双下肢红斑累累,抓破流脂,形体瘦弱,面白无华,纳差口苦,小便灼热短黄,大便干结难下,每次经血量多,经潮时诸症减轻,经净后病又如故,舌红、苔黄厚腻,脉细缓……

此亦狐惑病,舌红、舌黄腻乃湿热之象。湿热蕴结,蒸腐气血,泛滥周身则为脓疮,流注阴部则生溃烂、湿疹瘙痒等,热毒迫血则经多,经行诸症减轻是湿热随经而泄,病久损伤气血,故脉细缓而形神俱不足也。此症虚中夹实,治当凉血解毒、清利湿热,调补气血,处方:赤小豆25克,当归10克,苦参12克,银花12克,知母12克,薏米25克,车前子10克(包),地榆炭18克,熟地炭18克,淮山药15克,党参12克,黄芩炭10克,每日1剂,水煎服。

上方服4剂后,月经尚未干净,阴部溃疡如故,但湿痒消失;下肢红斑隐退,脓疮亦有愈合之势,食纳稍增,仍溲黄便结,舌苔黄,根部稍腻,为防经后病情加重,守服原方4剂,药后月经已净,外阴湿痒未发,脓疮已愈,阴部溃疡亦将愈合,唯黄白带下增多。此乃湿热蕴毒已现外出之机。仍守原方去知母,加萆薢12克,连服10剂后,诸症消失,经妇科检查证实:"阴部溃疡已全部愈合。"出院后仍予上方5剂,以巩固疗效,随访半年余,未见复发。 (摘自《广西中医药》4:5,1982)

(2) 刘××,男,25岁,战士,1980年1月21日初诊。

患者自1979年10月初开始眼睑微肿,继而阴茎瘙痒。10月中旬舌面出现白色溃疡,服牛黄上清丸后稍减。今年1月份舌面及阴茎溃疡逐渐成片状,口唇干燥,周身倦怠不适伴有热感,小便黄……

查体:青年男性,发育营养好,舌红、舌面可见小片溃疡数处,阴茎龟头及包皮亦有数个片状溃疡,脉弦细略数。

辨证:湿热浸淫,邪毒内盛。治则:清热利湿,凉血解毒。

方药:赤小豆当归散加减。当归15克 赤小豆30克 升麻12克 生地15克 木通6克 竹叶12克 甘草3克 栀子9克 水煎服,日一剂。

二诊:服上方七剂后,舌面及阴茎溃疡消失,自觉周身发热已除,精神好转,小便转清,已无明显不适,舌红少苔,脉沉弦,嘱原方继服六剂,以图巩固。 (摘自《山东中医杂志》3:23,1983)

陽毒之爲病,面赤斑斑如錦紋,咽喉痛,唾膿血。五日可治,七日不可治,升麻鱉甲湯主之。(十四)

陰毒之爲病,面目青,身痛如被杖,咽喉痛。五日可治,七日不可治,升麻鱉甲湯去雄黄、蜀椒主之。(十五)

升麻鱉甲湯方:

升麻二兩 當歸一兩 蜀椒(炒去汗)一兩 甘草二兩 雄黄半兩(研) 鱉甲手指大一片(炙)

上六味,以水四升,煮取一升,頓服之,老小再服,取汗。《肘后》《千金方》:阳毒用升麻汤,无鳖甲,有桂;阴毒用甘草汤,无雄黄。

【释义】 以上两条论述阴阳毒的证治及预后。阴阳毒病系感受疫毒所致,面赤斑斑如锦纹,咽喉痛,唾脓血,是阳毒的主症、血分热盛,故面部起红斑著明如锦纹,热灼咽喉故痛;热盛肉腐,肉腐则成脓,故吐脓血,五日可治,七日不可治,是指出早期治疗的重要意义。早期则邪毒未盛,正气未衰,易于治愈;日久则毒盛正虚,比较难治。主以升麻鳖甲汤,升麻、甘草清热解毒;鳖甲、当归滋阴散瘀;雄黄、蜀椒解毒,以阳从阳欲其速散。总之,本汤治阳毒,具有清热、解毒、散瘀的作用。

面目青,身痛如被杖,咽喉痛,是阴毒的主症。病毒侵袭血脉,瘀血凝滞,阻塞不通,故出现面目色青;经脉阻塞,血液流行不畅,故遍身疼痛如被杖一样;疫毒结于咽喉,故作痛。治疗仍用升麻鳖甲汤,解毒散瘀,去雄黄、蜀椒以防损其阴气。五日可治,七日不可治的含义,与阳毒同。

【按语】 阴毒、阳毒的阴阳二字,既不是指寒热,也不是指表里,它是以证候分阴阳。面赤斑斑如锦纹,咽喉痛,唾脓血,为阳毒;面目青,身痛如被杖,咽喉痛,为阴毒。二者病因相同,病变在血脉,所以只须一方,因症有出入,故方有加减,但皆寓因势利导之意。又,国内有学者认为阳毒当用升麻鳖甲汤去雄黄、蜀椒主之,阴毒当用升麻鳖甲汤主之,仅供参考。

【选注】《心典》：毒者,邪气蕴结不解之谓。阳毒非必极热,阴毒非必极寒,邪在阳者为阳毒,邪在阴者为阴毒也。而此所谓阴阳者,亦非脏腑气血之谓,但以面赤斑斑如锦纹,咽喉痛,唾脓血,其邪着而在表者谓之阳;面目青,身痛如被杖,咽喉痛,不唾脓血,其邪隐而在表之里者谓之阴耳,故皆得用辛温升散之品,以发其蕴蓄不解之邪,而亦并用甘润咸寒之味,以安其邪气经扰之阴,五日邪气尚浅,发之犹易,故可治;七日邪气已深,发之则难,故不可治。其蜀椒、雄黄二物,阳毒用之者,以阳从阳欲其速散也;阳毒去之者,恐阴邪不可劫,而阴气反受损也。

《浅注》：……妙在使以蜀椒辛温,雄黄苦寒,禀纯阳之色,领诸药以解阳毒,其阴毒去雄黄、蜀椒者,以邪毒不在阳分,不若当归、鳖甲直入阴分之为得也。

【医案举例】

(1) 吴老的医疗技术确实是十分高明的……又一病人颜面发斑,在额部两颧特为明显,略显蝶形,其色鲜红,西医诊断为红斑性狼疮。吴老望诊其舌红少苔,切诊其六脉滑数有力,问诊其患处奇痒难忍,有烧灼感,肢体疼痛,时发寒热,乃断为《金匮》之"阳毒发斑"。治宜解毒透斑,用《金匮》升麻鳖甲汤全方加银花一味,五剂而病减,后去蜀椒、雄黄,加生地、玄参十余剂而愈。他说,阴阳毒皆当解毒活血,阳毒轻浅,利于速散,故用雄黄、蜀椒辛散之力,以引诸药透邪外出,观方后有云服之"取汗",就可见本方透解的功效了。(摘自《成都中医学院学报》增刊：3,1982)

(2) 顾某,女,43岁,患亚急性红斑性狼疮两个多月。症见发热不退,经用激素(强的松)治疗,发热虽然减轻,但面色红斑未退,形如蝴蝶状,面红似锦纹,胸背上肢亦有红斑常现,下肢及面目,有轻度的浮肿,周身关节酸痛,有时咽部疼痛,小便较少,脉象细数,舌红苔白……病属热邪在血分未尽,肾虚不能化气行水,治当清热解毒,补肾利水。方拟升麻鳖甲汤加减：升麻 15 克　生鳖甲 20 克(先煎)　当归 6 克　丹皮 10 克　熟地 20 克　附子 3 克　牛膝 12 克　车前子 10 克　露蜂房 6 克　蛇蜕 5 克　土茯苓 20 克　上方加减连服 20 剂,面部旧斑渐消,新斑未见,浮肿消退,尿蛋白转阴,热毒渐退,肾虚渐复,原方去车前子、丹皮,加雄黄 1 克(研冲),附子增至 6 克,再服 20 剂,症状基本消失,病情稳定,嘱常服方以防反复。(说明：本例先用激素治疗,后用中药治疗两个月,激素慢慢减量,最后减至每天服强的松一片,四个月后停用。) (摘自《广西中医药》6：13,1981)

结　语

本篇论述百合、狐惑、阴阳毒三种疾病的证治。

百合病系一种心肺阴虚兼有内热的疾患。多见于热病之后,亦可以由情志不遂引起。临床症状,以神志恍惚不定,语言、行动、饮食、感觉失调及口苦、小便赤、脉微数等为特征,亦为辨证的依据。治疗原则是养阴清热,以百合地黄汤为主方。如经误汗误下或误吐产生变证,可以分别选用百合知母汤,滑石代赭汤,百合鸡子黄汤;如不经误治,日久变渴,配用百合洗方或栝蒌牡蛎散;如变发热,用百合滑石散,总之应从具体病情出发,随证施治;同时,思想说服工作,进行精神调摄,亦很重要。

狐惑病系一种感染虫毒所引起的疾患。临床症状是以咽喉及前后两阴溃疡和目赤为特征,本病是一个独立的疾病,应与喉科、眼科及外科的相似病证相鉴别。治疗原则以清利湿热、解毒杀虫为主。内治法用甘草泻心汤、赤小豆当归散,并应配合外治法。如苦参汤洗法、雄黄熏法,内外同法,效果更好。

阴阳毒系一种感受疫毒所致的疾患。临床症状是以发斑、咽喉痛为主症。因病人体质不同,感邪后病变反映的证候有异,而分为阴毒与阳毒两种。治疗原则均以解毒清热、活血化瘀为法,可用升麻鳖甲汤随证加减。

6 疟病脉证并治第四

本篇专论疟病。它根据疟病的脉象,提出汗、吐、下、清、温、针、灸、饮食调理等治疗方法;并按照疟病的脉证,寒热的多少分为瘅疟、温疟、牝疟,同时指出疟疾日久不愈,可以形成疟母。

本篇条文较少,但在《内经》的理论基础上,对疟疾的病机、症状、脉象、分类、治法等均有所论述,为后世论疟奠定了理论基础,其中所论的治疟方剂,都属于现在临床中行之有效的方药。

师曰:瘧脉自弦,弦數者多熱;弦遲者多寒。弦小緊者下之差,弦遲者可溫之,弦緊者可發汗、鍼灸也,浮大者可吐之,弦數者風發①也,以飲食消息止之②。(一)

【校勘】 "消息止之"《外台》作"消息之"。

【词解】
① 风发:风,泛指邪气。风发,是感受风邪而发热。
② 以饮食消息止之:指适当的饮食调理。

【释义】 本条从脉象论述疟病的病机和治则。疟病的病机,为邪搏少阳,其脉多弦,所以说"疟脉自弦"。但由于病人的体质和发病的原因不同,故疟脉不单出现弦脉,往往以兼脉出现。如属热重者多见弦数。如属寒盛者多见弦迟。

疟病的致病因素虽由感受疟邪引起,而其病情变化,则有偏表偏里,在上在下,属寒属热的不同。如弦小而紧,是病偏于里,多兼有食滞,可酌用下法,但不一定是指承气攻下。如脉浮而大,是病偏在上,可酌用吐法。至于迟紧两脉,虽均主寒,但有表里不同,如弦紧是病偏于表,多兼感风寒,可用发汗法,或结合针灸治疗;如弦迟则为里寒,可用温法。弦而兼数,是里热炽盛之象,病属阳邪,故言"风发","饮食消息止之"是指以甘寒饮食调理治疗。

【按语】 本条的从脉论治,说明疟疾的治法有汗、吐、下、温、清等法,但在临床中必须结合症状,辨证论治,不能单凭脉论治。

【选注】《心典》:疟者少阳之邪,弦者少阳之脉,有是邪,则有是脉也。然疟之舍,固在半表半里之间,而疟之气,则有偏多偏少之异,故其病有热多者,有寒多者,有里多而可下者,有表多而可汗,可吐者,有风从热出而不可以药散者,当各随其脉而施治也。

《金鉴》:……初发脉弦兼沉紧者,主乎里也,可下之;兼迟者,主乎寒也,可温之;兼浮紧者,主乎表也,可汗之;兼滑大者,主乎饮也,可吐之;兼数也,风发也,即风热之谓也,可清之。若久发不止,则不可以此法治之,当以饮食樽节,调理消息止之。盖初病以治邪为急,久病以养正为主也……

病瘧以月一日發,當以十五日愈,設不差,當月盡解;如其不差,當雲何?師曰:此結爲癥瘕,名曰瘧母,急治之,宜鱉甲煎丸。(二)

鱉甲煎丸方:

鱉甲十二分(炙)　烏扇三分(燒)　黃芩三分　柴胡六分　鼠婦三分

（熬）　乾薑三分　大黃三分　芍藥五分　桂枝三分　葶藶一分（熬）　石韋三分（去毛）　厚朴三分　牡丹五分（去心）　瞿麥二分　紫葳三分　半夏一分　人參一分　䗪蟲五分（熬）　阿膠三分（炙）　蜂窩四分（炙）　赤硝十二分　蜣蜋六分（熬）　桃仁二分

　　上二十三味，爲末，取鍛竈下灰一斗，清酒一斛五斗，浸灰，候酒盡一半，着鱉甲於中，煮令泛爛如膠漆，絞取汁，內諸藥，煎爲丸，如梧子大，空心服七丸，日三服。《千金方》用鱉甲十二片，又有海藻三分，大戟一分，䗪虫五分，无鼠妇，赤硝二味，以鱉甲煎和諸药为丸。

【释义】　本条论述疟母的形成和治法。"病疟以月一日发，当以十五日愈，设不差，当月尽解"者，谓疟病经过一定时日，如正气能胜邪气，自然会痊愈。这是说明人与自然气候的关系，天气变化与疾病的转归，有一定的影响。但不能机械地理解这种精神，而放弃治疗。疟病若迁延过久，反复发作，必致正气渐衰，疟邪则可假血依痰，结成痞块，居于胁下而成疟母。疟母不消，则疟病寒热就很难痊愈，故应"急治"，方用鳖甲煎丸。

　　鳖甲煎丸，为寒热并用、攻补兼施、行气化瘀、除痰消癥的方剂，具有调整机体、增进抗病能力、破瘀消痞、杀虫止疟等功用。方中鳖甲为主药能化癥块，除寒热；佐以射干（即乌扇）、桃仁、丹皮、芍药、紫葳、硝、黄祛瘀通滞；协以鼠妇、䗪虫、蜂窝、蜣蜋，则消坚杀虫治疟其效更著；葶苈、石韦、瞿麦利水道；柴、桂、夏、朴、芩、姜理气机，调寒热；人参、阿胶，以补气血；灶中灰，主癥瘕坚积；清酒能行药势。合而成为治疗疟母的主方。

【按语】　鳖甲煎丸，不独专治疟母一病，而由其他原因引起的癥瘕，凡属于正虚邪久不除的，都可选用。但本方虽有扶正之药，仍以驱邪为主；久病体弱者，若单用此丸久服，有时不但不能消积，反有伤正的缺点，故宜与补益之剂合用。

【选注】　《心典》：天气十五日一更，人之气亦十五日一更，气更则邪当解也，否则三十日天人之气再更，而邪自不能留矣。设更不愈，其邪必假血依痰，结为癥瘕，僻处胁下，将成负固不服之势，故宜急治。鳖甲煎丸，行气逐血之药颇多，而不嫌其峻；一日三服，不嫌其急，所谓乘其未集而击之也。

【医案举例】

童××之妻，30岁。六月初间日病疟，日晡寒热，胸胁苦满，头眩呕逆，舌苔黄厚，脉弦滑。显然肝胆同病。经水二月未至，自称怀孕。嘱处方勿伤胎气，投以柴平煎（未服）。

二诊（八月初二）：面色萎黄，脉象弦缓兼沉，舌苔水黄兼滑。腹胁硬块，筑筑而动。此时寒少热多，间疟如故，兼有留瘀，当去其邪，兼消疟母。青皮二钱　厚朴一钱　柴胡钱半　炒黄芩钱半　煨草果仁八分　半夏二钱　焦白术钱半　白茯苓三钱　甘草五分　藿梗三钱　生姜一片。连服四剂。另鳖甲煎丸一钱晚间吞服。

三诊（八月初六）：服煎丸四日以来，舌苔脉象如故，而腹胁之间跳动渐平，隐隐然痛，硬块较前稍软，小便前后或有一点浊水，似血非血，可见浊瘀下行，惟恨行之太少耳。仍以原法主之，但磨瘀化浊之品稍加一二。原方柴胡、黄芩、煨草果仁，白茯苓、生姜药量略增，连服五剂，每夜鳖甲煎丸改服钱半。

四诊（八月十一日）：进上方后，寒热诸症如故，但留瘀渐行，有时思素饮食，肝脾渐和，邪浊渐解渐化之象。续进原法，加重投之。上方加量至柴胡三钱，炒黄芩三钱　煨草果仁钱半　半夏三钱　焦白术二钱　余皆同上。连服九剂，每晚服鳖甲煎丸加为二钱。

五诊（八月二十日）：连日下行浊水，兼有紫块瘀血，腹内之疟母硬块已消，寒热已除，舌苔薄白如常，脉象软弦兼缓，显然浊瘀下行，留邪已达，肝脾渐和，改用逍遥丸法调理，以冀收功。每晨、晚食前各服逍遥丸三钱，温开水送下，服一月而愈。

按（原编者按）：此案初诊时在六月初，病者自称怀孕，经水二月未至。至八月复诊时，怀孕当以四月，则滑数之脉，理应更显，然而脉反弦缓兼沉，可见非孕，实系留瘀所致。韩老先生不为病人所惑，据脉断病，据证处方，毅然以鳖甲煎丸攻之。其胸中自有成竹也。其后数诊守定原方不变，而用量逐次递增，最后以逍遥丸收功，看似平常，实具深意。盖运筹若定，乘胜追击，而进退皆有尺度也。　　（上海市中医文献研究馆编《疟疾专辑》第303页）

師曰：陰氣孤絕，陽氣獨發，則熱而少氣煩冤[①]，手足熱而欲嘔，名曰癉瘧[②]。若但熱不寒者，邪氣内藏於心，外舍分肉之間，令人消鑠脱肉。（三）

【校勘】　"脱肉"，《医统》本作"肌肉"。

【词解】

① 烦冤：心中烦闷不舒的感觉。

② 癉疟：癉（dān，音"单"），热也，癉疟是但热不寒的一种疟病，也有认为是温疟的一种。

【释义】　本条论述癉疟的病机和症状。癉疟的病机，为"阴气孤绝，阳气独发"。这里的"阴气"，是指津液；"阳气"是指热邪。由于阴液不足，阳热过盛，所以出现"但热不寒"的症状。热盛伤气，故少气而烦冤；四肢为诸阳之本，阳盛故手足热；热伤阴液，胃气上逆，故欲作呕吐。所谓"邪气内藏于心，外舍分肉之间"乃泛指邪热侵扰内脏和体表，实际是说明癉疟病机为内外热盛。由于表里俱热，阴液耗伤，所以令人肌肉消损。

【按语】　本条无治疗方法，后世注家有主张用白虎汤或白虎加人参汤，但亦有用竹叶石膏汤者，临床上当随证变化灵活使用为佳。

【选注】《心典》：此与《内经》论癉疟文大同，夫阴气虚者，阳必发，发则足以伤气而耗神，故少气烦冤也。四肢者，诸阳之本，阳盛则手足热也，欲呕者，热干胃也。邪气内藏于心者，癉为阳邪，心为阳脏，以阳从阳，故邪外舍分肉，而其气则内通心脏也。消铄肌肉者，肌肉为阴，阳极则阴消也。

《发微》：……邪气内藏于心，外舍于分肉之间，不过形容表里俱热，非谓心脏有热，各脏各腑无热也。

温瘧者，其脈如平，身無寒但熱，骨節疼煩，時嘔，白虎加桂枝湯主之。（四）

白虎加桂枝湯方：

知母六兩　甘草二兩（炙）　石膏一斤　粳米二合　桂枝（去皮）三兩

上剉，每五錢，水一盞半，煎至八分，去滓，溫服，汗出愈。

【校勘】《脉经》《千金》"呕"下有"朝发暮解，暮发朝解，名曰温疟"。

【释义】　本条论述温疟的证治。首条"疟脉自弦""弦数者多热"等论述，说明了疟病脉象的特点。此谓"其脉如平"者，意指温疟的脉象和平时常见的脉一样，多见弦数。身无寒但热，为内热盛的征象。但临床所见，温疟亦微恶寒，若同时见骨节疼烦，此为表邪未解。热伤胃气，故时时作呕。可用白虎汤清热、生津、止呕，加桂枝以解表邪。

【按语】　按癉疟、温疟均属疟病热盛证型，不同的是：癉疟因表里皆热，故但热无寒，温疟则里虽热而表兼寒，故热多寒少；癉疟见症是少气烦冤，手足热而欲呕，温疟则身热微寒，骨节疼烦，时呕；癉疟病重，气阴两伤，温疟较轻，挟有表寒，它们在病机、症状上有所不同。

【选注】《本义》：温疟者，亦热积于内，而阳盛阴伏，无寒但热之证也。然其人不纯是内发之热，惟其外感之风郁于表分，故内生热而发外，所以骨节疼烦，时呕，见外寒内热之因，不同于外无覆冒，从内自生之焰为猛烈实甚也，所以其脉如平人，此温疟之邪浅者也……

《浅注》：温疟者……其脉如平，但此病当凭证而不凭脉。《难经》云温病之脉，行在诸经，不知何经之病即此意也……

【医案举例】

友人裴某之第三女患疟，某医投以柴胡剂两贴，不愈，余诊其脉洪滑，询之月经正常，未怀孕，每日下午发作时，热多寒少，汗大出，恶风，烦渴喜饮，思此是"温疟"。脉洪滑，烦渴喜饮，是白虎汤证；汗出恶风，是桂枝汤证，即书白虎加桂枝汤。生石膏48克　知母18克　炙甘草6克　粳米18克　桂枝9克　清水四盅，煮米熟，汤成，温服。一剂病愈大半，二剂疟不复作。足见迷信柴胡或其他疟疾特效药而不知灵活以掌握之者，殊有失中医辨证施治的规律。　　（摘自《岳美中医案集》第130页）

瘧多寒者，名曰牝瘧，蜀漆散主之。（五）

蜀漆散方：

蜀漆（洗去腥）　雲母（燒二日夜）　龍骨等分

上三味，杵爲散，未發前以漿水服半錢。溫瘧加蜀漆半分，臨發時服一錢匕。

一方云母作云实。

【校勘】　牝疟：原文作牡疟。"牡"字误，今据《外台》引《伤寒论》原文，作"牝疟"改正。《医方考》云："牝，阴也，无阳之名，故多寒名牝疟"。

【释义】　本条论述牝疟的证治。牝疟多由素体阳虚，阳气难以外达，或素有痰饮，阳气为饮邪所阻，致使疟邪留于阴分者多，而并于阳分者少所致。故临床以寒多热少为特征。蜀漆散乃祛痰止疟之剂，方中蜀漆（即常山苗），功能祛痰截疟为主药，配云母、龙骨以助阳扶正、镇逆安神为佐药，然其疗效与服药时间有关，故方后曰"临发时服"，很有实践意义。凡服常山、蜀漆一类方剂，必须在未发前一至二小时服药，过早过迟，均难获效。《素问·刺疟》王注谓："先其发时，真邪异居，波陇不起，故可治；过时则真邪相合，攻之则反伤正气，故曰失时。"这是用本方治疟疾首应注意的问题。

【按语】　根据临床报道，用常山、蜀漆一类方剂治疟，以发作前一天晚上或发作前半天及前两小时各服一次为宜，确能提高疗效。单用蜀漆或常山治疟，虽疗效肯定，但致吐副作用大，且停药后，每易复发，按前人经验，下述方法有助于减轻或避免呕吐的副作用：① 酒煎或用姜汁炒熟后使用；② 适当配伍半夏、陈皮等和胃治呕药。至于其复发问题，尚有待继续研究，应该指出中医治疟，并非单持一味，而是从整体出发，辨证施治，这是关键所在。

本条方后所谓："温疟加蜀漆半分"，有些注家认为，当系"湿疟"之误，张路玉曰："……蜀漆性专逐湿追痰，稍增半分于本方之中，则可以治太阴湿疟，湿为阴邪，斜纽其阳，亦必多寒少热，故此方尤为符合，旧本金匮方后误作温疟大谬。详云母、龙骨纯阳之性决非温疟所宜。以牝为牡，将湿作温，千古未剖之疑团，一旦豁然贯通矣。"（引自《疟疾专辑》）此说颇有见地，可作参考。

【选注】　《医通》：……邪气伏藏于肾，故多寒而少热，则为牝疟。以邪气伏结，则阳不行于外，故外寒。积聚津液以成痰，是以多寒……方用蜀漆和浆水吐之以发越阳气，龙骨以固敛阴津，云母从至下而举其阳，取山川之雾开霁之意。盖云母……性温而升，最能祛湿运痰，稍加蜀漆则可以治太阴之湿疟……

《药理学》（中山医学院主编）：……动物实验证明，常山碱对鼠疟原虫抑制率在90%以上，临床上试用于疟疾的治疗，能迅速控制症状及清除血中疟原虫，显效较快。但停药后，易复发。常山单用时有较强的催吐作用，故一般宜用复方，如常山五钱　姜半夏三钱　柴胡五钱　水煎取汁，分三次服，在发作前一天晚上、发作前半天及前二小时各服一次，可减轻致呕吐的副作用。

【医案举例】

王×，男，25岁。因间日寒战，发热二度，于1958年6月29日入院。患者于6月25日~27日下午两度寒战，继而发热。出汗而热退。入院当天下午又复发作口渴，心烦，全身疲困。以往有慢性咳嗽史，近未发作。急性病容,舌苔薄白,胸闷甚,口渴引饮不多,两脉弦数,其他体检未见明显异常。

化验:白细胞 7 500/mm³,中性 51%,淋巴 49%,血片找到间日疟原虫。胸透:左上肺有钙化点。

认证:间日疟湿热两盛,法宜截疟和解。处方:炒常山五钱　柴胡一钱半　黄芩二钱　姜半夏二钱　茯苓三钱　槟榔三钱

经过:服上方未吐,翌日疟仍作,时间短,恐与未掌握时间给药有关。第三日于上午4时、8时各服一剂,常山共量一两,无呕吐等不适反应,疟即截止,以后仍给常山等煎剂内服。常山日量四钱,服二剂,疟原虫阴性。住院六日痊愈出院,随访未再发。　　（摘自《广东中医》9：396,1959)

【附《外臺秘要》方】

牡蠣湯：治牝瘧。

牡蠣四兩(熬)　麻黃四兩(去節)　甘草二兩　蜀漆三兩

上四味,以水八升,先煮蜀漆、麻黃,去上沫,得六升,內諸藥,煮取二升,溫服一升。若吐,則勿更服。

【校勘】《外台》载于第五卷牝疟门,引仲景《伤寒论》云:牝疟,多寒者,名牝疟,牡蛎汤主之方。其方甘草用三两炙,蜀漆三两下注云:若无,用常山代之;右四味下有"以水先洗蜀漆三遍,去腥"十字。末有"忌海藻菘菜"五字,余同。

【方解】　即蜀漆散去云、龙加牡、草。蜀漆得云母专升阳邪陷阴,所以配纯阳之龙骨为佐;蜀漆配麻黄专开阴邪之固闭,所以配以牡蛎为辅;甘草甘缓调和诸药之阴阳,阴阳调和则寒邪自去,疟发自止。

柴胡去半夏加栝蔞根湯：治瘧病發渴者,亦治勞瘧①。

柴胡八兩　人參　黃芩　甘草各三兩　栝蔞根四兩　生薑二兩　大棗十二枚

上七味,以水一斗二升,煮取六升,去滓,再煎,取三升,溫服一升,日二服。

【校勘】《外台》：张仲景伤寒论疟发渴者,与小柴胡去半夏加栝蒌汤。经心录疗劳疟,出第十五卷中。

【词解】

① 劳疟：久疟不愈,反复发作,以致气血虚弱,故称为劳疟。

【方解】《伤寒论》寒热往来为邪在少阳,邪在半表半里。疟病亦往来寒热,邪在半表半里,所以用小柴胡汤和解少阳,以去表里之邪。渴者为内热渐重,津液渐伤,故去半夏之辛温,加栝蒌根之甘寒清热生津解渴。如久疟不愈,正虚邪实者,亦可用本方攻补兼施治疗。

柴胡桂薑湯：治瘧寒多微有熱,或但寒不熱。服一劑如神。

柴胡半斤　桂枝三兩(去皮)　乾薑二兩　栝蔞根四兩　黃芩三兩　牡蠣三兩(熬)　甘草二兩(炙)

上七味,以水一斗二升,煮取六升,去滓,再煎,取三升,溫服一升,日三服。初服微煩,復服汗出便愈。

【校勘】《伤寒论》作柴胡桂枝干姜汤,《外台》疟门无所考。《三因方》作治牝疟。

【方解】　本方虽为治疗寒多微有热,或但寒不热的疟病,但从方中药物的配伍来说,实为寒热平调的方剂。方用柴胡为主和解少阳,桂枝、干姜温散寒邪,黄芩、栝蒌根兼清热邪,牡蛎散少阳之结,甘草调和诸药,合为和解少阳、平调阴阳寒热之剂。

结 语

　　本篇为疟病专篇。首条开始即对疟病作了纲领性论述,指出"疟脉自弦",并从脉象论述病机,提出疟病有偏于表、里、寒、热、在上、在下等的不同,故治法亦有温、清、吐、汗、下等的区别,从而为疟病辨证施治确定了基本原则。

　　本篇论疟以寒热多少为依据,将疟病分类为但热不寒的"瘅疟",热多寒少的"温疟",寒多热少的"牝疟"等三种证型。这三种疟病,若迁延过久,疟邪深入血络,假血依痰,均可结为"疟母"。在治疗上,根据不同的证型,采用了不同的扶正达邪方法,达到治疟的目的。例如:白虎加桂枝汤清热生津,解表和营以治"温疟";蜀漆散祛痰止疟,扶正助阳以治"牝疟";鳖甲煎丸扶正祛邪,消癥化积以治"疟母"等。至于"瘅疟",从证候来看,当属"温疟"一类,仅病情较重而已。篇中虽未出方,但后世多以人参白虎汤或白虎汤、竹叶石膏汤等加减,清热生津以解疟邪,确具一定疗效。篇中所提蜀漆或常山、鳖甲煎丸等方药,以及服药方法、饮食调理辅助治疗,迄今仍为治疟的有效方法。

7 中风历节病脉证并治第五

本篇论述中风、历节两种疾病。由于这两种病都属于广义风病的范围,故合为一篇讨论。

本篇所论的中风与《伤寒论》里的中风不同。《伤寒论》所说的中风,是外感风邪,病邪在表的一个证候。本篇所论的中风,属于杂病中的中风病。中风的原因,多因正气亏虚,偶受外邪诱发致病。中风的证候,多先猝然昏倒,然后出现半身不遂,口眼㖞斜,重则昏迷不识人。至于历节一病,则除正气亏虚为发病条件外,尚与感受风邪有较密切关系,主要证候为疼痛遍历关节。

夫風之爲病,當半身不遂①,或但臂不遂者,此爲痹。脈微而數,中風使然。(一)

【词解】

① 不遂:不能随意运动。

【释义】 本条论述中风病的脉症以及与痹证的鉴别。中风之病常见半身不遂,这是突然中风后风邪入中经络的主要症状。假如仅见某一侧肢臂不遂的,则属于痹证。是由风寒湿杂至,经脉闭塞不通所致,应加鉴别。"脉微而数",微为气血不足,数为病邪有余,说明中风的根由是因气血不足,外邪诱发为病,所以说"中风使然"。

【按语】 本条注家有认为中风的主要症状是半身不遂,若病变较轻者,可以出现一臂不遂。病因经脉闭阻,瘀塞不通,以致气血不能畅行,筋脉失却濡养之故。所以"此为痹"一句,是指出本病的主要病机为经脉痹阻。此说可供参考。

【选注】 《编注》:此分中风与痹也。风之为病,非伤于气,即侵于血,故当半身不遂,但臂不遂者,邪气入于肢节之间,故为痹。痹者,邪气闭塞经隧,气血不通,较之中风,则又轻也。然脉微为阳气微而受风,数则风邪化而为热,此气血虚而风客,故脉微而数,为中风使然。盖微数之脉,是血虚风热之实;若见浮缓,则为阳弱虚风矣。

寸口脈浮而緊,緊則爲寒,浮則爲虛;寒虛相搏,邪在皮膚;浮者血虛,絡脈空虛;賊邪不瀉,或左或右;邪氣反緩,正氣即急,正氣引邪,喎僻①不遂。

邪在於絡,肌膚不仁;邪在於經,即重不勝②;邪入於腑,即不識人;邪入於臟,舌即難言,口吐涎。(二)

【词解】

① 喎僻:即口眼歪斜。

② 重不胜:肢体重滞不易举动。

【释义】 本条论述中风的病机和脉症。寸口脉浮,是指里虚,脉紧则为表寒。联起来讲,中风病寸口脉浮而紧,是外中风寒与里虚相结合,为形成中风病机的第一步,所以说"寒虚相搏,邪在皮肤"。

这里的浮脉主要是指血气虚,血气虚则络脉空虚,卫外不固,风寒就会乘虚侵袭;由于里虚不能抗邪,故邪随虚处而停留。此时受邪的一侧,因络脉之气闭塞,经络缓而不用,故见松弛状态；无病的一侧，血气运行如常，相对的反见紧张拘急，缓者为急者所牵引，于是口眼㖞斜，此即"邪气反缓，正气即急，正气引邪，㖞僻不遂"之意。故中风所见的口眼歪斜，向左者病反在右，向右者病反在左。

上面说过，中风病机，主要是经脉痹阻所致，但病邪中人，常有轻重，如病变较轻，邪中于络脉，则营气不能运行于肌表，故肌肤麻痹不仁；如病变较重，邪中于经脉，则血气不能运行于肢体，故肢体沉重；如病邪更重，则邪气深入脏腑，影响脏腑功能，故出现不识人，不能言语，口吐涎等严重症状。

【按语】 就本条精神来说，中风病固然是以内因为主，但外中风寒，有时亦能成为诱发因素，故本条以"络脉空虚"与"贼邪不泻"为前提。再从另一方面来说，即如肝肾不足，风阳内动所引起的中风，虽不一定由外邪诱发，但往往又与外界刺激因素分不开。

"中风"的病因学说，本篇是从内虚外风立论，刘河间认为非外中之风，实由于内因的五志化火所致；李东垣认为本气自病，正气内虚；朱丹溪认为是由气虚、痰湿自盛而致；张景岳更指出"非风"之论，认为病情是由于"内伤积损颓败而然，原非外感风寒所致"。可知历代医家通过实践观察，对本病的病因，逐步有了清楚的认识。

【选注】《心典》：寒虚相搏者，正不足而邪乘之，为风寒初感之诊也。浮为血虚者，气行脉外而血行脉中，脉浮者沉不足，为血虚也，血虚则无以充灌皮肤而络脉空虚，并无以捍御外气，而贼邪不泻，由是或左或右，随其空处而留着矣。邪气反缓，正气即急者，受邪之处筋脉不用而缓，无邪之处正气独治而急，缓者为急者所引，则口目为僻，而肢体不遂，是以左㖞者邪反在右，右㖞者邪反在左，然或左或右，则有邪正缓急之殊，而为表为里，亦有脏腑经络之别。经云："经脉为里，支而横者为络，络之小者为孙。"是则络浅而经深，络小而经大，故邪病于肌肤，而经邪病连筋骨，甚而入腑又甚而入脏，则邪递深矣。盖神藏于脏而通于腑，腑病则神室于内，故不识人，诸阴皆连舌本，脏气厥不至舌下，则机息于上，故舌难言而涎自出也。

侯氏黑散：治大風四肢煩重，心中惡寒不足者。《外台》治风癫。

菊花四十分　白术十分　細辛三分　茯苓三分　牡蠣三分　桔梗八分　防風十分　人參三分　礬石三分　黃芩五分　當歸三分　乾薑三分　芎藭三分　桂枝三分

上十四味，杵爲散，酒服方寸匕，日一服，初服二十日，溫酒調服，禁一切魚肉大蒜，常宜冷食，六十日止，即藥積在腹中不下也。熱食即下矣，冷食自能助藥力。

【方解】

《编注》："直侵肌肉脏腑，故为大风，邪困于脾，则四肢烦重，阳气虚而未化热，则心中恶寒不足。"说明病因风邪直中脏腑，邪在心脾，但病虽直中而症状较轻，故治疗用侯氏黑散养血补脾，化痰祛风。方中用当归、川芎养血活血；白术、茯苓、人参、干姜补脾益气；防风、菊花、细辛、桂枝祛风散邪；矾石、桔梗化痰降逆；黄芩、牡蛎清热敛阴。久服可以达到填补镇静之效。

寸口脈遲而緩，遲則爲寒，緩則爲虛；營緩則爲亡血，衛緩則爲中風。邪氣中經，則身癢而癮疹[①]；心氣不足，邪氣入中[②]，則胸滿而短氣。（三）

【词解】

① 癮疹：即风疹块（痦瘟）。其病常突然发作，起伏无定。

② 入中：谓邪不外泄而内传。

【释义】 本条是论述中风与瘾疹的发病机制。寸口主表,亦主营卫。假如寸口见到"迟而缓"的脉象,则迟脉属寒,缓为荣卫气血不足,表气不固,故易中风邪。风寒之邪,乘荣卫气血之虚而侵入,病重的可发为中风,其病机与上条相同;病轻的亦能发生瘾疹,身体奇痒,是风邪外泄的现象;如正气不足,无力抗邪,则邪不外泄,反向内传,此时就会出现胸闷、短气等症。因为"诸痛痒疮,皆属于心"(《素问·至真要大论》),胸中为表之里,为心肺所居,邪气内传,影响心肺,故胸闷烦躁,呼吸短气。本条大意是说营卫气血不足的人,易为风寒侵袭。既能构成中风,亦可发为瘾疹。

【选注】《编注》:此卫阳气虚而招风中也,寸口脉迟者,真阳气虚,阴寒气盛,故曰迟则为寒。正气虚而受风,脉则缓而不紧,故曰缓则为虚,然缓有二辨,若见亡血,为缓在内,气虚不摄,则内病亡血;若见中风,为缓在外,乃阳虚卫弱而招风中。若营卫未致大虚,邪气不能内入,持于经络,风血相搏,风邪主病,则发身痒瘾疹,邪气外出之征,即风强而为瘾疹是矣。若心气不足,正不御邪,进而扰乱于胸,大气不转,津液化为痰涎,则胸满短气,是心肺中风为病也。盖贼风内入,最怕入心乘胃而成死证。

風引①湯:除熱癱癇。

大黃　乾薑　龍骨各四兩　桂枝三兩　甘草　牡蠣各二兩　寒水石　滑石　赤石脂　白石脂　紫石英　石膏各六兩

上十二味,杵,粗篩,以韋囊盛之,取三指撮,井花水三升,煮三沸,溫服一升。治大人风引,少小惊痫瘛疭,白数十发,医所不疗,除热方。巢氏云:脚气宜风引汤。

【词解】

① 风引:即风痫掣引之候。

【方解】

[原注]"治大人风引,少小惊痫瘛疭,日数十发"。因此本病的病机,是由于肝阳亢盛,风邪内动,故用风引汤重镇潜阳,清热熄风。方中用牡蛎、龙骨、石脂、石英重镇以潜肝阳之亢;石膏、寒水石、滑石咸寒以泻风化之火;妙在用大黄之苦寒泻下,使热盛风动得以平熄;反佐以干姜、桂枝之温,以制诸石之咸寒;甘草和中以调和诸药。所以为现在中风病,肝火偏旺,风邪内动的常用方剂。

防己地黃湯:治病如狂狀,妄行,獨語不休,無寒熱,其脈浮。

防己一錢　桂枝三錢　防風三錢　甘草二錢

上四味,以酒一杯,浸之一宿,絞取汁,生地黃二斤,㕮咀,蒸之如斗米飯久,以銅器盛其汁,更絞地黃汁,和,分再服。

【校勘】《千金·第十四卷·风眩门》:"治言语狂错,眼目霍霍,或言见鬼,精神昏乱。防己、甘草各二两,桂心、防风各三两,生地黄五斤别切,勿合药渍,疾小轻用二斤,右五味,㕮咀,以水一升,渍之一宿,绞汁,著一面;取其滓,著竹簀上,以地黄著药滓上,于三斗米下蒸之,以铜器承取汁,饭熟,以向前药汁合绞取之,分再服。"

【方解】

病者如狂,妄行,独语,如身热脉沉而数,则为阳明热盛,若无寒热,脉浮,则为血虚生热,外邪乘虚侵袭,热扰心神所致。治疗用防己地黄汤养血清热祛风。方中重用地黄养血清热为君,轻用防己、防风、桂枝疏风祛邪,甘草和中补气。但须注意,若无外感风邪,而见狂妄谵语者,此方当禁止使用。

頭風①摩②散方:

大附子一枚(炮)鹽等分

上二味爲散,沐了,以方寸匕,已摩疾上,令藥力行。

【词解】
① 头风：是发作性头眩、头痛之类的疾患。
② 摩：是涂搽外敷的意思。

【方解】 本方见于《千金》头面风门及《外台》头风头痛门。头风病，病在头部经络，故用外治法涂搽头部，较为便捷。方中附子味辛大热，可以散经络之风寒；盐味咸微辛，入血分去皮肤的风毒，两药合用共奏散风寒止疼痛之功。

寸口脈沉而弱,沉即主骨,弱即主筋,沉即爲腎,弱即爲肝。汗出入水中,如水傷心①,歷節黃汗②出,故曰歷節。(四)

【词解】
① 如水伤心：心主血脉，如水伤心，犹言水湿伤及血脉。
② 黄汗：这里是指历节病中的并发症状，是关节痛处溢出黄水，故曰"历节黄汗出"。此与黄汗病的汗出色黄，遍及全身者不同。

【释义】 本条论述肝肾不足，寒湿内侵的历节病机。寸口脉沉而弱，沉为病在里，主肾气不足，肾主骨，故曰"沉即主骨""沉即为肾"；弱为肝血不足，肝主筋，故曰"弱即主筋""弱即为肝"。肝肾气血不足，是历节致病的内在因素。

由于肝肾气血不足，汗出腠理开泄，更因汗出入水，寒湿乘虚内侵，郁为湿热，伤及血脉，浸淫筋骨，流入关节，影响血气运行，故周身历节疼痛，痛处肿大，溢出黄汗，这就是历节。

【按语】 本条的主要精神，在于说明历节病机，肝肾先虚为病之本，寒湿外侵为病之标，治疗时应分清标本缓急。

【选注】 《编注》：……此肝肾虚而伤水，病历节黄汗之因也。经以两手寸关尺皆为寸口，此寸口者，即两手脉沉而弱也。沉为肾气不足而主骨，弱为肝血虚而主筋，然肝肾气血不足，则寸口脉沉而弱。肝肾虚而汗出入水，水湿伤而流于关节筋骨之间，为邪在表，则病历节而不病黄汗。或内入伤营，为入水伤心，则病黄汗矣。然伤邪虽一，病分表里不同，此总结为历节黄汗出，故又曰历节也。

《补正》：汗出入水，水从(汗)孔入，是入膜腠膏油之间，蒸发脾土之色，则为黄汗，不为历节也。以水居气分之间，不干血分，故不发病；惟水伤血分，血凝而气不得通，始发痛，故此云如水伤心历节痛。心主血脉，血分阻而不通，则历节病与黄汗之水入膜腠者不同。虽亦有兼黄汗者，然使火不伤血分，决不作痛。黄汗之与历节，其分别处正在血分气分之不同也……

趺陽①脈浮而滑,滑則穀氣實,浮則汗自出。(五)

【词解】
① 趺阳：与胃脉，在足背上五寸骨间动脉处，即足阳明经的冲阳穴。

【释义】 本条大意论述胃有蕴热再外感风湿的历节病机。趺阳脉是用以候胃气的。趺阳脉滑为"谷气实"，"谷气实"在这里是表示胃热盛。脉浮为风象，风性疏泄，腠理易于升发，内热盛而腠理开泄，故汗自出。假使汗出当风，或汗出入水中，则内热与外邪相搏，亦能成为历节病。

本条语气未完，疑有脱简，似"浮则汗自出"之下，当有汗出入水中，或汗出当风，历节痛，不可屈伸等语。

【选注】 《论注》：此即言历节因风湿，其在胃在肾不同，而皆因饮酒汗出当风所致，乃历节病之因于风者也，谓趺阳脾胃脉也，滑为实，知谷气实，浮为热盛，故汗自出；然谷何以不行而实，岂非酒湿先伤之乎？

胃何以致热,岂非风搏其湿乎?

少阴①脉浮而弱,弱则血不足,浮则为风,风血相搏,即疼痛如掣。(六)

【词解】

① 少阴:指手少阴神门脉,在掌后锐骨端陷中;足少阴太溪脉,在足内踝后五分陷中。

【释义】 本条论述血虚历节的病机证候。少阴为心、肾之脉。少阴脉弱为阴血不足的表现;脉浮为风邪外袭的反应。由于阴血不足,风邪乘虚侵袭,导致经脉痹阻,筋骨失养,所以关节掣痛,不能屈伸。

【按语】 本证虽未提出治法,治疗当以养血为主。因为"治风先治血,血行风自灭"。所以在养血之中可以加去风的药物进行治疗。

【选注】 《金鉴》:李彣曰:风在血中,则剽悍劲切,无所不至,为风血相搏,盖血主营养筋骨者也,若风以燥之,则血愈耗而筋骨失其所养,故疼痛如掣。昔人曰:治风先养血,血生风自灭,此其治也。

盛人①脉涩小,短气,自汗出,历节痛,不可屈伸,此皆饮酒汗出当风所致。(七)

【词解】

① 盛人:指身体肥胖的人。

【释义】 本条论述盛人历节的病机、证候。身体肥胖的人,往往有余于外,不足于内,故脉多涩小无力;外盛而中虚,动则气短。由于虚者多出汗,汗出则腠理空虚,容易被外风侵入,况且肥人多湿,加之饮酒当风,则风与湿内外相搏,因此形成历节疼痛,不能屈伸之病。

【选注】 《论注》:若盛人,肥人也。肥人湿多,脉得涩小,此痹象也。于是气为湿所搏而短,因风作而使自汗,气血为邪所痹,而疼痛不可屈伸。然肥人固多湿,何以脉骤涩小,岂非酒湿困之乎?何以疼痛有加而汗出不已,岂非湿而挟风乎?脉证不同,因风则一,故曰:此皆饮酒汗出当风所致。

诸肢节疼痛,身体魁羸①,脚肿如脱②,头眩短气,温温③欲吐,桂枝芍药知母汤主之。(八)

桂枝芍药知母汤方:

桂枝四两　芍药三两　甘草二两　麻黄二两　生姜五两　白术五两　知母四两　防风四两　附子二枚(炮)

上九味,以水七升,煮取二升,温服七合,日三服。

【词解】

① 魁羸:是形容关节肿大,沈氏、尤氏、《金鉴》本俱作"尪(尪)羸"(wāng léi,音"汪雷"),是指身体瘦弱。

② 脚肿如脱:形容两脚肿胀,且又麻木不仁,似乎和身体要脱离一样。

③ 温温:作蕴蕴解,谓心中郁郁不舒。

【释义】 本条论述风湿历节的证治。风湿流注于筋脉关节,气血通行不畅,故肢节疼痛肿大;痛久不解,正气日衰,邪气日盛,故身体逐渐消瘦;风邪上犯,则头昏目黑;湿阻中焦,则短气呕噁;湿无出路,流注下肢,则脚肿如脱。病因风寒湿外袭,渐次化热伤阴,故治以桂枝芍药知母汤祛风除湿,温经散寒,滋阴清热。方中以桂枝麻黄祛风通阳,附子温经散寒止痛,白术防风去风除湿,知母、芍药清热养阴,生姜、甘草和胃调中。

【按语】 风湿历节反复发作,多出现身体瘦弱,关节肿大或变形,剧烈疼痛,或发热不解等症。治疗方法,须祛风除湿、温经宣痹、滋阴清热并用,风湿去、虚热除、阴血生,则病自愈。

【选注】 《编注》:此久痹而出方也。肢节疼痛,邪气痹于骨节表里之间,而脾主肌肉,胃为表里,胃受痹邪,脾气亦不充于肌肉,故身体尪羸;风湿下流,脚肿如脱,上行则头眩短气;扰胃则温温欲吐,乃脾胃肝肾俱虚,足三阴表里皆痹,难拘一经主治,故用桂枝、芍药、甘、术调和营卫,充益五脏之元;麻黄、防风、生姜开泄行痹而驱风外出;知母保肺清金以使治节。经谓风寒湿三气合而为痹,以附子行阳燥湿除寒为佐也。

【医案举例】

(1) 周奠章,年甫二旬,远行汗出,跌入水中,风湿遂袭筋骨而不觉,始则两足酸麻,继而足膝肿大,屈伸不能,兼之两手战掉,时而遗精,体亦羸瘦,疗治三年罔效,几成废人。左手脉沉弱,右手脉浮濡,脉症合参,此鹤膝风症也。由其汗出入水,汗为水所阻,聚而成湿,湿成则善流关节。关节者骨之所凑,筋之所束,又招外风入伤筋骨,风湿相搏,故脚膝肿大而成为鹤膝风。前医见患者手战遗精,误认为虚,徒用温补,势濒于危。岂知手战者,系风湿入于肝,肝主筋而筋不为我用,遗精者系风湿入于肾,肾藏精而精不为我摄。溯其致病之由,要皆风湿之厉也,设非驱风去湿,其病终无已时。

疗法:择用仲景桂枝芍药知母汤,桂枝、芍药、甘草调和营卫,麻黄、防风去风通阳,白术补土去湿,知母利溺散肿,附子通阳开痹,重用生姜以通脉络。间服芍药甘草汤,补阴以柔筋,外用麻黄、松节、芥子包患处,开毛窍以去风湿。

处方:川桂枝四钱 生白芍三钱 白知母四钱 白术四钱 附子四钱(先煮) 麻黄二钱 防风四钱 炙甘草二钱 生姜五钱

次方:生白芍六钱 清炙草三钱

三方:麻黄一两 松节一两 芥子一两 研匀,用酒和调,布包患处。

效果:服前方半日许,间服次方一剂,其脚稍伸,仍照前法再服半月,其脚能立,又服一月,渐渐能行。后守服半月,手不战,精不遗,两足行走如常,今已二十余年矣。 (摘自《全国名医验案类编》第66页)

(2) 康××,女,19岁,病历号80101。因全身关节呈游走性疼痛半年,伴指(趾)关节呈梭形肿大,类风湿因子阳性,抗"O"833单位,血沉34毫米/小时,全血黏度5.89,血浆黏度(比)11.87,红细胞电泳时间29.69秒。服桂枝芍药知母汤10剂后,自觉症状好转。服药30剂后,全身关节疼痛消失,指(趾)呈梭形肿大的关节消退。化验检查:血沉:6毫米/小时,类风湿因子阴性,抗"O"小于333单位,全血黏度(比)5.11,血浆黏度(比)1.75,红细胞电泳时间20.1秒,痊愈出院,随访3个月未复发。处方:桂枝12克 生甘草9克 知母9克 白芍9克 生麻黄9克 白术9克 附块15~30克(先煎半小时) 防风9克 生姜9克 (摘自《中医杂志》1:38,1981)

味酸則傷筋,筋傷則緩,名曰泄。鹹則傷骨,骨傷則痿,名曰枯。枯泄相搏,名曰斷泄。營氣不通,衛不獨行,營衛俱微,三焦無所御^①,四屬斷絕^②,身體羸瘦,獨足腫大,黃汗出,脛冷。假令發熱,便爲歷節也。(九)

【词解】

① 御:作"统驭""统治"讲。

② 四属断绝:是说四肢得不到气血营养。

【释义】 本条论述过食酸咸,内伤肝肾所致的历节病,并与黄汗病鉴别其疑似。五味养人,须调和适当,如果偏嗜太过,反能伤人。如酸味本能补肝,过食酸却反伤肝。肝主筋而藏血,肝伤则筋伤血泄,筋伤则弛缓不用,不能随意运动,所以谓之"泄"。咸味本能益肾,过食咸却反伤肾。肾主骨而生髓,肾伤则骨伤髓枯,骨伤则痿弱不能行立,所以谓之"枯"。总的来说,恣食酸咸味太过而无节制,势必损伤肝肾,所以说"枯泄相搏",谓之"断泄",也就是肝肾俱伤、精竭血虚之意。由于肝为藏血之脏,肾为元气之根,肝肾俱虚,气血亦因之而衰微,元气不能运行于三焦,肢体失其营养,日渐羸瘦,气血循行发生阻碍,湿浊下注,所以两脚独肿大。若无其他症状,只属肝肾虚损。假如胫冷,不发热,遍身出黄汗而无痛楚,是为黄汗病;如果胫不冷,发热,关节痛,即使有黄汗,亦仅在关节痛处,是属历节病,两者必须鉴别。

【选注】《论注》:此论饮食伤阴,致营卫俱痹,足肿胫冷,有类历节,但当以发热别之也。谓饮食既伤阴,然味各归其所喜攻。酸为肝之味,过酸则伤筋,筋所以束骨而利机关,伤则缓慢不收,肝气不敛,故名曰泄。咸为肾之味,过咸则伤肾,肾所以华发而充骨,伤则髓竭精虚,肾气痿惫,故名曰枯。肝肾者人之本也,肾不荣而肝不敛,根消源断,故曰断泄。饮食伤阴,荣先受之,乃营气不通,营卫本相依,荣伤卫不独治,因循既久,荣卫俱微,三焦所以统领内气而内贯四肢者也,失荣卫之养,而无所持以为御,御者摄也,四属之气,不相统摄而断绝,四属者,四肢也。元气既惫,身体羸瘦,足尤在下,阳气不及,肿大胫冷,荣中气郁则热而黄汗,然此皆阴分病,非历节。历节挟外之湿邪,而重且痛也。唯外邪必发热,故曰假令发热,是表分亦有邪,从肌肉而历关节,便为历节……

病历节不可屈伸,疼痛,乌头汤主之。(十)

乌头汤方:治脚气疼痛,不可屈伸。

麻黄　芍药　黄芪各三两　甘草三两(炙)　川乌五枚(㕮咀,以蜜二升,煎取一升,即出乌头)

上五味,㕮咀四味,以水三升,煮取一升,去滓,内蜜煎中,更煎之,服七合。不知,尽服之。

【校勘】　"甘草",徐、沈、尤氏注本,并作三两。

【释义】　本条论述寒湿历节的证治。寒湿留于关节,经脉痹阻不通,气血运行不畅,故关节剧烈疼痛,不能屈伸。治以乌头汤温经祛寒,除湿解痛。方中麻黄发汗宣痹;乌头祛寒解痛;芍药甘草缓急舒筋;同时黄芪益气固卫,助麻黄、乌头以温经止痛,又可防麻黄过于发散;白蜜甘缓,能解乌头毒。诸药配伍能使寒湿之邪微汗而解,病邪去而正气不伤。

【按语】　本条与八条同为历节病,但在病机、症状和治法上均有所不同。桂枝芍药知母汤证应为风湿历节。症以关节肿痛、发热为主,故治疗宜祛风除湿,行痹清热;乌头汤证为寒湿历节,症以关节疼痛不可屈伸为主,故治疗宜温经祛寒,除湿解痛。

乌头有毒,服后可能有反应,故应掌握适当的用法(详见《胸痹心痛短气病》篇薏苡附子散条),如服乌头汤后,唇舌肢体麻木,甚至昏眩吐泻,此时应加注意。若脉搏、呼吸、神志等方面无大的变化,则为"瞑眩"反应,是有效之征。如服后见到呼吸、心跳加快,脉搏有间歇现象,甚至神志昏迷的,则为中毒反应,急当抢救。

【选注】　《心典》:此治寒湿历节之正法也。寒湿之邪,非麻黄、乌头不能去,而病在筋节,又非如皮毛之邪可一汗而散者。故以黄芪之补,白芍之收,甘草之缓,牵制二物,俾得深入而去留邪。

【医案举例】

萧××,女,42岁,工人。从1971年春节开始患风湿性关节炎,反复发作,时已两年,髋膝关节疼痛,皮色不变。下肢膝关节特别怕冷,局部要加盖厚膝垫保暖,倘遇天冷阴雨,痛更难忍,步伐艰难,不能上班已四月,舌质淡红,苔薄白,脉弦细而紧。抗"O"1/1 600,血沉30 mm/h。此为寒痹,其主要特点是疼痛有定处,痛较剧。因寒为阴邪,其性凝滞,故痛有定处,局部怕冷。风寒湿邪相搏,阻滞经络骨节,不通则痛,变天则剧。治以散寒止痛为主,佐以祛风除湿,方以乌头汤(《金匮》方)加减。桂枝一两　川乌(制)三钱　黄芪五钱　白术四钱　麻黄二钱　白芍四钱　豹皮樟六钱　豆豉姜五钱。

服七剂,关节疼痛大减,膝关节自觉转暖,能慢步行走。复诊时,加猴骨五钱　祈蛇二钱　再服十剂,抗"O"降至1/300,血沉仅为10 mm/h。嘱病者服药二周,以巩固疗效,追查一年半无复发。　(广州中医学院《新中医》编辑室编《老中医医案医话选》第99页)

礬石汤:治脚气冲心①。

礬石二两

上一味,以浆水一斗五升,煎三五沸,浸脚良。

【词解】

① 脚气冲心：是指脚气病而见心悸、气喘、呕吐诸症者。

【方解】 脚气冲心是因湿气上冲心肺引起，矾石即明矾，有除湿收敛之功；故脚气上冲，用矾石煎水浸脚，是导湿下行，收敛心气。

【附方】

《古今録驗》續命湯：治中風痱，身體不能自收持，口不能言，冒昧不知痛處，或拘急不得轉側。姚云：与大续命同，兼治妇人产后出血者，及老人小儿。

麻黃　桂枝　當歸　人參　石膏　乾薑　甘草各三兩　芎藭一兩　杏仁四十枚

上九味，以水一斗，煮取四升，溫服一升，當小汗，薄覆脊，憑几坐，汗出則愈；不汗，更服。無所禁，勿當風。并治但伏不得臥，咳逆上氣，面目浮腫。

【方解】

《心典》："痱者，废也，精神不持，筋骨不用，非特邪气之扰，亦真气之衰也。"因此说明外风侵入人体，必先因气血的不足，所以治疗应在补气养血的基础上祛风散邪。方中用人参、甘草补中益气；当归、芎藭养血调营；麻黄、桂枝疏风散邪；石膏、杏仁清热宣肺；干姜和胃温中。如气血渐旺，风邪外出，则风痱自愈。

《千金》三黃湯：治中風手足拘急，百節疼痛，煩熱心亂，惡寒，經日不欲飲食。

麻黃五分　獨活四分　細辛二分　黃芪二分　黃芩三分

上五味，以水六升，煮取二升，分溫三服，一服小汗，二服大汗。心熱加大黃二分，腹滿加枳實一枚，氣逆加人參三分，悸加牡蠣三分，渴加栝蔞根三分，先有寒加附子一枚。

【方解】

卫气不足，风邪外中，营卫不和，故恶寒，手足拘急，百节疼痛；风为阳邪，最易化热，故烦热心烦乱，不欲饮食。治宜固卫祛风，解表清热，用三黄汤。方中用黄芪补气固表，麻黄、羌活、细辛解表疏风，黄芩清热降火。如热邪内结成实，发热便秘，则用大黄泻热通腑。

《近效方》术附湯：治風虛頭重眩，苦極，不知食味，暖肌補中，益精氣。

白术二兩　甘草一兩（炙）　附子一枚半（炮去皮）

上三味，剉，每五錢匕，薑五片，棗一枚。水盞半，煎七成，去滓，溫服。

【方解】

本方治疗阳虚挟风寒的头眩证。病因脾肾阳虚不能温煦头目，湿浊不化，故见风虚头重眩，苦极，不知食味。方用附子温肾阳，白术、甘草补脾胃，生姜、大枣调和营卫。

崔氏八味丸：治脚氣上入，少腹不仁。

乾地黃八兩　山茱萸四兩　薯蕷四兩　澤瀉　茯苓　牡丹皮各三兩　桂枝一兩　附子一兩（炮）

上八味，末之，煉蜜和丸，梧子大。酒下十五丸，日再服。

【方解】

见《虚劳病》篇。

《千金方》越婢加术汤：治肉极，热则身体津脱，腠理开，汗大泄，厉风气，下焦脚弱。

麻黄六两　石膏半斤　生薑三两　甘草二两　白术四两　大枣十五枚

上六味，以水六升，先煮麻黄去沫，内诸药，煮取三升，分温三服。恶风加附子一枚，炮。

【方解】

见《水气病》篇。

结　语

本篇论述了中风和历节两病发病的原因和脉症，并对历节提出了具体的证治，对中风的发病原因，着重指出了以内因亏损为主。从篇中所论的"脉微而数"和"紧则为寒，浮则为虚"等来看，可以推知中风是由脏腑衰弱，气血两虚，经脉痹阻，偶有外因诱发，即能致病。中风的症状是口眼㖞斜，半身不遂。根据病情的轻重，有邪在经络与邪入脏腑的区别。如邪在于络，肌肤不仁；邪在于经，即重不胜；邪入于腑，即不识人；邪入于脏，舌即难言，口吐涎。

历节是以心肝肾气血不足为内因，风寒湿热为导致本病的诱因。本病的症状以关节剧烈疼痛为主，如属风湿引起，见有脚肿如脱，头眩短气，温温欲吐的，用桂枝芍药知母汤；如属于寒湿，关节疼痛而不可屈伸的，用乌头汤治疗。

8　血痹虚劳病脉证并治第六

本篇论述血痹与虚劳两病。由于这两病均属虚证,故合为一篇论述,但重点在于论述虚劳病。

本篇的血痹,以肢体局部麻木为主症,是由气血不足、感受外邪所引起。血痹与痹证有所不同,后者以肢体筋骨疼痛为主症,是风寒湿三气杂感所致,二者应加以区别。

本篇的虚劳,范围相当广泛,凡是由于劳伤所致的慢性衰弱疾患,皆称为虚劳,但与后世所说的肺痨有所区别。虚劳的论述是以五脏气血阴阳虚损为发病的病理机制,并提出了补益脾肾是治疗虚劳的重要措施。

問曰:血痹病從何得之?師曰:夫尊榮人骨弱肌膚盛,重困疲勞汗出,臥不時動搖,加被微風,遂得之。但以脈自微濇,在寸口、關上小緊,宜鍼引陽氣,令脈和緊去則愈。(一)

【校勘】　"重困",《医统》本作"重因"。

【释义】　本条论述血痹的病因和脉象,凡是好逸恶劳、养尊处优的人,肌肉虽然丰盛,实则筋骨脆弱,腠理不固,因而抵抗病邪的能力薄弱;由于不从事劳动,无事多思,因而在卧后难以入眠或睡眠不深,表现出不时辗转动摇的现象。这种有余于外、不足于内的人,如稍微劳动,即体疲汗出,汗出则阳气更虚,虽感受微风,亦足以引起疾病,血痹即感受风邪、血行不畅所致。

脉微为阳微,涩为血滞;紧为外受风寒。由于受邪较浅,所以紧脉只出现于寸口和关上。血痹既然是血行不畅之因,实则由于阳气痹阻,所以用针刺法以引动阳气,阳气行则邪去,邪去则脉和而不紧,如此,则血痹可愈。

由此可知血分凝滞之病,不当独治血分,而应该先引阳气,亦即气行则血行之意。

【选注】《巢源》:血痹者,由体虚邪入于阴经故也。血为阴,邪入于血而痹,故为血痹也。其状形体如被微风所吹,此由忧乐之人,骨弱肌肤盛,因疲劳汗出,卧不时动摇,肤腠开,为风邪所侵也,诊其脉,自微涩在寸口,而关上小紧,血痹也,宜可针引阳气,令脉和紧去则愈。

《心典》:阳气者,卫外而为固也。乃因疲劳汗出,而阳气一伤,卧不时动摇,而阳气再伤,于是风气虽微,得以直入血中而为痹。经云:邪入于阴则痹也。脉微为阳微,涩为血滞,紧则邪之征也。血中之邪,始以阳气伤而得入,终必得阳气通而后出。而痹之为病,血既以风入而痹于外,阳亦以血痹而止于中,故必针以引阳使出,阳出而邪去,邪去而脉紧乃和,血痹乃通,以是知血分受痹,不当独治其血矣。

血痹陰陽俱微,寸口關上微,尺中小緊,外證身體不仁,如風痹狀,黃芪桂枝五物湯主之。(二)

黃芪桂枝五物湯方:

黃芪三兩　芍藥三兩　桂枝三兩　生薑六兩　大棗十二枚

上五味,以水六升,煮取二升,温服七合,日三服。一方有人参。

【释义】　本条论述血痹的证治。阴阳俱微是营卫气血的不足;寸口关上微,尺中小紧,是阳气不足、阴血涩滞的反应。血痹的症状,主要是以局部肌肉麻木为特征,如受邪较重的亦可有痠痛感。所以说"如风痹状",但血痹与风痹的症状有一定的区别,前者以麻木为主,而后者则以疼痛为主。

上条感邪较轻,脉只寸口、关上小紧。本条虚的程度较重,受邪亦较深,所以一则说"阴阳俱微",再则说"尺中小紧"。治以黄芪桂枝五物汤温阳行痹,即《灵枢·邪气脏腑病形》所说"阴阳形气俱不足,勿取以针,而调以甘药"之意。方用黄芪补气,桂枝、芍药通阳除痹,生姜、大枣调和营卫,共成温阳行痹之效。

【选注】《本义》:黄芪桂枝五物汤,在风痹可治,在血痹亦可治也。以黄芪为主固表补中,佐以大枣,以桂枝治卫升阳,佐以生姜,以芍药入荣理血,共成厥美,五物而荣卫兼理,且表里荣卫胃阳亦兼理矣。推之中风于皮肤肌肉者,亦兼理矣,固不必多求他法也。

《心典》:阴阳俱微,该人迎、趺阳、太溪而言。寸口关上微,尺中小紧,即阳不足而阴为痹之象。不仁者,肢体顽痹,痛痒不觉,如风痹状,而实非风也,黄芪桂枝五物汤和营之滞,助卫之行,亦针引阳气之意。以脉阴阳俱微,故不可针而可药,经所谓阴阳形气俱不足者,勿刺以针而调以甘药也。

【医案举例】
高××,男,49岁,工人。患者两手指及右下肢麻木刺痛怕冷,已二年之久,每遇阴冷加重,少事活动反觉舒服,但过劳则麻木更重,曾经西医按末梢神经炎,用维生素等药治疗不效。病人面色不华,肌肤肢体无异常变化,脉弦沉细而涩,舌质淡红,苔白滑,舌下络脉淡紫略粗。按此证系阳气不足,气虚血滞,营卫不和之血痹证,宗《金匮》法拟以益气活血、调和营卫,黄芪桂枝五物汤加味。黄芪 50 克 桂枝 15 克 赤芍 15 克 王不留行 15 克 生姜 15 克 大枣五枚 水煎服。

服十剂,病情好转,不怕冷,又照方加减服二十余剂,刺痛消失,麻木大减,仅在寒冷时尚感不适,嘱其照方加当归 50 克,配丸药服之以善其后。 (摘自《辽宁中医》1:7,1979)

夫男子平人①,脉大为劳,极虚亦为劳。(三)

【词解】
① 平人:这里是指从外形看来,好像无病,其实是内脏气血已经虚损。也即《难经》所说:"脉病形不病"者。

【释义】 本条论述虚劳病总的脉象。脉大是大而无力,为有形于外,不足于内的现象,阴虚阳浮者多见此脉;极虚,是轻按则软,重按极无力,是精气内损的脉象,脉大与极虚,虽形态不同,但都是虚劳病的脉象,所以说"脉大为劳,极虚亦为劳"。

【按语】 本条的主要精神,在于指出虚劳病人脉象,不论大或极虚,都与肾脏亏损有关。因此本篇所举的脉象,凡属于真阴不足,虚阳外浮的,脉多大,或浮大或芤;属于元阳不足,脉气不充的,脉多极虚,或沉迟或紧,本条即以"大","极虚"概括虚劳病总的两类脉象,作为论述虚劳脉象的开端。

【选注】《金鉴》:男子平人,应得四时五脏平脉,今六脉大而极虚,非平人之脉也。然大而无力,劳役伤脾气也;极虚者,内损肾阴精也,此皆做作虚劳之候,故有如是之诊也。

男子面色薄①者,主渴及亡血,卒喘悸②,脉浮者,里虚也。(四)

【词解】
① 面色薄:指面色淡白而无华。
② 卒喘悸:卒,同"猝"。卒喘悸,谓病人稍一动作,即突然气喘、心悸。

【释义】 本条论述阴血不足的虚劳脉症。《素问·五脏生成》谓:"心之合脉也,其荣色也。"血虚不能荣于面,故面色白而无华;血虚不能养心,故心悸;阴血不足,则津液亦不足,故口渴；阴血不足，多因失血所致，故主亡血，肾主纳气，肾虚不能纳气，故气喘。阴血不足则阳气浮越于上，故里虚亦可出现浮脉，但此脉浮为大而无力，不同于表证的脉浮而紧或浮而缓，还须注意久病或亡血之后出现浮脉或与气喘、心悸诸虚证并见的，才能认为是虚象。

【按语】 本条脉浮里虚，与《脏腑经络先后病》篇的"浮者在后，其病在里"之意相似，可以互参。

【选注】 《心典》：渴者，热伤阴气；亡血者，不华于色，故面色薄者，知其渴及亡血也。李氏曰：劳者气血俱耗，气虚则喘，血虚则悸。卒者，猝然见此病也。脉浮为里虚，以劳则真阴失守，孤阳无根，气散于外，而精夺于内也。

男子脉虚沉弦，无寒热，短气里急，小便不利，面色白，时目瞑，兼衄，少腹满，此为劳使之然。（五）

【释义】 本条论述气血两虚的虚劳脉症。虚劳病见到沉取带弦而无力的脉象，又无外感寒热的症状，是气血两虚的征象。面白、时目瞑、兼衄是肝脾血虚所致；短气、里急、小便不利、少腹满，是肾阳不足不能温化水液所引起。凡此脉症，都属于虚劳的范围，所以说："此为劳使之然。"

【选注】 《金鉴》：……脉虚沉弦，阴阳俱不足也；无寒热，是阴阳虽不足而不相乘也；短气面白，时瞑兼衄，乃上焦虚而血不荣也；里急小便不利，少腹满，乃下焦虚而气不行也，凡此脉症，皆因劳而病也，故曰"此为劳使之然"。

劳之为病，其脉浮大，手足烦，春夏剧，秋冬差，阴寒①精自出，酸削②不能行。（六）

【词解】
① 阴寒：阴指前阴。阴寒即前阴寒冷。
② 酸削：指两腿酸痛消瘦。

【释义】 本条论述阴虚的虚劳证与季节的关系。阴虚则阳浮于外，故脉浮大；阴虚生热，四肢为诸阳之本，故手足烦热。证本阴虚阳亢，春夏木火正盛，阳气外浮，则阴愈虚，故病加重；秋冬金水相生，阳气内藏，故病减轻。由于阴虚及阳，精关不固，故阴寒精自出。肾藏精而主骨，精失则肾虚，肾虚则骨弱，故两腿酸痛瘦削，不能行动。此即《难经》所论"骨痿不能起于床"之候。

【选注】 《心典》：脉虚沉弦者，劳而伤阳也，故为短气里急，为小便不利，少腹满，为面色白，而其极则并伤其阴而目瞑兼衄。目瞑，目不明也，脉浮者，劳而伤阴也，故为手足烦，为酸削不能行，为春夏剧而秋冬瘥；而其极则并伤其阳而阴寒精自出，此阴阳互根，自然之道也。

《金鉴》：此言浮大为劳，以详其症也，手足烦，即今之虚劳五心烦热，阴不能藏阳也，阴虚精自出，即今之虚劳遗精。阴虚不能固守也；酸削不能行，即今之虚劳膝酸，消瘦，骨痿不能起于床也。夫春夏阳也，阴虚不能胜其阳，故剧；秋冬阴也，阴虚得位自起，故瘥。

男子脉浮弱而涩，为无子，精气清冷。一作冷。（七）

【释义】 本条从脉象论虚劳无子证，真阳不足，则脉浮而弱；精少清冷，则脉涩。脉见此浮而无力兼不利之象，是精气交亏的反应，所以精清不温，不能授胎。

【选注】 《编注》：此以脉断无子也，男精女血，盛而成胎，然精盛脉亦当盛，若浮弱而涩者，浮乃阴虚，弱为真阳不足，涩为精衰，阴阳精气皆为不足，故为精气清冷，则知不能成胎，谓无子也。盖有生而不育者，亦是精气清冷所致，乏嗣者可不知之而守养精气者乎。

夫失精家①少腹弦急，阴头寒，目眩—作目眶痛，发落，脉极虚芤迟，为清谷亡血，

失精。脉得諸芤動微緊,男子失精,女子夢交②,桂枝加龍骨牡蠣湯主之。(八)

桂枝加龍骨牡蠣湯方:《小品》云:虚弱浮热汗出者,除桂,加白薇、附子各三分,故日二加龙骨汤。

桂枝 芍藥 生薑各三兩 甘草二兩 大棗十二枚 龍骨 牡蠣各三兩

上七味,以水七升,煮取三升,分温三服。

【词解】
① 失精家:指经常梦遗、滑精之人。
② 梦交:夜梦性交。

【释义】 本条论述遗精的证治。遗精的病人,由于经常梦遗失精,精液损耗太甚,阴虚及阳,故少腹弦急,外阴部寒冷;精血衰少,则目眩发落。"极虚芤迟,为清谷、亡血,失精"是插笔,意思是说:极虚芤迟的脉象,既能见于失精的病人,也可以见于亡血或下利清谷的患者。

芤动为阳,微紧为阴,所谓"脉得诸芤动微紧",是说或见芤动,或见微紧,不是四脉同时出现。以上脉症说明本证遗精或梦交为阴阳两虚之候,故用桂枝汤调和阴阳,加龙骨牡蛎潜镇摄纳,如阳能固摄,阴能内守,则精不致外泄。

【按语】 本条主要说明同一疾病可以出现不同脉象。如失精家既可见极虚或芤或迟之脉,亦可见芤动或微紧之脉;反之,不同的疾病,又可见到相同之脉,如亡血和下利清谷的患者,同样可以见到极虚或芤迟之脉。

【选注】《心典》:脉极虚芤迟者,精失而虚及其气也,故少腹弦急,阴头寒,而目眩;脉得诸芤动微紧者,阴阳并乖而伤及其神与精也,故男子失精,女子梦交,沈氏所谓劳伤心气,火浮不敛,则为心肾不交,阳浮于上,精孤于下,火不摄水,不交自泄,故病失精,或精虚心相内浮,扰精而出,则成梦交者是也。

《金鉴》:此条亡血失清之下等句,与上文义不属,当另作一条在后。

失精家,谓肾阳不固精者也;少腹弦急,虚而寒也;阴头寒,阳气衰也;目眩,精气亏也;发落,血本竭也。若诊其脉极虚而芤迟者,当知极虚为劳,芤则亡血,迟则为寒,故有清谷,亡血,失精之证也。

脉得诸芤动微紧者,谓概虚劳之诸脉而为言也,非谓芤动微紧仅主男子失精、女子梦交之候也。通举男女失精之病,而用桂枝龙骨牡蛎汤者,调阴阳和营卫,兼固涩精液也。

【医案举例】

(1) 黄××,青年工人。不知爱身,姿意情欲,又因劳动不节,以致精神不固,心火妄炎,夜不安寐,寐则梦遗,头晕身倦,气短息低。诊脉尺寸皆虚,左关独弦而细数,口苦心烦,有潮热,小便黄等症象……惟患者羸瘦如斯,为救眉计,先用金锁固精丸、安神丸合剂(改为汤服),固精宁神,滋阴清火,以治其标。三剂烦热口苦悉退,而夜梦犹多,遗无虚夕,再进固精丸(改汤),药为:牡蛎 菟丝子 韭子 龙骨 五味 桑螵蛸 白石脂 茯苓等又二剂,不唯未少减,而遗尤甚,因知之无益也……改处清心饮:党参三钱 当归三钱 干地黄五钱 甘草一钱 茯神(辰砂拌)四钱 枣仁四钱 莲肉四钱 远志钱半 黄连八分。水煎服,日二剂,三日无寸效,精遗如故。

因思《金匮》桂枝加龙骨牡蛎有治失精之明文,玩味其方药,此属心阳之虚并水气上逆之患而与上方之唯一补养有间,且桂枝汤原在调和营卫,如易其分两,则可变而为益阳和阴之用,加之龙牡镇心安神,核于本证殊可适应,药用:桂枝钱半 白芍五钱 甘草大枣各三钱 生姜一钱 龙骨 牡蛎各六钱。并加茯神五钱 辰砂末(另冲)一钱,以为镇降宁神之助,首二剂效不显,三、四剂力乃著,梦少能睡,遗可稍间,三数日不等。除仍服原汤外,早晚用莲心、金樱子煎汤送服妙香散五钱,以增强镇心固精力量,半月精不遗。嗣后当固其本,拟归脾汤配吞都气丸,持续一月,神旺体健,大异畴昔。 (摘自《治验回忆录》第63页)

(2) 高××,女,34岁,农民。入夜每与人交,天明始去,已四五年,误为"狐仙",羞愧难言。初则不以为然,久则心悸胆怯,延期失治,病情日重;避卧于邻家,仍纠缠不散。形体消瘦,困倦乏力,少气懒言,头晕眼花,腰膝痠软,带多清稀,舌质淡红、苔薄白,脉细弱。系阴阳两亏,心肾不交,属梦交症。拟用桂枝加龙骨牡蛎汤:桂枝 18 克,白芍、龙骨各 20 克,甘草、生姜各 9 克,生牡蛎 30 克,红枣七枚。五剂后,诸症消除,予归脾丸巩固疗效。随访一年未复发。　　(摘自《浙江中医杂志》1:46,1984)

天雄散方:

天雄三兩(炮)　　白术八兩　　桂枝六兩　　龍骨三兩

上四味,杵爲散,酒服半錢匕,日三服,不知,稍增之。

【校勘】《方药考》:"此为补阳摄阴之方,治男子失精,腰膝冷痛。"

【方解】　本方《千金》治五劳七伤,《外台》治男子失精,方中以天雄、桂枝、白术温补中阳,以龙骨收敛摄精,故《本义》云:"天雄一方,纯以温补中阳为主,以收涩肾精为经。但方中天雄与桂枝均为辛热温散之品,非脾肾阳虚者失精切勿轻易使用。"

男子平人,脈虛弱細微者,喜盜汗也。(九)

【释义】　本条论述虚劳盗汗的脉象。病者阴阳气血皆虚,故脉见虚弱细微,阳虚不固,阴虚不守,则容易发生盗汗。

【按语】　本条盗汗属于阴阳气血皆虚,治方可用桂枝加龙牡汤,或用《小品》的二加龙骨牡蛎汤。如属于阴虚火旺的盗汗,脉见浮数或弦细,症见舌红、心烦者,则可用当归六黄汤治疗。

【选注】《心典》:平人,不病之人也,脉虚弱细微,则阴阳俱不足矣,阳不足者不能固,阴不足者不能守,是其人必善盗汗。

人年五六十,其病脈大者,痹俠背行①,若腸鳴,馬刀俠癭②者,皆爲勞得之。(十)

【词解】

① 痹侠背行:指脊柱两旁有麻木感。

② 马刀侠瘿:结核生于腋下名马刀,生于颈旁名侠瘿,二者常相联系,或称为瘰疬。

【释义】　本条论述脉大有虚寒、虚热的区别。人年五六十,其病脉大按之无力,为精气内衰,经脉失养,所以脊背有麻木感觉;假如腹中肠鸣,则为脾气虚寒,运化失职所致;如患马刀侠瘿,则为阴虚阳浮,虚火上炎,与痰相搏而致病,以上三种病证,虽有虚寒、虚热挟痰的不同,但皆为劳得之,则是一致的。

【选注】《心典》:……人年五六十,精气衰矣,而病脉反大者,是其人当有风气也,痹侠背行,痹之侠脊者,由阳气不足而邪气从之也。若肠鸣、马刀侠瘿者,阳气以劳而外张,火热以劳而上逆。阳外张则寒动于中而为肠鸣,火上逆则与痰相搏而为马刀侠瘿。

《二注》:人生五十始衰,六十天癸竭,则已精少肾衰矣,使复有动作,遂令阳虚而邪得以客之,痹太阳经道,盖太阳行于背者也,经谓阳气者精以养神,柔以养筋,开阖不得,寒气从之,乃生大偻,故病痹侠背行也。又云,中气不足,肠为之苦鸣,至陷脉为瘘,留连肉腠,为马刀侠瘿。瘿者,即瘰疬也,以其形长如蛤,为马刀,或在耳前后,连及颐颔头,或下连缺盆,以及胸胁,皆为之马刀,此手足少阳经主之也。总以动作忿怒忧患,气郁过甚,而为风邪内凑,故其脉则大而举按不实,其因则劳而元气不足,仲景言之,恐后人复疑为有余而误攻其邪耳。

脈沉小遲,名脫氣①,其人疾行則喘喝②,手足逆寒,腹滿,甚則溏泄,食不消化也。(十一)

【词解】

① 脱气:在这里是指病机,即指阳气虚衰而言。

② 喘喝：即气喘有声。

【释义】　本条论述脾肾阳气虚衰的脉症。脉沉小迟是脾肾阳虚的反应，肾气虚，则疾行气喘；阳虚则生寒，寒盛于外，则手足逆冷；脾胃阳虚，则腐熟和动化功能减退，所以腹满便溏，饮食不化。

【按语】　从脏腑而论，本条脉症与脾胃和肾三者有关，但其中以脾胃症状较为明显。疾行气喘，虽为肾不纳气，但也和肺气衰弱有关，可见内脏之间的关系，既可相互资生，亦可以相互影响，尤其是虚劳病后期，脾肾症状往往是先后出现。本篇对虚劳治法重视补益脾肾，是有实践意义的，本证的治法，前人多主张用理中汤加附子，以温脾肾之阳，可资取法。

【选注】　《金鉴》：脉沉细迟，则阳大虚，故名脱气。脱气者，谓胸中大气虚少，不充气息所用，故疾行喘喝也，阳虚则寒，寒盛于外四末不温，故手足逆冷也。寒盛于中，故腹满溏泄，食不消化也。

脈弦而大，弦則爲減，大則爲芤，減則爲寒，芤則爲虛，虛寒相搏，此名爲革。婦人則半產漏下①，男子則亡血失精。（十二）

【词解】

① 漏下：非月经期间下血，淋漓不断。

【释义】　本条论述精血亏损的虚劳脉象。革脉包括弦大两象，但弦脉是按之不移，而革脉的弦，重按则减，所以说弦则为减；大脉是洪大有力，但革脉之大，是大而中空，类似芤象，所以说大则为芤。重按减弱的脉象主寒；大而中空的脉象主虚，这两种脉相合则为革脉。所以说虚寒相搏，此名为革。革脉为外强中空，如按鼓皮，主精血亏损，故妇人见革脉是漏下或半产；男子见革脉为亡血或失精之患。

【按语】　革脉和芤脉皆是弦大无力的脉象，但革较芤又略硬，两者多出现于大失血之后，是阴气大伤、虚阳外浮的反映，在治法上都应潜阳摄阴或益气生血，故条文中提出"虚寒"两字以引起注意。

【选注】　《发微》：脉弦为阳气衰，脉大而芤为阴气夺，阳衰则中寒，阴夺则里虚，两脉并见，其名曰革，浮阳不降，则阳不摄阴，阴不抱阳，则精血寒陷，此条见妇人杂病篇，治妇人半产漏下则有旋覆花汤，而男子亡血失精独无方治。补阳摄阴之法，要以天雄散为最胜，天雄以温下寒，龙骨以镇浮阳，白术、桂枝以扶中气，而坎离交济矣。

虛勞裏急①，悸，衄，腹中痛，夢失精，四肢痠疼，手足煩熱，咽乾口燥，小建中湯主之。（十三）

小建中湯方：

桂枝三兩（去皮）　甘草三兩（炙）　大棗十二枚　芍藥六兩　生薑三兩　膠飴一升

上六味，以水七升，煮取三升，去滓，內膠飴，更上微火消解，溫服一升，日三服。嘔家不可用建中湯，以甜故也。

《千金》疗男女因积冷气滞，或大病后不复常，苦四肢沉重，骨肉痠疼，吸收少气，行动喘乏，胸满气急，腰背强痛，心中虚悸，咽干唇燥，面体少色，或饮食无味，胁肋腹胀，头重不举，多卧少起，甚者积年，轻者百日，渐致瘦弱五脏气竭，则难可复常，六脉俱不足，虚寒乏气，少腹拘急，羸瘠百病，名曰黄芪建中汤，又有人参二两。

【词解】

① 里急：指腹部有挛急感，按之不硬。

【释义】 本条论述阴阳两虚的虚劳证治。人体阴阳是相互维系的,所以虚劳病的发展,往往阴虚及阳,或阳虚及阴,从而导致阴阳两虚之证。由于人体阴阳的偏盛偏衰,可以产生偏热偏寒的证候,所以当阴阳两虚时,就会出现寒热错杂之证。如阴虚生热,则衄血,手足烦热,咽干口燥;阳虚生寒,则里急,腹中痛;心营不足则心悸;肾虚阴不能内守,则梦遗失精;气血虚衰不能营养四肢,则四肢痠疼,这些都是阴阳失调的虚象。因此治疗方法,就不能简单地以热治寒,以寒治热,《心典》谓:"欲求阴阳之和者,必于中气,求中气之立者,必以建中也。"故小建中汤用甘草、大枣、胶饴之甘以建中而缓急;姜桂之辛以通阳调卫气;芍药之酸以收敛和营气。目的在于建立中气,使中气得以四运,从阴引阳,从阳引阴,俾阴阳得以协调,则此寒热错杂之证也随之消失。

【按语】 小建中汤证虽然是寒热错杂、阴阳两虚之证,但其症状表现却偏于阳虚,所以临床中对于脾胃虚,脘腹里急疼痛者,多用此方治疗。如阴虚偏热,衄血,烦热,口干,咽燥,舌绛苔少,脉象细数者,用之当慎重。

【选注】 《直解》:里急腹中痛,四肢痠疼,手足烦热,脾虚也;悸,心虚也;衄,肝虚也;失精,肾虚也;咽干口燥,肺虚也。此五脏皆虚,而土为万物之母,故先建其脾土……使荣卫流行,则五脏不失权衡而中气斯建矣。

《论注》:本章所论证,概属阳虚,阳虚者气虚也,气虚之人,大概当助脾,故以小建中汤主之,谓虚劳者,元阳之气,不能内统精血,则营枯而虚,里气乃急,为悸,为衄,为腹中痛,梦失精;元阳之气不能外充四肢口咽,则阳虚而燥,为四肢痠疼,为手足烦,为咽干口燥,假令胸中之大气一转,则燥热之病气自行,故以桂芍甘姜枣,大和其营卫,而加饴糖一味,以建立中气,此后世补中益气汤之祖也。虽无升柴,而升清降浊之理,具于此方矣。

【医案举例】
王××,腹痛喜按,痛时自觉有寒气自上下迫,脉虚弦,微恶寒,此为肝乘脾,小建中汤主之。川桂枝三钱 大白芍六钱 生甘草二钱 生姜五片 大枣十二枚 饴糖一两。

佐景按……吾师以本汤治此寒气下迫之证,而兼腹痛者,其效如神。 (摘自《经方实验录》第一集,中卷,第73页)

虚劳裏急,諸不足,黄芪建中湯主之。于小建中汤内加黄芪一两半,余依上法。气短胸满者加生姜;腹满者去枣,加茯苓一两半;及疗肺虚损不足,补气加半夏三两。(十四)

【释义】 本条承上条继续论述阴阳两虚的证治。里急是腹中拘急,诸不足是气血阴阳俱不足,故用小建中汤加黄芪补中以缓急迫。本条证候与上条略有区别。从加用黄芪来推测,本证应有自汗或盗汗,身重或不仁等症。

【按语】 黄芪建中汤临床常用于胃脘痛,病机属于脾胃虚寒者,其症状多面黄体瘦,饮食减少,脘痛绵绵,得食则轻,喜温喜按,舌质淡,舌苔薄白,用黄芪建中汤温中补虚,疗效较好。

【选注】 《心典》:里急者,里虚脉急,腹中当引痛也;诸不足者,阴阳诸脉并俱不足,而眩、悸、喘喝、失精、亡血等证,相因而致也,急者缓之必以甘,不足者补之必以温,而充虚塞空,则黄芪尤有专长也。

【医案举例】
张路玉治颜氏女,虚羸寒热,脘痛里急,自汗喘嗽者,三月余,屡更医不愈,忽然吐血数口,脉之气口虚涩不调,左皆弦微,而尺微尤甚,令与黄芪建中加当归、细辛。或曰虚涩失血,曷不用滋阴降火,反行辛燥乎,曰不然,虚劳之成,未必皆本虚也。大抵皆由误药所致。今病欲成劳,乘其根蒂未固,急以辛温之药,提出阳分,庶几挽回前失,若仍用阴药,则阴愈亢,而血愈逆于上矣。从古治劳莫若金匮诸法,如虚劳里急,诸不足,用黄芪建中汤,即腹痛悸衄亦不出此。加当归以和营血,细辛以和肺气,毋虑辛燥伤血也。遂与数帖血止。次以桂枝人参汤,数服腹痛、寒热顿除。后用六味丸,以枣仁易萸肉,或时间进保元异功当归补血之类,随症调理而安。　（摘自《续名医类案》第252页）

虚劳腰痛,少腹拘急,小便不利者,八味肾气丸主之。方见脚气中。（十五）

肾气丸方：

乾地黄八兩　山藥　山茱萸各四兩　澤瀉　牡丹皮　茯苓各三兩　桂枝　附子（炮）各一兩

上八味末之,煉蜜和丸梧子大,酒下十五丸,加至二十五丸,日再服。

【校勘】　"方见脚气中",《医统》本为"方见妇人杂病中",今移载于此。

【释义】　本条论述肾阳不足的虚劳证治。腰为肾之外府,肾阳虚则腰痛;肾气不足,则膀胱气化不利,故少腹拘急,小便不利。故用八味肾气丸助阳之弱以化水,滋阴之虚以生气,使肾气振奋,则诸症自愈。

【按语】　肾气丸治虚劳腰痛,肢冷,少腹拘急,小便不利,或小便频数,遗尿,浮肿,消渴,痰饮咳喘等病属于肾气不足者,皆可随症选用。

【选注】　《直解》：腰者肾之外候,肾虚则腰痛,肾与膀胱为表里,不得三焦之阳气以决渎,则小便不利,而少腹拘急,州都之官亦失其气化之职,水中真阳已亏,肾间动气已损,是方益肾间之气,气强则便溺行而小腹拘急亦愈矣。

《心典》：下焦之分,少阴主之,少阴虽为阴脏,而中有元阳,所以通经脏,行阴阳,司开合者也。虚劳之人,损伤少阴肾气,是以腰痛,小腹拘急,小便不利。程氏所谓肾间动气已损者是矣。八味肾气丸补阴之虚,可以生气,助阳之弱,可以化水,乃补下治下之良剂也。

【医案举例】

林某,男,61岁。患者全身浮肿二十余天,近十多天来伴有咳嗽气促,不能平卧,偶有微热（小便不利）,且全身痠痛,腰痛尤甚,皮肤苍白,舌淡,脉微,试以指按其足跗凹陷,久久不能平复。此证显系肾虚阳微,水无所制而逆于上,故咳嗽喘急;水不下行,故小便不利。治宜振肾阳,培脾土,隄水源,畅水道,以加味金匮肾气丸主之。熟地黄三钱　怀山药三钱　丹皮二钱　泽泻二钱　茯苓一钱五分　黄芪二钱　党参三钱　牛膝一钱　车前子一钱　附子一钱　安南桂二钱　连服十五剂,肿消,诸症均减,继以归脾汤等以善其后。
（摘自《福建中医医案医话选编》第一辑,第158页）

虚勞諸不足,風氣①百疾,薯蕷丸主之。（十六）

薯蕷丸方：

薯蕷三十分　當歸　桂枝　麴　乾地黄　豆黃卷各十分　甘草二十八分　人參七分　芎藭　芍藥　白术　麥門冬　杏仁各六分　柴胡　桔梗　茯苓各五分　阿膠七分　乾薑三分　白斂二分　防風六分　大棗百枚爲膏

上二十一味,末之,煉蜜和丸,如彈子大,空腹酒服一丸,一百丸爲劑。

【词解】

① 风气：是泛指病邪,因风为百病之长,风邪侵入人体,能引起多种疾病。

【释义】　本条是论虚劳诸不足的治法。虚劳诸不足,是指人体气血阴阳诸不足。由于人体诸虚不足,抗病力薄弱,容易受外邪侵袭成病。对于因虚而受外邪的治疗方法,应着重扶正方面,不能单纯祛风,反而损伤正气,所以本证以薯蓣丸健脾为主。因为脾胃为后天之本,是气血营卫生化之源,气血阴阳诸不足,非脾胃健运,饮食增加,则无由资生恢复,方中用薯蓣专理脾胃,人参、白术、茯苓、干姜、豆黄卷、大枣、甘草、麯益气调中,当归、芎劳、芍药、地黄、麦冬、阿胶养血滋阴,柴胡、桂枝、防风祛风散邪,杏仁、桔梗、白敛理气开郁。诸药合用,共奏扶正祛邪之功。

【按语】 此条言风气百疾,是因虚劳而受风者,主要应以调补为主。若一味祛风,重伤阳气,反使风邪不得外解,这是必须注意的。

【选注】《本义》:盖人之元气在肺,元阳在肾,既剥削则难于遽复矣,全赖后天之谷气资益其身,是营卫非脾胃不能宣通,而气血非饮食无由平复也,仲景故为虚劳诸不足而带风气百疾立此薯蓣丸之法。方中以薯蓣为主,专理脾胃上损下损,至此可以撑持,以人参、白术、茯苓、干姜、豆黄卷、大枣、神曲、甘草助之,除湿益气,而中土之令得行矣。以当归、芎劳、芍药、地黄、麦冬、阿胶养血滋阴,以柴胡、桂枝、防风升邪散热,以杏仁、桔梗、白敛下气开郁,惟恐虚而有热之人,滋补之药,上拒不受,故为散其邪热,开其逆郁,而气血平顺,补益得纳,亦至当不易之妙术也,勿以其迂缓而舍之,王道无近,功欲速则不达,圣人言之详矣。

【医案举例】

何××,男,40岁。患虚劳有年,咳嗽痰少,食欲不振,体重减轻,精神疲倦,手足烦热,舌淡无苔,脉象细弱,经X线照片,诊断为浸润型肺结核,曾口服雷米封、肌注链霉素,病情得以稳定,脉症如上。此肺脾劳伤,气血虚损,拟健脾理肺,益气补血,用薯蓣丸:西党参15克 白术10克 茯苓10克 干地黄15克 当归10克 白芍10克 麦冬10克 柴胡10克 杏仁10克 桔梗6克 黄豆卷12克 炙草6克 大枣5枚 去麦麯、桂枝、干姜、川芎、防风、白敛,加鳖甲15克 百部12克 川贝6克 百合10克 知母6克 桑皮10克 文火浓煎去滓,再下怀山药末30克,胎盘粉30克,阿胶10克,冰糖30克,白蜜30克,和匀熬膏,每服二汤匙,日三服,调理年余,X线复查肺部病灶钙化,身体亦渐康复。 (摘自《金匮要略浅述》第106页)

虚劳虚烦不得眠,酸枣仁汤主之。(十七)

酸枣仁汤方:

酸枣仁二升 甘草一两 知母二两 茯苓二两 芎藭二两深师有生姜二两。

上五味,以水八升,煮酸枣仁,得六升,内诸药,煮取三升,分温三服。

【释义】 本条论述虚劳的心烦失眠证治。本证由肝阴不足、心血亏虚所导致,肝阴不足则生内热,心血不足则心神不安,所以虚烦失眠,治以酸枣仁汤,方中用酸枣仁以养肝阴;茯苓、甘草以宁心安神;知母以清虚热;川芎以理血疏肝;共奏养阴清热、安神宁心之效。

【选注】《心典》:人寤则魂寓于目,寐则魂藏于肝,虚劳之人,肝气不荣,则魂不得藏,魂不藏,故不得眠,酸枣仁补肝敛气,宜以为君,而魂既不归容,必有浊痰燥火乘间而袭其舍者,烦之所由作也,故以知母、甘草消热滋燥,茯苓、芎劳行气除痰,皆所以求肝之治而宅其魂也。

【医案举例】

何勇,男,22岁。劳心过度,营气不足,血虚无以养心,心虚则神不守舍,终夜不寐,头晕、耳鸣、精神恍惚,四肢无力,怔忡健忘,心中虚烦,形体消瘦,脉象弦而无力,此症因劳心过度,且血虚无以养心,致心肾不交,终夜不寐,脉象弦而无力。为劳倦血虚之象,宜益肾而养心,和血而安神,予加味酸枣仁汤。酸枣仁四钱 茯苓五钱 茯神五钱 川芎一钱 五味子一钱 当归二钱 熟地三钱 知母三钱 柏子仁三钱 远志二钱 甘草一钱

服药后,当夜已能安睡,后仍依前方加减,续服两剂,睡眠颇安,各种症状亦减轻,继以原方加减调治遂愈。 (摘自《福建中医医案医话选编》第一辑,第71页)

五劳虚极羸瘦,腹满不能饮食,食伤、忧伤、饮伤、房室伤、饥伤、劳伤、经络营卫气伤,内有乾血,肌肤甲错,两目黯黑。缓中补虚,大黄䗪虫丸主之。(十八)

大黄䗪虫丸方:

大黃十分（蒸）　黃芩二兩　甘草三兩　桃仁一升　杏仁一升　芍藥四兩　乾地黃十兩　乾漆一兩　蝱蟲一升　水蛭百枚　蠐螬一升　䗪蟲半升

上十二味，末之，煉蜜和丸小豆大，酒飲服五丸，日三服。

【释义】　本条论述虚劳有乾血的证治。羸瘦，是五劳伤害到了极点的结果，腹满不能饮食，是脾胃运化失常的表现。由于虚劳日久不愈，经络气血的运行受到影响，从而产生瘀血，停留于体内，此即所谓"干血"，瘀血内停，妨碍新血的生成，肌肤失其营养，故粗糙如鳞甲状，两目黯黑。治宜缓中补虚的大黄䗪虫丸。方中用大黄、䗪虫、桃仁、虻虫、水蛭、蛴螬、干漆活血化瘀；芍药、地黄养血补虚；杏仁理气；黄芩清热；甘草，白蜜益气和中，为久病血瘀的缓方。因取其攻补兼施，峻剂丸服，意在缓攻，达到扶正不留瘀，祛瘀不伤正的作用，故曰"缓中补虚"。

【按语】　大黄䗪虫丸是补虚活血化瘀的方剂，在临床中多用于久病正虚血瘀结成癥积或妇人经闭之证。

【选注】　《直解》：此条单指内有干血而言。夫人或因七情，或因饮食，或因房劳，皆令正气内伤，血脉凝积，致有干血积于中，而虚羸见于外也。血积则不能以濡肌肤，故肌肤甲错，不能以营于目，则两目黯黑，与大黄䗪虫丸以下干血，干血去，则邪除正旺，是以谓之缓中补虚，非大黄䗪虫丸能缓中补虚也。

《心典》：虚劳证有挟外邪者，如上所谓风气百疾是也。有挟瘀郁者，则此所谓五劳诸伤内有干血者是也。夫风气不去，则足以贼正气而生长不荣；干血不去，则足以留新血而渗灌不周，故去之不可不早也。此方润以濡其干，虫以动其瘀，通以去其闭，而仍以地黄、芍药、甘草和养其虚，攻血而不专主于血，一如薯蓣丸之去风而不着意于风也。喻氏曰：此世俗所称干血劳之良治也。血瘀于内，手足脉相失者宜之。兼入琼玉膏补润之剂尤妙。

【医案举例】　蔡某，41岁。左侧腹下结块，时浮时沉，痛甚，肌瘦，饮食不振，询问知停止生育十余年，早已停经，此因气凝血滞，壅瘀经络而成块，积聚之有形者为癥，其积于腹中，牢固不动，按之应手，当以祛瘀生新，通经活络为治，拟大黄䗪虫丸与牡丹散合用，牡丹皮二钱　元胡二钱　归尾二钱　甜桂二分　酒赤芍三钱　牛膝二钱　三棱三钱　莪术三钱　加大黄䗪虫丸三钱　上药连服五剂，瘀消痛失，后以大补气血之剂，调理收功。（摘自《福建中医医案医话选编》第二辑，第201页）

【附方】

《千金翼》炙甘草汤—云复脉汤：治虚劳不足，汗出而悶，脈結悸，行動如常，不出百日，危急者十一日死。

甘草四兩（炙）　桂枝　生薑各三兩　麥門冬半升　麻仁半升　人參　阿膠各二兩　大棗三十枚　生地黃一斤

上九味，以酒七斤，水八升，先煮八味，取三升，去滓，内膠消盡，溫服一升，日三服。

【方解】　本方即《伤寒论》中的炙甘草汤。治伤寒"心动悸，脉结代"。《千金》治虚劳诸不足，汗出胸闷，脉结代，心悸等，其病机均为阴阳气血不足。方中以甘草、人参、大枣补中益气，用麦冬、麻仁养阴润燥，地黄、阿胶养血复脉，用桂枝、生姜温阳通脉。所以本方不论伤寒、杂病，凡是出现脉象结代、心悸怔忡等症，皆可用本方治疗。

《肘后》獺肝散：治冷勞，又主鬼疰一門相染[①]。

獺肝一具

炙乾末之,水服方寸匕,日三服。

【词解】

① 鬼疰一门相染:《辑义》:"尸疰鬼疰者……大略令人寒热沈沈嘿嘿,不得知其所苦,而无处不恶,累年积月,渐沈顿滞,以致于死,后复注易旁人,乃至灭门,觉如此候者,宜急疗之。"

【方解】《论注》:"劳无不热,而独言冷者,阴寒之气与邪为类……獭者阴兽也,其肝独应月而增减,是得太阴之正,肝与肝为类,故以此治冷劳,邪遇正而化也,獭肉皆寒,惟肝性独温,故尤宜治冷劳,又主鬼疰一门相染,总属阴耶,须以正阳化之耳。"《医通》:"獭肝专杀瘵虫。"按:獭肝甘温,杀虫而治虚劳,此后世甘温治劳法之祖。

结　语

本篇论述了血痹虚劳的病因、病机、脉症治疗。血痹的发病原因,主要是气血不足,感受风邪,血行不畅,阳气痹阻所引起。在症状上是以肢体局部麻痹,或轻微的疼痛为主。在治疗上,较轻的可用针刺疗法;稍重的可用黄芪桂枝五物汤治疗,目的都在于通阳行痹。

本篇论虚劳是以五脏气血虚损的发病机制为立论根据,其证型可概括为:气虚、血虚、阴虚、阳虚、阴阳两虚以及虚中挟实等类型,由于阴阳两虚的证候,不仅病情复杂,辨证困难,即使是在治疗上,亦不易达到预期的效果。故本篇在这一方面,不厌其烦地加以阐述。

虚劳病在治疗上的特点,从篇中整个内容来看,对五脏虚劳重视脾胃肾,治法上重视甘温扶阳。这是因为肾为先天之本,是真阳真阴所寄之处;脾胃为后天之本,是气血营卫生化之源,故补益脾肾,是虚劳的治本之法。事实证明,当虚劳病发展到一定的阶段,往往以脾肾证候表现较为明显,所以本篇作为重点论述。

虚劳病所用的方剂,除附方外,共有八首。虚劳诸不足,用薯蓣丸扶正祛邪;虚烦不眠,用酸枣仁汤养阴除烦;虚劳干血,用大黄䗪虫丸祛瘀生新;阴阳两虚用小建中汤甘温建中,甚者用黄芪建中汤温中补虚;虚劳失精,用桂枝加龙骨牡蛎汤甘温摄精甚者用天雄散补阳摄精;虚劳腰痛用八味肾气丸温补肾阳,在这八方中有五方以甘温调补脾气。由此说明仲景在治疗虚劳病时,补脾重于补肾,这些都是后世治疗虚劳的常用有效方剂。

9　肺痿肺痈咳嗽上气病脉证治第七

　　本篇论述肺痿、肺痈和咳嗽上气病，三者在病因病机上虽有所不同，但其病变部位均属于肺，病理变化也存在着相互关系和相互转化的关系，故合为一篇讨论。

　　肺痿为肺气痿弱不振，有虚热与虚寒两种病情，前者是热在上焦，津液枯燥所致；后者是肺中虚冷，不能制下所致。但两者均为慢性衰弱疾患，且多续发于其他疾病或误治之后，主要症状为多唾涎沫等。

　　肺痈是肺生痈脓的病变，由于感受风邪热毒所引起，多表现为风热证候，病情变化约可分为三个阶段，即表证期、酿脓期和溃脓期，以咳嗽、胸痛、吐脓痰腥臭等为主症，一般来说，肺痿属于虚证，肺痈属于实证，但肺痈到了后期，亦可转变为虚证。

　　咳嗽上气，即是咳嗽气逆，有虚实之分，本篇所论多为外邪内饮、邪实气闭的肺胀证，证候表现多为咳嗽气喘，不能平卧，或喉中有痰鸣声等。

　　问曰：热在上焦者，因咳爲肺痿。肺痿之病，從何得之？師曰：或從汗出，或從嘔吐，或從消渴，小便利數，或從便難，又被快藥①下利，重亡津液，故得之。

　　曰：寸口脈數，其人咳，口中反有濁唾涎沫②者何？師曰：爲肺痿之病。若口中辟辟③燥，咳即胸中隱隱痛，脈反滑數，此爲肺癰，咳唾膿血。

　　脈數虛者爲肺痿，數實者爲肺癰。（一）

【校勘】《脉经》"又"作"数"；"快"作"駃"；"曰"上有"问"字；"咳唾脓血"下，另为一条，《千金》同。

【词解】
① 快药：指大黄一类攻下药。
② 浊唾涎沫：浊唾指稠痰，涎沫指稀痰。
③ 辟辟：形容干燥。

【释义】　本条论述肺痿的病因和肺痿、肺痈的脉症，以及鉴别诊断。全文应分作三段读：从开始至"故得之"为第一段，叙述肺痿的病因；从"寸口脉数"至"咳唾脓血"为第二段，指出肺痿、肺痈的脉症；最后一段从脉象上说明肺痿、肺痈的鉴别诊断。

　　肺痿之病，虽有虚热与虚寒两种，但以属于虚热者为多见。由于热在上焦，肺受熏灼，气逆而咳，咳久，则肺气痿弱不振，因而形成肺痿。导致有热的原因很多，或因发汗过多，或因呕吐频作，或因消渴，小便利数，或因便难，又被攻利太过等等。这些情况，均可导致"重亡津液"，津液伤则阴虚，阴虚则生内热，内热熏灼肺部，从而形成本病。

　　"寸口脉数"，是热在上焦的脉象。上焦有热，肺被熏灼，肺气上逆，因而作咳。阴虚有热，肺叶枯萎，理应干咳无痰，而反咳吐浊唾涎沫，这是因为肺气痿弱，通调失职，不能敷布脾气上散之津液，又为热邪熏灼，以致成为稠痰白沫，随肺气上逆而吐出的症状。此为虚热肺痿的特征。如果口中感觉辟辟干燥，咳嗽则胸中隐隐作痛，脉象又见滑数的，这是热邪在肺，结聚成痈之候。由于热聚成痈，肺中邪实，故咳则胸中隐痛，痛溃脓出，故咳吐脓血。肺痈既为实热之证，故脉见滑数。

肺痿、肺痈的病变虽均在肺，属热，但肺痿是阴虚有热，枯萎不荣，肺痈是热聚肺溃，壅塞不通。病情一虚一实，迥然不同。在脉象的反应上，前者是脉数而虚，后者是脉数而实。

【按语】 "咳唾脓血"一症，自来有两种看法：一种认为肺痈所独有，故以咳唾脓血属上读；一种认为脓血不仅见于肺痈，亦可见于肺痿。如《外台》："肺气咳，经久有成肺痈者，其状与前肺痿不多异，但唾悉成脓出。"《脉经》、《千金》则自"咳唾脓血"以下别为一条，说明肺痿、肺痈之异，不在脓血。其实肺痈之吐脓，出现较早，腥臭异常；肺痿之脓，多在患病经久之后，其脓不臭。如再结合脉之虚实，身体的羸瘦程度等，不难鉴别。

【选注】 《心典》：……其人咳，咽燥不渴，多唾浊沫，则肺痿肺痈二证多同，惟胸中痛、脉滑数、唾脓血，则肺痈所独也。比而论之，痿者萎也，如草木之萎而不荣，为津灼而肺焦也；痈者壅也，如土之壅而不通，为热聚而肺溃也。故其脉有虚实不同，而其数则一也。

《今释》：咳唾脓血以下，《脉经》、《千金》别为一条，此就咳唾脓血一证，辨肺痿肺痈也。旧注以咳唾脓血属上读，谓脓血肺痈所独有，非是。盖肺痿肺痈外证之异，肺痈则属实，其咳剧，其脓臭，其人不甚羸瘦；肺痿则属虚，其咳不剧，或竟不咳，其脓不臭，其人羸瘦殊甚，如此而已。

問曰：病咳逆，脈之①何以知此爲肺癰？當有膿血，吐之則死，其脈何類？師曰：寸口脈微②而數，微則爲風，數則爲熱；微則汗出，數則惡寒。風中於衛，呼氣不入；熱過③於營，吸而不出。風傷皮毛，熱傷血脈。風舍④於肺，其人則咳，口乾喘滿，咽燥不渴，多唾濁沫⑤，時時振寒。熱之所過，血爲之凝滯，蓄結癰膿，吐如米粥。始萌⑥可救，膿成則死。（二）

【校勘】 "多唾浊沫"之"多"字，赵本作"时"，今从徐镕本改。《脉经》、《千金》"血为"下无"之"字。"脓成则死"，《千金》作"脓已成则难治"。

【词解】
① 脉之：脉字动词，"脉之"即诊脉。
② 微：作"浮"字理解。《金鉴》：脉微之三"微"字，当是三"浮"字。
③ 过：作"至"字或"入"字解，下"过"字同。
④ 舍：作"留"字解。
⑤ 浊沫：即前条的浊唾涎沫。
⑥ 始萌：病的开始阶段。

【释义】 本条论述肺痈的病因、病机、脉症和预后。肺痈的成因，是由于感受风热病邪所引起，因此，它的脉象是寸口脉浮而数。"浮则为风，数则为热"，是从脉象上说明病机。从病邪性质来说，风热不同于风寒，当感受风热以后，肌表卫气受伤，腠理疏松，虽见恶寒发热的症状，但一般是有汗的。因有汗而腠理开泄，故里虽有热而外反恶寒，所以又说：浮则汗出，数则恶寒。

从条文的精神看，肺痈的病变过程，大致可分为三个阶段，即表证期、酿脓期和溃脓期。

表证期：即条文中所说的"风伤皮毛"阶段。在证候方面，多为恶寒发热，有汗，咽喉干燥发痒，咳嗽，脉浮数等。由于风热侵犯卫分，所以首先出现表证。

酿脓期：即条文中所说的"风舍于肺"阶段。在证候方面，主要表现为咳嗽口干，喘满，咽燥不渴，胸痛，咳吐臭痰，时时振寒，脉象滑数或数实。由于风热内壅，肺气不利，气不布津，痰涎内结，瘀热成痈。

溃脓期：即条文中所谓"脓成"期，主要表现为咳吐脓血，腥臭异常，形如米粥。此时胸痛和时时振寒的证候仍然存在，脉象一般为滑数。这些变化，都是由于邪热壅肺，结而不散，血脉凝滞腐溃所致。

条文中"脓成则死"之说,不可拘泥。《兰台轨范》:"肺痈之疾,脓成亦有愈者。"可知肺痈成脓,预后亦不尽差。如将上一句"始萌可救"联系起来看,其意是说肺痈病应争取早期治疗,等到脓成再治,就比较困难了。

至于"呼气不入"、"吸而不出"两句,大意是谓风中于卫,病邪尚易驱出;及至热入于营,病邪已经深入,就难以排出。

【按语】 "振寒脉数",多为痈疡酿脓现象,肺痈见此,不但说明肺脏已在酿脓,也是病势发展的主要标志,等到肺部积脓排出后,这一现象即可逐渐消失,如病势较重的,虽经吐脓之后,"振寒脉数"证候,仍可存在,有时经过治疗,其他证候虽然减轻,而"振寒脉数"依然存在者,说明病愈并未彻底,必须进一步加以治疗,否则有复发的可能。

又,肺痈初起,一般多有恶寒发热的表证,但在病机上与伤寒太阳表证有所不同,因为这种表证是由肺热所致,即前人所谓"肺家气分之表",只有当病灶消失后,这种寒热才能退尽。如果肺痈初期服解表药而热不退者,就应迅即转予清肺泻肺,以免延误病机。

【选注】 《医门法律》:肺痈之脉,既云滑数,此复云微数者,非脉之有不同也。滑数者,已成之脉,微数者,初起之因也,初起以左右三部脉微,知其卫中于风而自汗;左右三部脉数,知为营吸其热而畏寒。然风初入卫,尚随呼气而出,不能深入,所伤者不过在于皮毛。皮毛者肺之合也,风由所合,以渐舍肺俞,而咳唾振寒,兹时从外入者,从外出之易易也。若夫热过于营,即随吸气深入不出,而伤其血脉矣。卫中之风,得营中之热,留恋固结于肺叶之间,乃致血为凝滞,以渐积为痈脓,是则有形之败浊必从泻肺之法而下驱之,若得其毒随驱下移入胃入腹入肠,再一驱即尽去不留矣,安在始萌不救,听其脓成而致肺叶腐败耶。

《易解》:此节"脉微而数"的"微"字,各家所见……仍是死于"浮为风脉"的脉诀句下,不知此节已是后期现象,不是初期的脉数实的阶段了,此时已是肺痈已成之候。所谓"脉微而数""微则为风""微则汗出",一连串都是回溯卫气因先受风邪摧残而虚弱后的经过,此脉之所以微,已不单重在风的内容,而重在风邪伤卫的结果,风既重伤卫气,其脉安得不微?仲景还恐后人不明白这个道理,又再申明说:"风中于卫""风伤皮毛",接二连三曰微,曰风,无不环绕卫气,说明微脉,本属卫虚,卫虚由于风伤,此微脉之来源与结果……何等明白!

上氣①面浮腫,肩息②,其脈浮大,不治,又加利尤甚。(三)

上氣喘而躁者,屬肺脹,欲作風水,發汗則愈。(四)

【校勘】 《巢源》"浮",作"胕";"肩",作"髆"。"喘而躁者",《脉经》、《千金》作"燥而喘者"。《巢源》作"上气脉躁而喘者属肺,肺胀欲作风水,发汗愈。"

【词解】
① 上气:气逆不降之意。《周礼》郑玄注:"逆喘也。"
② 肩息:谓气喘抬肩呼吸,是呼吸极端困难的表现。亦称"息高",或"息贲"。

【释义】 以上两条论述上气证有虚实两种病情。上气面浮肿,有虚有实;至于肩息,亦有虚有实。前条是言虚喘,辨证关键在于"其脉浮大,不治"一句,如喘而兼见脉来浮大无根,是肾气衰竭,不能摄纳,阳气外越,病情危急;若再见下利,则为阳脱于上,阴竭于下,阴阳离决,故尤为险恶。这种证候,大都见于重病,是一种临危现象,但抢救及时,亦不一定是"不治"之证。

后条是言实喘。形成肺胀的原因,大都由于风寒外束,水饮内停,肺失宣肃,邪气内闭所引起。肺气胀满,气机不利,故烦躁气喘。肺为水之上源,主通调水道,下输膀胱;今肺气壅闭,不能通调水道,下输膀胱,风遏水阻,以致水气溢于肌表,可以转为风水浮肿的证候。此时治疗应该用发汗的方法,使水饮与外邪从汗而解;如此则肺气得以通调,逆者得以下降,故曰"发汗则愈"。

【按语】 证之临床,实喘多起于暂,邪实脉实,气粗声高,惟以呼出为快;虚喘多起于渐,倦怠脉虚,喘而气怯,声低息短,但得长引一息为快。

"肺胀"两字,是病机的概括,也意味着是实证。文中所说"欲作风水",是已具有初步的面浮现象。后条未曾言脉,再从上气诸条来看,应该是脉浮或浮大,与前条的所谓不治证,确有相似之处;不过后条的脉浮是浮而有力,前条的脉浮是浮大而空,故前条是"不治"之证,后条是"发汗则愈"。一虚一实,截然不同,并列于此,通过比较分析,引起注意,以免发生虚虚实实之祸。

【选注】《心典》:上气面浮肿,肩息,气但升而不降矣,脉复浮大,则阳有上越之机,脉偏盛者,偏绝也。又加下利,是阴复从下脱矣。阴阳离决,故当不治。肩息,息摇肩也。上气喘而躁者,水性润下,风性上行,水为风激,气凑于肺,所谓激而行之,可使在山者也,故曰欲作风水。发汗令风去,则水复其润下之性矣,故愈。

《正义》:此二条是就上气以别虚实,非指定肺痈也。谓元气虚脱,与邪实所壅,皆必上气喘逆,正当细参其脉证以辨之。如上气而面浮肿肩息,气升不降矣,脉见浮大,是其浮则为虚,大则为芤,元气毫无藏聚,已难图治,若又加下利,则阳从上脱,阴从下脱,不死何俟乎。若上气喘而兼躁,则喘为风,躁因水逆,饮邪挟风,而为风水,但使风从表散,而水自安澜,喘躁自已矣。

肺痿吐涎沫而不咳者,其人不渴,必遗尿,小便数,所以然者,以上虚不能制下故也。此爲肺中冷,必眩,多涎唾,甘草乾薑湯以溫之。若服湯已渴者,屬消渴。(五)

甘草乾薑湯方:

甘草四兩(炙) 乾薑二兩(炮)

上㕮咀,以水三升,煮取一升五合,去滓,分温再服。

【校勘】 "以温之",《脉经》作"温其脏",无"若服汤已"以下九字。《千金》作"服汤已,小温覆之,若渴者,属消渴法"。

【释义】 本条论述虚寒肺痿的证治。虚热肺痿的成因已如上述。而此则因上焦阳虚,肺中虚冷而痿,由于阳虚不能化气,气虚不能摄津,所以频吐涎沫。病属上焦虚寒,所以不咳不渴;又因上焦虚冷,不能制约下焦,故遗尿或小便频数;肺气虚寒,清阳不能上升,故见头眩。这种病情,纯属虚寒之象,与虚热而致的肺痿截然不同。治当温肺复气,用甘草干姜汤。"若服汤已渴者,属消渴"九字,文义难明,存疑。

【按语】 肺痿类似后世所说虚咳或劳嗽,临床上以阴虚火旺者为多见。如病人素体阳虚,或治疗失当,病程经久,亦可由阴虚及阳而转变为虚寒肺痿。但有人认为本条是论类似肺痿中另一种的肺中冷证,举出吐涎沫而不咳,以与肺痿之咳吐涎沫对勘,这种说法,有其一定的见解,可供参考。

又:临床每用此方治疗胃脘痛、吐酸、脘腹胀、肠鸣腹泄、胸背彻痛、眩晕、咳喘、经期腹痛。但须辨明确系寒证,见脉迟、舌淡、苔白、不渴、无热、恶寒,方为得当。

【选注】《金鉴》:咳而不吐涎沫者,肺燥咳也;咳而吐涎沫者,肺热痿也。若似肺痿之吐涎沫而不咳者,此为肺中有冷饮,非为肺中成热痿也。肺中冷,则其人必不渴、遗尿、小便数、头眩、多涎唾。所以然者,以上焦阳虚,不能约制下焦阴水,下焦之水泛上而唾涎沫,用甘草干姜汤以温散肺之寒饮也。

《发微》:……本条吐涎沫而不渴之肺痿,与上条燥热之肺痿,要自不同。所谓不渴必遗尿小便数者,上无气而不能摄水也。气有余即是火,气不摄水,则肺中无热可知,然则仲师所谓肺中冷,实为肺寒。眩为水气上冒,多涎唾,则寒湿在上也。故宜甘草干姜汤以温之。

《广东中医》(1962年第九期第13页):(甘草干姜汤方)见于《伤寒论·太阳病》篇,是治"伤寒汗后,烦躁吐逆,手足厥逆者"之证;又见于《金匮·肺痿肺痈咳嗽上气病》篇,是治"肺痿吐涎沫而不咳者,其人不渴,必遗尿,小便数……肺中冷,必眩,多涎唾"之证。查其方药味同,分量同,而证治则异。而前者系用干姜,盖以汗后火泄土败,四肢失养,微阳离根,胃气上升,故用辛热之干姜以回升逆之阳,后者干姜炮用,则以肺中冷,无气以摄水,水不化气,寒湿恋上,泛为涎沫,故用苦温之炮姜暖肺而祛寒……但以证候不同,虽同一干姜,而有炮与不炮之别,功用亦因之大异。经方的辨证严,用药精,即此可见。

【医案举例】

(1)刘君,30岁,小学教师。患遗尿证甚久,日则间有遗出,夜则数遗无间,良以为苦。医咸以为肾气虚损……细诊其脉,右部寸关皆弱,舌白润无苔,口淡、不咳、唾涎,口纳略减。小便清长而不时遗,夜为甚,大便溏薄,审系肾脾肺三脏之病。但补肾温脾之药,服之屡矣,所未服者肺经之药耳……景岳说:"小水虽利于肾,而肾上连肺,若肺气无权,则肾水终不能摄,故治水者必先治气,治肾者必先治肺。"本证病缘于肾,因知有温肺化水之治法。又甘草干姜汤证原有治遗尿之说,更为借用有力之依据。遂疏予甘草干姜汤。炙甘草八钱,干姜(炮透)三钱,一日二帖。三日后,尿遗大减,涎沫亦稀,再服五日而诸症尽除。然以八日服药十六帖,竟愈此难治之证,诚非始料所及。 (摘自《广东中医》9:13,1962)

(2)何××,男,80岁,农民。素患慢支炎,年老体弱,卧床已半年,最近出现头晕耳鸣,如坐舟车之中,感觉房子、桌椅旋转,耳鸣如潮水,不能起床,不敢张目,同时伴咳嗽气急,咳唾涎沫和胸闷不适感,听诊右中下肺野有散在中小水泡音,曾用四环素、磺胺嘧啶、TMP、麻杏止咳糖浆、咳必清等消炎止咳药,无效。又用天麻勾藤饮、百合固金汤等加减方,治疗亦无效。眩晕日见加重,咳唾涎沫不止,思热饮,不欲食。请余诊治,症如上述,面色萎黄,舌苔薄白,脉沉细。自思《金匮要略·肺痿肺痈》篇中有"肺痿吐涎沫而不咳者……此为肺中冷,必眩,多涎唾,甘草干姜汤以温之"。此病虽然以眩晕突出,然年老体弱,又常用消炎润肺之品,肺中阳气不足已无疑,加之咳唾涎沫,胸闷不舒。拟诊眩晕病,肺中虚冷,水气不化,清阳不升,浊阴不降。处方,炙甘草15克,炮姜12克,三剂。服一剂后,眩晕锐减,咳唾涎沫也好转,服完二剂,能起床活动,服完三剂后,眩晕消失,已不吐涎沫,饮食好转,精神大振。此病延绵近一月之久,用多方无效,转用此方,药到病除,可见经方之捷效,辨证之重要也。

按:甘草干姜汤治眩晕,在于温阳补中,促进气化,可酌加宣肺化痰、健脾降逆之品;偏于肾者,可加桂附之属,亦可用真武汤为主方治之。 (摘自《新中医》10:20,1983)

咳而上氣,喉中水鷄①聲,射干麻黃湯主之。(六)

射干麻黃湯方:

射干十三枚—法三兩。　麻黃四兩　生薑四兩　細辛　紫菀　款冬花各三兩　五味子半升　大棗七枚　半夏(大者洗)八枚—法半升。

上九味,以水一斗二升,先煮麻黃兩沸,去上沫,内諸藥,煮取三升,分溫三服。

【校勘】《千金》、《外台》"水"上有"如"字。

【词解】

① 水鸡:有田鸡(青蛙)与鹢鸡两说。水鸡声,是形容喉间痰鸣声连绵不绝,好像水鸡的叫声。

【释义】 本条论述寒饮郁肺的证治。咳而上气,喉中有水鸡声,即临证所见的哮喘病。由于寒饮郁肺,肺气不宣,故上逆喘咳;痰阻气道,气触其痰,故喉中痰鸣如水鸡声,这是寒饮咳喘的常见症状,治当散寒宣肺,降逆化痰,用射干麻黄汤。射干消痰开结,麻黄宣肺平喘,生姜、细辛散寒行水,款冬、紫菀、半夏降气化痰,五味子收敛肺气,与麻、辛、姜、夏诸辛散之品同用,使散中有收,不致耗散正气,更助以大枣安中,调和诸药,使邪去而正不伤,为寒饮咳喘常用有效的方剂。

【按语】《巢源》:"肺病令人上气,兼胸膈痰满,气机壅滞,喘息不调,致咽喉有声,如水鸡之鸣也"。这段记载,可作为本条证候的补充。临证时如见舌苔白滑、脉象浮紧等症,则更为贴切。

本方治疗哮喘,对于减轻症状,能起到较好的疗效,但不易根除,前人对哮喘病曾提出"在上治肺,在下治肾,发时治上,平时治下"的原则,以便分清虚实,辨别标本,确是临证经验的总结。

【选注】《心典》:咳而上气,肺有邪,则气不降而反逆也。肺中寒饮,上入喉间,为呼吸之气所激,则作声如水鸡。射干、紫菀、款冬降逆气,麻黄、细辛、生姜发邪气,半夏消饮气,而以大枣安中,五味敛肺,恐劫散之药,并伤及其正气也。

【医案举例】

(1) 冯××,7月21日。自去年初冬始病咳逆,倚息,吐涎沫,自以为痰饮。今诊得两脉浮弦而大,舌苔腻,喘息时胸部间作水鸡之声。肺气不得疏畅,当无可疑。昔人以麻黄为定喘要药,今拟用射干麻黄汤。射干四钱 净麻黄三钱 款冬花三钱 紫菀三钱 北细辛二钱 制半夏三钱 五味子二钱 生姜三片 红枣七枚 生远志四钱 桔梗五钱 拙巢注:愈。 (摘自《经方实验录》中卷第 37 页)

(2) 石××,女,44 岁,干部。患喘嗽已五六年,初期仅在冬季发作,后来逐渐加剧,稍受寒冷或稍劳动即发,服药无效。诊其面白唇青,舌苔白润,脉搏浮滑,两尺沉细,认为系肺实肾虚,以射干麻黄汤加菟丝、狗脊、熟地、枸杞、补骨脂、胡桃,连服六剂全愈。后以前方再加紫河车、巴戟天、参、芪制丸常服一段时间,迄今三年,未见复作。 (摘自《福建中医药》5:17,1964)

咳逆上氣,時時吐濁,但坐不得眠,皂莢丸主之。(七)

皂莢丸方:

皂莢八兩(刮去皮,用酥炙)

上一味,末之,蜜丸梧子大,以棗膏和湯服三丸,日三夜一服。

【校勘】"吐",徐本,俞本作"唾"。《千金》:咳逆上有"肺痈初起"四字。

【释义】 本条论述痰浊壅肺的喘咳证治。肺失清肃,浊痰壅塞,气道为之不利,故咳嗽气喘;肺中稠痰,随上气而出,故频频吐浊,但由于痰浊壅盛,虽吐而咳逆喘满依然不减,卧则气逆更甚,所以但坐不得眠,若不速为扫除,很可能有痰壅气闭的危险,故用除痰最猛的皂荚丸主治,痰去则喘咳自止。皂荚辛咸,能宣壅导滞,利窍涤痰,由于药力峻猛,故用酥炙蜜丸,枣膏调服,以缓和其峻烈之性,并兼顾脾胃,使痰除而正不伤。

【按语】 上条主症为喉中有水鸡声,可知其痰清稀,又无不得眠症,故以射干麻黄汤治疗,本条为痰浊壅盛咳逆不得平卧,比上条病势严重,故用皂荚丸治疗。此即徐灵胎所谓:"稠痰粘肺,不能清涤,非此不可。"其适应证是:咳喘痰多,稠粘如胶,但坐不得眠,咯唾不爽,胸满或痛连胸胁,大便难,脉滑苔粘等。此外,如中风、痰饮、喉风等证属于痰涎壅盛,形气俱实的,也可酌情运用,但须掌握剂量和服法。

【选注】《金鉴》:咳逆上气,喉中有水鸡声者,是寒饮冲肺,射干麻黄汤证也;咳逆上气,咽喉不利者,是火气冲肺,麦门冬汤证也。今咳逆上气,惟时时唾浊,痰涎多也;但坐不得卧,气逆甚也;此痰气为病,非寒饮亦非火气,主之以皂荚丸者,宣导其痰,通达其气也;佐枣膏之甘,以药性慓悍,缓其势也。

【医案举例】

余尝自病痰饮，喘咳吐浊，痛连胸胁，以皂荚大者四枚炙末，盛碗中，调赤砂糖，间日一服，连服四次，下利，日二三度，痰涎与粪俱下，有时竟全是痰液，病愈后，体亦大亏，于是知皂荚之攻消甚猛，全赖枣膏调剂也。夫甘遂之破水饮，葶苈之泻肺胀，与皂荚之消胶痰，可称鼎足而三。惟近人不察，恒视若鸩毒，弃良药而不用，伊谁之过欤？（摘自《经方实验录》中卷，第49页）

咳而脉浮者，厚朴麻黄汤主之。（八）

厚朴麻黄汤方：

厚朴五两　麻黄四两　石膏如鸡子大　杏仁半升　半夏半升　乾姜二两　细辛二两　小麦一升　五味子半升

上九味，以水一斗二升，先煮小麦熟，去滓，内诸药，煮取三升，温服一升，日三服。

脉沉者，泽漆汤主之。（九）

泽漆汤方：

半夏半升　紫参五两 一作紫菀　泽漆三斤（以东流水五斗，煮取一斗五升）　生姜五两　白前五两　甘草　黄芩　人参　桂枝各三两

上九味，㕮咀，内泽漆汁中，煮取五升，温服五合，至夜尽。

【校勘】　徐、程、沈、尤注本及《金鉴》将此二条并作一条。

【释义】　以上两条从脉象上分论咳喘的病位和治法。前条"咳而脉浮"的"浮"字，既指脉象，同时也是病机的概括。脉浮本主表，而病邪在上的脉亦浮。可知本条病机是病近于表而又邪盛于上。其具体症状，应为咳嗽喘逆，胸满烦躁，咽喉不利，痰声漉漉，但头汗出，倚息不能平卧，脉浮苔滑等。故用厚朴麻黄汤散饮降逆，止咳平喘。方中厚朴、麻黄、杏仁宣肺利气降逆；细辛、干姜、半夏化痰止咳；石膏清热除烦；小麦养正安中；五味子收敛肺气。

后条"脉沉者"，是承上条"咳而脉浮者"来，咳而脉沉，沉为在里，亦为有水之征，故此"脉沉"二字，亦概括水饮内停，喘咳身肿的病机而言。水饮内停，上迫于肺，则为喘咳，外溢于表，则为身肿。其水之所以停，主要是脾虚不运所致，故用泽漆汤逐水通阳，止咳平喘。方中泽漆消痰逐水，紫参利大小便（据《本经》）以逐水，生姜、半夏、桂枝散水降逆，白前平喘止咳，并用人参、甘草扶正培脾，标本兼治。更因水饮久留，挟有郁热，故用黄芩之苦寒以泄热。

【按语】　《脉经·卷二》："寸口脉沉，胸中引胁痛，胸中有水气，宜服泽漆汤。"《千金》咳嗽门："咳而大逆上气，胸满，喉中不利，如水鸡声，其脉浮者，厚朴麻黄汤方。"又，《千金》同门："夫上气，其脉沉者，泽漆汤主之。"据此，《脉经》、《千金》所载，当是旧文，可补《金匮》之不足。

厚朴麻黄汤即小青龙加石膏汤的变方，以厚朴、杏仁、小麦易桂枝、芍药、甘草。麻黄配桂枝在于发汗，配石膏在于发越水饮。本方虽用麻黄，但不配桂枝而伍以石膏，可知厚朴麻黄汤证的脉浮不一定是表证，而是饮邪挟热上迫，病势倾向于表所致，再从重用厚朴来看，可知本方尚有胸满症状。去芍药、甘草者，因酸甘不利于饮邪胸满，加杏仁以增强止咳平喘之力。小麦之用，一方面具有甘草的养正安中之功，另一方面能协助石膏而除烦热。

【选注】　《心典》：此不详见证，而但以脉之浮沉为辨而异其治。按：厚朴麻黄汤与小青龙加石膏汤大

同,则散邪蠲饮之力居多,而厚朴辛温,亦能助表;小麦甘平,则同五味敛安正气者也。泽漆汤以泽漆为主,而以白前、黄芩、半夏佐之,则下趋之力较猛,虽生姜、桂枝之辛,亦只为下气降逆之用而已,不能发表也。仲景之意,盖以咳皆肺邪,而脉浮者气多居表,故驱之使从外出为易,脉沉者气多居里,故驱之使从下出为易,亦因势利导之法也。

【医案举例】

(1) 朱××。病患咳嗽,恶寒头疼,胸满气急,口燥烦渴,尿短色黄,脉浮而小弱。据证分析,其由邪侵肌表,寒袭肺经,肺与皮毛相表里,故恶寒而咳,浊痰上犯,冲激于肺,以致气机不利,失于宣化,故胸满气促,燥渴者,则为内有郁热,津液不布,因之饮水自救,又痰积中焦,水不运化,上下隔阻,三焦决渎无权,故小便黄短;脉浮则属于外邪未解,小弱则因营血亏损,显示脏气之不足,如此寒热错杂内外合邪之候,宜合治不宜分治,要不出疏表利肺,降浊升清大法,因此以《金匮》厚朴麻黄汤。其方麻、石合用,不惟功擅辛凉解表,而且祛痰力巨,朴、杏宽中定喘,辅麻、石以成功。姜、辛、味温肺敛气,功具开合;半夏降逆散气,调理中焦之湿痰;尤妙在小麦之一味补正,斡旋其间,相辅相须,以促成健运升降诸作用。但不可因麻黄之辛,石膏之凉,干姜之温,小麦之补而混淆杂乱目之。服药三剂,喘满得平,外邪解,烦渴止。再二剂,诸恙如失。 (摘自《治验回忆录》第29页)

(2) 曾××,男,五十余岁,农民。形体尚壮实,三年来长期咳嗽,吐泡沫痰挟少量稠黏痰,时作喘息,甚则不能平卧,咳喘冬夏均有发作,无外感时也可突然发作,面目及四肢凹陷性浮肿,饮食尚佳,口渴喜饮(不分冷热),口腻,大便时干时稀,小便短少,曾服小青龙、射干麻黄、杏苏散、苓甘五味姜辛汤等,均无显效,时作时止,舌苔薄白有津,舌根苔微黄,脉不浮而见沉滑。诊为肺胀,水饮内停,气郁化热。投泽漆汤原方(泽漆五钱、半夏四钱、紫菀四钱、生姜三钱、白前四钱、黄芩三钱、泡参四钱、桂枝三钱、甘草三钱),一剂咳吐涎痰明显减少,腹泻二次。再进四剂,诸症痊愈。观察三年未复发。 (摘自《成都中医学院学报》2:106,1978)

大逆上氣,咽喉不利,止逆下氣者,麥門冬湯主之。(十)

麥門冬湯方:

麥門冬七升　半夏一升　人參三兩　甘草二兩　粳米三合　大棗十二枚

上六味,以水一斗二升,煮取六升,溫服一升,日三夜一服。

【校勘】 "大逆",徐、尤等注本,并改为"火逆",《金鉴》亦云"大"字当是"火"字。《千金》、《外台》"下气"下俱无"者"字,是。

【释义】 本条论述虚火咳喘的证治。本证由于肺胃津液耗损,虚火上炎所引起。津伤则阴虚,阴虚则火旺,火旺必上炎,以致肺胃之气俱逆,于是发生咳喘;更因肺胃津伤,津不上承,故咳而咽喉干燥不利,咯痰不爽。此外,当有口干欲得凉润,舌红少苔,脉象虚数等症。本病虽见于肺,而其源实本胃,胃阴不足,则肺津不继。治以麦门冬汤,清养肺胃,止逆下气。方中重用麦门冬为主,润肺养胃,并清虚火;半夏下气化痰,用量很轻,且与大量清润药物配伍,则不嫌其燥;人参、甘草、大枣、粳米养胃益气,使胃得养而气能生津,津液充沛,则虚火自敛,咳逆上气等症,亦可随之消失。如果火逆甚的,可加竹叶、石膏。

【按语】 本方证前人多谓即是肺痿之属于虚热者。《肘后方》即用本方"治肺痿咳唾涎沫不止,咽喉燥而渴"。临床上对津液枯燥肺虚且热的证候,用生津滋润之剂,则虚火降,咽喉利,咳嗽和气逆也能由减轻而达到全愈。此外,劳嗽不愈,胃虚呕吐,津枯噎膈,大病差后咽燥虚喘等证,用之亦有良效。

【选注】 《编注》:此阴火上逆也。真阴之虚,阴火上逆刑金,为火逆上气,咽喉不利,惟当壮水之主,以镇阳光,曰止逆下气,故用麦冬、人参、甘、米、大枣滋培后天胃气,以生肺金,即生阴水而降火邪,惟以半夏涤痰下逆,余窃拟为肺痿之主方也。

【医案举例】

(1) 吕××,男,35岁。患肺结核已多年,经常有咳嗽,喉间有痰阻滞,吐咯不爽,动易气逆心悸,肌肤消瘦,面色不荣,肢体乏力,食欲锐减,舌苔薄而不润,脉象微数带有弦象。处方:党参四钱　麦冬三钱　法夏二钱　粳米五钱　茯神三钱　大枣三枚　白蜜一杯　炙甘草一钱　服本方二剂后,咳逆显减,咯痰亦较畅,守原方加减连服十多剂,诸恙均除,食欲改善,体力亦见好转。此为麦门冬汤、琼玉膏二方复合而成,可增强疗效。　(摘自《浙江中医杂志》2:77,1960)

(2) 李××,女,75岁。1981年1月22日初诊。

高年形瘦体弱,素来不禁风寒、不耐劳作。稍受外感则每易发热咳嗽,未得及时治疗,迁延时日,至今虽外邪自解,但口干咽燥,气喘息促,咳嗽频繁,吐出大量白色涎沫。面色萎黄,纳食少进,口淡乏味,精神疲惫,卧床不起,脉虚缓,舌质淡红少苔。此属肺痿之证,气阴两伤。治拟《金匮》麦门冬汤培土生金,以降冲逆。

处方:麦冬12克　党参12克　制半夏6克　炙甘草10克　大枣七枚　茯苓10克　粳米一把(自加)

1月25日复诊:服药三剂,纳食增加,口干、咳嗽大有转机,精神好转,已能起床活动。然仍面色萎黄,脉缓右关虚大,苔薄而略干。脾气大虚,胃阴亦伤,再用前方加山药12克、炙黄芪10克,服七剂后,诸证悉除,已能操持家务。　(摘自《浙江中医学院学报》2:24,1982)

肺痈,喘不得卧,葶苈大枣泻肺汤主之。(十一)

葶苈大枣泻肺汤方:

葶苈(熬令黄色,捣丸如弹子大)　大枣十二枚

上先以水三升,煮枣取二升,去枣,内葶苈,煮取一升,顿服。

【校勘】　《千金》、《外台》等"大枣"作二十枚,是。

【释义】　本条论述肺痈实证喘甚的治法。肺痈初期,风热病邪,浊唾涎沫壅滞于肺,气机被阻,因而喘咳不能平卧,属于邪实气闭的实证。治当开肺逐邪,用葶苈大枣泻肺汤,葶苈苦寒,能开泄肺气,具有泻下逐痰之功,治实证有捷效。又恐其猛泻而伤正气,故佐以大枣之甘温安中而缓和药性,使泻不伤正。这与皂荚丸之用枣膏,十枣汤之用大枣,同一意义。

【按语】　葶苈大枣泻肺汤为泻肺峻剂,适用于肺痈初期,表证已解,而脓尚未成,或已成,而肺壅特甚,属于形气俱实者,如有表证,宜先解表,表解后再用本方。或用本方配以宣散之药,使邪气由表里分解。如脓成转虚,本方即当禁用。又,本方除治疗肺痈外,《痰饮咳嗽病》篇又用以治支饮不得息,可知只要是咳嗽喘息不得卧,胸胁胀满,痰涎壅塞,甚则一身面目浮肿,而病情属于实证的,不论肺痈或支饮,皆能适用。

【选注】　《心典》:肺痈喘不得卧,肺气被迫,亦已甚矣,故须峻药顿服,以逐其邪。葶苈苦寒,入肺泄气闭,加大枣甘温以和药力,亦犹皂荚丸之饮以枣膏也。

《金鉴》:肺痈者,谓口中辟辟干燥,胸中隐隐作痛,脉数实也,而更加喘不得卧,是邪壅肺甚急,故以葶苈大枣泻肺汤,大苦大寒,峻泻肺邪,恐稍迁延,脓成则死矣。

【医案举例】　辛未七月中旬,余治一陈姓疾。初发时,咳嗽,胸中隐隐作痛,痛连缺盆。其所吐者,浊痰腥臭,与悬饮内痛之吐涎沫,固自不同,决为肺痈之始萌。遂以桔梗汤,乘其未集而先排之,进五剂,痛稍止,诸证依然,脉滑实。因思是证确为肺痈之正病。必其肺脏壅阻不通而腐,腐久乃吐脓,所谓久久吐脓如米粥者,治以桔梗汤。今当壅塞之时,不去其壅,反排其腐,何怪其不效也。《淮南子》云:葶苈愈胀,胀者,壅极不通之谓。《金匮》曰:肺痈喘而不得眠,即胀也。《千金》重申其义曰:肺壅胸满胀,故知葶苈泻肺汤,非泻肺也,泻肺中壅胀。今有此证,必用此方,乃以葶苈子五钱,大黑枣十二枚。

凡五进,痈渐止,咳亦爽,其腥臭挟有米粥状之痰,即腐脓也。后乃以《千金》苇茎汤,并以大小蓟、海藻、桔梗、甘草、杜赤豆出入加减成方。至八月朔日,先后凡十五日有奇,用药凡十余剂,始告全瘥。九月底其人偶受寒凉，宿恙又发，乃嘱兼服黄醒消丸，以一两五钱分作五服。服后，腥臭全去，但尚有绿色之痰，复制一料服之，乃愈，而不复来诊矣。　（摘自《经方实验录》下卷，第29页）

咳而胸满，振寒脉数，咽乾不渴，时出浊唾腥臭①，久久吐脓如米粥者，為肺癰，桔梗汤主之。（十二）

桔梗汤方：亦治血痹。

桔梗一兩　甘草二兩

上二味，以水三升，煮取一升，分温再服，则吐脓血也。

【校勘】　《脉经》《千金》"米粥"上有"梗"字，《外台》引《集验》同，"亦治血痹"，《千金》、《外台》、程、尤、《金鉴》等注本并无此四字。"桔梗"《千金》作"三两"，《外台》引《集验》作"二两"。"则吐"《千金》作"必吐"，《千金翼》作"不吐"，《外台》作"朝暮吐脓血则差"。

【词解】
① 浊唾腥臭：谓吐出脓痰有腥臭气味。

【释义】　本条论述肺痈成脓的证治。风热郁肺，肺气不利，故咳而胸满。振寒脉数，咽干不渴，是病势发展到热伤血脉，热毒蕴蓄，酿成痈脓，则时出浊唾腥臭，吐如米粥之状。从条文中"久久"二字来看，病势已逐渐转虚，故不用泻肺汤之攻利，而用桔梗汤以排脓解毒为主。

【按语】　"振寒脉数"，是肺痈成脓的特征之一，也是病势发展的主要标志。所以第二条肺痈成脓时也曾提到"时时振寒"，这与一般表证的恶寒发热显然有所区别，故不用解表剂而用桔梗汤排脓解毒。《外台》就本方加地黄、当归、白术、败酱草、桑白皮、薏苡仁，亦名桔梗汤，治肺痈成脓后，经久不愈，气血衰弱者，可以取法。临床经验，若兼用清肺化痰如《千金》苇茎汤等，则疗效更好。

【选注】　《心典》：此条见证，具如前第二条所云，乃肺痈之的证也。此病为风热所壅，故以苦梗开之，热聚则成毒，故以甘草解之，而甘倍于苦，其力似乎太缓，意者痈脓已成，正伤毒溃之时，有非峻剂所可排击者，故药不嫌轻耳。

《金鉴》：咳而胸满，振寒脉数，咽干不渴，时出浊唾腥臭，久久吐脓如米粥者，此为肺痈证也。肺痈尚未成脓，实邪也，故以葶苈之剂泻之；今已溃后，虚邪也，故以桔梗之苦，甘草之甘，解肺毒排痈脓也，此治已成肺痈，轻而不死者之法也。

【医案举例】

（1）武选汪用之，饮食起居失宜，咳嗽吐痰，用化痰发散之药。时仲夏，脉洪数而无力，胸满面赤，吐痰腥臭，汗出不止。薛曰：水泛为痰之证，而用前剂，是谓重亡津液，得非肺痈乎？不信，仍服前药。翌日，果吐脓，脉数，左三右寸为甚。始信，用桔梗汤一剂，脓数顿止，再剂全止。面色顿白，仍以忧惶。薛曰：此症面白脉涩，不治自愈。又用前药一剂，佐以六味丸治之而愈。　（摘自《名医类案》第92页）

（2）闽侯雪峰林某，患咳嗽，胸中隐隐作痛，经过中西医调治，均不见效，后延余往诊，见其吐痰盈盆，滑如米粥，腥臭难闻，按其右寸脉象滑数，舌质微绛，查其所服中药，大约清痰降火，大同小异而已。余再三考虑，药尚对症，何以并不见效？必系用量太轻。余照《金匮》桔梗汤加味施以重剂。处方：甘草四两，桔梗二两、法夏六钱，白芨粉五钱，蜜紫菀三钱，是日下午服药一剂，至夜半只觉胸中痛减，嗽稀痰少。次日早晨复诊，患者自谓病已减轻大半，余复按其两寸脉微数，舌中部微现白苔。患者曰：我服药多次，未见药量如是之多，见效亦未得如是之速，请问其故？余谓前医轻描淡写，药品驳杂，故难以见功。夫肺为华盖，中已罅漏成脓，非用原方之重剂，焉能为力？益以白芨粉之填补漏孔，法夏之消痰降气，蜜紫菀之清火宁金，所以幸能见效也。是日复诊，予以甘橘汤分量减半，白芨粉再加三钱，法夏、紫菀仍旧，连服三剂而愈。　（摘自《福建中医药》12：58，1958）

咳而上氣，此爲肺脹，其人喘，目如脫狀①，脈浮大者，越婢加半夏湯主之。（十三）

越婢加半夏湯方：

麻黃六兩　石膏半斤　生薑三兩　大棗十五枚　甘草二兩　半夏半升

上六味，以水六升，先煮麻黃，去上沫，內諸藥，煮取三升，分溫三服。

【校勘】《外台》引仲景《伤寒论》作"肺胀者，病人喘，目如脱状，脉浮大也，肺胀而咳者，越婢加半夏汤主之"。

【词解】

① 目如脱状：是形容两目胀突，有如脱出之状。

【释义】　本条论述饮热郁肺的咳喘证治。外感风热，水饮内作，以致肺气胀满，水饮挟热而上逆，故咳嗽上气，喘急，甚至目睛胀突，有如脱出之状。何以知其为饮热合邪？从其脉象浮大可见。浮主在表，亦主在上，大主有热，风热挟饮邪上逆，故脉象浮大。急予越婢加半夏汤宣肺泄热，降逆平喘。方中重用麻黄、石膏，辛凉配伍，可以发越水气，兼清里热；生姜、半夏散水降逆，甘草、大枣安中以调和诸药。

【按语】　本条与前第三条同为咳喘脉浮大，而一实一虚，绝然不同，临证时必须鉴别清楚。本条是饮热之邪上逆，脉必浮大有力，或兼滑象，前条为虚阳上脱，其脉必浮大无根。且其兼证亦不同，本条可伴有神情紧张，气粗声高息浦之象；前条则伴有神疲倦怠，短气不足以息之征。

【选注】《心典》：外邪内饮，填塞肺中，为胀，为喘，为咳而上气。越婢汤散邪之力多，而蠲饮之力少，故以半夏辅其未逮，不用小青龙者，以脉浮且大，病属于阳热，故利辛寒，不利辛热也。目如脱状者，目睛胀突，如欲脱落之状，壅气使然也。

【医案举例】

（1）社友孙××令爱，久嗽而喘，凡顺气化痰，清金降火之剂，几予遍尝，绝不取效。一日喘甚烦躁，余视其目则脱出，鼻则鼓煸，脉则浮而且大，肺胀无疑矣，遂以越婢加半夏汤投之，一剂而减，再剂而愈。（摘自《医宗必读》第357页）

（2）熊××，女，28岁。素有哮喘病史，遇寒即发，不药自愈。1959年夏，旧恙复作，起初曾注射麻黄素无效，乃改延中医治疗。诊得脉象浮数，头痛，发热恶寒，微汗出，口干不渴，舌苔黄糙，喉鸣如锯，声达户外，胸逼气逆，难以名状，倚坐床头不得平卧者五昼夜。予曰：此外感风寒，内蕴暑热，肺为华盖，首当其冲，内外合邪，引动宿痰，遂一发莫制耳。法当清里解表，涤饮降逆，方克有济，为疏越婢加半夏汤。净麻黄一钱五分　生石膏三钱　粉甘草一钱　生姜一钱　红枣四枚　半夏二钱　加海浮石三钱　服一剂，寒热退，喘平，能着枕，再剂恢复正常。（摘自《江西医药》4：193，1964）

肺脹，咳而上氣，煩躁而喘，脈浮者，心下有水，小青龍加石膏湯主之。（十四）

小青龍加石膏湯方：《千金》证治同，外更加胁下痛引缺盆。

麻黃　芍藥　桂枝　細辛　甘草　乾薑各三兩　五味子　半夏各半升　石膏二兩

上九味，以水一斗，先煮麻黃，去上沫，內諸藥，煮取三升。強人服一升，羸者減之，日三服，小兒服四合。

【校勘】《千金》作"咳而上气，肺胀，其脉浮，心下有水气，胁下痛，引缺盆，设若有实者必躁，其人常倚伏，小青龙加石膏汤主之。"《外台》引仲景《伤寒论》，与本条文同。

【释义】 本条论述寒饮挟热的咳喘证治。从"烦躁而喘,脉浮者,心下有水"三句来看,可知本条病机是由外感风寒,内有饮邪郁热所引起。外邪束表,故脉浮;水饮渍肺,故咳而喘逆;饮邪郁久化热,故烦躁。治宜解表化饮,清热除烦,主以小青龙加石膏汤。方中麻、桂解表散寒,宣肺平喘;芍药与桂枝相伍,调和营卫;干姜、细辛、半夏温化水饮,散寒降逆;配以五味子之收敛,是散中有收,可防肺气耗散太过之弊。加石膏以清热除烦,与麻黄相协,且可发越水气。

【按语】 肺胀咳喘之证,原因甚多,虽同属内外合邪,肺气胀满之证,由于发病因素不尽相同,因此,在病机的表现上,也就互有差异。如本条是由内饮外寒,饮甚于热,故用麻黄配桂枝宣散表寒,配细辛、干姜以散水气,佐少量之石膏以清郁热;前条是饮热互结,热甚于饮,故重用石膏清热,配麻黄以发越水气。

【选注】 《心典》:此亦外邪内饮相搏之证,而兼烦躁,则挟有热邪。麻、桂药中必用石膏,如大青龙之例也。又此条见证与上条颇同,而心下寒饮,则非温药不能开去之,故不用越婢加半夏,而用小青龙加石膏,寒温并进,水热俱捐,于法尤为密矣。

【医案举例】

陈××,女,76岁。患肺气肿已多年,平时咳吐涎沫,动则气喘,近因感冒,恶寒发热,咳痰黏稠,呼吸困难,烦躁口干,不欲多饮,用小青龙加石膏汤:麻黄3克,桂枝10克,白芍10克,法夏10克,干姜3克,细辛2克,五味子3克,甘草3克,生石膏10克,服二剂,寒热已罢,咳痰转清。后用六君子汤加干姜、五味、细辛,服三剂,咳喘渐平。 (摘自《金匮要略浅述》第127页)

【附方】

《外臺》灸甘草湯:治肺痿涎唾多,心中温温液液①者。方见虚劳中。

【校勘】 本方出《外台》第十七卷肺痿门,引仲景《伤寒论》,次于甘草干姜汤之后。其方桂枝作桂心二两,大麻子仁半升,阿胶三两炙,大枣四十枚。余同《伤寒》。

【词解】

① 温温液液:即泛泛欲吐之意。

【方解】 本方即桂枝汤去芍药加参、地、阿胶、麻仁、麦冬而成。以生津润燥为主,故可治虚热肺痿。方中桂枝乃热药,不嫌其燥者,在大队滋润中稍佐以辛温之品,是取其阳生阴长之意。

《千金》甘草湯:

甘草

上一味,以水三升,煮减半,分温三服。

【校勘】 原缺主疗及药量,徐镕据《千金方》补入。《千金》肺痿门,主疗与《外台》灸甘草汤同,惟唾多下有"出血"二字,甘草用二两。《外台》同,《千金翼》名温液汤,用三两。

【方解】 此方原出《肘后》,甘草清热、平喘、止渴、下气,药虽一味,但能滋养,合乎治疗肺痿原则,可用于治疗肺痿轻症。

《千金》生薑甘草湯:治肺痿,咳唾涎沫不止,咽燥而渴。

生薑五兩　人參三兩　甘草四兩　大棗十五枚

上四味,以水七升,煮取三升,分温三服。

【校勘】 《千金》肺痿门,大枣作十二枚,《外台》引《集验》主疗下注云"一云不渴",甘草二两炙,大枣十二枚,余并同,方后注云"仲景《伤寒论》、《备急》、范汪、《千金》、《经心录》同",可见此方原系仲景之方。

【方解】 《编注》:"即炙甘草汤之变方也。甘草、人参、大枣扶脾胃而生津液,以生姜辛润宣行滞气,俾胃中津液,溉灌于肺,则泽槁回枯,不致肺热叶焦,为治肺痿之良法也。"

《千金》桂枝去芍药加皂荚汤:治肺痿吐涎沫。

桂枝三两　生薑三两　甘草二两　大枣十枚　皂荚一枚(去皮子,炙焦)

上五味,以水七升,微微火煮取三升,分温三服。

【校勘】 《千金》肺痿门,"涎沫"下有"不止"二字,大枣作十二枚,皂荚用一挺,煮法中无"微微火"三字。《外台》引《千金》,方后注:范汪、《经心录》同。又《千金衍义》"肺痿"作"肺痈"。

【方解】 本方为平喘攻痰之峻剂。《编注》:"用桂枝汤嫌芍药敛收,故去之,加皂荚利涎通窍,不令涎沫壅遏肺气而致喘痿,桂枝调和营卫,俾营卫宣行,则肺气振,而涎沫止矣。"

《外台》桔梗白散:治咳而胸满,振寒脉数,咽乾不渴,时出浊唾腥臭,久久吐脓如米粥者,为肺痈。

桔梗　贝母各三分　巴豆一分(去皮,熬,研如脂)

上三味,为散,强人饮服半钱匕,羸者减之。病在膈上者吐脓血,膈下者泻出,若下多不止,饮冷水一杯则定。

【校勘】 《外台》肺痈门,引仲景《伤寒论》"米粥"上有"梗"字,"巴豆去皮"下有"心"字,"吐脓血"作"必吐"二字,余同。

【方解】 本条与前桔梗汤条,证同而方异,可能是所传之本不同。桔梗汤是治肺痈轻症,本方即《伤寒论·太阳病》篇三物白散方,是治肺痈重证。方中以桔梗宣肺排脓,贝母清热化痰,巴豆泻脓,治肺痈有捷效,适用于肺痈已成而正不虚者。用量以三厘至五厘为度。

《千金》苇茎汤:治咳有微热、烦满、胸中甲错,是为肺痈。

苇茎二升　薏苡仁半升　桃仁五十枚　瓜瓣半升

上四味,以水一斗,先煮苇茎,得五升,去滓,内诸药,煮取二升,服一升,再服,当吐如脓。

【校勘】 《千金》肺痈门,不立方名,列于黄昏汤方后。"胸中"作"胸心";"桃仁"作三十枚,"以水一斗"作"二斗","再服当吐如脓",作"当有所见吐脓血"。余与此同。《外台》肺痈门,引《古今录验》疗肺痈苇茎汤,作"剉苇一升",方后注"仲景《伤寒论》云:苇叶切二升,《千金》范汪同";可见这也是仲景原方。

【方解】 本方具有清肺化痰、活血排脓的作用。方中苇茎清肺泄热,薏苡仁、瓜瓣下气排脓,善消内痈,桃仁活血祛瘀,是治肺痈常用方剂。

本方治疗肺痈,疗效确切,不论肺痈将成或已成,均可服用。肺痈将成,宜加入鱼腥草、蒲公英、紫花地丁、银花、连翘等以增强清热解毒之力,促其消散;若脓已成者,可加桔梗、甘草、贝母等以增强化痰排脓之效。

肺痈胸满胀,一身面目浮肿,鼻塞清涕出,不闻香臭酸辛,咳逆上气,喘鸣迫塞,葶苈大枣泻肺汤主之。方见上,三日一剂,可至三四剂,此先服小青龙汤一剂乃进。小青龙方见咳嗽门中。(十五)

【校勘】 《千金》肺痈门,"胸满胀"作"胸胁胀";"香臭"下无"辛酸"二字;原注自"先服"至"乃进",亦《千金》之文,丹波元简云:"《千金》、《外台》,此条接于前泻肺汤条;而《外台》引《千金》,方后云,仲景《伤寒论》、范汪同;《脉经》亦载此条,明是仲景旧文,今列于附方之后者,必后人编次之误也;程氏《金鉴》揭为原文,删注三十二字为是,沈、魏、尤诸家以为附方,盖不考耳。"

【释义】 本条进一步论述应用葶苈大枣泻肺汤的临床症状。痈在于肺,故胸满而胀;肺病则通调失职,水气逆行,故一身面目浮肿;肺窍不利,故鼻塞流清涕,不闻香臭酸辛;肺失肃降,故咳逆上气,喘鸣迫塞。由于肺实气闭,故用葶苈大枣泻肺汤开泻肺气。

【按语】 有谓本方所称之肺痈,当是壅塞之壅,《素问·大奇论》:"肺之雍(同"壅",《甲乙经》、《太素》均作"痈"),喘而两胠满。"这不是痈疡的痈,因为本方并没有载明肺痈的症状,只是外感兼蓄水证,方后说:先服小青龙汤一剂,乃进泻肺汤。先解其外感,再下其水饮,以平其浮肿,定其喘鸣迫塞,这和症状、治法、方剂是完全相符合的。这种说法,值得参考。

【选注】《直解》:痈在肺、则胸胀满;肺朝百脉而主皮毛,肺病,则一身面目浮肿也;肺开窍于鼻,肺气壅滞,则畜门不开,但清涕渗出,而浊脓犹塞于鼻肺之间,故不闻香臭酸辛也。以其气逆于上焦,则有喘鸣迫肺之证,与葶苈大枣汤以泻肺。

《心典》:此方原治肺痈喘不得卧,此兼面目浮,鼻塞清涕,则肺有表邪宜散,故先服小青龙汤一剂乃进。

又按,肺痈诸方,其于治效,各有专长,如葶苈大枣,用治痈之始萌而未成者,所谓乘其未集而击之也;其苇茎汤,则因其乱而逐之者耳。

【医案举例】

薛立斋治一男子咳嗽脉紧数。以小青龙一剂。表症已解,更以葶苈大枣汤,喘止,乃以桔梗汤愈。
(摘自《续名医类案》第358页)

结　　语

肺痿有虚热与虚寒两种病情。前者由于津液过度耗损,阴虚内热所致,以咳嗽吐浊唾,脉虚数为主,治宜清养肺胃,本篇未出治法,后世医家主张用麦门冬汤,亦可采用喻嘉言的清燥救肺汤,后者则因上焦阳虚,肺中虚寒所致,以吐涎沫不咳不渴、小便数、头眩为主,治宜温肺复气,用甘草干姜汤,附方《外台》炙甘草汤、《千金》生姜甘草汤亦可参合使用。

肺痈是由感受风热病邪而起,病情变化约可分为三个阶段。初期有表证的,治宜辛凉解表,可用银翘散等方。初期不解,风热入肺,侵入营血,则结而为痈,此时又当分为酿脓期和溃脓期两个阶段,前者多属于实证,治宜清热泻肺,用葶苈大枣泻肺汤;溃脓之后,则宜排脓解毒,用桔梗汤;证重而体实者,《外台》桔梗白散收效较捷,但用时宜慎。《千金》苇茎汤化痰清肺,脓未成或已成均可应用,且疗效显著。如吐脓后转为虚证,可于桔梗汤中酌加补益之品。

咳嗽上气,既可见于肺痿、肺痈病中,亦可单独出现,有邪正虚实之分。上气属虚的,病情又有肺肾之别,如麦门冬汤证,为肺胃津伤,虚火上炎,以致肺气上逆;如第三条所述,为肾不纳气,元阳离根之象,最为危候。上气属实的,多为邪实气闭,但具体分析,则有痰与饮之异,属于痰浊上壅的,宜涤痰除浊,用皂荚丸;属于饮邪上逆的,又有在表在里及挟寒挟热之不同。如射干麻黄汤证,为内有水饮,外有寒邪,内外俱寒之证;厚朴麻黄汤证、小青龙加石膏汤证,俱属外有寒邪、内有饮邪郁热,但前者表寒较轻,里饮郁热较甚,后者表寒较重,而里饮郁热较轻。至于越婢加半夏汤证,是里饮挟热较重之证。若水饮在里,而又正气不足的,治当逐水与安正兼顾,泽漆汤即为此而设。

从药物配伍来看,麻黄是治疗肺胀的主药,如与桂枝同用,目的在于发汗解表;如麻黄与石膏同用,即不在发汗解表,而在于发越水气,兼清里热;如麻黄与射干、细辛、生姜、款冬花、紫菀、半夏等同用,目的既不在发汗解表,也不在发越水气,而在于开肺散寒、止咳化痰。

总之,本篇所论咳嗽上气,是以上气为主,其论述证候,又以内外合邪者为多,如咳嗽而不上气的,则不属于本篇范围。

10　奔豚气病脉证治第八

　　本篇主要论述奔豚气的病机、症状与治法。其他吐脓、惊怖、火邪三种病，篇中虽有涉及，但均散见在有关篇章中，不在这里论述。

　　奔豚气病的症状，以"气从少腹上冲咽喉，发作欲死，复还止"为其特征。它与冲疝、肾积奔豚等的气从少腹上冲诸证形似而实不同；因为冲疝是以疝痛为主，肾积奔豚属积聚。

　　奔豚气病的病因病机，虽然多与情志变化有关，但有在肝、在肾和属寒、属热的不同，彼此之间，应予鉴别。

　　師曰：病有奔豚，有吐膿，有驚怖，有火邪，此四部病，皆從驚發得之。師曰：奔豚病，從少腹起，上衝咽喉，發作欲死，復還止，皆從驚恐得之。（一）

　　【释义】　本条论述奔豚病的病因和症状。奔豚、吐脓、惊怖、火邪等病，其发病的机制，每与惊恐发作有关，所以说"此四部病，皆从惊发得之"。但火邪病据《伤寒论·太阳病》篇的记载，多因火邪而发生惊证，不是因惊而得火邪。至于吐脓亦谓由因惊而得，其实尚难一概言之。

　　奔豚气的症状，发作时先从少腹起作痛，继而自觉有气从少腹上冲至心胸咽喉，此时病人极端痛苦，难以忍受，后即冲气渐渐平复，疼痛渐减，终至平复如常，所以说"发作欲死，复还止"。

　　奔豚气的发病机制，与肝、肾有关，其上冲之理与冲脉有联系。冲脉起于下焦，上循咽喉，如心肾不足，下焦寒气随冲气上逆，就可以发生奔豚；如因惊恐或情志不遂，肝气循冲脉上逆，同样可以发生奔豚。

　　【选注】《巢源·奔豚气候》：夫奔豚气者，肾之积气，起于惊、恐、忧思所生。若惊恐则伤神，心藏神也；忧思则伤志，肾藏志也。神志伤动，气积于肾，而气下上游走，如豚之奔，故曰奔豚。其气乘心，若心中踊踊，如事所惊，如人所恐，五脏不定，食饮辄呕，气满胸中，狂痴不定，妄言妄见，此惊恐奔豚之状；若气满支心，心下闷乱，不欲闻人声。休作有时，乍瘥乍极，吸吸短气，手足厥逆，内烦结痛，温温欲呕，此忧思奔豚之状，诊其脉来触祝触祝者，病奔豚也。

　　《心典》：前云惊发，此兼言恐者，肾伤于恐，而奔豚为肾病也。豚，水畜也；肾，水脏也。肾气内动，上冲胸喉，如豚之奔，故名奔豚。亦有从肝病得者，以肝肾同处下焦，而其气并善上逆也。

　　奔豚氣上衝胸，腹痛，往來寒熱，奔豚湯主之。（二）

　　奔豚湯方：

　　甘草　芎藭　當歸各二兩　半夏四兩　黃芩二兩　生葛五兩　芍藥二兩　生薑四兩　甘李根白皮一升

　　上九味，以水二斗，煮取五升，温服一升，日三夜一服。

　　【释义】　本条论述肝郁奔豚的证治。病由惊恐恼怒，肝气郁结化热，随冲气上逆所致。肝郁则气滞，气滞则血行不畅，故腹中疼痛；肝与胆互相表里，肝郁则少阳之气不和，所以往来寒热。但此往来寒热是奔豚气发于肝的特征，并非所有奔豚必具之征。

治疗方法,当用奔豚汤养血平肝,和胃降逆。方中李根白皮专治奔豚气(据《别录》记载:李根皮大寒。主消渴,止心烦逆,奔豚气),葛根、黄芩清火平肝,芍药、甘草缓急止痛,半夏、生姜和胃降逆,当归、川芎养血调肝,通过两调肝脾,则气冲腹痛、往来寒热等症,均可消失。

【按语】 奔豚汤只宜用于肝郁化热证。如遇虚寒证,除用以下二方治疗外,可参考《外台》治疗奔豚诸方。这类方剂大多由茯苓、人参、桂心、干姜、附子等组成,有临床实用价值。

【选注】《心典》:此奔豚气之发于肝邪者。往来寒热,肝脏有邪气而通于少阳也;肝欲散,以姜、夏、生葛散之;肝苦急,以甘草缓之;芎、归、芍药理其血;黄芩、李根下其气,桂、苓为奔豚主药而不用者,病不由肾发也。

【医案举例】
黄××,女,27岁。平素性情急躁,每遇困难常常悲伤啼泣,加之近日天气转热,儿子有病,忧思而发。晨起煮饭时,忽觉有一物自下腹上冲,顷刻神识模糊,不省人事,目闭,状似中风。按其右脉和缓,左脉略有弦象。素性急躁,又多忧郁,郁极肝火冲动,上干心主之官,故神志昏昏。当先敛肝火,降逆气,投以仲景奔豚汤。方中芩、葛、李根皮等苦泄降火;芎、归、芍药等辛温滋血而敛肝;生姜、半夏燥脾降火;远志、枣仁宁心。汤药下咽不久,即目开语出,诸证顿除。继以甘麦大枣汤善后。

处方:生葛根五钱 黄芩二钱 李根皮七钱 酒川芎二钱 当归二钱 制半夏四钱 老生姜四钱 远志肉二钱 酸枣仁三钱 杭白芍二钱。文火煎,去滓温服。

甘麦大枣汤方,炙甘草三钱 小麦四两 大红枣十枚。同煎数沸,盛于热水壶中,顿服一至二剂。
(摘自《福建中医医案医话选编》第一辑,第175页)

發汗後,燒鍼令其汗,鍼處被寒,核起而赤者,必發奔豚,氣從少腹上至心,灸其核上各一壯,與桂枝加桂湯主之。(三)

桂枝加桂湯方:

桂枝五兩 芍藥三兩 甘草二兩(炙) 生姜三兩 大棗十二枚

上五味,以水七升,微火煮取三升,去滓,溫服一升。

【释义】 本条论述因误汗而发生奔豚的证治。病因发汗后,烧针令其汗,汗出过多而阳气受伤,寒邪从针处侵入,阴寒内盛,上凌心阳,以致气从少腹上冲,直至心下。其病机有关心肾两经,当内外并治,外用灸法,温经散寒,内服桂枝加桂汤,调和阴阳,以降逆气。

【按语】 桂枝加桂汤有两种说法,一说加桂枝,振奋心阳,降逆平冲。一说加肉桂,温肾纳气,使寒水返于下焦。临床时当根据病机、症状的不同,灵活变化运用。

【选注】《心典》:此肾气乘外寒而动发为奔豚者。发汗后烧针复汗,阳气重伤,于是外寒从针孔而入通于肾。肾气乘外寒而上冲于心,故须灸其核上,以杜再人之邪,而以桂枝汤外解寒邪,加桂内泄肾气也。

《新义》:本方即桂枝汤原方加肉桂也。其目的,在以桂枝汤原方,缓解在内之寒气,另加肉桂,以温散少腹之积寒。

【医案举例】
故乡老友娄××的爱人,年七十。患呕吐腹痛一年余,于1973年4月16日偕同远道来京就诊。询其病状,云:腹痛有发作性,先呕吐,即于小腹虬结成瘕块而作痛,块渐大,痛亦渐剧,同时气从小腹上冲至心下,苦闷欲死。既而冲气渐降,痛渐减,块亦渐小,终至痛止块消如常人。按主述之病状,是所谓中医之奔豚气者,言其气如豚之突上冲的形状,《金匮要略》谓得之惊发。惊发者,惊恐刺激之谓。患者因其女暴亡,悲哀过甚,情志经久不舒而得此症。予仲景桂枝加桂汤。

桂枝15克 白芍药9克 炙甘草6克 生姜9克 大枣4枚(劈) 水煎温服,每日一剂。

二诊(4月30日)：共服上方14剂，奔豚气大为减轻，腹中作响，仍有一次呕吐。依原方加半夏9克，茯苓9克，以和胃蠲饮。嘱服10剂。

三诊(5月13日)：有时心下微作冲痛，头亦痛，大便涩，左关脉弦，是肝胃气上冲，改予理中汤加肉桂、吴茱萸，以暖胃温肝，服后痊愈回乡。两月后函询未复发。

……桂枝汤原本治太阳中风，汗出，发热，恶风证。而仅加桂枝量后，则治奔豚气。因此医生在处方用量上，岂可掉以轻心。（摘自《岳美中医案集》第49页）

發汗後，臍下悸者，欲作奔豚，茯苓桂枝甘草大棗湯主之。（四）

茯苓桂枝甘草大棗湯方：

茯苓半斤　甘草二兩（炙）　大棗十五枚　桂枝四兩

上四味，以甘瀾水一斗，先煮茯苓，減二升，內諸藥，煮取三升，去滓，溫服一升，日三服。甘瀾水法：取水二斗，置大盆內，以杓揚之，水上有珠子五六千顆相逐，取用之。

【释义】　本条论述水饮欲作奔豚的证治。病者下焦素有水饮内停，气化不利，加之发汗过多，心阳受伤，因而水饮内动，以致脐下筑筑动悸，有发生奔豚的趋势，所以说"欲作奔豚"。治以茯苓桂枝甘草大枣汤通阳降逆，培土制水。方中以茯苓、桂枝为主，通阳化水，以止逆气；甘草、大枣培土制水从中焦论治，以制其上冲逆气；同时茯苓桂枝合用能交通心肾、治疗动悸。

【按语】　以上两条，均属误治的变证；但病机上有所不同，其区别之点，主要在于有无水饮。本条是汗后阳虚，水饮内动，所以重用茯苓；上条是因汗后感寒，阳虚阴乘，所以不用茯苓而重用桂枝。同时，上条是奔豚已发，本条是欲作奔豚，病情上亦有微甚的不同。

【选注】《金鉴》：发汗后，心下悸者，心阳虚，本经自病也；脐下悸者，肾邪乘虚上干心病也。奔豚者，脐下气动而上冲也；欲作奔豚者，有似奔豚之状而将作未作也。茯苓桂枝甘草大枣汤所以补火土而伐水邪也。上条发明外感寒邪，能病奔豚；此条更申明内有水气，亦能病奔豚也。

结　语

奔豚气病的症状，主要是自觉有气从少腹上冲疼痛，上至心下或胸而冲咽喉，病发作时，痛苦难以忍受，发后冲气渐消，疼痛解除。其发病的原因，有从惊恐恼怒得之，有从发汗后复感寒邪得之，有从内有水饮误汗伤阳得之。但在病机归纳上，不外在肝在肾，且与冲脉有关。

治疗方法，如为肝郁气逆，侮脾犯胃的，则用奔豚汤养血平肝、和胃降逆。如为心肾阳虚，寒饮上逆的，则用桂枝加桂汤，或用茯苓桂枝甘草大枣汤；前者调和阴阳，降逆平冲，后者通阳降逆，培土制水。

11 胸痹心痛短气病脉证治第九

本篇篇名虽标为胸痹、心痛、短气三病,但实则是叙述胸痹与心痛的病因、病机和证治,其中又以论胸痹为主。胸痹是以病位和病机命名,"痹"是闭塞不通的意思,不通则痛,故胸痹是以胸膺部痞闷疼痛为主症。心痛是以病位和症状命名,其病情比较复杂,本篇所述的心痛,主要是指正当心窝部位的疼痛证。短气是指呼吸迫促。在本篇中是仅作为胸痹的一种症状来叙述的。

胸痹和心痛两病,均有疼痛症状;发病部位相邻近;病因、病机亦有所相同,且可相互影响,合并发生,而短气又是胸痹病的常见症状,故合在一篇讨论,有利于临床辨证论治。

师曰:夫脉当取太过不及①,陽微陰弦②,即胸痹而痛,所以然者,責其極虛也。今陽虛知在上焦,所以胸痹、心痛者,以其陰弦故也。(一)

【校勘】 "即"《脉经》作"则"。"极虚"下,《千金》有"故"字。"以其"下,《脉经》有"脉"字;《千金》有"人脉"二字。

【词解】

① 太过不及:指脉象改变,盛过于正常的为太过,不足于正常的为不及。太过主邪盛,不及主正虚。

② 阳微阴弦:关前为阳,关后为阴。阳微,指寸脉微;阴弦,指尺脉弦。关于从脉的部位分阴阳问题,另有以浮、沉与左、右手脉来分辨的,可供参考。

【释义】 本条是从脉象上论述胸痹、心痛的病机。仲景指出,诊脉应注意辨别其太过与不及,这是因为一切疾病的发生都离不开邪盛与正虚两个方面。胸痹、心痛的"阳微阴弦"脉象,也是太过与不及的反映。"阳微",是上焦阳气不足、胸阳不振之象;"阴弦",是阴寒太盛、水饮内停之征,"阳微"与"阴弦"同时并见,说明胸痹、心痛的病机是上焦阳虚,阴邪上乘,邪正相搏而成。《论注》云"最虚之处,即是容邪之处也",由于上焦阳虚,水气痰饮等阴邪便乘虚而居于阳位,故导致胸中闭塞,阳气不通,不通则痛,故原文说"所以然者,责其极虚也"。

原文"今阳虚知在上焦,所以胸痹、心痛者,以其阴弦故也",进一步指出"阳微"与"阴弦"是胸痹、心痛病机不可缺一的两个方面,仅有胸阳之虚,而无阴邪之盛,或仅有阴邪之盛,而无胸阳之虚,都不致发生本病;必须是胸阳不足,阴邪上乘阳位,二者相互搏结,才能成为胸痹、心痛之病。

【选注】《心典》:阳微,阳不足也;阴弦,阴太过也。阳主开,阴主闭,阳虚而阴干之,即胸痹而痛。痹者,闭也。夫上焦为阳之位,而微脉为虚之甚,故曰责其极虚。以虚阳而受阴邪之击,故为心痛。

《金鉴》:脉太过则病,不及亦病,故脉当取太过不及而候病也。阳微,寸口脉微也,阳得阴脉,为阳不及,上焦阳虚也;阴弦,尺中脉弦也,阴得阳脉,为阴太过,下焦阴实也。凡阴实之邪,皆得以上乘阳虚之胸,所以病胸痹、心痛。胸痹之病轻者,即今之胸满,重者,即今之胸痛也。

平人無寒熱,短氣不足以息者,實也。(二)

【释义】 本条是承上条进一步阐明胸痹、心痛的病机。某些胸痹、心痛的病人,当其未发作时，如同正常人一样，但可以在不感受外邪、无恶寒发热的情况下，突然发生胸膈痞塞气短，甚至呼吸困难的现象。这是由于阴邪阻滞胸中之故，所以说"实也"。联系上条"责其极虚"，重点是本虚；本条之实，重点是标实，故胸痹、心痛是以本虚标实、虚实夹杂为病机特点，因而其临床表现有偏虚与偏实的不同。

【按语】 注家对本条有认为是论短气属实的病情，其病机是由痰食中阻影响呼吸升降所致。因与胸痹的阳虚邪闭短气症状相类似，故列于此，以示医者当分辨虚实，审因察病，此说亦颇有参考价值。

以上两条，说明胸痹、心痛的病机是"阳微阴弦"，本虚标实。故此病当其未发作时，一般重在从缓治本，以扶阳气之虚；发作之后，则重在从急治标，以祛阴邪之盛。

【选注】《心典》：平人，素无疾之人也。无寒热，无新邪也；而乃短气不足以息，当是里气暴实，或痰或食或饮碍其升降之气而然。盖短气有从素虚宿疾而来者，有从新邪暴遏而得者，二端并否，其为里实无疑。此审因察病之法也。

《今释》：……短气为胸痹之一证，于此言其属实者，以下文胸痹诸方，多用栝蒌枳实厚朴等攻破之药故也。

胸痹之病，喘息咳唾，胸背痛，短氣，寸口脈沉而遲，關上小緊數，栝蔞薤白白酒湯主之。（三）

栝蔞薤白白酒湯方：

栝蔞實一枚（搗） 薤白半斤 白酒七升

上三味，同煮，取二升，分溫再服。

【校勘】《外台》"寸"下无"口"字，"上"作"脉"字，"白酒"作"白醨浆"。《直解》谓"数字误"。

【释义】 本条是论述胸痹病的典型证候和主治方剂。原文指出"寸口脉沉而迟，关上小紧数"是胸痹病的主脉，与首条"阳微阴弦"脉象的病机相同。由于胸痹病在邪正虚实上有轻重程度的差异，故在临床上可表现出多种多样的脉象变化，但总不离"阳微阴弦"的范围。寸口脉沉取而迟，是上焦阳虚、胸阳不振之象；关上出现小紧，是中焦（胃）有停饮、阴寒内盛之征，上焦阳虚，则痰饮上乘，以致阴邪停聚于胸中，故有此种脉象。原文指出"喘息咳唾，胸背痛，短气"是胸痹病的主症，而其中"胸背痛，短气"是辨证的关键。产生这些症状的病机皆由"阳微阴弦"，阳虚邪闭而成。阳虚邪闭，胸背之气痹而不通，故胸背痛而短气；胸背之气痹而不通，势必影响肺气不能宣降，故喘息咳唾。必须指出，临床上引起肺失宣降而见喘息咳唾症状的疾病很多，故其虽为胸痹必有之证，但若无胸背痛短气，则不能诊断为胸痹病。

原文指出，胸痹病的主治方剂是栝蒌薤白白酒汤。本方具有通阳散结、豁痰下气的功用，方中栝蒌开胸涤痰；薤白疏滞散结；白酒通阳宣痹，轻扬善行以助药势。三药同用，相辅相成，使痹阻通，胸阳宣，则胸背痛诸症可解。

【按语】 栝蒌薤白白酒汤为胸痹病的基础方，临证时可根据病情随证加减运用。又，关于方中白酒，《金匮要略语译》（中医研究院编）谓："米酒初熟的，称为白酒。"临床运用时，可不必拘于米酒，或用高粱酒，或用绍兴酒，或用米醋，皆有温通上焦阳气的功用。

【选注】《论注》：此段实注胸痹之证脉，后凡言胸痹，皆当以此概之，但微有参差不同，故首揭以为胸痹之主证、主脉、主方耳……

《直解》：《内经》曰：肺痹者，烦满喘而呕；心痹者，脉不通，烦则心下鼓，暴上气而喘。胸中者，心肺之分,故作喘息咳唾也。诸阳受气于胸,而转行于背,气痹不行,则胸背为痛而气为短也。寸脉沉迟,关脉小紧,皆寒客上焦之脉。数字误。

《金鉴》:寸口脉沉而迟,沉则为里气滞,迟则为脏内寒,主上焦脏寒气滞也;关上小紧而疾,小为阳虚,紧疾寒痛,是主中焦气急寒痛也。胸背者,心肺之宫城也。阳气一虚,诸寒阴邪,得以乘之,则胸背之气,痹而不通,轻者病满,重者病痛,理之必然也。喘息、咳唾、短气症必有也,主之以栝蒌薤白白酒汤者,用辛以开胸痹,用温以行阳气也。

【医案举例】

(1)……病者但言胸背痛,脉之沉而涩,尺至关上紧,虽无喘息咳吐,其为胸痹则确然无疑。问其业,则为缝工;问其病因,则为寒夜伛偻制裘,裘成稍觉胸闷,久乃作痛。予即书瓜蒌薤白白酒汤授之。方用瓜蒌五钱,薤白三钱,高粱酒一小杯。二剂而痛止。　(摘自《金匮发微》第77页)

(2)朱某,患胸痛,以膻中周围为甚,波及乳上两胸膺部感胸闷气短,脉象沉迟,苔白微腻。处方以瓜蒌、薤白、半夏、厚朴、枳实(麸炒)、砂仁、茯苓等,每剂加镇江米醋三匙同煎(前曾服该方四剂,因未加米醋无效),连服五剂,痛止。米醋酸敛温行,可敛其下焦之阴而温其上焦之阳,与病机亦甚合拍。　(摘自《浙江中医杂志》9:25,1964)

胸痹不得卧,心痛彻背者,栝蒌薤白半夏汤主之。(四)

栝蒌薤白半夏汤方:

栝蒌实一枚(捣)　薤白三两　半夏半升　白酒一斗

上四味,同煮,取四升,温服一升,日三服。

【释义】　本条是承上条进一步论述胸痹证治。胸痹的主症是喘息咳唾,胸背痛,短气,今由喘息咳唾而至于不得平卧;由胸背痛而至于心痛彻背,是痛由心胸牵引到背,其痹阻之甚可知。本证病机,是由于痰涎壅塞胸中所致,故于栝蒌薤白白酒汤中加半夏以逐饮降逆。

【按语】　栝蒌薤白半夏汤是治疗痰饮壅盛,闭塞心脉,胸阳痹阻的一首有效方剂。临证时,可将本方与苓桂术甘汤合用,如再加入干姜、陈皮、白蔻等通阳豁痰、温中理气之品,则取效更捷。又痰饮阻塞气机,往往可引起气滞血瘀的病变,如兼有瘀血者,应于本方加入行气活血化瘀之品,例如香附、丹参、赤芍、川芎、红花、降香之属,更可取得较好的效果。

【选注】《论注》:此冠以胸痹,是喘息等证或亦有之也。加以不得卧,此支饮之兼证。又心痛彻背,支饮原不痛,饮由胸痹而痛,气应背。故即前方加半夏,以去饮下逆。

《编注》:此痹偏于心包与俞穴也。痹邪侵侵心包,气逆不利,则不得卧;然心俞在背,心包与俞相应,故心痛彻背。而上焦阳虚,火不生土,脾虚则津液化痰,以前汤开痹,加半夏而消痰饮也。

《心典》:胸痹不得卧,是肺气上而不下也;心痛彻背,是心气塞而不和也,其痹为尤甚矣。所以然者,有痰饮以为之援也,故于胸痹药中加半夏以逐痰饮。

【医案举例】

患者王××,女,35岁。胸中满闷,心痛彻背,上气喘急,呼吸困难,大便不利,脉象沉滑,舌苔白腻。诊断:浊阴逆行,气壅上焦,胸阳阻滞,升降不利。主以通阳泄浊法,以栝蒌薤白半夏汤加味治之,四剂而愈。栝蒌实三钱　薤白二钱　法半夏二钱　枳实一钱半　杏仁泥二钱　桂枝一钱半　橘皮一钱　水煎服。

自按:胸痹心痛,责在胸中阳微,气不宣畅,仲景以通阳为主,复其上焦之阳,则浊阴自降,其与诸泻心之用苦寒泄降者有别,临床当细辨之。　(摘自《蒲园医案》第84页)

胸痹心中痞①,留气结在胸,胸满,胁下逆抢心②,枳实薤白桂枝汤主之;人参汤亦主之。(五)

枳实薤白桂枝汤方:

枳實四枚　厚朴四兩　薤白半斤　桂枝一兩　栝蔞一枚(搗)

上五味,以水五升,先煮枳實、厚朴,取二升,去滓,内諸藥,煮數沸,分温三服。

人参湯方:

人参　甘草　乾薑　白术各三兩

上四味,以水八升,煮取三升,温服一升,日三服。

【校勘】《千金》作"心中痞,气结在心"。《外台》,作"心中痞坚,留气结于胸中";"栝蒌",《医统》本作"栝楼实"。"痞"下有"气"字。《千金》、《外台》并无"人参汤亦主之"六字。《玉函》,作"心下痞气,气结在胸"。

【词解】

① 心中痞:《金鉴》谓:"心中即心下也。"心中痞是指胃脘部位有痞塞不通之感。

② 胁下逆抢心:指胁下气逆上冲心胸。

【释义】　本条论述胸痹虚实不同的证治。胸痹本为阳气虚、阴寒盛的虚实夹杂之证,故在临床上应具体分别偏虚和偏实的不同进行治疗。从本条的叙证上看,其病情是在胸痹的主证基础上,添出"心中痞,留气结在胸,胸满,胁下逆抢心"的证候,这不但说明其病势已由胸部向下扩展到胃脘两胁之间,而且胁下之气又逆而上冲,形成胸胃合并证候。治疗时,应视其兼证不同,分别虚实异治。偏于实的,上述病情表现较急,尚应有腹胀、大便不畅、舌苔厚腻、脉象弦紧等,为阴寒邪气较著,应急速治其标实,法宜通阳开结,泄满降逆,方用枳实薤白桂枝汤。方中枳实消痞除满,厚朴宽胸下气,桂枝、薤白通阳宣痹,栝蒌实开胸中痰结,诸药同用,则痞结之气可开,痰浊之邪得去,胸胃之阳可复,此为祛邪以扶正,即如《心典》所谓"去邪之实,即以安正"之法。偏于虚的,上述病情表现较缓,更见有四肢不温、倦怠少气、语声低微、大便溏、舌质淡、脉弱而迟等,为中焦阳气衰减,当从缓救其本虚,法宜补中助阳,方用人参汤。方中人参、白术、炙甘草补益中气,干姜温中助阳,诸药同用,则阳气振奋,阴寒自消,此为扶正以祛邪,即如《心典》所谓"养阳之虚,即以逐阴"之法。

【按语】　本条同一胸痹,因其有偏实与偏虚的不同,故立通补两法,是属"同病异治"之例。前者,多由停痰蓄饮为患,故用枳实薤白桂枝汤以荡涤之,是为"实者泻之"之法;后者,多由无形之气痞为患,故用理中汤以温补之,是为"塞因塞用"之法。

【选注】《心典》:心中痞气,气痹而成痞也。胁下逆抢心,气逆不降,将为中之害也。是宜急通其痞结之气;否则,速复其不振之阳。盖去邪之实,即以安正;养阳之虚,即以逐阴。是在审其病之久暂,与气之虚实而决之。

《金鉴》:心中即心下也,胸痹病心下痞气,闷而不通者,虚也。若不在心下而气结在胸,胸满连胁下,气逆撞心者,实也。实者用枳实薤白桂枝汤主之,倍用枳朴者,是以破气降逆为主也。虚者用人参汤主之,即理中汤,是以温中补气为主也。由此可知痛有补法,塞因塞用之义也。

《补正》:用药之法,全凭乎证,添一证则添一药,易一证亦易一药,观仲景此节用药,更知义例严密,不得含糊也……故但解胸痛,则用栝蒌薤白白酒;下节添出不得卧,是添出水饮上冲也,则添用半夏一味以降水饮;再下一节又添出胸痞满,则加枳实以泄胸中之气;胁下之气亦逆抢心,则加厚朴以泄胁下之气。仲景凡胸满均加枳实,凡腹满均加厚朴,此条有胸满、胁下逆抢心证。故加此二味,与上两方又不同矣……读者细心考求,则仲景用药之通例,乃可识矣。

【医案举例】

(1) 刘××,年四旬许,店员。每日持筹握算,暑无寸闲。如俯伏时久,则胸极感不舒,寝至微咳吐痰,尚无若何异象。近已年关，尤多焦劳，初觉胸膈满胀，嗳气时作，继则喘咳痰唾，夜不安眠，甚而胸背牵引作痛，服调气化痰药不效，乃走治于余。诊脉弦滑，舌苔白腻，不渴，喘咳，胸背掣痛不休，并无恶寒肢厥景象。此固金匮之胸痹证。非调气化痰之所能治也。盖胸痹一证，因缘阳气不振，阴寒乘之，浊痰上泛，弥漫胸膈，气机阻滞，上下失调，故前后攻冲，胸背剧痛。如属阴寒剧盛，胸痛彻背、背痛彻心者，则宜辛温大热与乌头赤石脂丸以逐寒邪；如内寒不甚而兼虚者，则当相其轻重分别用人参汤或大建中汤以为温补。本证则阳未虚甚而寒亦不盛，既不合前者椒附之大温，亦不宜后者姜参之温补，仅应温阳祛痰，舒展中气，运用栝蒌薤白半夏枳实桂枝汤调理，可谓方证切合，三剂可愈。数日病者来告，果如所期。（摘自《治验回忆录》第25页）

（2）宋某，患胸膺痛数年，延予诊治。六脉沉弱，两尺尤甚，予曰：此为虚痛……治此病，宜摆脱气病套方，破气之药，固在所禁，顺导之品，亦非所宜。盖导气始似效，久服愈导愈虚，多服一剂，即多加虚痛……此证六脉沉弱，无阴邪盛之弦脉，胸膺作痛即非气上撞心胸中痛之剧烈，与寻常膺痛迥别，病在上焦，病源在下焦，治法宜求之中焦。盖执中可以运两头，且得谷者为后天之谷气充，斯先天之精气足，而化源有所资生。拟理中汤加附子，一启下焦生气；加吴茱萸，一振东土颓阳。服十剂后，脉渐敦厚，痛渐止，去吴萸，减附子，又服二十余剂全愈，数月不发。（摘自《冉雪峰医案》第30页）

胸痹，胸中氣塞，短氣，茯苓杏仁甘草湯主之；橘枳薑湯亦主之。（六）

茯苓杏仁甘草湯方：

茯苓三兩　杏仁五十個　甘草一兩

上三味，以水一斗，煮取五升，溫服一升，日三服。不差，更服。

橘枳薑湯方：

橘皮一斤　枳實三兩　生薑半斤

上三味，以水五升，煮取二升，分溫再服。《肘后》、《千金》云："治胸痹，胸中愊愊如满，噎塞习习如痒，喉中涩燥，唾沫。"

【校勘】　《千金》、《外台》无"橘枳姜汤亦主之"七字。《外台》另条，引仲景《伤寒论》云"胸痹之病，胸中幅幅如满，噎塞，习习如痒，喉中涩，唾燥沫也，橘皮枳实汤主之"，方后云"《肘后》、《小品》、文仲、深师、范汪、《古今录验》、《经心录》、《千金》同"。

【释义】　本条论述胸痹轻证的治法。胸痹原有胸痛短气证，而本条冠以"胸痹"，复言"短气"，不言"胸痛"，但言"气塞"，可知此证胸痛甚轻，或者不痛，而以气塞或短气较显著。气塞、短气虽同由饮阻气滞所致，但在病情上有偏于饮邪与偏于气滞的差异，治疗时亦应遵"同病异治"原则，分别施以不同方药。如饮邪偏盛，上乘及肺，胸中气塞短气的，多兼见咳逆、吐涎沫、小便不利等症，治宜宣肺化饮，方用茯苓杏仁甘草汤。方中杏仁宣利肺气，茯苓化痰除饮，甘草和中，三药同用，使饮去气顺，则短气、气塞可愈。如气滞偏盛而水饮停蓄，以致胃气不降，而胸中气塞短气的，多兼心下痞满、呕吐气逆等证，治宜行气化饮，和胃降逆，方用橘枳姜汤。方中橘皮理气和胃，宣通气机，枳实下气消痰，生姜化饮和胃降逆，三药同用，使气行饮除，则气塞、痞满自消。

【按语】　本条证候虽有偏于饮邪，偏于气滞之别，但由于饮阻与气滞二者在病机上存在有互为因果的关系，故临床上亦难截然划分。因此，在运用这两首方剂时，可分可合。同时，亦可根据病情与栝蒌、薤白、半夏等配伍运用。

【选注】　《金鉴》：胸痹胸中急痛，胸痹之重者也；胸中气塞，胸痹之轻者也。胸为气海，一有其隙……若阴邪干之则化水，水性气阏，故令胸中气塞，短气不足以息，而为胸痹也。水盛气者则息促，主以茯苓杏仁甘草汤以利其水，水利则气顺矣；气盛水者则痞塞，主以橘皮枳实生姜汤以开其气，气开则痹通矣。

【医案举例】

何××，男，34岁。咳嗽五年，经中西医久治未愈……细询咳虽久而并不剧，痰亦不多；其主要证候为入夜胸中似有气上冲至咽喉，呼呼作声，短气，胃脘胸胁及背部隐隐作痛，畏寒，纳减。脉迟而细，苔薄白……乃以橘枳生姜汤加味治之。橘皮四钱　麸枳实四钱　生姜五钱　姜半夏四钱　茯苓四钱。二诊：服药三剂后，诸症消退，胁背部痛亦止，惟胃脘尚有隐痛，再拟原方出入。橘皮四钱　麸枳实三钱　生姜四钱　桂枝二钱　陈薤白三钱　全瓜蒌四钱。三诊：五年宿疾，基本痊愈，痛亦缓解，再拟上方去薤、蒌、桂枝，加半夏、茯苓、甘草以善其后。　（摘自《中医杂志》6：22，1964）

胸痹缓急①者，薏苡附子散主之。（七）

薏苡附子散方：

薏苡仁十五两　大附子十枚（炮）

上二味，杵爲散，服方寸匕，日三服。

【校勘】《外台》引《古今录验》："缓急"上，有"偏"字。

【词解】

① 缓急：按《史记·游侠列传序》曰"且缓急人之所时有也"。说明"缓急"一词的古义是困危，情势急迫之意。

【释义】　本条论述胸痹急证的治法。"胸痹缓急"证，是胸痹病中的危重证候，仲景指出当用薏苡附子散治疗，故云"主之"。

本条叙证简略，既云胸痹，可知应有喘息咳唾，胸背疼痛，或心痛彻背等症。再以药测证，尚应有舌淡苔白而滑，脉象沉伏，或涩，或微细而迟，或紧细而急。其胸痛可表现相当剧烈，并伴有筋脉拘挛证候。

方中重用炮附子温里祛寒、通阳止痛；薏苡仁除湿宣痹，更能缓解筋脉拘挛，二药共合为散以应急，使寒湿去，阳气通，则痛痹自解。

【按语】　本条所述"缓急"，历来注家有不同见解，有认为是指胸痹疼痛时发时止、时缓时剧的；有认为是指四肢筋脉拘急的；有认为是指口眼引纵的；有认为其中"缓"字为"缓解"，是指治法的，均可供作参考。此外，仲景用附子，凡亡阳急证，需温经回阳的，多用生附子；用以止痛的，多用炮附子，但应以寒湿病因所致的痛证为准。对发作性疼痛，证属沉寒痼冷，痛急而有肢冷汗出的，则用乌头。必须指出：乌头、附子之属，贵在久煎，否则易发生乌头碱中毒，不可不知。

【选注】《二注》：胸痹缓急者，痹之急证也。寒饮上聚心膈，使阳气不达，危急为何如乎？故取薏苡逐水为君，附子之辛热为佐，驱除寒结，席卷而下，又乌能不胜任而愉快耶。

《述义》：苡仁之用，能托郁结，况附子之雄烈，相合为散，比之前款诸方，其力最峻，足以奏功于燃眉之际焉。盖此缓急，主在急字，非或缓或急之谓。

【医案举例】

曹×，男，五十岁，工人。患肋间神经痛十余年。1975年1月4日夜，因连日劳累，觉胸部胀痛加重，至次晨痛无休止。此后，二十余日来，胸部持续胀痛不止。严重时，常令其子女坐压胸部，以致寝食俱废，形体衰疲，伴有呕恶感，口唾清涎，畏寒肢冷等症。经西医检查，超声波提示肝大，X射线为陈旧性胸膜炎，钡餐显示胃小弯有一龛影，其他无阳性发现。曾用西药解热镇痛剂、血管扩张剂、制酸、解痉、保肝、利胆及中药活血化瘀祛痰法，均无效。疼痛严重时，用杜冷丁，能控制三四小时。1975年1月28日初诊，形证如上，闻及胃部有振水音，脉细弦，舌淡苔白润多水。属寒湿胸痹，宜温阳利湿。先予薏苡附子散：附子五钱　苡仁一两　二剂。

1月30日复诊,述服药当晚痛减,可安卧三四小时。翌晨,二服,痛又减,饮食转佳。即于前方合理中及瓜蒌半夏汤,三剂。2月2日三诊,疼痛大减,仅胸中隐隐不舒,体力有增,饮食渐趋正常。改拟附子理中合小建中汤三剂,胸痛止。又续服十余剂,钡餐透视龛影消失,胸痛未再复发。 （摘自《河南中医学院学报》2：39,1978）

心中痞,诸逆①心悬痛②,桂枝生姜枳实汤主之。（八）

桂枝生姜枳实汤方：

桂枝　生姜各三两　枳实五枚

上三味,以水六升,煮取三升,分温三服。

【校勘】 "心悬痛"下,《肘后方》作"心下牵急懊痛"。

【词解】

① 诸逆：谓停留于心下的水饮或寒邪向上冲逆。

② 心悬痛：指心窝部分向上牵引疼痛。

【释义】 本条论述痰饮气逆的心痛证治。心下有痰饮寒邪停聚,则胃脘部痞闷不通,故曰"心中痞"。胃气以下降为顺,胃气被寒饮闭塞不得下行,则胃气上逆;胃气上逆,则心下之寒饮亦随之上逆,故曰"诸逆"。"诸逆",在症状表现上是指气逆抢心,干呕气塞;牵引心窝部位作痛,故曰"心悬痛"。可见本证病机为痰饮气逆,故治宜温化水饮,下气降逆,方用桂枝生姜枳实汤。方中桂枝、生姜散寒通阳,温化水饮;枳实消痞除满,开结下气,并能增强桂枝平冲之效,诸药合用,饮去逆止,则心中痞与牵痛可除。

【按语】 本条与前第五条同有心中痞、气逆等症状,但前者为胸痹而兼心中痞,故条文首先突出"胸痹"二字,在治法上既用桂枝、枳实、厚朴通阳开痞、下气,亦用栝蒌、薤白开其胸痹;本条证候是以心中痞和心悬痛为主,故不用栝蒌、薤白,而用桂枝、枳实、生姜。由此可知,本条之证较前者为轻。

本方与前第六条之橘枳姜汤只一味之差,前者橘皮配生姜、枳实,专于理气散结;本方以桂枝易橘皮,是加强通阳降逆之功。从而可以理解,前者之证是以胸中气塞较甚;本方之证是以气逆心痛为著,因桂枝配姜、枳辛开苦降,故平冲止痛之力尤佳。

【选注】 《论注》：此已下,不言胸痹,是不必有胸痹之证矣。但心中痞,是阴邪凝结之象也,非因初时气逆不至此,然至心痛如悬,是前因逆而邪痞心中,后乃邪结心中而下反如空矣,故以桂枝去邪,生姜枳实宣散而下其气也。

《金鉴》：心中痞,即上条心中痞气也。诸逆,诸气上逆也。上条之逆,不过撞心而不痛,此条之逆,则心悬而空痛,如空中悬物动摇而痛也。用桂枝生姜枳实汤,通阳气,破逆气,痛止痞开矣。

心痛彻背,背痛彻心,乌头赤石脂丸主之。（九）

乌头赤石脂丸方：

蜀椒一两一法二分。　乌头一分（炮）　附子半两（炮）一法一分。　干姜一两一法一分。　赤石脂一两一法二分。

上五味,末之,蜜丸如桐子大,先食服一丸,日三服。不知,稍加服。

【释义】 本条论述阴寒痼结的心痛证治。"心痛彻背,背痛彻心"是心窝部疼痛牵引到背,背部疼痛又牵引到心窝,形成心背互相牵引的疼痛症状。《心典》以为这是阴寒之气逼满阳位所致。再以药测证,本证尚应有四肢厥冷、脉象沉紧等。显然,本病是阴寒痼结,寒气攻冲之证,治宜温阳散寒,峻逐阴邪,方用乌头赤石脂丸。方中乌、附、椒、姜一派大辛大热之品,协同配伍,逐寒止痛之力极强,并用赤石脂温涩调中,收敛阳气。如此,则阴邪可散,攻冲可平,心痛可止。

【按语】 本方是仲景乌头与附子同用之例。乌头与附子虽属同类,但其功用略有不同,乌头长于起沉寒痼冷,并可使在经的风寒得以疏散,附子长于治在脏的寒湿,能使之得以温化。由于本证阴寒邪气病及心背内外脏腑经络,故仲景将乌、附同用,以达到振奋阳气,驱散寒邪的目的。

【选注】 《金鉴》:心痛彻背,背痛彻心,是连连痛而不休,则为阴寒邪甚,浸浸乎阳光欲息,非薤白白酒之所能治也,故以乌头赤石脂丸主之。方中乌附椒姜,一派大辛大势,别无他顾,峻逐阴邪而已。

《寿世保元·卷五·心胃痛》:寒邪冷气入乘心络,或脏腑暴感风寒,上乘于心,令人卒然心痛,或引背膂,甚至经年不瘥。桂附丸西园公屡验(即本方加官桂,蜜丸如梧子大)。每服三十丸,温水下,觉至痛处即止。若不止加至五十丸,以知为度。若是朝服,无所觉,至午后再进二十丸。若久心痛,每服三十丸至五十丸,尽一剂,终身不发,治心痛彻背如神。

【医案举例】
赵×,男,57岁,修鞋工人。1958年春在大理工作时,一日清晨因其突然患胸痛,其爱人约我去他家诊视,见其表情痛苦,唇青,畏寒厚被,闻其呻吟而气短,问知痛满胸膺,并牵掣痛及背后,按之心窝歧骨间处亦痛,肢冷,脉象沉紧,舌淡口滑。问知过去并无此病史,我细思此病发于突然,时在清晨,平素体质虽不甚健,并无胃痛及痰饮之患,因其工作时多俯伏之姿,胸阳被郁,今各证属心肾阳虚,阴寒内生,当下焦阴寒极盛,上乘阳虚之胸时,遂生胸痹病,《内经》亦有暴病非阳之说,遂按《金匮》乌头赤石脂丸加减,温经扶阳以通痹。附子60克(开水先煎三小时) 肉桂、川椒各10克(以温命门而逐下焦沉寒) 红参10克 干姜10克(扶元气之衰) 桂枝15克(引下焦阳气上行以开痹)。

因煎药尚需三四小时,先用生姜15克捣烂加红糖60克,用水煮沸,乘热饮下,服后,中上焦暖气增加,胸痛减轻,四时后更进前药。第二日自己走来看病,胸部已无痛苦,遂按原方更进二剂,以后用金匮肾气丸调理,曾服至十合(100粒),胸痹未复发。 (摘自《云南中医学院学报》4:1,1978)

【附方】

九痛丸:治九種心痛。

附子三兩(炮) 生狼牙一兩(炙香) 巴豆一兩(去皮心,熬,研如脂) 人參 干薑 吳茱萸各一兩

上六味,末之,煉蜜丸如桐子大,酒下。強人初服三丸,日三服;弱者二丸。兼治卒中惡①,腹脹痛,口不能言;又治連年積冷,流注心胸痛②,并冷衝上氣,落馬墜車血疾等,皆主之。忌口如常法。

【校勘】 《千金》第十三卷心腹痛门:"心痛"下有"一虫心痛,二注心痛,三风心痛,四悸心痛,五食心痛,六饮心痛,七冷心痛,八热心痛,九去来心痛,此方悉主之,并疗冷冲上气,落马坠车血疾等"。其方用生狼毒四两,无生狼牙,附子、干姜各二两,余与本方同。方后"末之"下作"蜜和空腹服梧子一丸,卒中恶胀痛,口不能言者二丸,日一服";连年积冷流注心胸者亦服之,好好将息神验"。《外台》第七卷心痛门引《千金》名附子丸,主治及药味均与《千金》同,唯分量稍有出入;方后注云:《必效》、《经心录》同。《兰台轨范》:"冷冲上气"作"冷气上冲。"《和剂局方》、《三因方》:"血疾等"并作"瘀血等疾"。

【词解】
① 卒中恶:指感受外来邪气而突然发作的疾病。
② 流注心胸痛:"流"是移动;"注"是集中,是指心胸部疼痛,有时移动集中在这里,有时集中在那里。

【方解】 本方虽名为九痛丸,云治九种心痛,但其适应证应属于积聚、痰饮、结血、虫注、

寒冷等原因而引起的心痛。徐、沈、尤注本谓本方为"附方"。《衍义》本及程本则谓非仲景方，《千金》、《外台》亦均未说是仲景方。方中附子、干姜祛寒散结，吴萸开郁、杀虫、止痛，人参补中益气，巴豆温通杀虫、破坚积、逐痰饮，狼牙杀虫。《千金》狼牙作"狼毒"似较恰当，因狼毒除杀虫外，并能破积聚饮食、除寒热、水气，故或认为狼牙为传抄之误。根据以上药味的作用，可知本方为祛寒散结，杀虫温通之剂，故应根据辨证论治原则，区别九种心痛的病情，适当选用。

结　语

本篇所论胸痹、心痛，在病因上皆为阳虚阴乘，阳虚邪闭于胸的，为胸痹，以胸背痛、短气、喘息咳唾等胸部症状为主；寒饮乘于心的，为心痛，以"诸逆心悬痛"或"心痛彻背，背痛彻心"等症状为主。但胸痹往往会影响及胃，所以二者亦可合并发生。从全篇条文来看，第一条是合论胸痹、心痛的病机；第三条是指出胸痹的典型脉证和主治方剂；第七、九条是分别专论胸痹、心痛的；其余则是胸痹与心痛或短气并见的证治。

由于胸痹、心痛的病机是"阳微阴弦"，本虚标实，故治疗应以扶正祛邪、"急则治标，缓则治本"为原则，祛邪以通阳宣痹为主，扶正以温阳益气为主。对胸痹、心痛的具体治疗，本篇从"症变治变"与"证不同治亦不同"两方面，体现了辨证论治的精神。前者，例如栝蒌薤白白酒汤是治疗胸痹典型证候的主方，若痰饮过多，更见不得卧，心痛彻背者，即在方中加半夏而成栝蒌薤白半夏汤，以增强降逆除痰之力；若病势向下扩展，更见心下痞气，胁下逆抢心者，即于方中去白酒加厚朴、枳实、桂枝而成枳实薤白桂枝汤，以胸胃同治，开胸豁痰、理气平冲。后者，又分别虚实、轻重、缓急论治，偏虚属中阳不运的，用人参汤以补中助阳，偏实属痰饮上乘的，用枳实薤白桂枝汤，以通阳散结，泄满降逆；轻证偏于水饮的，用茯苓杏仁甘草汤以宣肺化饮，偏于气滞的，用橘枳姜汤以行气降逆，属于寒饮停于心下而上逆的，用桂枝生姜枳实汤以化饮降逆；病情危急的，用薏苡附子散峻逐阴邪以止痛，病情缓慢的，用人参汤温补阳气以治本。此外，在药物的运用上，用栝蒌、薤白配伍以治胸痹；再与枳实、桂枝、生姜等配伍，以治胸痹与心痛或短气合并证候；用附子、乌头为主组成方剂，以治阴寒痼冷等经验，都是很可贵的。

后世医家在本篇所论胸痹病机理论的基础上，认识到本病脏腑内虚和邪气发病二者互为因果的关系和邪实病因的差异，发展了通补兼施，芳香温通，以及活血化瘀等，丰富了本篇的治法，这些是应该进一步去学习和掌握的。

12　腹满寒疝宿食病脉证治第十

本篇论述腹满、寒疝、宿食病的脉症和治疗。腹满是以腹中胀满为主,可以出现于多种不同的病变过程中,病机较为复杂。按照"阳道实,阴道虚"的理论,可以将本篇腹满概括为两类,即属于实证、热证的病变多与胃肠有关,或涉及于表;属于虚证寒证的,多与脾肾有关,或涉及于肝。

寒疝是一种阴寒性的腹中疼痛证。前人认为凡寒气攻冲作痛的,概称为寒疝,与后世所说的疝气不同。本篇所论寒疝,在病情上有实有虚,在病位上有里寒与表里皆寒之别。

宿食,一般称为伤食或食积,是由脾胃功能失常,食物经宿不消而停积于胃肠所致。但由于停留的部位不同,其所反映的证候也就显有差异。

因为三者皆有腹部胀满或疼痛,在症状上有其一定的联系,其所出方治,有的可以互相借用,故合为一篇。

趺阳脉微弦,法当腹满,不满者必便难,两胠①疼痛,此虚寒从下上也,当以温药服之。(一)

【校勘】《脉经》、《千金》:"必"下有"下部闭塞大"五字。《千金》:作"此虚寒气从下向上",赵刻本脱"当以"之"当"字,今从徐本、俞桥本补。

【词解】

① 胠(qū,音"区"):《说文》:"亦(古腋字)下也。"《广雅》:"胁也。"《素问》王冰注:"胠,谓胁上也。"即胸胁两旁当臂之处。

【释义】　本条论述虚寒性腹满的病因、辨证和治法。"趺阳脉微弦"为总冒,概括下面三句。意思是说,不论腹满或便难、胠痛,只要是属于虚寒的,其脉象总是微弦的。

趺阳是胃脉,主中焦。脉微弦,是指脉微而弦。"微"是中阳不足;弦脉属肝,主寒主痛。脾胃虚寒,厥阴(肝)之气上逆,可以发生腹满。

假使腹部不胀满,而见大便难和两胠疼痛的,同样是脾胃虚寒、肝气上逆所致。因脾胃主运化,脾胃虚寒,则运化失职;肝主疏泄,肝气上逆,则疏泄失职,故或为腹满,或为大便难而两胠疼痛。"此虚寒从下上也,当以温药服之",是总结本条所述证候的成因和治法,即皆为中阳不足、肝气上逆所致;病情既属虚寒,故均当用温药治疗。

【按语】　本条有认为是论述腹满寒疝总的病机。寒气起于下焦,下焦寒气上逆,既可导致腹满,亦可以发生寒疝。前者是以腹满为主症,后者是以腹痛为主症。腹满有虚实寒热之分,属于虚寒者当温补;寒实者当温下;实热者应寒下。寒疝为寒证,固然当温,但必须结合具体病情进一步加以区别运用,属虚寒者当温补;属寒实者须温下。

前人对寒疝的认识,凡腹部攻冲作痛,病情属寒者,皆属寒疝范围的疾患。寒疝亦可有"大便难"和"两胠疼痛"的症状。由于阴凝寒聚,结于胃肠,故大便难;寒气随肝经上逆,故两胠疼痛。所以,对本条认为是总论腹满寒疝病机的说法,值得参考。

【选注】《心典》:趺阳,胃脉也;微弦,阴象也。以阴加阳,脾胃受之,则为腹满,设不满,则阴邪必旁攻胠胁，而下闭谷道，为便难，为两胠疼痛。然其寒不从外入而从下上，则病自内生，所谓肾虚则寒动于中也，故不当散而当温。

《述义》：此条证，寒气壅闭，即大黄附子汤所主，宜称之实，而言为虚寒者，虚，犹虚烦之虚，非虚衰之虚，盖指无形之寒气，对水饮结聚有形之寒而言也。

病者腹满，按之不痛爲虚，痛者爲實，可下之。舌黄未下者，下之黄自去。（二）

【校勘】　《玉函》："病者"作"伤寒"；末有"宜大承气汤"五字。

【释义】　本条论述腹满虚实的辨证和实证腹满的治法。一般来说，腹满之属于实证者，多由宿食停滞于胃，或燥屎积于肠道所引起，故按之多痛，且胀满无已时。而腹满之属于虚证者，多为脾脏虚寒、气滞不运所致，故按之不痛，且有时减轻，有时胀满。

实证腹满，除胀满拒按的见症外，还必须结合舌诊。舌黄是湿热积滞的征象。内有实热，则舌苔多黄厚而燥，至此则可下之证已具，下之则黄苔自去。但必须指出，舌黄未经攻下，才能使用下法，如果已经攻下，就必须考虑舌黄是否当下，或下法是否确当，或有无并发病证等问题。所以说"舌黄未下者，下之黄自去"，这二句是辨证施治的关键。

【按语】　于此必须明确，舌黄固然是可下条件之一，假如已经攻下，而舌黄仍在，就应当从多方面来考虑。一种是湿温病，舌苔虽黄，但尚未化燥成实；或实证转虚，舌黄仍在，这些都不能攻下。另一种是病重药轻，未达到泻下作用；或下后余邪未尽，所以舌黄未去，则当再下，以尽去其邪。此外，如阳明热结津枯，燥屎不行，当"增水行舟"，邪正兼顾，若单用寒下，则大便难通，舌黄难去，此亦为用下法不当之例。

【选注】　《本义》：……无形之虚气作痞塞，则按之无物，何痛之有？倘挟有形之实物为患，如宿食在胃、疝气在少腹等是也。按之有物，阻碍于脏腑之侧，焉有不痛者乎？此于按之痛否，以决其虚实之法也……辨之于舌，舌白为寒，舌黄为热，腹满而舌黄，知其人邪实而热盛矣，在可下之例者也。更必问其曾经下否，如已经攻下，尚当斟酌，必舌黄而未下者，乃可下之也，下之所以去其热也，而黄因热结，热涤而黄自除，气自消，胀自愈矣。

《今释》：下剂之目的，有为燥屎宿食者，有为瘀血者，有为水者。承气大柴胡诸汤，为燥屎宿食者也，必以舌黄为候，舌不黄者未可下。至于祛瘀之剂，如桃核承气汤、大黄牡丹皮汤、下瘀血汤、抵当汤丸等；逐水之剂，如大黄甘遂汤、十枣汤、大陷胸汤丸等，其舌始终不黄，黄者反属例外。

腹滿時減，復如故，此爲寒，當與温藥。（三）

【校勘】　《脉经》："减"下更有"减"字。

【释义】　本条论述虚寒腹满的证治。应与前条互相对照理解。本条的腹满，是脾胃虚寒，运化功能减退所致。《素问·异法方宜论》说"脏寒生满病"，就是指的这种情况。由于寒气或散或聚，故腹满时而减轻，时复如故，当用温药治疗，如理中汤或附子理中汤等。

【选注】　《心典》：腹满不减者，实也；时减复如故者，腹中寒气得阳而暂开，得阴而复合也，此亦寒从内生，故曰当与温药。

病者痿黄①，躁而不渴，胸中寒實，而利不止者，死。（四）

【校勘】　《脉经》：本条列于《呕吐哕下利》篇，"胸中"作"胃中"，"利"上有"下"字。《千金》热痢门作"下利舌黄燥而不渴，胸中实，下利不止者死"。徐、沈、尤本，《金鉴》"躁"并作"燥"。

【词解】

① 痿黄："痿"与"萎"同，指肤色枯黄，黯淡无神。

【释义】　本条论述寒实内结，里阳衰竭的危候。脾气衰败，故面色萎黄。口不渴为里无热，无热而见烦躁，是胸中寒实内结，阴盛阳微所致，属于阴躁。如再兼下利不止，则中阳败绝，脏气下脱，正虚邪实，故属死证。

【按语】 本条论述腹满证的予后，应与前三条联系对勘，其意较显。第一条是总论虚寒性腹满的病因、脉症和治疗原则，第二、三条是对寒热虚实的腹满进行辨证，并及治疗原则，这两条病情尚属一般；至于本条则是邪实正虚，如攻其实则正气不支，补其虚则邪实更甚，故为不可治的死证。

【选注】《心典》：痿黄，脾虚而色败也。气不至故躁；中无阳，故不渴。气竭阳衰，中土已败，而复寒结于上，脏脱于下，何恃而可以通之止之乎？故死。

《金鉴》：李彣曰：下利若燥而渴者为热，阳气尚存，犹为可治；今燥而不渴，胃中寒邪盛也，若利不止，则阴盛阳衰，气下脱矣，故死。

寸口脉弦，即胁下拘急而痛，其人啬啬①恶寒也。（五）

【校勘】《巢源》作"寸口脉双弦则胁下拘急，其人啬啬而寒。"《千金》癖积冷热门："寸口"上有"右手"二字，"啬啬"作"濇濇"。

【词解】

① 啬啬：形容瑟缩畏寒的状态。

【释义】 本条论述表里皆寒的腹痛脉症。寸口主表，弦脉主寒主痛。寸口脉弦，是寒在表，故啬啬恶寒。弦脉又属肝，胁下是肝的部位，肝气挟寒邪为病，故胁下拘急而痛。

【按语】 本条应与前第一条联系起来看，前者是趺阳脉微弦，为脾胃虚寒，运化功能失职，故病的重点在于里寒，本条是寸口脉弦，寸口主表，弦脉属阴，则为内外皆寒，可用柴胡桂枝汤加减（去黄芩、增芍药）治疗。

又，本条亦有认为是寒疝脉症，寒疝常常遇寒即发，成为内外皆寒的。

【选注】《论注》：若寒疝则邪之所起不止于脾胃，故脉专责之寸口。脉既得弦，则是卫气为寒邪所结而不行。风寒与肝相得，胁者肝之府，故胁下拘急而痛，邪从表来，故啬啬恶寒。

《心典》：寸口脉弦，亦阴邪加阳之象，故胁下拘急而痛；而寒从外得，与趺阳脉弦之两胠疼痛有别，故彼兼便难而此有恶寒也。

夫中寒家，喜欠，其人清涕出，發熱色和者，善嚏。（六）

中寒，其人下利，以裏虚也，欲嚏不能，此人肚中寒。一云痛。（七）

【校勘】《千金》连作一条云："凡人中寒者喜欠，其人清涕出，发热色和者善嚏。凡觇病者，未脉，望之，口燥清涕出，善嚏欠，此人中寒。其人下利，以里虚故也，欲嚏不能，此人腹中寒。"

【释义】 以上两条论述同因异证的感寒证。前条言素体虚弱的人，常易感受寒邪，当感受寒邪后，在表之阳虽受阻遏，但里阳不虚，仍有伸展之机，故常呵欠。同时又见其人鼻流清涕，发热而面色如常人，这是新感外邪的现象。此时由于里阳不虚，正气有驱邪外出之势，故常嚏。

后条是言另一种情况，当感受寒邪后，很快发生下利。这是里阳素虚，脾胃为寒邪侵犯，故腹痛下利。又因下利更损阳气，不能驱邪外出，故欲嚏不能。

【按语】 以上两条在于说明同一病因，由于体质不同，一经感受外邪，表虚者，邪常着于表，里虚者，邪常着于里，病因虽同，而病变有异，因此有外寒里虚之分。

【选注】《编注》：此（第六条）肺经受寒现证也。经谓阴气积于下，阳气未尽，阳引而上，阴引而下，阴阳相引，故欠数也。此肺胃虚而受寒，阴盛相引，喜欠而清涕出，邪气在表，以故发热。然不涉及肝风主病，而无色可征，故色和善嚏。

此（第七条）脾经受寒现证也。寒中太阴，阴寒湿盛，阳虚不固，其人下利，然通多不足，故为里虚。盖阳和则嚏，而欲嚏不能，乃阴寒凝滞于里，所以肚中痛也。

夫瘦人繞臍痛，必有風冷，穀氣不行①，而反下之，其氣必衝，不衝者，心下則痞也。（八）

【词解】

① 谷气不行：指大便不通。

【释义】 本条论述里寒证误下后的变证。体质瘦弱而又正气不足的人，发生"绕脐痛"和"谷气不行"，多由感受风冷所致。因风寒入里，影响脾胃的健运功能，消化传导失职，引起大便不通，这属于寒结，应用温化或温通治疗。如医者不察，误用苦寒药攻下，不仅风冷不去，更伤中焦之阳。如误下后，其气上冲者，可知正气较强，犹能抗拒下药之力，不致成为坏病；如无上冲现象，说明正气无此反应能力，邪气势必陷于心下，聚而成痞。

【按语】 "绕脐痛"有虚有实。《伤寒论·阳明病》篇谓"病人不大便五六日，绕脐痛，烦躁，发作有时者，此有燥屎"，这是实证。本条的绕脐痛，是体虚脏气薄弱，感受风冷所引起。由于二者在症状上似乎相近，其实完全不同，临证时应全面考虑，进行辨证，庶不致误。

【选注】《直解》：瘦人，虚弱人也。若绕脐作痛，必有风冷，有谷气着而不行。瘦人未可剧下，而反下之，则风冷之气必上冲，如不上冲，必乘虚而结于心下为痞也。

《心典》：瘦人脏虚气弱，风冷易入，入则谷气留滞不行，绕脐疼痛，有似里实，而实为虚冷，是宜温药以助脾之行者也。乃反下之，谷出而风冷不与俱出，正乃益虚，邪乃无制，势必犯上无等，否亦窃据中原也。

病腹滿，發熱十日，脈浮而數，飲食如故，厚朴七物湯主之。（九）

厚朴七物湯方：

厚朴半斤　甘草三兩　大黃三兩　大棗十枚　枳實五枚　桂枝二兩　生薑五兩

上七味，以水一斗，煮取四升，溫服八合，日三服。嘔者加半夏五合，下利去大黃，寒多者加生薑至半斤。

【释义】 本条论述腹满兼表证的证治。病腹满，发热十日，不是说先病腹满，后再发热，而是说腹满出现于发热之后。病虽十日，脉不浮紧而浮数，腹部又见胀满，可知病情不完全在表，而已趋向于里，并且里证重于表证。饮食如故，表示病变重点在肠，故尚能饮食。证系太阳表邪未解兼见阳明腑实，所以用表里两解的厚朴七物汤进行治疗。

厚朴七物汤即桂枝汤去芍药合厚朴三物汤而成。方中用桂枝汤解表而和营卫；因其腹但满而不痛，故去芍药而加厚朴三物汤行气除满以治里实。

【按语】 在一般情况下，表里同病的，实证应先解表、后攻里；虚证应先温里、后解表。今发热十日，脉不浮紧而浮数，腹部又见胀满，可知病的重心在里，所以采取表里两解法治疗。不然，仍当按照先表后里的原则，这是临证时应当注意的。

【选注】《直解》：腹满者，内有实热也，脉浮而数，浮则为风，风为表邪，故发热十日，数则为热，热则消谷，故饮食如故，与下方荡腹满而除表热。夫表里俱实，当先解表，乃可攻里，今表邪微而里邪盛，故用承气桂枝二汤相合，以和表里，如伤寒之用大柴胡汤，此其义也。

【医案举例】

关××，男，3个月。患者其父代诉：日前原因不明的阵发性哭闹，当时腹胀，可能有腹痛，三日间不大便，吐奶不止，以后吐出黄色如大便样物，此间未曾进食，症状日益加剧。曾经两个医院诊治，检查腹部可见肠影，腹壁紧张而拒按，经X光腹部单透，发现有液平面6~7个，并充满气体，确诊为完全性肠梗阻，经灌肠下胃管及对症治疗,不见好转,终于决定手术疗法,患者家属考虑到小儿只3个月,不同意手术,而来中医处诊治。1974年4月5日来诊,患儿面色苍白,精神萎靡,时出冷汗,腹胀拒按,大便不通,脉微,舌苔灰白,系脾阳不运,积滞内停所致。治以行气泄满,温中散寒,厚朴七物汤治之。厚朴10克　桂枝7.5克　甘草10克　枳实10克　川军2.5克　生姜5克

按上方顿服一次即效,服药后约1～2小时内,排出脓块样大便,以后两小时内,共排出三次稀便,随着腹胀消失,腹痛减轻。经十余日,逐渐好转,与健康婴儿无异。　　（摘自沈阳市科学技术委员会、沈阳市卫生局编《老中医医案选编》第11页）

腹中寒氣,雷鳴切痛①,胸脅逆滿,嘔吐,附子粳米湯主之。(十)

附子粳米湯方:

附子一枚(炮)　半夏半升　甘草一兩　大棗十枚　粳米半升。

上五味,以水八升,煮米熟,湯成,去滓,溫服一升,日三服。

【校勘】《千金》作"腹中寒气胀满,肠鸣切痛"。《外台》引范汪"寒气",下有"胀"字,无"呕吐"二字。煮服法:《外治》作"以水八升,煮米取熟,去米留药,煮服三升,去滓,适寒温,饮一升,仲景《伤寒论》同"。《集验》:加干姜二两。

【词解】

① 雷鸣切痛:雷鸣,形容肠鸣的声音;切痛,腹痛的厉害。

【释义】　本条论述脾胃虚寒、水湿内停的腹满痛证治。本病的部位在于腹中,主要症状是肠鸣。由于脾胃阳虚,不能运化水湿,所以雷鸣切痛,寒气上逆,则胸胁逆满,呕吐。治以附子粳米汤散寒降逆,温中止痛。附子温中散寒以止腹痛,半夏化湿降逆以止呕吐,粳米、甘草、大枣扶益脾胃以缓急迫。如脾胃寒甚者,可加蜀椒、干姜逐寒降逆。

【按语】　本方治呕吐泄泻之虚寒证,除上述证候外,见有四肢厥冷,脉细而迟,舌苔白滑等症者,有较好疗效。又,理中汤、附子粳米汤均治中焦虚寒证。但理中汤证,主要在于下利,而附子粳米汤证,则主要在于呕吐,此为二者不同之处。

【选注】《论注》:鸣而且痛,腹中有寒气也。乃满不在腹而在胸胁,是邪高痛下,寒湿从下上,所谓肾虚则寒动于中也,故兼呕逆而不发热。以附子温肾散寒,半夏去呕逆,只用粳米合甘、枣调胃,建立中气,不用术,恐壅气也。

《直解》:《灵枢经》曰:"邪在脾胃,阳气不足,阴气有余,则寒中肠鸣腹痛。"又曰:"脾足太阴之别,名曰公孙,实则腹中切痛。"盖脾胃喜温而恶寒,寒气客于中,奔迫于肠胃之间,故作雷鸣切痛,胸胁逆满呕吐也。附子粳米汤以散寒止逆。

【医案举例】

彭君德初夜半来谓:"家母晚餐后腹内痛,呕吐不止。煎服姜艾汤,呕痛未少减,且加剧焉,请处方治之。"吾思年老腹痛而呕,多属虚寒所致,处以砂半理中汤。黎明,彭君仓卒入,谓服药痛呕如故,四肢且厥,势甚危迫,恳速往。同诣其家,见伊母呻吟床笫,辗转不宁,呕吐时作,痰涎遍地,唇白面惨,四肢微厥,神疲懒言,舌质白胖,按脉沉而紧。伊谓:"腹中雷鸣剧痛,胸膈逆满,呕吐不止,尿清长。"凭证而论,则为腹中寒气奔迫,上攻胸胁,胃中停水,逆而作呕,阴盛阳衰之候……彭母之恰切附子粳米汤,可以无疑矣! 但尚恐该汤力过薄弱,再加干姜、茯苓之温中利水以宏其用。服两帖痛呕均减,再二帖痊愈。改投姜附六君子汤从事温补脾肾,调养十余日,即健复如初。　　（摘自《治验回忆录》第48页）

痛而閉①者,厚朴三物湯主之。(十一)

厚朴三物湯方:

厚朴八兩　大黃四兩　枳實五枚

上三味,以水一斗二升,先煮二味,取五升,内大黄,煮取三升,温服一升。以利为度。

【校勘】 "痛而闭",《脉经》作"腹满痛"。煮服法:"三升"下,《千金》有"去滓"二字,"以利为度"作"腹中转动者勿服,不动者更服"。

【词解】
① 闭:大便闭结不通。

【释义】 本条论述胀重于积的腹满证治。痛而闭,即腹部胀满疼痛而大便不通。其病机是实热内积,气滞不行,由于气滞重于积滞,故不用承气而用厚朴三物汤行气通下。本方以厚朴为主药,行气泄满;大黄、枳实去积通便,故适用于内实气滞之证。

【按语】 厚朴三物汤即小承气汤重用厚朴,药味相同,而分量不同,故主治即有差别。小承气汤重用大黄,主要在于攻下;厚朴三物汤重用厚朴,主要在于行气除满。可知古人立方命名,实包含辨证施治至意。

【选注】《心典》:痛而闭,六腑之气不行矣。厚朴三物汤与小承气同。但承气意在荡实,故君大黄;三物意在行气,故君厚朴。

《浅注》:上用厚朴七物汤,以其发热,尚有表邪也;今腹痛而不发热,止是大便闭者,为内实气滞之证也。通则不痛,以厚朴三物汤主之。

【医案举例】
武昌俞君,劳思过度,心绪不宁,患腹部气痛有年,或三月五月一发,或一月数发不等,发时服香苏饮、越鞠丸、来苏散、七气汤等可愈。每发先感腹部不舒,似觉内部消息顿停,病进则自心膈以下,少腹以上,胀闷痞痛,呕吐不食,此次发而加剧,欲吐不吐,欲大便不大便,欲小便亦不小便,剧时口噤面青,指头和鼻尖冷,似厥气痛、交肠绞结之类。进前药,医者又参以龙胆泻肝汤等无效。诊脉弦劲中带滞涩象,曰:痛利为虚,痛闭为实,观大小便俱闭,干呕和指头鼻尖冷,内脏痹阻较甚,化机欲熄,病机已迫,非大剂推荡不为功,拟厚朴三物汤合左金丸为剂:厚朴八钱 枳实五钱 大黄四钱 黄连八分 吴萸一钱二分,服一剂,腹中鸣转,痛减;二剂,得大便畅行一次,痛大减,续又畅行一次,痛止。后以《澹寮》六和、叶氏养胃方缓调收功。嗣后再发,自服此方一二剂即愈,此后病亦发少、发轻、不大发矣……加左金者,借吴萸冲开肝郁,肝气升发太过,宜平宜抑,肝气郁闭较甚,宜冲宜宣,左金原方萸少于连,此方连少于萸。 (摘自《冉雪峰医案》第42页)

按之心下满痛者,此为实也,当下之,宜大柴胡汤。(十二)

大柴胡汤方:
柴胡半斤 黄芩三两 芍药三两 半夏半升(洗) 枳实四枚(炙) 大黄二两 大枣十二枚 生姜五两

上八味,以水一斗二升,煮取六升,去滓,再煎,温服一升,日三服。

【释义】 本条论述满痛在于心下,病属少阳、阳明的证治。"按之心下满痛",是辨证的重点。所谓心下,即胸腹部分,痛的范围满于胸腹,并多旁及两胁。心下痞满,且又按之作痛,可知内有实邪,实者当下,但由于病位较高,邪在少阳、阳明,病虽在里,而连及于表,故不宜大承气而宜大柴胡汤两解表里,其实仍是以攻下为主。

大柴胡汤是由小柴胡汤去参草增生姜之量加芍药、大黄、枳实而成。方中以柴胡为主,配黄芩、半夏、生姜以和解少阳之邪,配芍药、大黄、枳实以泻阳明热结之实,用大枣以安中,如此内外兼顾,则少阳阳明之实邪可解,"按之心下满痛"之证可除。

【按语】 本条心下满痛,与前条腹中满痛,大便不通者,在病机和病位上有所不同。同是腹满实证,前条满痛在腹,本条满痛在心下,可知前者病在肠,后者病在胃。因为病在肠所以满痛在腹而大便闭;因为病在胃,所以满痛在心下。再从方剂作用推测,可知本条除心下满痛外,应有郁郁微烦,往来寒热,胸胁苦满,舌苔黄,脉弦有力等症。

【选注】《本义》:此迨为邪实而且挟热者言也,非谓邪实而挟寒者也。仲景已叙之《伤寒论》中《太阳篇》矣,云:"伤寒十余日,热结在里者,与大柴胡汤主之。"宜下之而不用大承气乃用大柴胡者,正与《伤寒论》篇中所言相符也……

《心典》:按之而满痛者,为有形之实邪。实则可下,而心下满痛,则结处尚高,与腹中满痛不同,故不宜大承气而宜大柴胡。承气独主里实,柴胡兼通阳痹也。

【医案举例】

蒋××,男,19岁,1973年4月8日初诊。患者午饭后骤然起病,左上腹剧烈疼痛,拒按,腹胀满痛,左肩部有放射性疼痛,持续不解,发热,恶心、呕吐,口渴饮不多,尿短赤,大便秘结,已四日未行,舌质红,苔黄腻,脉弦数。检查:左上腹部肌紧张、压痛、反跳痛明显。实验室检查……诊为急性胰腺炎,给予抗菌素、镇静、解痉等药物未效,改为中药治疗。证属脾胃实热阻滞,致使升降失常。治以清热去实,通里攻下。方用大柴胡汤加减。柴胡四钱　黄芩三钱　半夏三钱　生大黄三钱(后入)　蒲公英一两　连翘一两　白芍三钱　桃仁三钱　芒硝三钱(冲服)　生甘草一钱。

上方服二剂后,腹痛大减,大便已通,能进稀粥汤。继以原方出入,加焦三仙醒脾和胃,服完四剂后,症状消失。按原方出入带回三剂,并嘱注意休息,以巩固疗效。　(摘自南京新医学院《西医离职学习中医班论文集》第136页)

腹满不减,减不足言,当须下之,宜大承氣湯。(十三)

大承氣湯方: 见前痉病中

【校勘】《伤寒论·阳明病篇》:"当"下无"须"字。《脉经》:无"须"字及"宜大承气汤"五字。《千金》:"减不足言"作"减不惊人"。赵刻本载有大承气汤药物及煮服法,今从《医统》本改注"见前痉病中"。

【释义】　本条论述积和胀俱重的里实证治。"腹满不减",是形容腹部胀满没有减轻的时候,这是腹满的里实证,由于气滞与燥屎内结引起;如果有减轻的时候,那就是虚证,因为虚证里无实邪,故其满时减时增,与实证截然不同。既是实证,则当用大承气汤攻下里实。

"减不足言"一句是插笔,目的在于加强辨证,是说腹满有时减轻的即非实证。"不足言"是否定词,与前一句"不减"的肯定词对举。与前条三条"腹满时减,复如故,此为寒,当与温药"之证,须结合研究,一虚一实,恰相对待。

【按语】　以上四方,统治腹满,皆具有攻泄的作用,但有缓急的不同,所以在主治上亦有区别。如厚朴七物汤是腹满兼有表证,大柴胡汤是满痛侧重心下两胁,有时可延及下腹;厚朴三物汤是满痛偏于中脘,胀甚于积;大承气汤是满痛多在绕脐部,胀和积俱重。当然在辨证上除腹诊外,还须根据全面证候作出处理。

【选注】《论注》:前有腹满时减当温之一条,故此以减不足言者别之。见稍减而实不减,是当从实治,而用大承气,此比三物汤多芒硝,热多耳。

《金鉴》:腹满时减时满,虚满也,腹满常常而满,实满也。腹满不减,减不足言,谓腹满不减,虽减不过稍减,不足言减也。虚满当温,实满当下,故宜大承气汤下之,此治实满之法也。

【医案举例】

许生母伤食腹痛。许生咏堂,母病请治,据云因食豚肝面饼,后偶触怫郁,致患腹痛,自用麦芽、楂麴、香砂二陈不应,因其痛在少腹,以为寒凝厥阴,加吴萸炮姜,服之益剧。予问痛处可按乎?曰拒按;又问日来便乎?曰未也;切脉沉细,视舌苔黄,中心焦燥,顾谓生曰:此下证也;生曰:连服温消诸剂不验,思亦及此,因家母平素质亏,且脉沉细,故未敢下。予曰:痛剧脉伏,此理之常,质虽虚而病则实,书称以通为补,仲师云,腹满不减,减不足言,当下之;又云舌黄未下者,下之黄自去;今痛满拒按,舌黄焦燥,下证悉具,夫复何疑?

方定大承气汤,用元明粉代芒硝,仍加香砂楂麯,兼行气滞,服头煎后,便行一次,其痛略定。随服后煎,夜半连下三次,痛势大减,舌干转润,易以调中和胃,旬后起居如常。（摘自《杏轩医案》初集,第30页）

心胸中大寒痛,嘔不能飲食,腹中寒,上衝皮起,出見有頭足①,上下痛而不可觸近,大建中湯主之。（十四）

大建中湯方：

蜀椒二合（去汗）　干薑四兩　人參二兩

上三味,以水四升,煮取二升,去滓,內膠飴一升,微火煎取一升半,分溫再服;如一炊頃②,可飲粥二升,後更服,當一日食糜③,溫覆之。

【校勘】《千金》作"心胁中大寒大痛,呕不能饮食,饮食下咽,自知偏从一面下流,有声决决然;若腹中寒气上冲皮起,出见有头足上下而痛,其头不可触近"。

【词解】

① 上冲皮起,出见有头足：是形容腹中寒气攻冲,腹皮突起如头足样的块状物上下冲动。

② 如一炊顷：约当烧一餐饭的时间。

③ 食糜：指吃粥。

【释义】　本条论述脾胃虚寒的腹满痛证治。心胸中大寒痛,是言其痛势十分剧烈,痛的部位相当广泛。从上下来说,由腹部到心胸;从内外来说,由脏腑到经络,均为寒气所充斥,而发生剧烈的疼痛。当寒气冲逆时,则腹部上冲皮起,似有头足的块状物,上下攻冲作痛,且不可以手触近;又因寒气上冲,故呕吐不能饮食。病由脾胃阳衰、中焦寒甚所引起,故用大建中汤主之。方中蜀椒、干姜温中散寒,与人参、饴糖之温补脾胃合用,大建中气,使中阳得运,则阴寒自散,诸症悉愈。

【按语】　本条证候除如条文所述外,应当兼有手足逆冷、脉象沉伏等证候。

上文第二条曾说过"病者腹满,按之不痛为虚,痛者为实",本条是"痛而不可触近",从表面来看,似乎实证,其实是严重的虚寒证,因为虽有"痛而不可触近"之状,但其痛上下走动,而无定处,且其满时减时增,非若实证之满痛,着而不移,其满不减,以此为辨,则虚实自明。

附子粳米汤证与大建中汤证同属脾胃虚寒,但前者偏于水湿内停,故重用半夏以化水湿;后者偏于寒甚,故重用干姜以温中散寒。由此可以理解,两者虽同有腹痛,但前者主证在于腹中雷鸣;后者则攻冲之势较甚。同时,大建中汤用人参、饴糖,可知其虚的程度,又较附子粳米汤证为重。从药物性能来看,治虚寒性腹痛,附子不如干姜,虚寒性呕吐,半夏不如蜀椒;温养脾胃,甘草、粳米、大枣不如人参、饴糖。

又,本方对于因疝瘕或蛔虫而引起的寒性腹痛,或大便不通属于寒结者,都有一定效果。

【选注】《直解》：……寒气搏于肠胃之外,冲突出见于皮肤膜原之分,如有头足,其痛则近于外,故不可以手触近也。

《心典》：心腹寒痛,呕不能食者,阴寒气盛而中土无权也。上冲皮起,出见有头足,上下痛而不可触近者,阴凝成象,腹中虫物乘之而动也。是宜大建中脏之阳,以胜上逆之阴。故以蜀椒、干姜温胃下虫,人参、饴糖安中益气也。

【医案举例】

聂女寄娇,14岁。体质娇嫩,最喜杂食,初患腹痛,其父以为蛔虫,自购宝塔糖两粒,服后,病情恶化,遂抬来就诊。症见腹中绞痛,时轻时重,痛剧时腹内肠鸣,时见突起如头足攻动,剧烈呕吐,时吐蛔虫,大便不通,屁气全无,腹部膨满,不耐触按,外无表证,内无热象,脉搏沉细而迟,舌苔淡白,中有花点,口唇淡白,面色淡黄,饮啖俱废,病势甚急,经西医诊断为蛔虫阻塞,嘱转县医院手术治疗,因经济无力,不肯转院,乃请中医治疗。余思此证属蛔虫阻塞本有可能,原因服宝塔糖剂量不足,反致蛔虫骚扰,互相扭结于肠道,故大便尿气完全不通,然必中气虚寒,升降无力,致寒气乘隙攻冲,故肠鸣如有头足而发绞痛,《内经》云:"阳气不足,阴气有余,则寒中肠鸣腹痛。"法当温中散寒,大建中气,俾中阳一旺,寒气自消,则升降旋转之机俱振,病自除矣。《金匮》云:"呕吐不能食,腹中寒,上冲皮起,出见有头足,上下痛而不可触近,大建中汤主之。"余宗其法,用大建中汤去饴糖加伏龙肝投之。 炒川椒二钱 干姜一钱五分 党参五钱 伏龙肝一两 煎服。

服药后四小时许,肠鸣切痛又剧,旋即泻下蛔虫百数十条,腹痛顿减,翌日复诊,腹满痛呕吐肠鸣等症,全部消失,改以六君子汤调理而愈。

按(原编者按):……本方川椒散寒,干姜温中,人参大补中气,伏龙肝和胃降逆。且川椒一味,又具安蛔之功,使蛔虫安伏不动,随中气旋转而下,故用于此等虚寒而兼蚘虫病例,最为适宜,其不用饴糖者,殆以蛔虫得甘则动,免致窜扰内脏而难出欤? (摘自《湖北中医医案选集》第一辑,第65页)

胁下偏痛,發熱,其脈緊弦,此寒也,以溫藥下之,宜大黃附子湯。(十五)
大黃附子湯方:
大黃三兩 附子三枚(炮) 細辛二兩
上三味,以水五升,煮取二升,分溫三服;若強人煮取二升半,分溫三服。服後如人行四,五里,進一服。

【校勘】《脉经》:无"发热"二字。

【释义】 本条论述寒实内结的证治。这里所谓"胁下",是包括两胁及腹部而言。胁下偏痛,谓左胁下或右胁下痛,而非两胁下俱痛。紧弦脉主寒主痛,是寒实内结之征。这里所说的"发热",不是指的表证,也不是阳明腑实证。因为表证发热,其脉当浮,阳明腑实证发热,其脉当滑数。本证发热而脉象紧弦,乃由于寒实内结,阳气郁滞,营卫失调所致。但这种发热,在寒实内结的情况下,不一定出现。

胁腹疼痛,大便不通,脉象紧弦,正是寒实内结之证。此外,可伴有恶寒肢冷、舌苔黏腻等症状。故宜用大黄附子汤温下。方中用大黄泻下通便,附子、细辛温经散寒,并能止痛。本篇第一条说"不满者必便难,两胠疼痛",与此同一类型,可以结合研究。

【按语】 本条的主症是腹痛大便不通。因此,预后的良恶,亦以服药后大便是否通利为转移。因为寒实内结,阳气已经不足,是邪实正虚,如服温下剂后大便通利,即可转危为安;如服药后大便不通,反增呕吐肢冷,脉象转细,是病情已趋恶化。《本事方》中的温脾汤(厚朴、甘草、干姜、桂心、附子、大黄)即从本方加减而成,在药物组成方面,更为周到,可以采用。

仲景方中往往以细辛与附子同用,治疗寒邪伏于阴分,如本方与《伤寒论》麻黄附子细辛汤等,都用附子配细辛以增强其祛寒邪的作用。但大黄附子汤配大黄,其侧重点在于治寒实积聚在里,属温阳通便法,麻黄附子细辛汤配麻黄,其侧重点在于温散寒邪,使从表而解,属温经解表法。两方仅在一味药和用量上的出入,而主治证候就有很大的区别,这对临证用药很有启发。

【选注】《心典》:胁下偏痛而脉紧弦,阴寒成聚,偏着一处,虽有发热,亦是阳气被郁所致。是以非温不能已其寒,非下不能去其结,故曰宜以温药下之。

【医案举例】
(1)钟××,腹痛有年,理中四逆辈皆已服之,间或可止,但痛发不常,或一月数发,或两月一发,每痛多为饮食寒冷之所诱致,自常以胡椒末用姜汤冲服,痛得暂解。一日,彼晤余戚家,谈其痼疾之异,乞为诊之。

脉沉而弦紧,舌白润无苔,按其腹有微痛,痛时牵及腰胁,大便间日一次,少而不畅,小便如常。吾曰:"君病属阴寒积聚,非温不能已其寒,非下不能荡其积,是宜温下并行,而前医理中辈无功者,仅去寒而不逐积耳。依吾法两剂可愈。"彼曰:"吾固知先生善治异疾,倘得愈,感且不忘。"即书予大黄附子汤:大黄四钱　乌附三钱　细辛钱半　并曰:"此为《金匮》成方,屡用有效,不可为外言所惑也。"后半年相晤,据云:果二剂而瘥。噫!经方之可贵如是。（摘自《治验回忆录》第50页）

（2）袁某,男,45岁。患者胸腹胀满,气促不能平卧,身热,大便五日未通,脉沉而弦紧。沉为在里,弦紧为寒,该病应为阴寒凝结于内,阳气被阻于外,非温不能化其里寒,非下不能散其内结。乃拟大黄附子细辛汤治之。大黄二钱　淡附子二钱　细辛一钱,服一剂,大便通,胀痛消,身热亦解。　（摘自《福建中医医案医话选编》第二辑,第148页）

寒氣厥逆①,赤丸主之。（十六）

赤丸方：

茯苓四兩　烏頭二兩（炮）　半夏四兩（洗）一方用桂　細辛一兩《千金》作人參

上四味,末之,內真朱②爲色,煉蜜丸如麻子大,先食酒飲下三丸,日再夜一服；不知,稍增之,以知爲度。

【词解】

① 厥逆：有两种含义,既指病机,又言症状。

② 真朱：即朱砂。

【释义】　本条论述寒饮的腹痛证治。由于叙证简略,注家意见多不一致,如从药效推测,可知本条病情为脾肾虚寒、水饮上逆所致。由于脾肾阳虚,水饮内盛,寒气挟水饮上逆,所以腹痛,阳气不振,不能外达于四肢,故手足逆冷。治以赤丸散寒止痛,化饮降逆。方中乌头与细辛相伍,可以治沉寒痼冷所引起的腹痛；茯苓与半夏相伍,可以化饮止呕。可知本方证除腹痛肢冷外,应有呕吐和心下动悸等症。至于用朱砂之目的,取其重镇以降逆。

【按语】　本方《千金》载在痼冷积热门：为"茯苓、桂心各四两,细辛一两,乌头、附子各二两,射罔（加大枣一枚）。右六味,末之,内真朱为色,蜜丸如麻子,空腹酒服一丸,日再,夜一服,不知,加至二丸,以知为度。一方用半夏四两,而不用桂"。主治与本条相同,兹转录以供参考。

【选注】　《心典》：寒气厥逆,下焦阴寒之气厥而上逆也。茯苓、半夏降其逆；乌头、细辛散其寒；真朱体重色正,纳之以破阴去逆也。

《悬解》：寒气厥逆,寒气在内,手足厥冷也。四肢禀气于脾胃,寒水侮土,四肢失禀,是以厥逆。寒水上凌,心火澌败,是宜泄寒水而护心君。赤丸茯苓、乌头泄水而祛寒湿；半夏、细辛降浊而下冲气；真朱保护心君而止疼痛也。

【医案举例】

周姓,男,28岁,如皋人。患者白天因天气炎热,口渴饮大量河水,晚餐又食酸腐食物,夜宿露天乘凉。半夜突然出现心腹绞痛,呕吐饮食,四肢厥冷,脉象沉迟,舌淡苔白。寒湿内伤,中焦阳虚,治当温中散寒,降逆化湿。仿仲景理中赤丸方意：制乌头（先煎）、甘草各4克　细辛2克　半夏、苍术各6克、太子参、茯苓各10克、生姜汁5滴（冲服）。煎200毫升,分两次服。1剂痛解呕平,再服1剂病愈。　（摘自《安徽中医学院学报》2：40,1983）

腹痛,脈弦而緊,弦則衛氣不行,即惡寒,緊則不欲食,邪正相搏,即爲寒疝。寒疝繞臍痛,若發則白汗①出,手足厥冷,其脈沉緊者,大烏頭煎主之。（十七）

烏頭煎方：

烏頭大者五枚（熬，去皮，不㕮咀）

上以水三升，煮取一升，去滓，内蜜二升，煎令水氣盡，取二升，強人服七合，弱人服五合。不差，明日更服，不可一日再服。

【校勘】 "腹痛"，徐、尤注本作"腹满"，《脉经》、《千金》作"寸口"。《脉经》、《千金》："卫气不行"下，更有"卫气不行"；"邪正相搏"，作"紧弦相搏"；"即为寒疝"下，《脉经》有"趺阳脉浮而迟，浮则为风虚，迟则为寒疝"十六字。《外台》引仲景《伤寒论》无"腹痛"至"即为寒疝"二十八字。《脉经》、《千金》，"寒疝绕脐痛"以下，别为一条。《千金》、《外台》，"绕脐"下有"苦"字；《千金》"痛"下无"若"字。"若发"，《正脉》本、俞桥本作"苦发"。"白汗"，《正脉》本及魏、徐、尤、陈注本作"白津"，赵刻本作"自汗"，今依俞本及《千金》、《外台》改。"其脉沉紧"，赵本、《脉经》、《千金》、《外台》、诸本作"其脉沉弦"，今据徐本改。"厥冷"，《脉经》、《千金》、《外台》作"厥寒"，徐本作"厥逆"。《外台》"大乌头"上有"二物"二字。"乌头"，《千金》、《外台》均作"十五枚"。"蜜二升"，《千金》、《外台》并作"二斤"。

【词解】

① 白汗：指因剧痛而出的冷汗。

【释义】 本条论述寒疝的病机和证治。本条可分两段读，上段论寒疝的病机，下段指出症状和治法。弦与紧脉，皆为阴脉，主寒盛。寒盛之因由于阳虚，阳气不能行于外，则恶寒，阳气衰于内，则不欲食；寒气内结而阳气不行，则绕脐部发生剧痛，这就是形成寒疝的病机。

下段是叙述寒疝发作时的情况。当本病发作时，主要是绕脐疼痛。由于疼痛逐渐加重，因而汗出肢冷，此时脉象也由弦紧而转为沉紧，说明疼痛已至相当剧烈的程度，故用大乌头煎破积散寒止痛。

乌头性大热，临床常用以治沉寒痼冷，对于腹痛肢冷、脉象沉紧的发作性寒疝证能祛寒助阳，缓和疼痛。用蜜煎者，既能制乌头毒性，且可延长药效。方后云"强人服七合，弱人服五合，不差，明日更服，不可一日再服"，可知药性峻烈，用时宜慎。

【按语】 寒疝为发作性的腹痛。其病多在肠，故一般又名小肠气。因其犯寒辄发，故称寒疝。寒疝之痛，往往牵引阴囊睾丸，因此阴囊睾丸之本病，一般亦混称小肠气，古书多名㿗。《金匮》所说的阴狐疝亦是，不是本篇所说的寒疝。

"弦"为寒疝的主脉。有人认为本篇第一条论寒疝的脉象是"微弦"，本条脉象是"弦而紧"，如从脉象来推测病机，则"弦紧"较"微弦"为重，如见"沉紧"则更重。本病发作时多见唇青面白，舌淡苔白等症状。

又，《外台秘要》解急蜀椒汤（蜀椒、附子、干姜、半夏、粳米、甘草、大枣）主治与大乌头煎同，而药性较平和，可参考运用。

【选注】 《巢源·寒疝腹痛候》：此由阴气积于内，寒气结搏而不散，腑脏虚弱，故风邪冷气与正气相击，则腹痛里急，故云寒疝腹痛也。

《心典》：弦紧脉皆阴也。而弦之阴从内生，紧之阴从外得。弦则卫气不行而恶寒者，阴出而痹其外之阳也；紧则不欲食者，阴入而痹其胃之阳也。卫阳与胃阳并衰，而外寒与内寒交盛，由是阴反无畏而上冲，阳反不治而下伏，所谓邪正相搏，即为寒疝者也。

【医案举例】

《建殊录》：京师界街贾人井筒屋播磨家仆，年七十余，自壮年患疝瘕，十日、五日必一发，壬午秋，大发，腰脚挛急，阴卵偏大，欲入腹，绞痛不可忍。众医皆以为必死，先生诊之，作大乌头煎饮之，（原注：每帖重八钱）斯须，瞑眩气绝，又顷之，心腹鸣动，吐出水数升，即复故，尔后不复发。（转引自《金匮要略今释·卷三》第105页）

寒疝腹中痛,及脅痛裏急者,當歸生薑羊肉湯主之。(十八)
當歸生薑羊肉湯方:
當歸三兩　生薑五兩　羊肉一斤

上三味,以水八升,煮取三升,温服七合,日三服。若寒多者,加生薑成一斤;痛多而嘔者,加橘皮二兩、白朮一兩。加生薑者,亦加水五升,煮取三升二合,服之。

【校勘】《外台》引仲景《伤寒论》作"寒疝腹中痛引胁痛,及腹里急者"。

【释义】 本条论述寒疝属于血虚的证治。寒疝多由寒盛而起,本条寒疝则因于血虚引起胁腹疼痛。两胁属肝,肝主藏血,血不足则气亦虚,气虚则寒自内生。胁腹部分失去气的温煦和血的濡养,因而筋脉拘急,发生"腹中痛及胁痛里急"这种疼痛,多为痛轻势缓,得按得熨则减,脉弦带涩,或微紧无力。故用当归生姜羊肉汤养血散寒,羊肉补虚生血。《素问·阴阳应象大论》谓:"形不足者,温之以气;精不足者,补之以味。"本方就是依据这一理论制定的形、精兼顾的方剂。

【按语】 本方亦见《妇人产后病》篇,治妇人产后因虚受寒而腹痛,但男子血虚而寒痛的,亦可应用,因为病机相似的缘故。不过此证与一般所谓寒疝不同,一般寒疝多出现肠之挛急扭结,按之应手,故亦称疝瘕,本证虽腹痛里急,按之决无瘕块,因其不由于肠之扭结,而因于血虚之故,这是用本方与乌头剂的不同之处。

【选注】《心典》:此治寒多而血虚者之法。血虚则脉不荣,寒多则脉细急,故腹胁痛而里急也。当归、生姜温血散寒,羊肉补虚益血也。

《金鉴》:……此治寒疝之和剂也,服乌头煎病势退者,亦当与之。

寒疝腹中痛,逆冷,手足不仁,若身疼痛,灸刺諸藥不能治,抵當烏頭桂枝湯主之。(十九)

烏頭桂枝湯方:

烏頭

上一味,以蜜二斤,煎減半,去滓,以桂枝湯五合解之,得一升後,初服二合,不知,即服三合;又不知,復加至五合。其知者,如醉狀,得吐者,爲中病。

桂枝湯方:
桂枝三兩(去皮)　芍藥三兩　甘草二兩(炙)　生薑三兩　大棗十二枚

上五味,剉,以水七升,微火煮取三升,去滓。

【校勘】 "若身疼痛",《千金》作"若一身尽痛";《千金》、《医心方》引《小品方》及程本并无"抵当"二字。《金鉴》认为"抵当"二字系衍文也。"乌头",诸本缺枚数。《千金》云:"秋干乌头实中者五枚,除去角。"《外台》云:"秋乌头实中大者十枚,去皮生用,一方五枚。"《医心方》亦作五枚,是。

【释义】 本条论述寒疝兼有表证的证治。前条大乌头煎证是里寒证,本条是表里兼寒证;里寒为主因,外寒为诱因。

腹痛是寒疝的主要症状,由于寒气内结所致。阳气大衰,不能达于四肢,故手足逆冷。寒冷之极则手足麻痹而不仁。身体疼痛是寒邪痹阻肌表,营卫不和之故。病属内外皆寒,表里兼病,就不是单纯的解表或温里以及针刺等法所能奏效,故以乌头桂枝汤两解表里寒邪。方中乌头祛寒止痛,桂枝汤调和营卫以散表寒。药后如醉状或呕吐,是药已中病的"瞑眩"反应,但并不是每人如此。如有上述现象,而无其他不良反应者,可不必服药。如发现中毒现象(详见《中风历节病》篇乌头汤条),应速加处理,以免延误病机。

【按语】 以上寒疝三方,在治疗上的区别是:寒邪重,腹部剧痛而现肢冷白汗的,用大乌头煎;寒疝腹痛,寒而兼虚的,用当归生姜羊肉汤;大乌头煎证而兼手足不仁、身疼等表证的,用乌头桂枝汤。

【选注】《金鉴》:以桂枝汤五合解之者,溶化也。令得一升,谓以乌头所煎之蜜五合,加桂枝汤五合,溶化令得一升也。不知,不效也;又不知,又不效也,其知者,已效也。如醉状,外寒方散,得吐者,内寒已伸,故为中病也。

《今释》:乌头煎治寒疝之剧者,此则乌头煎证,而有身疼痛之表候,故合桂枝汤。《伤寒论》云:身疼痛,清便自调者,急当救表,救表宜桂枝汤,是也。寒疝剧证,因感寒引发者,大抵宜此方矣。

【医案举例】

袁××,青年农妇。体甚健,经期准,已有子女三四人矣。一日,少腹大痛,筋脉拘急而未少安,虽按亦不住,服行经调气药不止,迁延十余日,病益增剧,迎余治之,其脉沉紧,头身痛,肢厥冷,时有汗出,舌润,口不渴,吐清水,不发热而恶寒,脐以下痛,痛剧则冷汗出,常觉有冷气向阴户冲出,痛处喜热敷。此由阴气积于内,寒气结搏而不散,脏腑虚弱,风冷邪气相击,则腹痛里急,而成纯阴无阳之寒疝。窃思该妇经期如常,不属于血凝气滞,亦非伤食食积,从其脉紧肢厥而知为表里俱寒,而有类于《金匮》之寒疝……因处以乌头桂枝汤:制乌头四钱　桂枝六钱　芍药四钱　甘草二钱　大枣六枚　生姜三片　水煎,兑蜜服。上药连进两帖,痛减厥回,汗止人安。换方当归四逆加吴茱萸生姜汤:当归五钱　桂枝二钱　细辛一钱　芍药、木通各三钱　甘草、吴茱萸各二钱　生姜三片,以温经通络,清除余寒,病竟愈。 （摘自《治验回忆录》第76页）

其脉数而紧乃弦,状如弓弦,按之不移。脉数弦者,当下其寒;脉紧大而迟者,必心下坚;脉大而紧者,阳中有阴,可下之。（二十）

【校勘】 "其脉数",《脉经》作"其脉浮"。《伤寒论·可下篇》:无条首二十三字,"紧大"作"双弦",《脉经》同,条末有"宜大承气汤"五字。

【释义】 本条论述寒实可下证的脉象与治法。主要说明一种脉象可以出现于多种不同性质的疾病,故必须结合证候和兼见脉象,才能得出疾病的真相。

"紧"脉又称"坚"脉,是一种有力的脉象。紧数相合,则为弦脉,其状如张弓弦,按之不移,可知这种弦脉,也是有力的,不是虚弦,一般说来,脉数大为阳,弦、紧、迟为阴,脉数而弦,或紧大而迟,或脉大而紧,而症见心下坚的,则数与大为邪盛,弦、紧、迟为内寒,这是"阳中有阴"寒实证的脉象,当用温下法治疗。

【选注】《心典》:脉数为阳,紧弦为阴,阴阳参见,是寒热交至也。然就寒疝言,则数反从弦,故其数为阴凝于阳之数,非阳气生热之数也。如就风疟言,则弦反从数,故其弦为风从热发之弦,而非阴气生寒之弦者,与此适相发明也。故曰脉数弦者,当下其寒。紧而迟,大而紧亦然。大虽阳脉,不得为热,正以形其阴之实也。故曰阳中有阴,可下之。

【附方】

《外臺》烏頭湯:治寒疝腹中絞痛,賊風入攻五臟,拘急不得轉側,發作有時,使人陰縮[①],手足厥逆。方見上

【校勘】 此方本出《千金·贼风门》,《外台》第十四卷亦引《千金》,"人"下并有"腹"字,"发作"上并有"叫呼"二字。

【词解】

① 阴缩:生殖器因受寒而上缩。

【按语】《外台》乌头汤，与乌头桂枝汤药味相同，而药量则有出入：《外台》原方为乌头十五枚，桂心六两，芍药四两，甘草二两，生姜一斤，大枣十枚。可见别是一方，只是因为病症较重，所以药量也比较大。徐、沈、魏、尤诸家俱以为即大乌头煎。

《外臺》柴胡桂枝湯方：治心腹卒中痛①者

柴胡四兩　黃芩　人參　芍藥　桂枝　生薑各一兩半　甘草一兩　半夏二合半　大棗六枚

上九味，以水六升，煮取三升，温服一升，日三服。

【校勘】"治心腹卒中痛"，《外台》原书作"疗寒疝腹中痛"。

【词解】

① 心腹卒中痛：突然感受外邪而致心腹疼痛。

【方解】 本方适用于外感性的胸腹两胁疼痛，小柴胡汤疏表并治腹胁疼痛，合桂枝汤调和营卫，疏解外邪，和胃、止腹痛。

《外臺》走馬湯：治中惡心痛腹脹，大便不通。

杏仁二枚，巴豆二枚（去皮心，熬）

上二味，以綿纏搥令碎，熱湯二合，捻取白汁，飲之，當下。老小量之。通治飛尸①鬼擊②病。

【校勘】 "治"，《千金》作"主一切卒"四字。《外台》卒疝门及飞尸门与此方所列主治不同，此方《外台》应作《千金》为是。

【词解】

① 飞尸：其病突然发作，迅速如飞，症状是心腹刺痛，气息喘急，胀满上冲心胸。

② 鬼击：指不正之气突然袭击人体，症状是胸胁内腹绞急切痛，或兼见吐血、衄血、下血。

【方解】 走马汤治疗秽毒壅塞肠胃的一派寒实证，取峻烈温通的巴豆破积攻坚，开通闭塞为主，佐苦温之杏仁宣利肺与大肠之气机，使秽毒邪气从下而泄。

問曰：人病有宿食，何以別之？師曰：寸口脈浮而大，按之反濇，尺中亦微而濇，故知有宿食，大承氣湯主之。（二十一）

【释义】 本条从脉象的变化论述宿食方治。宿食多由饮食不节，停滞不化所致。由于宿食内结，气壅于上，所以在寸口部分出现浮大的脉象，这种大脉是有力的。又因积滞较久，胃肠气滞不通，所以不仅在寸口重按可见到涩脉，而且尺脉重按亦沉滞有力。以上是宿食当下的脉象，所以用大承气汤下其宿食。

【选注】《心典》：寸口脉浮大者，谷气多也。谷多不能益脾而反伤脾。按之脉反涩者，脾伤而滞，血气为之不利也。尺中亦微而涩者，中气阻滞，而水谷之精气不能逮下也，是因宿食为病，宜大承气下其宿食。

《伤寒缵论》：反谓亦微而涩，亦字从上贯下，言浮大而按之略涩，非涩弱无力之谓，见浮大中按之略涩，方可用大承气下之。设纯见微涩，按之不实，乃属胃气虚寒，冷食停滞之候，又当从枳实理中助胃消导之药矣。岂复为大承气证乎。

【医案举例】

肖琢如："江右黄某，营业长沙，初患外感，诸医杂治十余日，疾益剧，延余治疗。病者自云肚腹硬痛，手不可按，傍晚身微热汗出，手足较甚，小便黄，大便不利，粒米不入口，已三日矣。审视舌色鲜红，苔黄不甚燥，脉沉实搏指。取阅前所服方，多杂乱无章。余即取纸笔立案，并疏大承气方授之。阅二日，仍延诊，则云昨晚药完二剂，下黑粪仍多，今晨进稀粥少许，各证十愈七八，为改用大柴胡汤减轻大黄，又二剂，黑粪始尽，病如失。其家有西席，尝阅医书，谓大承气汤证，此见谵语，此证何以无之？大承气系腹有燥屎，先生乃断为食积，敢问所以？余曰：《伤寒论》云：六七日不大便，烦不解，腹满痛者，此有燥屎，其下又申之曰：所以然者，本有宿食故也。宜大承气汤；若《金匮•宿食》篇，主用大承气者甚详；盖宿食与燥屎，一而二，二而一，相去一间；至谵语有无，可不必拘。"（摘自《遁园医案•卷上》第22～23页）

脉数而滑者，实也，此有宿食，下之愈，宜大承氣湯。（二十二）

【校勘】 "此有宿食"，《千金》作"有宿食不消。"

【释义】 本条继续论述宿食的脉象。滑主宿食，数脉主热，滑而兼数，是胃肠有实热，由于宿食新停，胃肠气机壅滞不甚，故脉象数而滑利；但皆为实脉，故可攻下。

【按语】 一般来说，宿食多见滑脉。从以上二条来看，滑与涩相反，何以均主宿食？因宿食新停，壅滞未甚，病情较浅，故脉象滑利；食积较久，胃肠气滞不通，病根较深，故脉象涩滞。又因积滞已久，不与攻下，则虑其正虚，所以毫不犹豫地用"大承气汤主之"；宿食新停，病又轻，虽然可下，但不一定需要大承气汤攻下，故加一"宜"字，以示尚有斟酌余地。

【选注】《本义》：……滑与涩相反，何以俱为实宜下？滑者涩之浅，而实邪欲成未成者；涩者滑之深，而实邪已成者。故不论为滑为涩，兼大而见于关部，则有物积聚，宜施攻治，无二理也。

下利不欲食者，有宿食也，當下之，宜大承氣湯。（二十三）

大承氣湯方：见前痉病中。

【校勘】 "欲"，赵刻及俞本并误作"饮"，今从诸家本改。

【释义】 本条论述宿食下利的治法。宿食病见到下利，积滞下达，理应胃纳恢复；现虽下利，而仍不欲进食，可知宿食尚未悉去，所谓伤食恶食，可用大承气汤因势利导下其宿食，此即《素问•至真要大论》所谓"通因通用"之意。

【按语】 以上三条皆用大承气汤治疗宿食，但因叙证简略，故须前后互相联系研究。此外，还应结合病史有无暴食以及舌苔、腹候、大便等情况，多方考究，方能无误。关于大承气汤的使用方法和禁忌，详见《伤寒论》。

【选注】《心典》：谷多则伤脾，而水谷不分，谷停则伤胃，而恶闻食臭，故下利不欲食者，知其有宿食当下也。夫脾胃者，所以化水谷而行津气，不可或止者也；谷止则化绝，气止则机息，化绝机息，人事不其顿乎？故必大承气速去其停谷，谷去则气行，气行则化续，而生以全矣。若徒事消克，将宿食未去，而生气已消，岂徒无益而已哉。

《金鉴》：初下利不欲食者，是伤食恶食不欲食也；久下利不欲食者，是伤脾不能食也。今初下利即不欲食，以有宿食故也，当下之，宜大承气汤无疑矣。

宿食在上脘，當吐之，宜瓜蒂散。（二十四）

瓜蒂散方：

瓜蒂一分（熬黃） 赤小豆一分（煮）

上二味，杵爲散，以香豉七合煮取汁，和散一錢匕，溫服之，不吐者，少加之，以快吐爲度而止。亡血及虛者不可與之。

【校勘】《脉经》、《千金》，"脘"并作"管"，无"宜瓜蒂散"四字。

【释义】 本条论述宿食在上脘的治法。宿食停滞在胃的上脘，有胸闷泛恶欲吐的症状出现，这是正气驱邪外出的表现，可用瓜蒂散因其势而吐之，此即《素问•阴阳应象大论》所谓"其高者因而越之"的治疗方法。瓜蒂味苦，赤小豆味酸，能涌吐胸中实邪，佐香豉汁以开郁结、和胃气。本方常用于胃中宿食不化，或痰涎壅塞引起的胸膈胀满等症。

【按语】 赤小豆有两种,瓜蒂散所用,俗称"蟹眼豆",性酸温,有涌吐作用,所谓"酸苦涌泄为阴",即指此类药而言。

本方为涌吐剂,凡属阳证实证,病势迫近胸咽,温温欲吐的,俱可因势利导而用吐法,故不必限于宿食。如仓卒之际,药不及办,以极咸盐汤一盏顿服,亦能催吐。

一般来说,治疗宿食,应按照停积的部位和食积的新久来施治,方不致误。宿食初起,多见脘痞胸闷,嗳腐吞酸,或恶寒发热,此时病尚在胃,绝不能使用下剂;如有泛泛欲吐之势,是宿食在上脘,可用吐法以排除宿食。如无欲吐之势,可用消导法以消化宿食。必须宿食在肠,且又化燥成实的,方可用攻下法。

【选注】 《金匮要略五十家注》:张隐庵曰:胃为水谷之海,有上脘、中脘、下脘之分。上脘主纳,中脘主化。今食在上脘,不得腐化,故成宿食,当吐之。

《金鉴》:胃有三脘,宿食在上脘者,膈间痛而吐,可吐不可下也;在中脘者,心中痛而吐,或痛不吐,可吐可下也;在下脘者,脐上痛而不吐,不可吐可下也。今食在上脘,故当以瓜蒂散吐之也。

【医案举例】
张子和之仆,尝与邻人同病伤寒,俱至六七日下之不通,邻人已死。仆发热极投于井中,捞出以汲水贮之槛,使坐其中。适张游他方,家人偶记张治法曰:伤寒三下不通,不可再攻,便当涌之。试服瓜蒂散。良久吐胶痰三碗许,与宿食相杂在地,状如一帚顿快。乃知世医条人多矣。又一吏吐讫便服太白散甘露散以调之。 (摘自《续名医类案》第9页)

脉紧如转索无常者,有宿食也。(二十五)

【校勘】 《脉经》、《千金》作"寸口脉紧如转索,左右无常者"。《千金》:"有宿食"作"脾胃中有宿食不消"。

【释义】 本条进一步论述宿食的脉象。"转索无常"是紧脉的形容词,是说紧的脉象乍紧乍松,犹如绳索转动之状。由于宿食不化,停积于中,气机失调所引起的现象。

【按语】 紧脉不但主外感风寒,亦为宿食在上脘的脉象。考《伤寒论·太阳病篇》"结胸热实,脉沉而紧",《厥阴病篇》"病人手足厥冷,脉乍紧者,邪结在胸中",可知邪结在胸中的,多出现紧脉。与上两条对勘,可以理解脉紧为宿食在上脘之象。此外,有人认为"转索无常"是滑脉的形容词,"脉紧如转索无常"是紧而兼滑的脉象。这种说法,可供参考。

【选注】 《本义》:转索,宿食中阻,气道艰于顺行,曲屈旁行之象。

《心典》:脉紧如转索无常者,紧中兼有滑象,不似风寒外感之紧,为紧而带弦也。故寒气所束者,紧而不移;食气所发者,乍紧乍滑,如以指转索之状,故曰无常。

《金鉴》:转索无常,紧脉之状也。若浮紧伤寒,沉紧冷痛,冷犯胃脘,谷气不行,故曰有宿食也。

脉紧,头痛风寒,腹中有宿食不化也。一云寸口脉紧。(二十六)

【校勘】 "脉紧"上,《脉经》有"寸口"二字,《千金》有"寸"字;"头"上并有"即"字;"腹上"均有"或"字。

【释义】 本条论述紧脉有外感风寒与宿食的不同。紧脉主外感风寒,亦主宿食不化。一般来说,外感之脉,为左手紧,宿食之脉,则右手紧。《灵枢·五色》说"人迎盛坚者伤于寒,气口盛坚者伤于食",与此意义相同。不过,外感风寒,多有头痛发热的症状,而宿食除头痛发热之外,并兼有胸痞或腹痛等症状,与外感风寒纯为表证者不同。

【按语】 紧脉主寒、主痛、亦主宿食;而宿食亦可见浮大、滑数、涩、紧等脉,可见一脉可以主多病,一病也可以见多脉,必须症脉合参,全面诊察,才能作出正确的治疗。

【选注】 《心典》:脉紧头痛风寒者,非既有宿食,而又感风寒也;谓宿食不化,郁滞之气,上为头痛,有如风寒之状,而实为食积类伤寒也。仲景恐人误以为外感而发其汗,故举以示人曰:"腹中有宿食不化。"意亦远矣。

《金鉴》:脉紧头痛,是外伤风寒病也;脉紧腹痛,是内伤宿食病也。

《辑义》:头痛,虽有宿食不化,郁滞之气上为头痛者,此则属外伤于风寒,与腹中有宿食,自是两截……

结　语

腹满是一个症状,多属脾胃病变,在疾病过程中,可以出现寒热虚实不同性质,属于虚寒的,多与脾肾有关。属于实热的,多与胃肠有关。

从辨证方面来说,属于虚寒的,则腹满时轻时重,按之不痛,舌淡苔白,脉象微弦。属于实热的,腹满多为持续性,胀满不减,按之疼痛,舌红苔黄,脉多沉实。前者多为脾气虚寒,气滞不运所致;后者多为胃有实热,燥屎积于肠道所致。在治法上,属于虚寒的宜温补;属于实热的宜攻下;但也有腹中满痛拒按的虚寒证,治须温补;亦有阳气不运,积滞内停的寒实证,治须温下。故必须着眼于病人全身证候,作全面考虑,才能得出病情真相,而施治有所依据。

腹满属于实热的,由于病机和病变部位之不同,而有厚朴七物汤、大柴胡汤、厚朴三物汤、大承气汤等方治。厚朴七物汤为表里两治,证属表邪入里而甚于里,积滞之邪壅滞于肠道;大柴胡汤为和表攻里,证属病邪在里而连及于表,满痛偏于心下和两胁;厚朴三物汤为行气除满,证属实热内积、气机壅滞;大承气汤为攻下积滞,证属燥屎积滞于肠道,满痛在于腹中。这些证候的出现,表明邪气虽盛而正气未衰,故治疗比较容易,预后一般良好。篇中大黄附子汤证,是由阳气不运,积滞内停,邪实正虚的寒实证,预后较差。

至于附子粳米汤、大建中汤虽为虚寒性腹痛胀满而设,但亦可运用于虚寒性寒疝腹痛之证,因其病机均属虚寒,故临床上每多互用。如脾胃虚寒而致水湿内停的,用附子粳米汤化湿降逆,散寒止痛。如脾胃阳微、中焦寒盛而致的,用大建中汤温中散寒。前者是以"雷鸣切痛"为主症;后者是以"上冲皮起,出见有头足,上下痛而不可触近"为主症,而其虚寒程度亦较前者为重,临症时往往两方合用,效果较好。

寒疝的主要证候是腹痛,原因多由阳虚寒盛引起。如在发作时绕脐剧痛,汗出肢冷,脉象沉紧,这是寒疝中的典型证候,用大乌头煎破结散寒,缓解疼痛。如既见腹中剧痛,又出现手足不仁,身体疼痛症状的,是内外皆寒,可用乌头桂枝汤以解内外之邪。如为腹痛拘急,得按得温熨则减,是由血虚兼寒所致,宜用当归生姜羊肉汤养血散寒。

宿食即伤食,是由脾胃健运失常,食物经宿不消,停积胃肠所致。如宿食在上的,可用吐法;在下的可用下法,都是根据机体抗病趋势因势利导的治法。不过后世医家对宿食的治疗,又补出消导一法。如宿食停滞中脘,未至化燥成实的,用保和丸、平胃散等,这是在本书的基础上有所发展的一面。

13　五脏风寒积聚病脉证并治第十一

本篇论述五脏风寒和真脏脉象、三焦各部病证及脏腑积聚脉症。但其中五脏风寒部分脱简较多；三焦各部病证亦略而不详，脏腑积聚在于指出积、聚、䅽气三者之鉴别。惟对肝着、脾约、肾着三种病证的治疗，论述较为具体。

肺中風者，口燥而喘，身運①而重，冒而腫脹。（一）

【词解】

① 身运：指身体运转动摇。

【释义】　本条论述肺中风的症状。肺主气，气化津。肺中于风邪则气上逆，不能布津，故口燥而喘。肺主一身之治节，治节失职，故身运而重。肺主清肃，清肃之令不行，浊气上逆，故时作昏冒。肺气不能通调水道，下输膀胱，以致气滞水停，故肿胀。

【选注】　《心典》：肺中风者，津结而气壅，津结则不上潮而口燥，气壅则不下行而喘也。身运而重者，肺居上焦，治节一身，肺受风邪，大气则伤，故身欲动而弥觉其重也。冒者清肃失降，浊气反上为蒙冒也。肿胀者，输化无权，水聚而气停出。

肺中寒，吐濁涕。（二）

【释义】　本条论述肺中寒的症状。肺之液为涕，肺中于寒则胸阳不布，津液凝聚不行而变生浊涕，鼻窍不通而出气难，故浊涕从口中吐出。

【按语】　前条的肺中风，是因风为阳邪，故出现阳性症状；本条的肺中寒，是因寒为阴邪，故出现阴性症状；以下各脏的中风、中寒，都应作如是观。后世《三因极一病证方论》有关"五脏中风证"和"五脏中寒证"的内容，补充了本篇之不足，宜合参。

【选注】　《金鉴》：肺中寒邪，胸中之阳气不治，则津液聚而不行，故吐浊涎如涕也。

肺死臟，浮之虛，按之弱如蔥葉，下無根者，死。（三）

【释义】　本条论述肺死脏的脉象。肺的真脏脉是浮取虚微无力，按之如葱叶之外薄中空，沉取无根，肺气已绝。

【选注】　《心典》：肺死脏者，肺将死而真脏之脉见也。浮之虚按之弱如葱叶者，沈氏所谓有浮上之气，而无下禽之阴是也。内经云："真肺脉至大而虚，如以毛羽中人肤"，亦浮虚中空，而下复无根之象尔。

肝中風者，頭目瞤，兩脅痛，行常傴①，令人嗜甘。（四）

【词解】

① 行常伛：伛（yǔ，音"予"），驼背。行走时经常曲背垂肩。

【释义】　本条论述肝中风的症状。肝为风木之脏，其脉布胁肋，连目系，上出额，至巅顶，肝中于风，风胜则动，故头目瞤动。肝主筋，风胜则筋脉燥而拘急，故两胁痛，行常伛。肝苦急，故喜食甘以缓之。

【选注】　《直解》：肝主风，风胜则动，故头目瞤动也。肝脉布胁肋，故两胁痛也。风中于肝，则筋脉急引，故行常伛。伛者，不得伸也。《淮南子》曰：木气多伛，伛之义，正背曲垂腰之状，以筋脉急引于前故也。此肝正苦于急，急食甘以缓之，是以令人嗜甘也。

肝中寒者，兩臂不舉，舌本燥，喜太息，胸中痛，不得轉側，食則吐而汗出也。《脉經》、《千金》云：时盗汗，咳，食已吐其汁。（五）

【释义】 本条论述肝中寒的症状。肝主筋而司运动，肝中寒邪，则厥阴筋脉收引而为两臂不举。肝脉循喉咙之后，络于舌本，肝寒火弱，不能蒸血生津上润于舌，故舌本干燥。肝气郁结，失其条达之性，故善太息以疏畅郁滞。肝脉上贯胸膈，寒邪闭郁肝气，胸阳不宣，脉络凝塞，则见胸中痛，不得转侧。肝寒犯胃，胃不受食，逼迫胃津，卫阳失固，故食后即作吐而汗出。

【选注】 《心典》：肝中寒，两臂不举者，肝受寒而筋拘急也。徐氏曰："四肢虽属脾，然两臂如枝木之体也。中寒则木气困，故不举。"亦通。肝脉循喉咙之后，中寒者逼热于上，故舌本燥；肝喜疏泄，中寒则气被郁，故喜太息；太息，长息也，肝脉上行者，挟胃贯膈，故胸痛不能转侧，食则吐而汗出也。

肝死臟，浮之弱，按之如索不來①，或曲如蛇行②者，死。（六）

【词解】
① 如索不来：脉象如绳索之悬空，轻飘游移，应手即去，不能复来。
② 曲如蛇行：脉象如蛇行之状，曲折逶迤而不能畅达，无柔和感。

【释义】 本条论述肝死脏的脉象。肝的平脉当有胃气，今轻按则弱，重按如索不来，或曲如蛇行，此为脉无胃气，肝之真气已绝，皆属肝之真脏脉，故主死。

【选注】 《发微》：肝脉之绝也，内经但言但弦无胃，此云浮之弱，谓浮取之无力也。重按之则如绳索之弦急，忽然中止，则弦而见代脉矣。曲如蛇行，即痉证发其汗，其脉如蛇之证，盖筋脉以燥而强急也。

肝着，其人常欲蹈其胸上①，先未苦時，但欲飲熱，旋覆花湯主之。臣亿等校诸本旋覆花汤方，皆同。（七）

旋覆花湯方：

旋覆花三兩　葱十四莖　新絳少許

上三味，以水三升，煮取一升，頓服之。

【校勘】 旋覆花汤方药物及服法，乃据赵刻本《妇人杂病篇》所载增补。

【词解】
① 蹈其胸上：蹈，原为足踏之意，此处可理解为用手推揉按压，甚则捶打胸部。

【释义】 本条论述肝着病的证治。肝着，是肝有污损，请重制！受邪而疏泄失职，其经脉气血郁滞，着而不行所致。因肝脉布胁络胸，故其症可见胸胁痞闷不舒，甚或胀痛、刺痛，若以手按揉或捶打其胸部，可使气机舒展，气血运行暂时通畅，则稍舒，故其人常欲蹈其胸上。本病在初起时，因为病在气分，热饮可使气机通利，所以但欲热饮；及其既成，则经脉凝瘀，虽热饮亦无益，故治以旋覆花汤，行气活血，通阳散结。方中主以旋覆花善通肝络而行气，更以新绛活血化瘀，助以葱茎温通阳气而散结。气行血行，阳通瘀化则肝着可愈。

【按语】 旋覆花汤之新绛，《本经》未载，有的医家认为是绯帛，将已染成大赤色丝织品的大红帽帏作新绛使用（有谓以茜草初染或以猩猩血、藏红花汁、苏木染成者），而陶弘景则称绛为茜草，新绛则为新刈之茜草，用治肝着及妇人半产漏下属于有瘀血者，确有实效。以上新绛用法，可供参考。

旋覆花汤为治络瘀肝着要方。王清任用血府逐瘀汤治愈"胸任重物"、陶葆荪用通窍活血汤治愈"常欲人足蹈其胸"的验案，叶天士治胁痛擅长用辛温通络，温柔通补，辛泄通瘀诸法取效，都是在本方用法基础上的进一步发展。

【选注】《本义》：肝着者，风寒湿合邪，如痹病之义也。痹在分肉，则为之痹，痹在血分，则为之血痹，痹在胸，则为之胸痹。以气邪而凝固其血，内着于肝，则为之肝着也。

《发微》：肝着之病，胸中气机阻塞，以手按其胸，则稍舒，以肝乘肺之证也。胸中阳气不舒，故未病时常引热以自救。旋覆花汤方，用葱十四茎以通阳而和肝，旋覆花三两以助肺，新绛以通络，而肝着愈矣。

【医案举例】

卢××，男，50岁，干部。

主诉：顽固胃痛十八年。西医诊断慢性胃炎，身瘦体弱，饮食减少求治。初诊：胸胁作痛，喜按，喜热饮，肝着之候也。旋覆花（布包）一两　茜草二钱　火葱十四茎整用（四川葱子较小者名火葱），初次煎好，分二次服之。

二诊：服上方胸痛喜按之证减轻，仍喜热饮，大便曾畅解数次，肾囊微觉冷湿，照前方加味治之。旋覆花（布包）六钱　茜草一钱半　干姜四钱　云苓四钱　炒枳实（打）二钱　火葱七茎整用，服二剂。

以后据病情始终以旋覆花汤为主，或配合枳术丸、栝蒌薤白汤、外台茯苓饮、六君子汤等，计十一诊，肝着痊愈。　（摘自《中医杂志》6：29，1964）

心中風者，翕翕發熱，不能起，心中饑，食即嘔吐。（八）

【释义】　本条论述心中风的症状。心属火脏，风为阳邪，心中于风，故翕翕发热。壮火食气，故不能起；火动于中故心中饥，心胃相通，热扰于胃，故食即呕吐。

【选注】《发微》：……风一日不去，则心阳一日不定，胃气一日不和。是当用黄芪、防风以泄风，甘草、大黄以降逆，不必治风而风自愈。若漫用羚羊以熄风，犀角以凉心，则失之矣。

心中寒者，其人苦病心如噉蒜狀，劇者心痛徹背，背痛徹心，譬如蠱注①。其脈浮者，自吐乃愈。（九）

【词解】

① 蛊注：病名。发作时胸闷腹痛，有如虫咬之状。

【释义】　本条论述心中寒的症状及其预后。心中寒，寒邪外束，阳气闭结不通，故胸中似痛非痛，似热非热，像食蒜后的辛辣感觉；甚至心痛彻背，背痛彻心，似蛊注的病证。其脉浮者，病邪有上越外出之机，故自吐乃愈。

【选注】《直解》：内经曰：心恶寒。寒邪干心，心火被敛而不得越，则如噉蒜状而辛辣，愤愤然而无奈，故甚则心痛彻背，背痛彻心，如蛊注之状也。若其脉浮者，邪在上焦，得吐则寒邪越于上，其病乃愈。

心傷者，其人勞倦，即頭面赤而下重，心中痛而自煩，發熱，當臍跳，其脈弦，此爲心臟傷所致也。（十）

【释义】　本条论述心伤的脉症。劳心过度，心血损伤，故一有劳倦，即阳浮于上而头面赤，下身沉重无力。心虚失养，热动于中，故心中痛而自烦，发热。心气虚于上而肾气动于下，故当脐跳。心之平脉，累累如贯珠，今血虚不能濡养经脉，其脉弦，是变圆润滑利之常而为长直劲强之形，乃心血内伤所致。

【选注】《心典》：心伤者，其人劳倦即头面赤而下重。盖血虚者其阳易浮，上盛者下必无气也。心中痛而自烦发热者，心虚失养而热动于中也。当脐跳者，以虚于上而肾动于下也。心之平脉累累如贯珠，如循琅玕，又胃多微曲曰心平，今脉弦，是变温润圆利之常而为长直劲强之形矣，故曰此为心脏伤所致也。

心死臟，浮之實如丸豆，按之益躁疾者，死。（十一）

【校勘】　"丸豆"，赵刻本作"麻豆"，今据《医统》本改为"丸豆"。

【释义】　本条论述心死脏的脉象。心的真脏脉，其状浮取坚实如弹丸、豆粒样动摇，重按益见躁疾不宁，为心血枯竭，心气涣散，故主死。

【选注】《发微》：心脉之绝，内经云但钩无胃。谓如带钩之坚实数急而不见柔和也。此云浮之实，如麻豆，即以坚实言之。按之益躁疾，即以数急不见柔和言之也。

邪哭①使魂魄不安者，血氣少也；血氣少者屬於心，心氣虛者，其人則畏，合目欲眠，夢遠行而精神離散，魂魄妄行。陰氣衰者爲癲，陽氣衰者爲狂。（十二）

【词解】

① 邪哭：有如邪鬼作祟，无故悲伤哭泣。

【释义】 本条论述血气虚少，发生精神错乱的病证。邪哭是魂魄不安的一个症状，而魂魄不安又是指一系列精神错乱的见症而言。魂不安，由于血少，魄不安，由于气少。血虽属肝，气虽属肺，而血气之主宰，皆归于心，故曰"血气少者属于心"。心藏神，心虚则神怯，故其人畏惧恐怖；神气不足，则合目欲眠，神不守舍，则梦远行；心神不敛，精气涣散则魂魄失统而妄行。如果病势进一步发展，阴气虚的可以转变为癫证，阳气虚的可以转变为狂证。

【按语】《难经·二十难》谓"重阳者狂，重阴者癫"，其"阴"与"阳"是通过脉象而论病邪，阴邪太盛则为癫，阳邪太盛则为狂。本条"阴气衰者为癫，阳气衰者为狂"，其"阴气"与"阳气"指正气而言，人体阴气不足，则邪易入阴而为癫，阳气不足，则邪易入阳而为狂。故《难经》之癫狂属实，本条之癫狂属虚，各有所指，不得混淆。

【选注】《直解》：……《内（难）经》言重阳者狂，重阴者癫，此阴气衰者为癫，阳气衰者为狂，似与彼异，然经亦有上实下虚，为厥癫疾，阳重脱者易狂。则知阴阳俱虚，皆可为癫为狂也。

《心典》：……经云邪入于阳则狂，邪入于阴则颠，此云阴气衰者为颠，阳气衰者为狂。盖必正气虚而后邪气入。经言其为病之故，此言其致病之原也。

《释义》：……癫狂，皆病名，各有二种，一为阴盛之癫……难经所谓重阴者癫指此，治宜用风引汤加减；一为心阴气衰之颠，其状先不乐，头重痛，目赤，心烦，语言错乱，神志不宁，脉来细弱者是，此节之癫，即属之，治宜养心血安神志如酸枣仁、生地黄、当归身、红枣肉、小麦、茯神、甘草、远志、菖蒲、牡蛎、菊花、莲子心、灯心、竹茹之类。一为阳盛之狂……《难经》第二十难所谓重阳者狂，即指此，治宜重用生铁落、胡黄连、洋芦荟、灵磁石、龙胆草等，大苦大寒之品，折其上盛之威。一为阳气衰之狂，目妄见，耳妄闻，善呼，或多食，善见鬼神，善笑而不发于外者是。此节之狂，属于后者，治宜用桂枝、甘草、高丽参、五味子、白茯苓、龙眼肉、龙骨、牡蛎等味，振其心阳补其心气。

《山东中医学院学报》（1978年第1期第35页）：本节"衰"字读"蓑"而作"重叠"讲，则本节阴气衰者如癫，阳气衰者为狂，亦即《难经·二十难》所谓重阳者狂，重阴者癫之义也。

脾中風者，翕翕發熱，形如醉人，腹中煩重，皮目瞤瞤而短氣。（十三）

【释义】 本条论述脾中风的症状。脾主四肢肌肉，风为阳邪，脾中于风，故翕翕发热，四肢不收，形如醉人；脾居腹中而主湿，风邪侵之，风湿相搏，故腹中烦重。上下眼胞属脾，风胜则动，故皮目瞤动。脾不运湿，气机阻滞，呼吸不利，故短气。

【选注】《直解》：风为阳邪，故中风必翕翕发热，脾主肌肉四肢，风行于肌肉四肢之间，则身体懈惰四肢不收，故形如醉人。腹为阴，阴中之至阴脾也，故腹中烦重。《内经》曰：肌肉蠕动，命曰微风，以风入于中，摇动于外，故皮目为之瞤动。腹中烦重，隔其息道不能达于肾肝，故短气也。

脾死臟，浮之大堅，按之如覆盃潔潔①，狀如搖者，死。臣亿等详五脏各有中风中寒，今脾只载中风，肾中风中寒俱不载者，以古文简乱极多，去古既远，无它可以补缀也。（十四）

【词解】

① 洁洁：形容里面空无所有的样子。

【释义】 本条论述脾死脏的脉象。脾脉应当从容和缓有神，今浮取则大而坚，毫无柔和之象;重按之如覆杯,外表坚硬而中空,状如摇荡不定,躁急无根,脉律不整,为脾气败散,脾之真脏脉现,故主死。

【选注】 《发微》:脾脉之绝,《内经》言但代无胃,而不举其形状。此言浮之坚,按之如覆杯洁洁,即但代无胃之的解也。浮取似实,重按绝无。或如杯中酒空,覆之绝无涓滴。或忽然上出鱼际,忽然下入尺部,初如摇荡不宁,继乃卒然中绝。后人所谓雀啄脉也。

趺陽脈浮而濇,浮則胃氣強,濇則小便數,浮濇相搏,大便則堅,其脾爲約,麻子仁丸主之。(十五)

麻子仁丸方:

麻子仁二升　芍藥半斤　枳實一斤　大黄一斤(去皮)　厚朴一尺(去皮)　杏仁一升(去皮尖,熬,別作脂)

上六味,末之,煉蜜和丸梧子大,飲服十丸,日三服,漸加,以知爲度。

【校勘】 麻子仁丸方药物炮炙及服法,据《伤寒论》补。

【释义】 本条从趺阳脉象论述脾约的病机、症状及治法。趺阳候脾胃之气,其脉浮而涩,浮是举之有余,为阳脉,主胃热气盛;涩是按之滞涩而不流利,为阴脉,主脾脏津液不足。脾阴不足,则不能为胃行其津液而肠道失润;胃热气盛,则胃阴为其所伤,膀胱为其所迫,故有大便干结、小便频数之症。此即胃强脾弱的脾约病。治宜泄热润燥、缓通大便之麻子仁丸。方中以麻子仁、杏仁润燥滑肠;芍药敛阴和脾;大黄、枳实、厚朴泄热导滞,攻下通便;以蜜为丸,意在甘缓润下,阳明燥热得泄,太阴津液得滋,脾约可愈。

【按语】 本条亦见于《伤寒论》阳明病篇。麻子仁丸用于燥结、微痞、微满、腹不痛、饮食正常的习惯性便秘,以及痔疮便秘而偏于实证者;肛肠外科手术后大便干燥者;热性病后大便干结或大便多日不通引起头痛眩晕、食欲不振者,均有较好的疗效,且无腹痛等副作用。但高年津枯、阳虚体弱者仍宜斟酌使用。

麻子仁丸攻下之中寓有滋润之意,对后世温病学家启发甚大。如吴鞠通治阴虚便秘的增液汤,以补药之体作泻药之用,实从本方脱胎而来。

【选注】 《本义》:……趺阳者,胃脉之会也。见浮。胃中之阳盛可知;见涩,脾中之阴虚可知。脾胃表里相关之证也。逼汗于外者,此也;迫小便之数者,亦此也。浮盛之胃热与涩虚之脾阴相搏,则津液日耗,大便必难,其脾燥而不能运,遂约省所出,渐至于无。此仲景主之以麻仁丸以润燥和脾为义也,主以麻仁润燥滑肠,杏仁厚朴下气宽中,芍药收阴行血,枳实破坚,大黄推积,无非为胃家泄其盛而实之邪,则脾家之真阴可存,不致立竭而已。

【医案举例】

田××,男,67岁,农民。1978年7月23日初诊。病史:经常大便秘结,虽经常治疗仍然数日不解,今已15天未解大便。下腹部阵痛,食少纳减,少得矢气则轻快一时,但不恶心呕吐。检查:脉象沉而有力,舌质暗红,苔垢腻,左下腹部可触及一条索状物,按之则痛。辨证:脾胃虚弱,阴津不足,肠道失润。处方:《金匮》麻子仁丸加减。火麻仁30克　大黄15克(油炒)　枳实12克　柏子仁15克　当归15克(油炒)　厚朴12克　芝麻(炒,捣碎)一把,共煎,饭前服。

1979年3月26日二诊:服药二剂,大便两次,排出有干硬黑色粪便。食欲好转,腹痛缓解,但仍感满闷不适,脉沉兼弦,舌苔薄白,继服上方加减。陈皮12克　厚朴12克　枳实12克　柏子仁20克　白芍15克　火麻仁20克　甘草5克

1979年3月28日三诊:服药两剂,大便顺利,每天一次,饮食正常,腹痛消失。　(摘自《临证实效录》第61页)

肾著①之病，其人身体重，腰中冷，如坐水中，形如水状，反不渴，小便自利，饮食如故，病属下焦，身劳汗出，衣一作表里冷湿，久久得之，腰以下冷痛，腹重如带五千钱，甘姜苓术汤主之。（十六）

甘草干姜茯苓白术汤方：

甘草　白术各二两　干姜　茯苓各四两

上四味，以水五升，煮取三升，分温三服，腰中即温。

【校勘】 "肾著"，程、尤、《金鉴》注本作"肾着"。"腹重"，《脉经》《千金》为"腰重"。"腹重如带五千钱"，《三因方·伤湿证治》为"腰重如带五贯钱"，甘草炙，干姜炮。"甘姜苓术汤"，《千金》作"肾著汤"。

【词解】

① 著：此处音义同"着"（zhuó），留滞附着也。

【释义】 本条论述肾着病的成因和证治。肾着，即寒湿痹着于腰部所致，因腰为肾之外府，故名肾着。本病多起于劳动汗出之后。因为腰部感受寒湿，阳气痹着不行，所以有腰部冷痛和沉重的感觉。"如坐水中""形如水状""腹重如带五千钱"等，都是形容腰部既冷且重之词。由于病在躯体下部，虽属下焦但内脏尚无病变，所以口不渴，小便自利，饮食如常，故在治法上，不必温肾，只需使其在经之寒去湿除，则肾着可愈。甘姜苓术汤重用干姜配甘草以温中散寒，茯苓配白术以健脾除湿，与本证正相合拍，故本方又名肾着汤。

【按语】 后世医家用甘姜苓术汤治疗呕吐腹泻，妊娠下肢浮肿，或老年人小便失禁，男女遗尿，妇女年久腰冷带下等病证，属于脾阳不足而有寒湿者，为本方临床运用的发展。

【选注】 《心典》：肾受冷湿，着而不去，则为肾着。身重，腰中冷，如坐水中，腰下冷痛，腹重如带五千钱，皆冷湿着肾，而阳气不化之征也。不渴，上无热也；小便自利，寒在下也；饮食如故，胃无病也；故曰病属下焦，身劳汗出，衣里冷湿，久久得之。盖所谓清湿袭虚，病起于下者也。然其病不在肾之中脏，而在肾之外府。故其治法，不在温肾以散寒，而在燠土以胜水。甘、姜、苓、术，辛温甘淡，本非肾药，名肾着者，原其病也。

【医案举例】

杜×，女，52岁。1958年10月20日腰痛，腰部重倦有冷痹感，两侧髋关节痛，行动拘急痛，俯仰困难，四肢倦怠无力已五月余，治疗无效。诊其脉沉迟，此肾着证也，肾虚为寒湿所侵，腰受冷湿着而不去，治宜温通驱寒湿为治，拟用肾着汤。白术一两　云苓一两　干姜一两　炙甘草五钱　清水三盅煎至一盅，温服，连服二剂。

注：此证经三诊，服药共八剂。后方中，尚加有桂枝尖、杜仲，病情转愈。（摘自《广东中医》7：31，1962）

肾死脏，浮之坚，按之乱如转丸①，益下入尺中者，死。（十七）

【词解】

① 乱如转丸：是形容脉象躁动，如弹丸之乱转。

【释义】 本条论述肾死脏的脉象。肾脉当沉实有力，今轻按之坚而不柔和，重按之乱如转丸，尺部更加明显，乃真气不固，势将外脱，故主死。

【按语】 本篇所缺肾中风，肾中寒两条，后世《三因极一病证方论》的"五脏中风证"与"五脏中寒证"中有所叙述，可供参考。

【选注】 《发微》：肾脉之绝，内经云但石无胃，此云浮之坚，坚者，实也。曰按之乱如转丸，益下入尺中，是躁疾坚硬，动至尺后，而无柔和之象也。

问曰：三焦竭部①，上焦竭善噫②，何谓也？师曰：上焦受中焦气未和，不能

消穀,故能噫耳。下焦竭,即遺溺失便,其氣不和,不能自禁制,不須治,久則愈。(十八)

【校勘】 "上焦受中焦气未和"句,据《伤寒论·平脉法》成无己注引本条条文,作"上焦受中焦气,中焦未和。"

【词解】
① 三焦竭部:三焦各部所属脏腑的机能衰退。
② 噫:嗳气。

【释义】 本条论述上中下三焦各部脏腑生理机能暂时衰退,互相影响或直接发生的病变。例如:上焦受气于中焦,如中焦脾胃机能衰退,不能消化水谷,则上焦所受的是胃中陈腐之气,以致经常嗳出食气,是上焦受到中焦的影响所发生的病变。又如下焦所属的脏腑,是肾、膀胱、小肠、大肠等。如果这些脏腑的机能衰退,就不能制约二便,出现遗溺或大便失禁等现象,这是下焦本部直接发生的病变。但三焦虽各有分部,它们的功能是相互为用、互相制约协调的,故虽有三焦功能一时失调而发生嗳气、遗溺失便等病变,不需依赖药物治疗,待三焦气和,正气复而病自愈。

【选注】《讲义》:然既云:"下焦竭",又云"不须治,久则愈",于理难通,当存疑。

《易解》:……由此可知上焦竭或下焦竭,只是中焦一时气未和,失却健运,更没有其他关系,可不必过用药物治疗,反伤冲和的中气,稍待一个时间,俟身体的机能渐渐恢复,自然痊愈……从临床所见,这样嗳气与遗溺,的确有不须治疗,久则自愈的。

師曰:熱在上焦者,因咳爲肺痿;熱在中焦者,則爲堅①;熱在下焦者,則尿血,亦令淋秘②不通,大腸有寒者,多鶩溏③;有熱者,便腸垢④。小腸有寒者,其人下重便血,有熱者,必痔。(十九)

【词解】
① 坚:指大便坚硬。
② 淋秘:"淋"是指小便滴沥涩痛,"秘"作闭字解,小便闭塞不通,即是癃闭。
③ 鹜溏:鹜即鸭。鹜溏,是说如鸭的大便,水粪杂下。
④ 肠垢:肠中的黏液垢腻。

【释义】 本条论述热在三焦的病证和大、小肠有寒、有热的病变。肺居上焦,热在上焦者,肺受影响则气逆而咳,咳久则伤肺,可以形成肺痿。脾胃同居中焦,热在中焦者,消灼脾胃之阴津,使肠道失润,大便就燥结坚硬。肾与膀胱同居下焦,热在下焦者,肾与膀胱受到影响,络脉伤则尿血,热结气分,气化不行,则小便淋沥尿道刺痛或癃闭不通。大肠为传导之官,其病则为传导功能失职,但在辨证上应分别寒热,有寒则水粪杂下而为鹜溏;有热则排出肠垢。小肠为受盛之官,其病则为受盛化物功能失职,有寒则阳虚气陷而不能统摄阴血,故下重便血;有热则热移广肠,发生痔疮。

【按语】 本条所指出的热在三焦和大小肠有寒有热的症状,证之临床,肺痿、大便坚及尿血、癃闭等也都有属寒者;下重便血也有属热者。故不得拘泥于本条文,仍当以辨证为主。

【选注】《心典》:……下重谓腹中重而下坠,小肠有寒者,能腐而不能化,故下重。阳不化则阴下溜,故便血,其有热者,则下注广肠而为痔,痔热疾也。

《述义》:……疑此条大肠小肠,系于传写互错。盖言小肠有寒,故泌别不职而水粪杂下,其有热者,肠垢被迫,而下出也。大肠有寒,则阳气下坠,故下重便血,其有热者,毒结肛门,故为痔也,注家顺文解释,竟不免强凑,今大小易置,其义始瞭。

问曰：病有积,有聚、在榖气^①,何谓也？师曰：积者,臟病也,终不移;聚者,腑病也,发作有时,展转痛移,为可治,榖氣者,脅下痛,按之则愈,復發爲榖氣。諸積^②大法,脈來細而附骨者,乃積也。寸口,積在喉中;微出寸口,積在喉中;關上,積在臍旁;上關上^③,積在心下;微下關^④,積在少腹;尺中,積在氣衝^⑤。脈出左,積在左;脈出右,積在右;脈兩出,積在中央。各以其部處之。（二十）

【词解】
① 榖气：榖,同"榖"（谷）；榖气,即水谷之气停积留滞之病。
② 诸积：包括《难经·五十六难》所称五脏之积,即心积曰伏梁；肝积曰肥气；脾积曰痞气；肺积曰息贲；肾积曰奔豚。其病因皆由气、血、食、痰、虫等的积滞所引起。
③ 上关上：关上即是关部,上关上,指关脉的上部。
④ 下关：指关脉的下部。
⑤ 气冲：即气街,穴名,在脐腹下横骨两端,在此代表部位。

【释义】 本条论述积、聚、榖气三者的区别和积病的主要脉象。积和聚,都是体内的肿块,但积病在脏,痛有定处,推之不移,多属血分,为阴凝所结；聚病在腑,痛无定处,发作有时,推之能移,时聚时散,多属气分,为气滞所聚。前者病程较长,病情较重,治疗较难；后者病程较短,病情较轻,治疗较易。榖气为谷气壅塞脾胃,肝气郁结,故胁下痛,按摩之则气机得以舒通,胁痛暂可缓解,但不久又复结而痛再作,必须消其谷气,才能根治其痛。积病属阴,故"脉来细而附骨",即细而沉伏者,便可诊断为积病。

至于"寸口,积在胸中……各以其部处之"一段,文中历举脉出之处,以定积的部位,与临床上不尽符合,可存疑。

【按语】 本条有关积、聚病的鉴别诊断与《难经·五十五难》的精神一致。由于积与聚在病机和治疗上有一定的联系,气滞则血瘀,治血当理气,故一般常积聚并提。至于积聚的具体治法,可参阅本书鳖甲煎丸、大黄䗪虫丸、桂枝茯苓丸、下瘀血汤等有关条文,这些方剂体现了行气、活血、化瘀、通络、祛痰、利水、攻补兼施等方法,说明积聚又有气、血、痰、瘀、水之不同类别,这对后世治疗积聚有很大启发。本条积聚与榖气虽都有疼痛症状,但病因、病位、病机都有不同,故提出以资鉴别。至于榖气虽与饮食有关,但和宿食病也有差异,前者重在谷气为患,按之痛止,治宜消食之中偏重理气；后者重在宿食蓄积,按之痛不减,治宜消食之中偏重化积,二者不能混淆。

【选注】 《心典》：诸积,该气血痰食而言,脉来细而附骨,谓细而沉之至,诸积皆阴故也。又积而不移之处,其气血荣卫不复上行而外达,则其脉为之沉细而不起,故历举其脉出之,所以决其受积之处,而复言之曰脉两出积在中央,以中央有积,其气不能分布左右,故脉之见于两手者俱沉细而不起也,各以其部处之,谓各随其积所在之处而分治之耳。

《释义》：……此节示诸积之脉法,然可作诸病之脉法观,其所分前后左右三部位,即内经上附上,下附下之定例,以此推之,则表病应浮,里病应沉,实见实象,虚应虚形,皆一定之理,有诸内,形诸外,后人拘于二十七脉,而脉法反蔽,通观内经、难经、伤寒论、金匮之脉法,全是活法,却是定法,只将上下左右表里阴阳虚实之理,一一洞悉,则脉法自精矣。

结　　语

本篇论述了五脏风寒和真脏脉象、三焦各部病证及脏腑积聚脉症。

风与寒两种性质不同的病因直中于五脏中的某一脏,会出现各脏不同的特殊病变。五脏中风,多属阳性症状,五脏中寒,多属阴性症状,既可由外界的风邪、寒邪所引起,也可由五脏本身机能失调,阴虚、阳虚所导致。它既是五脏证候归类的一种方法,也是脏腑经络辨证和八纲辨证的具体运用。本篇虽有脱简,但对肝着、肾着、脾约三病的理法方药论述则完整无缺。肝着病为肝经气郁血滞、阳气痹结所致,故用旋覆花汤行气活血、通阳散结,后世通络逐瘀的许多治法即源出本方;肾着病为阳气不行,寒湿留着肾之外府所致,故用甘姜苓术汤温中散寒、健脾除湿;脾约病为胃气强,脾阴弱,燥热伤津所致,故用麻子仁丸泄热润燥,缓通大便。以上三方都是常用的有效方剂。此外,篇中对心脏血气虚少发生精神错乱病症的论述,对临床尤有指导意义。

至于本篇对五脏真脏脉的描述,与《内经》所说"脉无胃气亦死"的精神是一致的,但更加明白具体,故仍有研究价值。

由于五脏六府分属上、中、下三焦,因此三焦各部病证,均离不开有关脏腑。如篇中所举热在上焦则肺之气阴两伤而为痿;热在中焦则脾胃阴伤,肠道失润而为痞满燥结;热在下焦则肾与膀胱受到影响而为尿血或小便癃闭。而下焦的大小肠寒热两证,是启发学者临床时必须仔细辨证,分清病情;篇中所述上、中、下三焦各部脏腑生理机能暂时衰退时,互相影响或直接发生的病变,亦可供临床参考。

本篇还概要指出了积、聚、䅽气三病的特点,重点论述了积病的主脉及其在上、中、下、左、右各部的脉象,均是在《内经》、《难经》理论基础上的进一步发展与运用,具有一定的指导意义。

14　痰饮咳嗽病脉证并治第十二

本篇论述痰饮和咳嗽,重点在于痰饮,咳嗽不过是痰饮病中的一个症状,而且这里的咳嗽,也是由痰饮所引起的,并不包括所有咳嗽在内。

痰饮是一个总的病名,其中又可分为痰饮、悬饮、溢饮和支饮四种。由于总的病名为痰饮,具体辨证中又有痰饮一证,所以前人对痰饮一名的解释,有广义与狭义之分,前者是四种痰饮的总称,后者仅指痰饮停留于肠胃的病变。

本篇除四饮之外,还有留饮和伏饮。所谓留饮,是指水饮留而不行,伏饮是指水饮潜伏不出。留和伏是意味着饮病的久深,并不是四饮之外另有所谓留饮和伏饮。

問曰:夫飲有四,何謂也?師曰:有痰飲,有懸飲,有溢飲,有支飲。(一)

問曰:四飲何以爲異?師曰:其人素盛今瘦①,水走腸間,瀝瀝有聲②,謂之痰飲;飲后水流在脅下,咳唾引痛,謂之懸飲;飲水流行,歸於四肢,當汗出而不汗出,身體疼重,謂之溢飲;咳逆倚息③,短氣不得臥,其形如腫,謂之支飲。(二)

【校勘】　"痰饮":《脉经》、《千金翼》俱作"淡饮",《诸病源候论》作"流饮";"沥沥有声"作"漉漉有声"。

【词解】

① 素盛今瘦:谓痰饮病人在未病之前,身体丰盛;既病之后,身体消瘦。

② 沥沥有声:水饮在肠间流动时所发出的声音。

③ 咳逆倚息:谓咳嗽气逆,不能平卧,须倚床呼吸。

【释义】　以上两条是总述痰饮并分辨其主症,为全篇之提纲。四饮如何分别?主要是根据水饮停留的部位而出现各种不同的主症,加以分析讨论。如痰饮,是水饮停留于肠胃部分,由于水饮的流动,所以肠间沥沥有声,是其主症。健康之人,运化正常,饮食入胃以后,变化精微,充养全身,故肌肉丰盛;现在运化不及,饮食不化精微,反停聚而成为痰饮,致肌肉不得充养,所以形体消瘦,这是痰饮的主要病情。假如水饮潴留于胁下,咳嗽牵引作痛,是为悬饮。水饮流行于四肢肌肉之间,近于体表,本可随汗液而排泄,若不能得汗,必致身体疼痛而沉重,称为溢饮。如水饮停留于胸膈,阻碍肺气的宣降,以致咳逆倚息,短气不能平卧;且肺合皮毛,气逆水亦逆,兼见外形如肿的,称为支饮。

【按语】　本篇所论痰饮,应是淡饮。通观《内经》无"痰"字,《脉经》、《千金翼》俱作"淡饮",《活人书》说:"痰,胸上水病也。"因此,这里所说的痰饮,当指淡饮。《素问·经脉别论》谓:"饮入于胃,游溢精气,上输于脾,脾气散精,上归于肺;通调水道,下输膀胱;水精四布,五经并行。"这是人身水液的正常流行情况。今脾胃运化失常,以致水停为饮,随处留积,走于肠胃,则为痰饮;入于胁下,则为悬饮;外溢肌表,则为溢饮;上迫胸肺,则为支饮,这是四饮的大体病情。

【选注】　《巢源》:流饮候:流饮者,由饮水多,水流走于肠胃之间,漉漉有声,谓之流饮……悬饮候:悬饮,谓饮水过多,留注胁下,令胁间悬痛,咳唾引胁痛,故云悬饮……溢饮候:溢饮谓因大渴而暴饮水,水气溢于肠胃之外,在于皮肤之间,故言溢饮,令人身体疼重而多汗,是其候也……支饮候:支饮谓饮水过多,停积于胸膈之间,支乘于心,故云支饮,其病令人咳逆喘息,身体如肿之状,谓之支饮也。

《金鉴》:……所谓四饮者,有痰饮、悬饮、溢饮、支饮,言饮病之情状也。四饮亦不外乎留饮、伏饮之理。但因其水流之处,特分之为四耳,由其状而命之名,故有四也。痰饮者,水饮走肠间不泻,水精留膈间不输,得阳煎熬成痰,得阴凝聚为饮。凡所在所有声,故在上则喉中有漉漉之声,在下则肠间有沥沥之声,即今之遇秋冬则发,至春夏则止,久咳嗽痰喘病也。悬饮者,饮后水流在胁下,不上不下,悬结不散,咳唾引痛,即今之胁下有水气停饮胁痛病也。溢饮者,饮后水流行归于四肢,当汗出而不汗出,壅塞经表,身体疼重,即今之风水水肿病也。支饮者,饮后水停于胸,咳逆倚息,短气不得卧,其形如水肿状,即今之停饮,喘满不得卧之病也。

　　水①在心,心下坚筑②,短气,恶水不欲饮。(三)
　　水在肺,吐涎沫,欲饮水。(四)
　　水在脾,少气身重。(五)
　　水在肝,胁下支满③,嚏而痛。(六)
　　水在肾,心下悸。(七)

【校勘】 "心下悸",《金鉴》作"脐下悸"。

【词解】
① 水:这里是指停饮。
② 心下坚筑:是心下痞坚而悸动。
③ 支满:支撑胀满。

【释义】 以上五条论述水饮在五脏的症状。此由四饮而推及五脏,意谓水饮为害,不仅能留于肠间、胁下、胸膈、肢体,并可以波及五脏。但应注意,这里所谓水在五脏,均非五脏本身有水,不过是受水饮的影响,出现与各脏有关的外候而已。

水饮凌心,故心下痞坚而悸动;心阳被水饮所遏,故短气、恶水不欲饮。水饮射肺,则肺气与水饮相激,水随气泛,故吐涎沫;气不化津,故欲饮水。水饮侵脾,则中气不足而少气,肌肉湿胜而身重。水饮侵肝,则肝络不和,胁下支撑胀满,嚏时牵引作痛。水饮犯肾,则肾气不化,脐下蓄水冲逆而悸动。

【按语】 水饮在五脏与四饮之间,仍有着密切关系。如水在心、肾之与痰饮,水在肺之与支饮,水在脾之与痰饮、溢饮,水有肝之与悬饮,其证其治,均有内在联系,不能机械划分。

【选注】 《心典》:水即饮也。坚筑,悸动有力,筑筑然也。短气者,心属火而畏水,水气上逼,则火气不伸也;吐涎沫者,气水相激而水从气泛也;欲饮水者,水独聚肺而诸经失溉也;脾为水困,故少气,水淫肌肉,故身重,土本制水,而水盛反能制土也;肝脉布胁肋,水在肝,故胁下支满,支满犹偏满也。嚏出于肺,而肝脉上注肺,故嚏则相引而痛也;心下悸者,肾水盛而上凌心火也。

《金鉴》:水之在肾者,脐下悸也。

《论注》:脏中非真能蓄有形之水,不过饮气侵之,不可泥。

　　夫心下有留饮,其人背寒冷如手大。(八)
　　留饮者,胁下痛引缺盆,咳嗽则辄已①。一作转甚。(九)
　　胸中有留饮,其人短气而渴;四肢历节痛。脉沉者,有留饮。(十)

【校勘】 "手",《衍义》、《论注》、《编注》、《心典》、《浅注》等注本改作"掌"。

【词解】
① 咳嗽则辄已:辄已作转甚解,即转剧的意思,就是咳嗽时痛势更加剧烈。

【释义】 以上三条,是论述留饮的证候。留饮,即指水饮之留而不去者,凡饮邪留积之处,阳气即被阻遏不能展布,所以饮留心下,则见背部一块寒冷,以其俞穴在背,饮留而阳气不达之故。

饮留胁下,则肝络不和,证属悬饮,因气机不利,所以胁下痛引缺盆,咳嗽震动,则痛加甚。

饮留胸中,则肺气不利,气不布津,所以短气而渴;留饮入于四肢,痹着关节,阳气不通,所以四肢历节痛。

以上种种见症,表现虽有不同,但均属于留饮为患。《水气病》篇谓:"脉得诸沉,当责有水。"水饮久留,阳气闭郁,脉自当沉,故在以上各症中皆可见到沉脉,这是诊断为留饮的一个重要依据。

【选注】《心典》:留饮,即痰饮之留而不去者也。背寒冷如掌大者,饮留之处,阳气所不入也……胁下痛引缺盆者,饮留于肝,而气连于肺也;咳嗽则辄已者,饮被气击而欲移故辄已。一作咳嗽则转甚,亦通。盖即水流胁下,咳唾引痛之谓,气为饮滞而短;饮结者津液不周,故渴。四肢历节痛,为风寒湿在关节。若脉不浮而沉,而又短气而渴,则知是留饮为病,而非外入之邪矣。

《金鉴》:若邪甚而不去者,留于心上则阻心阳,必背寒冷;留于胁下则碍肝气,必胁下痛引缺盆,咳嗽转甚;留于胸中则壅肺气,必短气而喘;留于身体则塞经络,必四肢历节痛也。

膈上病痰,满喘咳吐,发则寒热,背痛腰疼,目泣自出^①,其人振振身瞤剧^②,必有伏饮。(十一)

【校勘】 "膈上病痰",《脉经》作"膈上有病"。

【词解】

① 目泣自出:即眼泪自己流出。

② 振振身瞤剧:谓全身震颤动摇很厉害。

【释义】 本条论述膈上伏饮发作的病情。伏饮谓水饮伏留于内,难于攻除,发作有时之症。饮伏膈上,阻碍肺气,必常见胸满喘咳,呕吐痰涎等症。一旦气候转变或外感风寒,则新感引动伏饮,一齐并发,其病加剧。由于外寒伤及太阳,故恶寒发热,背痛腰疼,周身不舒;寒束于表,饮发于内,内外合邪,逼迫肺气,则喘咳剧烈,致目泣自出,周身瞤动震颤,不能自主。见到这种病情,可以诊断为外邪引动内饮的膈上伏饮证。

【按语】 本条论伏饮,是外寒引动内饮,并无疑义,深思之,发作于外寒,只是诱因,但饮久阳虚,易招外寒,方是本证致病的实质。本条有论无方,陈修园在《浅注》中云:"俗为哮喘",主张表里兼治,用小青龙汤,确切合实际。

【选注】《金鉴》:……伏饮者,乃饮留膈上伏而不出,发作有时者也;即今之或值秋寒,或感春风,发则必喘满咳吐痰盛,寒热、背痛腰疼,咳剧则目泣自出,咳甚则振振身动,世俗所谓吼喘病也。

《心典》:伏饮亦即痰饮之伏而不觉之,发则始见也。身热背痛腰疼有似外感,而兼见喘满咳唾,则是《活人》所谓痰之为病,能令人憎寒发热,状类伤寒者也。目泣自出,振振身瞤动者,饮发而上逼液道,外攻经隧也。

夫病人饮水多,必暴喘满。凡食少饮多,水停心下。甚者则悸,微者短气。脉雙弦^①者寒也,皆大下後善虛。脈偏弦^②者飲也。(十二)

肺飲^③不弦,但苦喘短氣。(十三)

支飲亦喘而不能臥,加短氣,其脈平也。(十四)

【校勘】 "善虚",《金鉴》作"里虚";《医统》本、《辑义》均作"喜虚"。

【词解】

① 双弦:谓两手之脉俱弦。

② 偏弦：谓或左或右之一手脉弦。
③ 肺饮：指水饮犯肺，属支饮之类。

【释义】 以上三条，论述广义痰饮的病因及其脉症。饮水暴喘，饮消必喘止，这是属于一时性的。如脾胃衰弱，食少饮多，则饮不能消，致胃中停水愈多，水饮澹荡，轻则妨碍呼吸而为短气；重则水气凌心而为心下悸动。

痰饮脉象，一般多见弦脉，但与虚寒的弦脉有别，因大下后里虚阳微者，是全身虚寒，故脉见双弦；因痰饮者，是饮邪偏注，故脉见偏弦。

饮邪犯肺，脉象本应偏弦，但亦有脉症不符，脉平而不弦者，而只出现气喘不能平卧和呼吸短促等症，此为饮邪妨碍呼吸所致，临床应知常达变，不可拘泥。

【按语】 脾失健运，水精不能四布，以致水饮内停，是形成痰饮病的因素之一。此外，如肺脏功能失调，不能通调水道；肾阳虚弱，不能化气行水等，都可引起痰饮的发生。

【选注】 《二注》：饮水多留于膈，膈气不行则喘满。食少胃气虚，复多饮，胃土不能运水，水停心下，心火畏水，甚则神不安，为怔忡惊悸，微者阳独郁，而为短气，夫脉弦者，为虚为水，若两寸皆弦，则是大下之后，阳气虚寒所致。若偏见弦，则是积水之处也。

脉平当无病，何以有病而反平也……明其虽有支饮，而饮尚不留伏，不停积，以其在上焦，未及胸中，不伤经脉，故脉平。然终碍其阴阳升降，故喘不能卧、短气耳。

《论注》：……论曰：又有一手两条脉，亦曰双弦。此乃元气不壮之人，往往多见此脉，亦属虚边，愚概温补中气，兼化痰，应手而愈。上既曰偏弦者饮，然肺与脉道远，有饮在肺本，则肺自病而为喘，阻气不布而为短气，乃肺之形病不妨脉，故不弦。支饮属实邪而偏为喘，为不能卧，为短气，乃饮邪停膈而阳明气逆，或不妨脉而脉不弦，故曰平。恐人因脉不弦，而并疑喘与短气不能卧三证，以为非饮也，饮脉本弦，故两举特异者言之。

病痰飲者，當以溫藥和之。（十五）

【释义】 本条指出痰饮病的治疗大法。饮为阴邪，最易伤人阳气，反之阳能运化，饮亦自除。"温药和之"，温，具有振奋阳气，开发腠理，通行水道之义；和，指温之不可太过，应以调和为原则，实为治本之法。若痰饮既积，则当根据病情，先用攻下逐水等法施治。

【按语】 温药和之是治痰饮总的原则，治本的主要方法。治脾以苓桂术甘汤为主方，治肾以肾气丸为主方。治标方面，有行、消、开、导四者。行者，行其气也；消者，消其痰也；开者，开其阳也；导者，导饮邪从大、小便出也。此即《本义》"言和之则不专事温补，即有行消之品"之意。

【选注】 《二注》：痰饮由水停也。得寒则聚，得温则行。况水从乎气，温药能发越阳气，开腠理，通水道也。

《编注》：此言痰饮属阴，当用温药也。脾失健运，水湿酿成痰饮，其性属湿而为阴邪，仲景阐发"岁土太过，湿淫于内，治以苦热"之旨，故当温药和之，即助阳而胜脾湿，俾阳运化，湿自除矣。

《本义》：痰生于胃寒，饮存于脾湿，温药者，补胃阳，燥脾土，兼擅其长之剂也，言和之则不专事温补，即有行消之品，亦概其例义于温药之中，方谓之和之而不可谓之补之益之也。盖痰饮之邪，因虚而成，而痰亦实物，必少有开导，总不出温药和之四字，其法尽矣。

心下有痰飲，胸脅支滿，目眩，苓桂朮甘湯主之。（十六）

苓桂朮甘湯方：

茯苓四兩　桂枝三兩　白朮三兩　甘草二兩

上四味，以水六升，煮取三升，分溫三服，小便則利。

【释义】 本条论述痰饮（狭义）的证治。心下即胃之所在，胃中有停饮，故胸胁支撑胀满，饮阻于中，清阳不升，故头目眩晕。治以苓桂术甘汤，温阳蠲饮，健脾利水。方中茯苓淡渗利水，桂枝辛温通阳，两药合用，可以温阳化水；白术健脾燥湿，甘草和中益气，两药相协，又能补土制水。

【按语】 胸胁支满、目眩，是痰饮病的主症。苓桂术甘汤健脾渗湿，通阳利水，为治痰饮病的主方，亦是"温药和之"的具体运用。

【选注】 《心典》：痰饮，阴邪也，为有形，以形碍虚则满，以阴冒阳则眩。苓桂术甘温中去湿，治痰饮之良剂，是即所谓温药也。盖痰饮为结邪，温则易散，内属脾胃，温则能运耳。

《论注》：若心下有痰饮，心下非即胃也。乃胃之上，心之下，上焦所主，惟其气挟寒湿阴邪冲胸及胁而为支满。支者，撑定不去，如痞状也。阴邪抑遏上升之阳而目见玄色，故眩。苓桂术甘汤，正所谓温药也。桂甘之温化气，术之温健脾，苓之平而走下，以消饮气，茯苓独多，任以为君也。

《本义》：此痰饮之在胃，而痞塞阻碍及于胸胁，甚至支系亦苦满，而上下气行愈不能利，清阳之气不通，眩晕随之矣。此虽痰饮之邪未尝离胃，而病气所侵，已如斯矣。主之以苓桂术甘汤，燥土升阳、导水补胃、化痰驱饮之第一法也。胃寒痰生，胃暖则痰消也。脾湿饮留，胃燥则饮祛也。可以得此方之大义。用之诸饮，亦无不行矣。

【医案举例】

胡××，男，34岁。少年体弱，常患咳嗽，吐痰沫，轻则用生姜擦背即愈，重则延医治疗，至成年后，每发则背心怕冷，需热手按摩觉舒，屡发屡治，难获远效，近因伤风，旧病又发，咳唾清痰，头晕目眩，胸胁胀满，口淡食少，心下如有物跳动，背部怕冷如掌大之处尤甚。诊得脉沉细而弦，舌嫩、苔白滑，无发热身疼证，呼吸短浅难续，尿清量少，大便自调。乃忆仲景《金匮》云："心下有留饮，其人背寒冷如掌大。"此证属饮停中焦无疑。论治法，《金匮》又说："病痰饮者，当以温药和之。"盖以饮为阴邪，多因阳虚不化，阴湿凝聚而成。宜温阳化气。如饮停在上，宜从肺治，可以青龙汤等以温散，饮停在下，宜从肾治，用肾气丸以温化，今饮停在中，当从脾治，宜用温阳化饮之苓桂术甘汤。茯苓四钱 桂枝二钱 焦术三钱 炙草二钱。

外用药饼熨其背部冷处。炒白芥子三钱 白芷三钱 轻粉三钱 糯米饭少许和捣成饼，烘热熨背冷处，以助疗效。

五剂药尽，诸证悉平，现已观察二年，竟未复发。 （摘自《湖北中医医案选集》第一辑，第17页）

夫短气有微饮，当从小便去之，苓桂术甘汤主之；方见上。**肾气丸亦主之**。方见脚气中。（十七）

【校勘】 "方见脚气中"应为"方见虚劳中"。

【释义】 本条论述微饮的证治。微饮，是水饮之轻微者，即上文所谓"水停心下，微者短气"之症。微饮之病，外证不甚明显，仅见短气，似属轻微，但水饮内阻，阳气不化，其本在于脾肾，必须早为图治。水饮停留，妨碍升降之气，所以短气。阳气不化，可见小便不利。"当从小便去之"，是说本证治法，宜化气利小便，使气化水行，饮有去路，则"短气"之症亦除。但饮邪之成，有因中阳不运，水停为饮者，其本在脾，必见心下逆满，起即头眩等症；亦有下焦阳虚，不能化水，以致水泛心下者，其本在肾，又有畏寒足冷，小腹拘急不仁等症。临床宜分别处理，前者可用苓桂术甘汤健脾利水；后者可用肾气丸温肾化水。

【按语】 本条一病二方，虽皆属"温药和之"之意，然治脾治肾，又各有所主，应善为分析。

【选注】 《心典》：气为饮抑则短，欲引其气，必蠲其饮。饮，水类也。治水必自小便去之，苓、桂、术、甘益土气以行水，肾气丸养阳气以化阴，虽所主不同，而利小便则一也。

《补正》：有饮者必短气，诚以水化则为气，水不化则气不生，故呼出之气短也；水停则阻气，水不化则气不降,故吸气短也。水饮重者,则兼有咳满等证;若但短气而不兼咳满等证者,为饮未甚,但有微饮而已。凡水饮皆当利小便,此短气,尤属水停不化,亟当从小便而利去之也。

《辑义》:……苓桂术甘治胃阳不足,不能行水,而微饮停于心下以短气;肾气丸治肾虚而不能收摄水,水泛于心下以短气。必察其人之形体脉状而为施治,一证二方,各有所主,其别盖在于斯耶。

【医案举例】

沈禾秀,女,64岁,本市人民银行干部家属,1962年12月18日初诊。

病史摘要:头晕目眩,不能起坐,咳嗽稠痰,胸闷短气。不饮不食,时而肤热,精神恍惚,口唇干燥,苔白少津,脉濡细滑,证属痰饮,治宜温阳逐饮,宣肺散气法。

处方:附子三钱 肉桂一钱 云苓四钱 淮山药三钱 泽泻二钱 丹皮二钱 山萸肉二钱 熟地三钱 姜半夏三钱 桑皮三钱 陈皮二钱 杏仁三钱。服上方二剂后,小便增长,眩冒胸闷气短等症显著减轻,继服六剂,各症痊愈。 (摘自《江苏中医》9:17,1965)

病者脉伏,其人欲自利,利反快,虽利,心下续坚满,此为留饮欲去故也,甘遂半夏汤主之。(十八)

甘遂半夏汤方:

甘遂大者三枚 **半夏**十二枚(以水一升,煮取半升,去滓)。 **芍药**五枚 **甘草**如指大一枚(炙),一本作无。

上四味,以水二升,煮取半升,去滓,以蜜半升,和药汁煎取八合,顿服之。

【校勘】 《脉经》、《千金》:"反"上有"者"字。《千金》:"炙"字下有"水一升,煮取半升";煎服法作"右四味,以蜜半升,内二药汁,合得一升半,煎取八合,顿服之"。

【释义】 本条论述留饮的证治。由于水饮停留,阳气不通,所以病人脉伏,假如留饮脉伏之证,未经攻下逐邪,忽然自欲下利,利后觉得舒快,此为留饮有欲去之势。但虽然下利,病根并未得除,因此,去者虽去,而新饮仍然日积,故其人心下继续痞坚胀满。饮邪既有欲去之势,留饮亦非攻不除,当此之时,宜攻破利导之剂,下而去之,以绝病根,故治以甘遂半夏汤。方中甘遂攻逐水饮,半夏散结除痰,芍药、甘草、白蜜酸收甘缓以安中。但甘草与甘遂相反而同用者,取其相反相成,俾激发留饮得以尽去。

【按语】 从"心下续坚满"一语理解,本条病者脉伏之后,必有"心下坚满"之证,作为前提,不然续坚满则付诸阙如,甘遂治痰之本,《本草纲目》指出:"不可过服,中病则止可也。"至于煎服法,应按照《千金》记载为准,较为安全。此方强调用蜜,亦有深意。

【选注】 《心典》:脉伏者,有留饮也。其人欲自利。利反快者,所留之饮,从利而减也。虽利心下续坚满者,未尽之饮,复注心下也。然虽未尽而有欲去之势,故以甘遂半夏因其势而导之。甘草与甘遂相反,而同用之者,盖欲其一战而留饮尽去,因相激而相成也。芍药、白蜜不特安中,抑缓药毒耳。

《今释》:据《千金》,盖甘遂、半夏同煮,芍药、甘草同煮,复以蜜和二药汁再煮也。本草谓甘遂反甘草,此煮法似有深意,当遵用之。

《类聚方广义》:此方之妙,在于用蜜,故若不用蜜,则不特不效,且瞑眩而生变,宜遵守古法。

【医案举例】

(1)吴孚先治西商王某,气体甚厚,病留饮,得利反快,心下积坚满,鼻色鲜明,脉沉,此留饮欲去而不能尽去也。用甘遂甘草半夏白芍加白蜜五匙顿服,前症悉痊。或问甘遂与甘草,其性相反,用之无害而反奏效,何也?曰:正取其性之相反,使自相攻击,以成疏瀹决排之功。 (摘自《续名医类案》第396页)

(2)甘遂半夏汤治疗腹壁脂肪增多症一例:蒋××,女,32岁……1969年5月就诊。

……患者腹部逐渐增大已四月,经中西药治疗无效而转外地某医院……

就诊时见：腹部膨隆，大如妊娠8个月，按之松软如棉絮，自觉胀闷不舒，沉重乏力，神疲嗜睡，纳减便溏，经闭3个月，白带量多，质清稀而有腥味，小便清长。舌淡，苔白腻，脉沉滑。证属脾虚失运，痰湿内停；治以健脾涤痰，方用甘遂半夏汤加减：甘遂9克　半夏9克　白芍9克　炙甘草9克　白术12克　茯苓18克　三剂。

二诊：药后腹胀大为减轻，精神转佳，食纳增加，白带减少，惟大便溏泻反剧，泻下之物黏腻如鱼冻，余无不适。原方续进三剂。

三诊：腹胀大已减三分之二，余症俱觉好转，大便仍间有黏腻物，脉沉滑，原方再进3剂。两年后，其至妇幼保健院分娩遇余，谓：服药九剂后，健如常人，食纳正常，腹大全消，带止经行，尔后怀孕。　（摘自《江西中医药》3：45，1982）。

脉浮而细滑，伤饮①。（十九）

【词解】

① 伤饮：谓被外饮所骤伤。

【释义】　本条论述痰饮初期的脉象。饮病脉多偏弦，浮而细滑，说明饮邪尚未留伏，只是一时性被外饮骤伤所致。

【选注】《论注》：不曰有饮，而曰伤饮，见为外饮所骤伤，而非停积之水也。

《心典》：伤饮，饮过多也，气资于饮，而饮多反伤气，故脉浮而细滑，则饮之微也。

《金鉴》：凡饮病得脉浮而细滑者，为痰饮初病，水邪未深之诊也。

脉弦数，有寒饮，冬夏难治。（二十）

【释义】　本条论述饮病的预后与时令气候有关。寒饮脉弦数，是脉症不相适应，从时令来说，冬寒利于热而不利于饮，夏热利于饮而不利于热；从用药来说，用热药治饮则不利于热，用寒药治热则不利于饮，所以说难治。

【选注】《二注》：此言其脉邪之不相应也，寒饮反见数脉，数是内经有用热远热，有用寒远寒之诫。在夏用热药治饮，则数脉愈增；在冬用寒药治热，则寒饮愈盛，皆伐天和，所以在冬夏难也。在春秋或可适其寒温而消息之。

《心典》：脉弦数而有寒饮，则病与脉相左，魏氏所谓饮自寒而挟自热是也。夫相左者必相持，冬则时寒助饮，欲以热攻，则脉数必甚；夏则时热助脉，欲以寒治，则寒饮为碍，故曰难治。

脉沉而弦者，悬饮内痛。（二十一）

【释义】　本条论述悬饮的脉症。脉沉为病在里，弦脉主饮主痛。悬饮是饮邪潴留于胸胁之间，病在于里，故脉见沉弦，内痛，内痛，即胸胁牵引而痛的意思。

【选注】《二注》：脉沉病在里也。凡弦者为痛，为饮为癖。悬饮结积，在内作痛，故脉见沉弦。

《心典》：脉沉而弦，饮气内聚也，饮内聚而气击之则痛。

病悬饮者，十枣汤主之。（二十二）

十枣汤方：

芫花（熬）　甘遂　大戟各等分

上三味，捣筛，以水一升五合，先煮肥大枣十枚，取九合，去滓，内药末，强人服一钱匕，羸人服半钱，平旦温服之；不下者，明日更加半钱，得快下后，糜粥自养。

【释义】　本条论述悬饮的治法。悬饮即第二条所说之"饮后水流在胁下，咳唾引痛"之证，饮邪既结，治当破积逐水，故用十枣汤主之。方中甘遂、芫花、大戟味苦峻下，但峻下之剂，损伤正气，故佐以大枣十枚，安中而调和诸药。使下不伤正。

【按语】 本条宜与《伤寒论》有关条文结合研究,如有表证,应先解表。现在用法,以诸药为末,装胶囊,每日一次,每次服五分至一钱,空腹用枣汤送服,4~6日为一疗程。

【选注】 《论注》:主十枣汤者,甘遂性苦寒,能泻经隧水湿,而性更迅速直达;大戟性苦辛寒,能泻脏腑之水湿,而为控涎之主;芫花性苦温,能破水饮窠囊,故曰破癖须用芫花;合大枣用者,大戟得枣,即不损脾也。盖悬饮原为骤得之证,故攻之不嫌峻而骤;若稍缓而为水气喘急浮肿,三因方以十枣汤药为末,枣肉和丸以治之,可谓善于变通者矣。

《金鉴》:此承上条以明其治也。主以十枣汤,亦形气实者宜之,若形气稍虚,又当临证斟酌也。

【医案举例】

(1) 张×,女,21岁。咳喘胸痛已十余日,午后发热,咯痰黏稠。入院后体温38~39℃之间,胸部透视为"渗出性胸膜炎",经行胸腔穿刺二次,胸水未见减轻,转中医治疗。病者咳嗽气喘,胸中引痛,脉滑实。此水积胸胁之间,病名悬饮,宜峻下其水,投以十枣汤。服一剂,泻水约二痰盂。咳喘遂减,体温亦下降,饮食增加。隔三日再投一剂,复下水甚多,症状消失,痊愈出院。 (摘自《福建中医医案医话选编》第二辑,第122页)

(2) 宋××,男,18岁,学生。病情经过:七天前感冒,形寒发热(39℃),流涕稍咳痰少,咽喉不适,声音嘶哑,呼吸时胸痛,服退热剂体温不退。体检:右胸前区第四肋以下,语颤减弱或消失,叩诊呈浊音,听诊呼吸音减弱或消失。X线透视:右侧第三肋以下胸腔积液。诊断:中医:悬饮;西医:渗出性胸膜炎。治则:逐水祛饮法。方药:十枣汤。用大戟、芫花、甘遂等分研末装胶囊,大枣5~10枚煎汤。用法:六天为一疗程。第一天服五分,以后每天增加一分,至一钱为止。清晨空腹用大枣汤吞服上药。效果:服十枣汤一疗程,诸症消失,X线透视,积液消除。休息三个月复查亦为阴性。 (摘自《中医杂志》3:45,1959)

病溢飲者,當發其汗,大青龍湯主之;小青龍湯亦主之。(二十三)

大青龍湯方:

麻黃六兩(去節)　桂枝二兩(去皮)　甘草二兩(炙)　杏仁四十個(去皮尖)　生薑三兩(切)　大棗十二枚　石膏如雞子大(碎)

上七味,以水九升,先煮麻黃,減二升,去上沫,內諸藥,煮取三升,去滓,溫服一升,取微似汗,汗多者,溫粉粉之。

小青龍湯方:

麻黃三兩(去節)　芍藥三兩　五味子半升　乾薑三兩　甘草三兩(炙)　細辛三兩　桂枝三兩(去皮)　半夏半斤(洗)

上八味,以水一斗,先煮麻黃,減二升,去上沫,內諸藥,煮取三升,去滓,溫服一升。

【释义】 本条论述溢饮的证治。溢饮是饮溢于肌表当汗出而不汗出,饮邪停留,而见身体疼重等症。饮既外溢于体表,故治疗大法,当以汗解,亦因势利导之意。但具体分析,溢饮有邪盛于表而兼郁热者,每见脉浮紧、发热恶寒、身疼痛、不汗出而喘、烦躁之症;亦有表寒里饮俱盛者,则见恶寒发热、胸痞、干呕、咳喘之症。治疗方法,前者宜大青龙汤,发汗兼清郁热;后者宜小青龙汤,发汗兼温化里饮。

【按语】 大、小青龙汤虽均为表里两解之法,同治溢饮,但用大青龙汤的目的,在于发汗、散水、清热,因其证是以发热烦喘为主;用小青龙汤的目的,在于行水、温肺、下气,因其证是以寒饮喘咳为主。

【选注】 《论注》:溢饮者,水已流行归四肢,以不汗而致身体疼重。盖表为寒气所侵而疼,机体着湿而重,全乎是表,但水寒相杂,犹之风寒两伤,内有水气,故以大青龙、小青龙主之。

《来苏集》:……能化胸中之热气而为汗,故名大青龙;能化心下之水气而为汗,故名小青龙。盖大青龙表证多,只烦躁是里证;小青龙里证多,只发热是表证,故有大、小发汗之殊耳。

《金鉴》:溢饮病属经表,虽当发汗,然不无寒热之别也。热者以辛凉发其汗,大青龙汤;寒者以辛温发其汗,小青龙汤。故曰大青龙汤主之;小青龙汤亦主之也。

【医案举例】

(1) 韩全玲,男,28岁……1961年7月4日初诊。

上午体温39.5℃,虽值炎暑,被单裹身仍恶寒,肌肤干燥少汗,烦躁不得眠。扬手掷足,大声叫"周身骨痛呀","胸口难过呀",头项强痛,不敢转侧,渴喜热饮,面色赤,痰色白而质稠黏,咳不畅,口淡,舌苔尖白根薄黄,脉浮数有力,大便三天未行。

生麻黄六钱　桂枝二钱　杏仁三钱　甘草二钱　生石膏一两先煎　生姜二钱　红枣十二枚

一剂,水煎服。当日上午十时煎服一次,下午二时服二煎,一小时后,汗出由少到多,头上出气如蒸,衫裤尽湿,换衫裤后,去盖身之被单,汗出渐减,夜能安睡。次晨醒来,各症如失。休息一天,恢复工作。（摘自《广东中医》2:20,1963）

(2) 王××,男,54岁。农民……1963年8月5日初诊。

患者咳喘已十余载,往年冬发夏愈,今年起,自春至夏,频发无度。现值盛夏,尚穿棉袄,夜睡棉被,凛凛恶寒,背部尤甚,咳吐稀痰,盈杯盈碗,气喘不能平卧,舌薄白,脉弦紧。此为风寒外束,饮邪内停,阻遏阳气,肺气失宣。

法宜温肺化饮,解表通阳。

处方:炙麻黄一钱　桂枝三钱　姜夏三钱　五味子一钱　干姜一钱半　白芍三钱　细辛六分　白术三钱　炙甘草一钱

二诊:8月13日,投青龙剂后,咳嗽已稀,已弃棉衣,畏寒亦减,前既中肯,毋事更张,原意续进。原方干姜加至二钱,细辛加至一钱。

三诊:8月29日,青龙剂已服六剂,咳喘全平,已能穿单衣,睡席子,夜寐通宵,为除邪务尽计,原方再服三剂。

四诊:9月9日,诸恙悉减,唯动则气喘,初病在肺,久必及肾,配以都气丸常服,以图根除。（摘自《江苏中医》10:22,1965）

膈間支飲①,其人喘滿,心下痞堅,面色黧黑②,其脈沉緊,得之數十日,醫吐下之不愈,木防己湯主之。虛③即愈,實者三日復發,後與不愈者,宜木防己湯去石膏加茯苓芒硝湯主之。（二十四）

木防己湯方:

木防己三兩　石膏十二枚雞子大　桂枝二兩　人參四兩

上四味,以水六升,煮取二升,分溫再服。

木防己去石膏加茯苓芒硝湯方:

木防己二兩　桂枝二兩　人參四兩　芒硝三合　茯苓四兩

上五味,以水六升,煮取二升,去滓,內芒硝,再微煎,分溫再服,微利則愈。

【校勘】《外台秘要》卷八作"石膏鸡子大三枚"。《心典》、《浅注》、《述义》、《新义》、《补正》等注本俱作如鸡子大二枚。

【词解】

① 膈间支饮:谓饮邪支撑于胸膈。

② 黧黑:黧,黑中带黄的颜色。黧黑谓黑而晦黄。

③ 虚者：指心下虚软。

【释义】 本条论述支饮的证治。膈间有支饮，发为喘满、心下痞坚等症状，这是水停心下，上迫于肺所致。寒饮留伏于里，结聚不散，所以其脉沉紧。饮聚于膈，营卫运行不利，故面色黧黑。发病数十日，曾经吐下诸法治疗，病仍不愈，这是支饮的重证，而且病情虚实错杂。此时宜用木防己汤。方中防己、桂枝一苦一辛，行水饮而散结气，可使心下痞坚消散；石膏辛凉以清郁热，其性沉降，可以镇饮邪之上逆；人参扶正补虚，因病经数十日，又经医吐下之，故应邪正兼顾。服药之后，能得痞坚虚软，这是水去气行，结聚已散，病即可愈；若仍痞坚结实，是水停气阻，病情仍多反复，再用此方，不能胜任，应于原方中去石膏之辛凉，加茯苓以导水下行，芒硝以软坚破结，方能更合病情。

【选注】《直解》：防己利大小便，石膏主心下逆气，桂枝宣通水道，人参补气温中，正气旺则水饮不待散而自散矣。加芒硝之咸寒，可以软痞坚；茯苓之甘淡，可以渗痰饮；石膏辛寒，近于解肌，不必杂于方内，故去之。

《心典》：支饮上为喘满，而下为痞坚，则不特碍其肺，抑且滞其胃矣。面色黧黑者，胃中成聚，营卫不行也。脉浮紧者为外寒，沉紧者为里实。里实可下，而饮气之实，非常法可下；痰饮可吐，而饮之在心下者，非吐可去，宜其得之数十日，医吐下之而不愈也。木防己、桂枝，一苦一辛，并能行水气而散结气。而痞坚之处，必有伏阳，吐下之余，定无完气，书不尽言，而意可会也。故又以石膏治热，人参益虚，于法可谓密矣。其虚者，外虽痞坚而中无结聚，即水去气行而愈；其实者，中实有物，气暂行而复聚，故三日复发也。

《金鉴》：支饮则喘满不得息，水在胸肺也；更兼心下痞坚，则水盘结连引膈间，故曰膈间支饮也，面色黧黑，水邪深结之色也；其脉沉紧，水邪深结之脉也。水邪深结，故有喘满痞坚之证也。得之数十日，医或吐之不愈者，是水邪不单结在上，故越之而不愈也；或下之不愈者，是水邪不单结在下，虽竭之亦不愈也。心下痞坚，饮结在中可知，故以木防己汤开三焦水结，通上中下之气。方中用人参，以吐下后伤正也。故水邪虚结者，服之即愈；若水邪实结者，虽愈亦复发也，即复与前方亦不能愈，当以前方减石膏之寒凝，加芒硝峻开坚结，加茯苓直输水道，未有不愈者也。

【医案举例】

刘××，年近古稀，酷嗜酒，体肥胖，精神奕奕，以为期颐之寿可至。讵意其长子在1946年秋因经商折阅，忧郁以死，家境日转恶化，胸襟以而不舒，发生咳嗽，每晨须吐痰数口，膈上始宽，但仍嗜酒，借资排遣。昨日饮于邻居，以酒过量而大吐，遂病：胸膈痞痛，时吐涎沫。医用涤痰汤有时少安，旋又复作，渐至面色黧黑，喘满不宁，形体日瘠，神困饮少，犹能饮，因循数月，始觉不支……诊脉沉弦无力，自言膈间胀痛，吐痰略松，已数日未饮酒，食亦不思，夜间口干燥，心烦难寐……按其心下似痛非痛，随有痰涎吐出；再从其脉沉弦与胸胀痛而论，实为痰饮弥漫胸胃之间而作痛。又从病理分析，其人嗜酒则湿多，湿停于胃而不化，水冲于肺则发喘，阴不降则阳不升，水势泛滥故面黧，湿以久郁而化热，津不输布故口渴。统而言之，乃脾湿不运，上郁于肺所致。若言治理，如用小陷胸汤清热化痰，则鲜健脾利水之功；如用苓桂术甘汤温阳燥湿，则乏清热之力；欲求其化痰利水清热诸作用俱备，莫若《金匮》之木防己汤。方中防己转运胸中之水以下行，喘气可平；湿久热郁，则有石膏以清之；又恐胃气之伤，阳气之弱，故配人参益气，桂枝温阳，以补救石膏、防己之偏寒而助成其用，乃一攻补兼施之良法，极切合于本证者。方是：

防己、党参各四钱，石膏六钱，桂枝二钱，另加茯苓五钱增强燥脾利水功能而大其效。三剂喘平，夜能成寐，舌现和润，胸膈略舒，痰吐亦少，尚不思食。复于前方中去石膏，增佛手、砂仁、内金调气开胃。又四剂各证递减，食亦知味，精神转佳，惟膈间略有不适而已。吾以事不能久留，书给《外台》茯苓饮调理而归。

（摘自《治验回忆录》第22页）

心下有支飲，其人苦冒眩①，澤瀉湯主之。（二十五）

澤瀉湯方：

澤瀉五兩　白术二兩

上二味,以水二升,煮取一升,分温再服。

【词解】

① 冒眩：即头目昏眩。

【释义】 本条论述支饮眩冒的证治。水停心下,清阳不升,浊阴上冒,故头目昏眩,这也是痰饮常见之症状。治以泽泻汤,用泽泻利水除饮,白术补脾制水。

【选注】《直解》：《内经》曰："清阳出上窍。"支饮留于心膈,则上焦之气浊而不清,清阳不能走于头目,故其人苦冒眩也。

《心典》：水饮之邪,上乘清阳之位,则为冒眩。冒者,昏冒而神不清,如有物冒蔽之也；眩者,目眩转而乍见玄黑也。泽泻泻水气,白术补土气以胜水也。

【医案举例】

(1) 乙酉五月初十日,陈×,51岁。人尚未老,阳痿多年。眩晕昏迷,胸中如伤油腻状,饮水多则胃不快,此伏饮眩冒症也。先与白术泽泻汤逐其饮,再议缓治湿热之阳痿。岂有六脉俱弦细,而恣用熟地久服六味之理哉！

冬于术二两　泽泻二两　煮三杯,分三次服。

已效而未尽除,再服原方十数帖而愈。 （摘自《吴鞠通医案》第151页）

(2) 刘××,男,49岁,干部。眩晕反复发作已二十年,经西医诊为"美尼尔氏征"。近半月来病情较重,故求治于中医。言其头晕目眩,耳鸣,恶心呕吐,自觉房屋旋转,坐立不安,不敢移动体位,动则晕甚,伴胸闷食少,倦怠乏力,面色萎黄浮肿,舌体微胖,脉稍迟。

证属脾湿不运,清阳受阻。拟健脾渗湿之泽泻汤,缓引水湿下行。

处方：泽泻15克　白术15克　茯苓皮15克　五剂。水煎服。

二诊：诸证好转,减茯苓皮为9克,再进五剂。

三诊：眩晕大减,呕恶已止,唯脾虚之象不能速愈,再拟泽泻汤,"精兵直进,以防掣肘"。

处以：泽泻12克　白术18克

嘱其返里,水煎上药,续服30~40副,以巩固疗效。三年来,眩晕已无再作,体强食增。 （摘自《河南中医》2：25,1982）

支飲胸滿者,厚樸大黃湯主之。（二十六）

厚樸大黃湯方：

厚樸一尺　大黃六兩　枳實四枚

上三味,以水五升,煮取二升,分温再服。

【校勘】 胸满,《金鉴》作"腹满"。

【释义】 本条论述支饮兼有腹满的证治。支饮兼见腹满,是支饮而兼有胃家实的证候,治用厚朴大黄汤,疏导肠胃,荡涤实邪。

【按语】 本方药物与小承气汤、厚朴三物汤相同,而分量不同,本方重用厚朴、大黄在于治痰饮结实,有开痞满、通大便的功效。本证除腹满外,可能有心下时痛、大便秘结等症状。

【选注】《心典》：胸满疑作腹满,支饮多胸满,此何以独用下法？厚朴大黄与小承气同,设非腹中痛而闭者,未可以此轻试也。

《金鉴》：支饮胸满之胸字当是腹字,若是胸字,无用承气汤之理,是传写之讹。支饮胸满,邪在肺也,宜用木防己汤,葶苈大枣汤；支饮腹满,邪在胃也,故用厚朴大黄汤,即小承气汤也。

《易解》：此是治支饮胸满的主方,用专于下水消满的厚朴,佐以导痰破滞除痞的枳实,两药能上达胸中而下降；故对胸中痞满的,仲景常常将它配合起来,以收相得益彰的妙用……大黄气厚力宏,能上至咽喉,下达直肠,以引痰水向下排泄……用大黄不一定由于胃实……

支飲不得息，葶藶大棗瀉肺湯主之。方見肺癰中。（二十七）

【释义】 本条指出支饮在肺的证治。支饮阻于胸膈，痰涎壅塞，肺气不利，致见胸闷喘咳、呼吸困难等症状。治用葶苈大枣泻肺汤，泻肺气之闭，以逐痰饮。

【选注】《医通》：支饮留结，气塞胸中，故不得息。葶苈破结利饮，大枣通肺和中，以其气壅则液聚，液聚则热结，所以与肺痈同治也。

《金鉴》：……喘咳不能卧，短气不得息，皆水在肺之急症也，故以葶苈大枣汤直泻肺水也。

【医案举例】

张××，女，61岁，家务。患咳嗽病多年，每年秋冬发作，虽经治疗，但逐年加重。1963年诊断为肺心病。按诊时，慢性病容，神气衰微，萎靡不振，呼吸困难，不能平卧，面色紫黑，全身浮肿，身微热，汗出，小便不利，大便燥，心悸，食欲不振，咯大量黄黏痰。脉弦细而疾。舌质红干无苔。病情重危（西医诊断：慢性肺源性心脏病，四度心衰）。按中医辨证实属肺气壅塞，痰浊内阻，心血瘀滞，虚实错杂，肺心与病。当宜破肺脏之郁结，以逐其邪。故投葶苈大枣泻肺汤（葶苈10克，大枣12枚，水煎服，一日三次），经服两剂，疗效显著，咳嗽、喘、心跳、气短好转大半，经服四剂后能平卧，全身水肿消除三分之二，病情暂告缓解。 （摘自《辽宁医药》2：31，1976）

嘔家本渴，渴者爲欲解，今反不渴，心下有支飲故也，小半夏湯主之。《千金》云小半夏加茯苓湯。（二十八）

小半夏汤方：

半夏一升　生薑半斤

上二味，以水七升，煮取一升半，分温再服。

【释义】 本条论述支饮呕吐的预后和治法。呕吐多伤津液，应当作渴，但痰饮呕吐而作渴者，是饮随呕去，可知病欲解；若吐后而不渴者，则知水饮仍停留于心下，呕吐虽可排除部分水饮，而支饮并未消除，故反不渴。治以小半夏汤和胃止呕，散饮降逆。

【按语】 小半夏汤为止呕方之祖，其主症为呕而不渴，说明胃有停饮，上逆作呕，本方有蠲饮止呕之效。

【选注】《心典》：此为饮多而呕者言。渴者饮从呕去，故欲解。若不渴，则知其支饮仍在，而呕亦未止。半夏味辛性燥，辛可散结，燥能蠲饮，生姜制半夏之悍，且以散逆止呕也。

《论注》：呕，乃胃家病，非支饮本证，然可以验心下之有支饮者。呕家本渴，谓诸呕皆属火，又呕多则亡津液，渴乃常理。呕家必寒为本，火为标，呕至于渴，寒邪去矣，故曰渴者为欲解；反不渴，是胃中客邪可尽，而偏旁之水饮常存，饮气能制燥也，故曰必有水饮……半夏、生姜，止呕去逆，燥湿下饮，故主之。

【医案举例】

（1）王××，女，53岁，退休工人，1963年5月10日初诊。眩晕3天，呕吐频繁，呕吐物俱是清水涎沫，量多盈盆，合目卧床，稍转动便感觉天旋地转。自述每年要发数次，每次发作长达月余，痛苦不堪，西医诊断为"内耳眩晕症"。刻诊见形体肥胖，苔薄白而腻，脉沉软滑。此水饮停胃，浊邪僭上，清空不清。法当和胃化饮，饮化浊降则诸症自除。

处方：制半夏12克，生姜10克。二剂。

5月13日复诊：眩晕、呕吐均止。原方加茯苓12克。续服二剂。并予丸方（二陈汤加白术、姜汁泛丸）常服，以求巩固。追访2年，未发作。 （摘自《中医杂志》7：16，1980）

（2）杨××，男，67岁……1975年4月9日因右足慢性化脓性骨髓炎合并鳞癌Ⅰ级（坏死）行右小腿中1/3截肢术，患者于术后二天，呕吐不能进食……即予中药小半夏汤治疗。方用：生半夏9克，生姜9克，甘草3克。服一剂后呕吐明显减少；二剂后吐得更少，并能进食；第三剂后不再呕吐。后因病人皮肤干燥，舌苔少津，又给予原方加增液汤三剂调治。治愈后出院。 （摘自《上海中医药杂志》4：24，1979）

腹滿，口舌乾燥，此腸間有水氣，己椒藶黃丸主之。（二十九）

己椒藶黃丸方：

防己　椒目　葶藶（熬）　大黃各一兩

上四味，末之，蜜丸如梧子大，先食飲服一丸，日三服，稍增，口中有津液。渴者加芒硝半兩。

【释义】　本条论述痰饮水走肠间的证治。水走肠间，饮邪内结，所以腹满；水气不化，津不上承，故口干舌燥。治以己椒苈黄丸，分消水饮，导邪下行，则腹满、口舌干燥自愈。方中防己、椒目辛宣苦泄，导水从小便而出；葶苈、大黄攻坚决壅，逐水从大便而去。前后分消，则脾气转输，津液自生，故方后云"口中有津液"，这是饮去病解之征。若服药后反加口渴，则为饮阻气结，故加芒硝以软坚破结。

【选注】　《二注》：肺与大肠，合为表里。肺本通调水道，下输膀胱，今不输膀胱，反从其合，积于肠间，水积则金气不宣，膹郁成热为腹满，津液遂不上行，以成口燥舌干。用防己、椒目、葶苈皆能利水，行积聚结气，而葶苈尤能利小肠，然肠胃受水谷之气，若邪实腹满者，非轻剂所能治，必加芒硝以泻之。

《直解》：……防己、椒目导饮于前，清者得从小便而出；大黄、葶苈推饮于后，浊者得从大便而下也。此前后分消，则腹满减而水饮行；脾气转而津液生矣。若渴则甚于口舌干燥，加芒硝佐诸药，以下腹满而救脾土。

《心典》：水既聚于下，则无复润于上，是以肠间有水气而口舌反干燥也。后虽有水饮之人，祇足以益下趋之势，口燥不除而腹满益甚矣。防己疗水湿，利大小便，椒目治腹满，去十二种水气；葶苈、大黄泄之以去其闭也。渴者知胃热甚，故加芒硝。经云：热淫于内，治以咸寒也。

【医案举例】

朱×，男，25岁。春间患风寒咳嗽，寝至全身浮肿，医用开鬼门法，浮肿全消，但咳嗽仍紧，腹感满胀，又用六君子汤加姜、辛、味温肺健脾，咳得减而腹更胀大，行动则气促。易医亦认为虚，疏实脾饮，服后胀不减，胸亦甚觉痞满。经治十余日无效，迁延半年，腹大如鼓。吾夏月治其邻人某之病，因来附诊，按脉沉实，面目浮肿，口舌干燥，却不渴，腹大如瓮，有时鸣声胀满，延及膻中，小便黄短，大便燥结，数日一行，起居饮食尚好，殊无羸状。如果属虚服前药当效，而反增剧者，其为实也明甚。审病起源风寒，太阳之表邪未尽，水气留滞，不能由肺外散，反而逐渐深入中焦，与太阴之湿混合为一，并走肠间，漉漉有声，而三焦决渎无权，不从膀胱气化而外溢，积蓄胃肠而成水臌。当趁其体质未虚，乘时而攻去之。依《金匮》法，处防己椒目葶苈大黄丸（改汤），此以防己、椒目行水，葶苈泻肺，大黄清肠胃积热，可收快利之效。药后水泻数次，腹胀得减。再二剂，下利尤甚，腹又逐消，小便尚不长，用扶脾利水滋阴之法，改服茯苓导水汤配吞六味地黄丸，旬日再瘥。

（摘自《治验回忆录》第36页）

卒嘔吐，心下痞，膈間有水，眩悸者，小半夏加茯苓湯主之。（三十）

小半夏加茯苓湯方：

半夏一升　生薑半斤　茯苓三兩一法四兩

上三味，以水七升，煮取一升五合，分温再服。

【释义】　本条论述痰饮呕吐眩悸的证治。饮停于胃，则胃失和降，反而上逆，故每突然发生呕吐。由于水饮停积，故心下痞满；清阳不升，则头目昏眩；水上凌心，则心下悸。凡此诸变，皆属膈间有水之故，而呕吐为其主症，治以小半夏加茯苓汤，和胃止呕，引水下行。

【按语】　此条与二十八条，皆以呕吐为主症，同用半夏、生姜，和胃止呕，散饮降逆。本条因有目眩、心悸，故加茯苓以导水下行。"膈间有水"与"心下有支饮"，机理近似，从证候相比，本条较重。

【选注】《心典》：饮气逆于胃则呕吐；滞于气则心下痞；凌于心则悸；蔽于阳则眩。半夏、生姜止呕降逆，加茯苓去其水也。

《二注》：心下痞，膈间有水，眩悸者，阳气必不宣散也。经云：以辛散之。半夏、生姜皆味辛，本草：半夏可治膈上痰，心下坚、呕逆者。眩亦上焦阳气虚，不能升发，所以半夏、生姜并治之。悸则心受水凌，非半夏可独治，必加茯苓去水，下肾逆以安神，神安则悸愈也。

【医案举例】

格桑××，女，30岁。牧民。

患者饮食生冷诱发胃脘痛。1973年9月12日来诊。症见：胃脘痛，打呃，吐清水痰涎，畏寒，痛时喜温熨按，腹胀，食欲减退，吞酸嗳气，口不渴喜热饮，舌苔白，脉微沉紧。此为过食生冷，寒积于中，阳气不振，寒邪犯胃所致。治宜温胃散寒，祛痰止痛，引水下行。处方：小半夏加茯苓汤。

半夏40克（先煎半小时）　茯苓30克　生姜30克

二诊：9月16日。服药四剂后诸症全部消失而愈。为巩固疗效，继服二剂，病情稳定，追访五年未复发。（摘自《四川中医》2：26，1983）

假令瘦人①脐下有悸，吐涎沫而癫眩②，此水也，五苓散主之。（三十一）

五苓散方：

泽泻一两一分　猪苓三分（去皮）　茯苓三分　白术三分　桂二分（去皮）

上五味，为末，白饮服方寸匕，日三服，多饮暖水，汗出愈。

【校勘】 "五苓散方"，《述义》："按小岛尚质曰：泽泻一两一分，当作五分，始合古义。此方，伤寒论一以铢两称，却是后人所改。此说确。又按外台黄疸，引伤寒论，作泽泻五分，益足以征矣。"《浅注》所载五苓散方同伤寒论，当是。

【词解】

① 瘦人：即第二条"其人素盛今瘦"的互词。

② 癫眩：癫，当作"颠"。颠眩，即头目眩晕。

【释义】 本条论述下焦水逆的证治。痰饮结于下焦，本可就近从小便而去，但膀胱气化不行，水无去路，反逆而上行，则吐涎沫而头眩；水动于下，则脐下悸动冲逆。饮在下焦，当从小便去之，治用五苓散化气利水，水气下行，则上述诸症可随之消失。

【按语】 本证与奔豚病篇茯苓桂枝甘草大枣汤证，均有脐下悸之候。但前者有气从少腹上冲之感，本证有吐涎沫而颠眩之状。从药以测证，本条应有小便不利。

五苓散方，主要用于湿邪郁结，出现上吐下泻，腹胀气满或水肿身重，小便不利，苔白滑或腻，脉弦紧的水饮证。

【选注】《心典》：瘦人不应有水，而脐下悸，则水动于下矣，吐涎沫则水逆于中矣，甚而颠眩，则水且犯于上矣。形体虽瘦，而病实为水，乃病机之变也。

《金鉴》：悸者，筑筑然跳动病也……此条脐下有悸，是水停脐下为病也。若欲作奔豚，则为阳虚，当以茯苓桂枝甘草大枣汤主之；今吐涎沫，水逆胃也，巅眩，水阻阳也，则为水盛，故以五苓散主之也。

【医案举例】

张×，女，30岁，槐店张湾人。1952年5月3日诊。

湿热郁于膀胱，少腹胀痛拒按。气不化水，溲闭四日。水饮内停，津不上承，故唇干口微渴而不欲饮水，饮入则吐。舌淡苔白腻，为水湿潴留，湿浊内停之象。脉濡且数乃湿郁化热之证。治以化气行水，兼予清热利湿。

处方：泽泻24克　云苓30克　白术12克　猪苓24克　桂枝3克　车前子30克（包煎）。

翌日复诊，自谓昨晚睡前服药，半夜即排小便，至晨已达数次。惟觉腹部微胀，余无不适。观其舌脉已如常人，此病势去矣，嘱以饮食调之。（摘自《河南中医》5：43，1981）

【附方】

《外臺》茯苓飲：治心胸中有停痰宿水，自吐出水後，心胸間虛，氣滿，不能食，消痰氣，令能食。

茯苓　人參　白朮各三兩　枳實二兩　橘皮二兩半　生薑四兩

上六味，水六升，煮取一升八合，分溫三服，如人行八九里進之。

【校勘】《外台秘要》卷八痰饮食不消及呕逆不食门，载有延年茯苓饮，主治及药味均与此方同，惟人参用三两，枳实二两下有"炙"字，橘皮用一两半，切；煮服法，"六味"下有"切以"二字，"八合"下有"去滓"二字。方后细注云："仲景《伤寒论》同。"据此，可知此系仲景方。

【方解】《外台》茯苓饮治饮病吐后气满不能食之证，为消补兼施、饮病调理之剂。饮停心（胃）胸，胃失和降，故呕吐；上焦受气于中焦，吐后脾胃更虚，故云心胸间虚；脾虚不能运化，胃弱不能纳谷，所以气满不能食。本方用人参、茯苓、白术补中健脾，橘皮、枳实、生姜理气化痰，共奏"消痰气，令能食"之功，亦补充了痰饮病的调理方法。

咳家其脉弦，爲有水，十棗湯主之。方見上。（三十二）

【释义】 本条论述咳家有水的证治。自本条以下，是论述痰饮所致的咳嗽证治，咳嗽的成因很多，临床见证和预后亦各有异。假如由于水饮射肺发为咳嗽的，首先必见弦脉，以弦为水饮的脉象，治当去其水饮，咳嗽才能痊愈。故用十枣汤以峻下其水。

【选注】《本义》：咳家，专为痰饮在内，逆气上冲之咳嗽言也，故其脉必弦，无外感家之浮，无虚劳家之数，但见弦者，知有水饮在中为患也。

《心典》：脉弦为水，咳而脉弦，知为水饮渍入肺也，十枣汤逐水气自大小便去，水去则肺宁而咳愈。

【医案举例】

（1）余××，女，60岁。咳嗽10余年，白天不咳，每晚临睡前则剧烈干咳，但只需饮冷水一杯，其咳渐止，一夜安然无恙。若不喝冷水，则大咳不止，以致一夜不能安卧，诸药罔效。诊其脉，左手弦细，右手弦滑大。因夜间油灯昏暗，故舌象未诊。处方：甘遂3克、大戟4.5克、芫花3克、大枣10只，水煎服。2剂后，所苦若失。8个月后随访未复发。 （摘自《上海中医药杂志》1：20，1983）

（2）彭××，男，29岁。患者1周来咳嗽，气急，咳时牵引右侧胸胁疼，不能平卧，口干不思饮水，舌苔薄白，脉象弦滑。体检：体质壮实，面赤气粗，神志清楚，胸部叩诊右侧均呈实音……证属悬饮。治宜泻水逐饮。处方：大戟、芫花、甘遂各4克，共研细末，晨服4克，枣汤送下。此法共用4次，患者咳嗽、气急明显转轻，胸透右侧积液已不明显，再用香附旋覆花汤加减，续进10余剂，胸透右侧积液消失，诸症悉平。出院时嘱服异烟肼半年。随访2年，患者已恢复工作。 （摘自《辽宁中医杂志》12：26，1980）

夫有支飲家，咳煩胸中痛者，不卒死，至一百日或一歲，宜十棗湯。方見上。（三十三）

【释义】 本条论述支饮重证的治疗。支饮本无胸痛和心烦的证候，如果蔓延至胸痛心烦，就有突然死亡的可能；若不卒死而转为慢性，延续到一百日或一年，如咳烦胸中痛的证候仍然存在，此为饮邪上凌于心，阻碍气道，心肺俱病，阳气不通所致的支饮重证，但是正气未虚，故可以考虑用十枣汤治疗。

【选注】《论注》：夫有支饮家，乃追原之词也。谓支饮本不痛，蔓延至胸痹而痛，气上逆为咳，火上壅为烦，已有死道矣。不卒死，甚至一百日或经年之久，其虚可知，幸元气未竭也，原其病支饮为本，病本不拔，终无愈期，逡巡不愈，正坐医家以虚故畏缩，故曰宜十枣汤，以见攻病不嫌峻，不得悠悠以待毙也。

《本义》：不卒死，仲景之意，宜早治以十枣汤，至一百日或一岁，则难治矣。宜十枣汤者，宜于百日一岁之前也，若谓日久饮深，宜十枣汤，恐非圣人履霜坚冰之意。总之，涵咏白文自明。

久咳數歲,其脈弱者可治;實大數者死;其脈虛者必苦冒。其人本有支飲在胸中故也,治屬飲家。(三十四)

【释义】 本条论述支饮久咳的脉症和预后。久咳数岁,是指痰饮咳嗽而言。久咳正气已虚,脉弱与症相符,故为可治;若见实大而数,则邪盛正衰,预后不良;若见脉虚,则正虽虚而邪亦衰,然饮邪仍在,必见头目昏眩。因其人本有支饮停留,故仍当以治饮为法。

【按语】 久咳脉弱,脉症相符,正虚邪衰为可治;若新病脉衰,或久病脉盛,均属脉症不符,正虚邪盛,故多难治。不独咳家如此,百病皆然。

【选注】 《心典》:久咳数岁不已者,支饮渍肺而咳,饮久水已,则咳久不愈也。咳久者其气必虚,而脉反实大数,则其邪犹盛,以犹盛之邪,而临已虚之气,其能久持乎?故死。若脉虚者,正气固虚,而饮气亦衰,故可治。然饮虽衰而正不能御,亦足以上蔽清阳之气,故其人必苦冒也。此病为支饮所致,去其饮则病自愈,故曰:治属饮家。

《二注》:……《内经》曰:久病脉弱者生,实大者死;又脉大则病进,盖弱脉邪气衰,实大邪气盛,久病者,正气已虚,邪气亦衰,虽重可治;若邪盛加之脉数,火复刑金,岂不死乎!其脉虚苦冒者,盖胸中乃发越阳气之地;支饮停积,阻其阳气,不得升于上,又不得充于下与阴接,惟从支饮浮泛眩乱头清道,故苦冒也。治其饮,则阳气行而可愈矣。

咳逆倚息不得卧,小青龍湯主之。方见上。(三十五)

【释义】 本条论述外寒引动内饮的支饮证治。咳逆倚息,不得卧,为支饮的主症。由于上焦素有停饮,复又外感寒邪,内饮外寒,互相搏击,发为本病。故用小青龙汤解外寒而除内饮。

【选注】 《论注》:咳逆倚息不得卧,即前支饮的证也。不用十枣汤而用小青龙汤,必以其挟表也。然此必病发未久而不得卧,则势已孔急,故暂以麻桂治表,姜夏治饮耳。

《金鉴》:咳逆,古咳嗽名也;倚息,今呼吸促也。咳嗽呼吸气促不得卧,久病多属痰饮,新病每兼形寒,故宜以小青龙汤汗之,以散内饮外寒也。

【医案举例】

(1)张志明,10月18日初诊:暑天多水浴,因而致咳,诸药乏效,遇寒则增剧,此为心下有水气,小青龙汤主之。净麻黄钱半 川桂枝钱半 大白芍二钱 生甘草一钱 北细辛钱半 五味子钱半 干姜钱半 半夏三钱

二诊:10月20日,咳已痊愈,但觉微喘耳,此为余邪,宜三拗汤轻剂,夫药味以稀为贵。净麻黄六分光杏仁三钱 甘草八分 (摘自《经方实验录》第一辑中卷,第27页)

(2)李××,男,44岁,业农。自幼患过哮喘,天冷遇水劳动则喘更甚,1964年8月12日因重感冒而复发哮喘、咳嗽连声,胸痛,痰声漉漉,多白沫,伏坐不得卧,吐痰则松,食欲减少,大便结、小便清长,舌苔白滑,脉浮紧……治宜温中蠲饮,宣肺纳肾。麻黄一钱半 肉桂三分 沉香五分 白芍二钱 细辛七分 干姜一钱 五味一钱 半夏二钱 炙草二钱 蒌仁五钱 莱菔子四服 服后喘定咳轻,咯痰大减,亦能卧睡。再以温化饮邪肃降肺气,连服六剂而瘳。 (摘自《福建中医药》5:38,1965)

青龍湯下已,多唾口燥,寸脈沉,尺脈微,手足厥逆,氣從小腹上衝胸咽,手足痹,其面翕熱如醉狀,因復下流陰股,小便難,時復冒者,與茯苓桂枝五味甘草湯,治其氣衝。(三十六)

桂苓五味甘草湯方:

茯苓四兩 桂枝四兩(去皮) 甘草三兩(炙) 五味子半升

上四味,以水八升,煮取三升,去滓,分温三服。

【释义】 自此以下五条,是采取病案形式论述体虚的支饮咳嗽服小青龙汤后的变化,以及相应的治法。本条承上条论述服小青龙汤后发生冲气的证治。咳逆倚息不得卧的支饮之证,服小青龙汤以后,痰唾多而口干燥,为寒饮将去之象。但由于其人下焦阳虚,支饮上盛,是一种下虚上实之证,所以寸脉见沉,尺脉微弱,而且四肢厥逆。这种病情,虽然寒饮在于上焦,但不能仅用温散之剂,因温散易于发越阳气,影响冲脉,滋生变端,必须兼顾下焦,始为虚实两全之策。服小青龙汤后,固然寒饮得以暂解,但虚阳亦随之上越,冲气反因而上逆,出现种种变证,如气从小腹上冲,直至胸咽,四肢麻木,其面翕热如醉状等。由于冲脉为病是时发时平的,所以冲气有时又能还于下焦,但冲逆则一身之气皆逆,所以下则小便困难,上则时作昏冒。当此之时,宜急于敛气平冲,用桂苓五味甘草汤,使上冲之气平,然后再议他法。方中桂枝、甘草辛甘化阳,以平冲气;配茯苓引逆气下行;用五味收敛耗散之气,使虚阳不致上浮。

【选注】《金鉴》:……小青龙汤辛温大散,惟有余之人宜之,若误施于不足之人,辛热则伤阴,故多唾口燥也;大散则伤阳,故手足厥逆也;面热如醉,阳外浮也;小便难,气上冲,阴内竭也;脉沉微,里气弱也;手足痹,表气虚也;时复冒,虚之甚也。虽阴阳表里俱虚,然属误汗寒热错杂之坏病,故与茯苓桂枝五味甘草汤,先通阳和阴,俟上冲气平,再议他法也。

《述义》:多唾者,青龙之功著,而饮豁之征,犹今之患支饮者,及其欲愈,必吐稠痰。唾,亦稠痰也……口燥者,亦饮去之征,与渴同机。

【医案举例】
何××,素患痰饮,复感寒邪,遂尔咳嗽气喘,脚肿如脱,倚息不得卧者十余日,服以小青龙汤及真武汤加姜、细、味,治不效。旋请四医会诊,拟济生肾气丸,亦无效,金以为不起矣。一日,其侄邀余决逝期之迟早,余窥其容颜,尚有生机,治之得法,犹可永年。余思此病,系水饮挟冲气上逆,遂与桂苓五味甘草汤加赭石、苏子。四剂后,竟得安卧,肿亦渐消。后以苓桂术甘汤加五味子以收全功。 (摘自《湖南中医医案选辑》第一辑,第56页)

衝氣即低,而反更咳、胸滿者,用桂苓五味甘草湯去桂加乾薑、細辛,以治其咳滿。(三十七)

苓甘五味薑辛湯方:

茯苓四兩　甘草三兩　乾薑三兩　細辛三兩　五味半升

上五味,以水八升,煮取三升,去滓,温服半升,日三。

【释义】 本条承上条论述冲气已平,支饮复作的治法。服前方后,冲气即见下降,但咳嗽、胸满之证又复发作,这是冲逆虽平,而支饮又发,宜再除饮治咳,用苓甘五味姜辛汤。因冲逆已平,故不须桂枝,但咳满又加,故用干姜、细辛以散寒泄满,合五味以蠲饮止咳。

【按语】《奔豚气病篇》的桂枝加桂汤与桂苓五味甘草汤,两用桂枝,可知桂枝具有平冲之效。本条因服桂苓五味甘草汤,冲气即低,故去桂加干姜、细辛以治咳满。

【选注】《心典》:服前汤已,冲气即低,而反更咳胸满者,下焦冲逆之气既伏,而肺中伏匿之寒饮续出也。故去桂枝之辛而导气,加干姜、细辛之辛而入肺者,合茯苓、五味、甘草消饮驱寒以泄满止咳也。

《辑义》:案成无己云:桂枝泄奔豚,故桂枝加桂汤,用五两,以主奔豚气,从小腹上至心者。今冲气即低,乃桂之功著矣,故去之。沈氏、金鉴并云桂走表,故去之。非。

【医案举例】 周××,男,36岁。患痰嗽已一年多,近上山砍柴,中途淋雨,衣服尽湿,比及抵家而嗽大发,彻夜因嗽剧而难寐,唾痰盈碗,色白浓厚,兼感头痛心悸,肢体俱惫,就医服六君无效,入院求诊。拟以苓桂术甘汤加干姜、细辛、五味,服一剂而嗽减痰少,继投原方诸症痊愈。 (摘自《陈耀庚医案》第14页)

咳满即止，而更复渴，冲气复发者，以细辛、干姜为热药也。服之当遂渴，而渴反止者，为支饮也。支饮者法当冒，冒者必呕，呕者复内半夏以去其水。（三十八）

桂苓五味甘草去桂加姜辛夏汤方：

茯苓四两　甘草二两　细辛二两　干姜二两　五味子　半夏各半升

上六味，以水八升，煮取三升，去滓，温服半升，日三。

【释义】　本条承上条论述冲气与饮气上逆的鉴别，及饮气上逆的治法。服前方后而咳满即止者，是姜、辛的功效已著，病情缓解，为好转现象。但亦有服药后见口渴，冲气复发者，是因姜、辛温热，转从燥化，动其冲气所致，此种变化自当酌用苓桂味甘汤以治之。另一种变化为口渴反止。如其为热药之变，当口渴不止，今反止者，是饮邪内盛，水气有余，这种冲气，是由于饮邪上逆，而非下焦冲气。冲气与支饮均有上逆眩冒之变，应如何加以鉴别？前者气冲而不呕，后者则上逆必见呕吐。现在服热药而不渴，反加上逆呕吐，是前药尚未能控制其发作之势，仍为饮邪无疑，可用原方加半夏以去水止呕。

【按语】　本条指出，饮气上逆的气冲，应与下焦阳虚的冲气加以区别，前者当口不渴而伴有呕吐；后者常口渴而无呕吐见症。

【选注】《补正》：此言咳满止而作渴者，为冲气，非饮也，不得仍用姜辛，若不作满，而咳渴不止者，为支饮，非冲气也，仍当用姜辛矣，细玩而渴反止者，下当有咳满不止意在，故断以为支饮。通观支饮皆言咳满，则知此处有咳满不止之意在。仲景文如旋螺，此承上咳满而言，故不再重其词，而咳满之意已见。古人文法简奥，皆如是也。修园未能体会，不知支饮仍当用姜辛原方，不得误作冲气治之，惟冲气有时复冒证，而支饮者法宜当冒，此不可以不辨。冲气之不呕，支饮之冒是饮犯胃，必兼呕证，仍当用姜辛原方，加半夏以去胃中之水侧愈，勿误认为冲气也。

《释义》：此节须分两部看，即咳满止而渴者，为冲气，非饮也，治宜酌用桂枝茯苓五味甘草汤，不得仍用干姜细辛等升阳之药。若不作渴者，其咳满必未已，此为支饮，非冲气，以凡支饮必有咳满证也。以际仍当用细辛、干姜，不得误作冲气治之。又冲气有时复冒之证，支饮亦有冒证，其不同者，冲气之冒不呕，支饮之冒必呕，以饮邪犯胃也，故宜用苓甘五味姜辛汤加半夏以去胃中之饮。

【医案举例】

（1）丙寅正月二十四日，颜×，42岁。嗽不欲饮，倚息不得卧，胁痛自汗，不寐，脉弦缓。议小青龙去麻、辛，加杏仁、薏仁，再重加半夏。二诊：呕凉水，于方内加干姜、广皮，以消痰气。三诊：《金匮》谓桂枝、干姜为热药，服之当遂渴，今反不渴者，饮也；兹证不惟不渴，反呕凉水不止，其为寒饮无疑。既真知其为饮，虽重用姜、桂何惧乎？世人之不能立方者，皆未真知病情也。畏而不敢服者，亦未真知病情也。

桂枝八钱　小枳实二钱　干姜七钱　焦白芍四钱　茯苓（连皮）四钱　半夏二两　五味子一钱五分　广皮三钱　炙甘草二钱　生姜五片　甘澜水八杯，煮取三杯，渣再煮一杯。分四次服。　（摘自《吴鞠通医案》第144页）

（2）胡×，男，47岁，工人。初诊：1963年9月11日。症状：咳嗽气短，倚息不得卧，吐白痰挟水，每于早晚咳甚，咳时须俟痰出而后安，伴有胸闷不适，胃脘胀满，舌白而润，脉象弦滑。病机：病属痰饮为患，肺有宿寒，无见外感，故拟以除痰涤饮温肺散寒入手，方用苓甘五味姜辛半夏汤。

处方：茯苓四钱　炙草一钱　五味子一钱　生姜三钱　细辛五分　制半夏二钱　二剂。

9月13日二诊：服前方两剂，诸症悉减，咳平安卧，精神倍增，早晚咳痰减少，诊其脉仍弦而滑，胃脘略不适，按病仍属肺气虚寒，痰饮未尽，守原方加广皮二钱，生姜易干姜二钱，五剂后咳止痰平，其病如失，饮食大增，精神舒畅，睡眠安宁，脉息和缓而虚，舌净口和，惟食后稍事胀闷，继从香砂六君子汤加味调理中州，以

善其后。（摘自《江西医药》6：266,1964）

水去呕止，其人形腫者，加杏仁主之。其證應內麻黃，以其人遂痹，故不內之。若逆而內之者，必厥，所以然者，以其人血虛，麻黃發其陽故也。（三十九）

苓甘五味加薑辛半夏杏仁湯方：

茯苓四兩　甘草三兩　五味半升　乾薑三兩　細辛三兩　半夏半升　杏仁半升（去皮尖）

上七味，以水一斗，煮取三升，去滓，溫服半升，日三。

【释义】　本条承上条论述水去形肿的治法。服药后水去呕吐止是里气转和，但表气未宣，故其人尚见形肿，可于前方中加杏仁一味，继续清除余邪，兼以宣利肺气，气化则饮消，形肿亦可随减。从形肿一证而论，本可应用麻黄发汗消肿，但由于其人本有尺脉微、手足痹等虚证，故不能用。若违反病情，误用麻黄，则更耗伤其阳，必有厥逆之变。

【选注】　《论注》：形肿谓身肿也，肺气已虚，不能遍布，则滞而肿，故以杏仁利之，气不滞则肿自消也。其证应内麻黄者，《水气病》篇云：无水虚胀者，谓之气，水，发其汗则自已。发汗宜麻黄也，以其人遂痹，即前手足痹也，咳不应痹而痹，故曰逆。逆而内之，谓误用麻黄，则阴阳俱病而厥，然必厥之意尚未明，故曰所以必厥者，以其人因血虚不能附气，故气行涩而痹，更以麻黄阳药发泄其阳气，则亡血复汗，温气去而寒气多，焉得不厥，正如新产亡血复汗，血虚而厥也。

《高注》：水去呕止，而形肿者，虚气薄于分肉而未行之候，杏仁利肺，故加之。痹，兼脉之沉微，并手足厥逆而言，其症应内麻黄者，以杏仁利肺，麻黄泄气，肺利气泄，则虚气之薄于分肉者自散，故二者为消肿之要药。今其人脉沉微而手足痹，况曾经厥逆乎？故单加杏仁，而不内麻黄者此也。若逆其法而内之，则阳气益虚，故厥，盖阳附于阴，气根于血，阴血既虚，不任麻黄之泄其阳气也。

【医案举例】

（1）叶××，初诊（2月17日）：咳延四月，时吐涎沫，脉右三部弦，当降其冲气。茯苓三钱　生甘草一钱　五味子一钱　干姜一钱半　细辛一钱　制半夏四钱　光杏仁四钱

二诊（2月19日）：两进苓甘五味姜辛半夏杏仁汤，咳已略平，惟涎沫尚多，咳时痰不易出，宜与原方加桔梗。茯苓三钱　生甘草一钱　五味子五分　干姜一钱　细辛六分　制半夏三钱　光杏仁四钱　桔梗四钱

佐景按：叶君……患咳凡四阅月，问治于史，史固辞之，以习医未久也，旋叶君咳见痰中带血，乃惧而就师诊。服初诊方凡二剂，病即减轻，服次诊方后，竟告霍然。（摘自《经方实验录》第52页）

（2）赵××，男，70岁，住市中区和平路……于1979年11月26日门诊。主症：咳嗽喘累，痰白色不爽，反复发作，临冬加重十五年。现有头昏眩晕，胸部紧胀，纳食不佳，活动之后，喘累加重，时冷时热，苔薄白质红，脉浮数……据此脉症，阳虚痰饮，法当温阳化饮，方用苓甘五味加姜辛半夏杏仁汤方。药用：茯苓15克　甘草3克　五味9克　炮姜9克　细辛3克　半夏9克　杏仁12克　加北沙参24克　苏梗12克　苏子15克　服三剂，诸症减轻，后以六君子汤加炮姜、五味，调其善后。两年中观察，间有外邪复发，仍宗上方化裁治之收效。……（摘自《成都中医学院学报》2：39,1982）

若面熱如醉，此爲胃熱上衝熏其面，加大黃以利之。（四十）

苓甘五味加薑辛半杏大黃湯方：

茯苓四兩　甘草三兩　五味半升　乾薑三兩　細辛三兩　半夏半升　杏仁半升　大黃三兩

上八味，以水一斗，煮取三升，去滓，溫服半升，日三。

【校勘】　赵刻本为"苓甘姜味辛夏仁黄汤"方，今据《医统》本改为"苓甘五味加姜辛半杏大黄汤方"。

【释义】 本条承上文论述水饮挟热的证治。"若"字是承上文而言,谓前证悉具,又兼有面热如醉的症状。"此为胃热上冲熏其面"一句,意有双关,一方面是解释面热一症由于胃热上冲,亦即水饮挟热之证;另一方面是与"其面翕热如醉状"之属浮阳冲气者,加以区别。病既属于胃热上冲,饮邪挟热,故于温化蠲饮方中,加大黄一味,以苦寒泄热。

【按语】 以上六条,等于一份痰饮咳嗽的病历,记载了服小青龙汤以后的各种变化。在治疗上,药随证转,具体反映了辨证旋治的原则性与灵活性。其主要精神,在于说明下虚上实的痰饮咳嗽证,不同于一般的痰饮病情,而痰饮又有虚寒与挟热的不同,因此,其中饮逆与冲气的鉴别,戴阳与胃热的互勘,虚实标本,错综复杂,必须细致分析,灵活处理。

【选注】 《心典》:水饮有挟阴之寒者,亦有挟阳之热者,若面热如醉,则为胃热随经上冲之证,胃之脉上行于面故也。即于消饮药中,加大黄以下其热。与冲气上逆其面翕热如醉者不同。冲气上行者,病属下焦阴中之阳,故以酸温止之;此属中焦阳阴之阳,故以苦寒下之。

《浅注》:面热如醉,篇中两见,而义各不同。前因冲气,病发于下。此不过肺气不利,滞于外而形肿,滞于内而胃热,但以杏仁利其胸中之气,大黄利其胃中之热,则得耳。

【医案举例】

(1)《橘窗书影》云:京桥叠街,和泉屋清兵卫之母,年五十余,曾下血过多,以后面色青惨,唇色淡白,四肢浮肿,胸中动悸,短气不能行步,时下血,余与六君子汤加香附子、厚朴、木香,兼用铁沙丸。(铁沙、干漆、莎草、苍术、厚朴、橘皮、甘草)下血止,水气亦减,然血泽不能复常。秋冬之交,咳嗽胸满甚,遍身洪肿,倚息不能卧,一医以为水肿,与利水之剂,无效,余诊之曰:恐有支饮,先制其饮,则咳嗽浮肿,自得其道;因与苓甘姜味辛夏仁黄汤加葶苈,服之二三日,咳嗽胸满减,洪肿忽消散,余持此案治水肿数人,故记以示后学。

(摘自《金匮今释》第四卷,第92页)

(2) 王××,女,55岁……于1977年5月来门诊。主症:咳嗽喘累,临冬复发,冬至加重,惊蛰减轻,如此反复发作十余年……经西药治疗,当时好转,如遇外邪病又复发,家人为之苦恼。此次复发,除上述症状外,面热如醉,大便三日未解,即有解者,大便如羊矢状。每解便之后,喘累加重,脉细数,舌苔薄白,质红津乏。据此脉证,系水饮犯肺,通调失司,故大便秘,以苓甘五味加姜辛半杏大黄汤泄热消饮治之。药用:茯苓 15 克　甘草 3 克　五味 9 克　干姜 9 克　细辛 3 克　半夏 9 克　杏仁 12 克　大黄 12 克(泡开水冲服),加全瓜蒌 18 克,服一剂后,大便已解,面热如醉消失。前方去大黄,加北沙参 24 克,再服二剂,各症均减,后以生脉地黄丸调其善后而愈。　(摘自《成都中医学院学报》2:40,1982)

先渴后呕,为水停心下,此属饮家,小半夏茯苓汤主之。方见上。(四十一)

【释义】 本条继续论述痰饮作呕的证治。饮邪有新久的不同,此云先渴后呕,可知以前并无呕吐之症,而见于口渴饮水多之后,因水停心下,才发生呕吐。此属饮家,故治以小半夏加茯苓汤,行水止呕。

【选注】 《心典》:先渴后呕者,本无呕病,因渴饮水,水多不下而反上逆也,故曰此属饮家。小半夏止呕降逆,加茯苓去其停水,盖始虽渴而终为饮,但当治饮而不必治其渴也。

《二注》:云渴未有不饮水者,渴饮水,则渴为水解,而水亦为渴消矣。乃复作呕者何哉?为水不为渴消,而且不得下归于胃,下趋膀胱,致停于心下也。虽然,就下性也,水又何以停?因上脘本有痰饮,阻抑上升之津,故先为渴。然后知先为上阻者,亦即后能下阻者也。心下去上未远,为清华之位,岂得容水少刻,势必呕出,故仍以小半夏茯苓汤主之也。

【医案举例】

余曾诊察一妇人,左肺下叶结核浸润,右侧有湿性肋膜炎,而兼麻痹性脚气,初诊之日,恶心呕吐,不论药物与食物,入口即吐,不能入胃,其原因据患者语云,西医因欲从小便除肋膜之水,与服利尿药,因此非常痛苦,致起呕吐云云。余因告其此宜以镇吐为先急之务,遂与小半夏加茯苓汤,翌日恶心呕吐已愈,食欲亦来,惊喜之至,不意翌日之夜,排尿十数次,其量实太多,余越三日往诊时,浊音已减,成为呼吸音,示肋膜腔内的渗出物显然减少,于此可知,小半夏加茯苓汤不必全为镇吐,从证运用,能收意外之效,更可见汉医学之微妙,而具哲理也。 (摘自《皇汉医学丛书·中医内科医鉴》第76页)

结 语

本篇痰饮咳嗽并提,实际上是以痰饮为主,咳嗽仅是痰饮的部分病情,并不包括其他原因所致的咳嗽。

痰饮的成因,有由于脾阳不运者,有由于肺失通调者,亦有由于肾虚不能主水者等等。由于水液停聚的部位不同,故痰饮有四饮之分。在肠胃者,谓痰饮;在胁下者,谓悬饮;在体表者,谓溢饮;在胸膈者,谓支饮。但四者不能截然划分,往往互相影响,尤其痰饮与其他三饮常相关联。

痰饮的病情,有上下内外之分;具体治法,亦有发汗、攻下、利小便之别,其中以温化为正治法。苓桂术甘汤、肾气丸健脾温肾,为治本之图。饮邪上犯,可用小半夏汤、小半夏加茯苓汤、葶苈大枣泻肺汤以治其标;兼表里证,可用大、小青龙汤以发汗;饮在中下焦,用泽泻汤、五苓散以利小便;饮邪深痼难化,可用十枣汤、甘遂半夏汤以逐水,并可用厚朴大黄汤、己椒苈黄丸以去其实。此外,痰饮久留,每多虚实错杂,如木防己汤、木防己去石膏加茯苓芒硝汤,即为此而设。至于服小青龙汤后的变证处理,是辨证施治的举例示范,足资临床参考。

15　消渴小便利淋病脉证并治第十三

篇名"小便利"，《衍义》、《论注》、《编注》、《悬解》、《心典》等注本均改作"小便不利"，与内容较为符合，宜从。

本篇论述消渴、小便不利和淋病。由于这些疾病大都涉及口渴和小便的变化，而且主要病变亦在于肾与膀胱，所出方治，有的可以互相通用，故合为一篇讨论。

消渴病名见于《内经》，如《素问·奇病论》云："肥者令人内热，甘者令人中满。故其气上溢转为消渴。"本病从证候病理的变化上，又可分为上、中、下"三消"。上消主肺，《素问·气厥论》所谓"心移热于肺，传为鬲消"，即是上消；中消主胃，《素问·脉要精微论》所说"瘅成为消中"，即是中消；下消主肾，《素问·刺热论》所说"肾热病……苦渴，数饮身热"，《灵枢·邪气脏腑病形》所说"肾脉微小为消瘅"即是下消的病变。

小便不利，是一个症状，可见于很多疾病。从本篇内容看，涉及的面很广，时病和杂病中一些以小便不利为主的病证，均包括在内。

淋病是以小便淋沥涩痛为主的病证。从证候和病理的变化，又可分为五淋，即石淋、血淋、膏淋、气淋、劳淋。

本篇虽论及三病，但内容不多，而且有些是有论无方，有方无证，所以前人疑有脱简。读者须掌握其主要精神，才能从中得到启发。

厥陰之爲病，消渴，氣上衝心，心中疼熱，飲而不欲食，食即吐，下之不肯止。（一）

【校勘】 "冲心"，《伤寒论·厥阴病篇》作"撞心"；"食即吐"后有"蚘"字；"下之不肯止"作"下之利不止"。

【释义】 本条论述厥阴病的消渴不可使用下法。厥阴病大多表现为两种类型。一为厥和热相互胜复，一为寒热错杂。从本条证候看，是属上热下寒，消渴是内热耗灼津液所致。足厥阴肝经抵小腹挟胃，故肝气上逆，则气上冲心；热邪在上，则心中疼热；胃寒不能消化饮食，则饥而不欲食，食后即吐。若误用下法重伤脾胃，则上热未去，而下寒转甚，故下利不止。

【按语】 本条见于《伤寒论·厥阴病篇》。其消渴一证，是厥阴病热胜时的一个症状，与杂病中的消渴病是两回事，不能混为一谈。

【选注】 《金鉴》：按此条是伤寒论厥阴经正病，与杂病消渴之义不同，必是错简。

《医门法律》：消渴之患……《内经》有其论无其治，《金匮》有论有治矣。而集书者，采《伤寒论》厥阴经消渴之文凑入。后人不能抉择。斯亦不适于用也。盖伤寒传经热邪至厥阴而尽，热势入深，故渴而消水。及热解则不渴，且不消矣，岂杂证积渐为患之比乎？

寸口脈浮而遲，浮即爲虛，遲即爲勞；虛則衛氣不足，勞則營氣竭。

趺陽脈浮而數，浮即爲氣，數即消穀而大堅—作紧；氣盛則溲數，溲數即堅，堅數相搏，即爲消渴。（二）

【校勘】 "而大"之下，《金鉴》云当有"便"字。

【释义】 本条论述消渴的病机。消渴病由积渐而成。寸口脉候心肺，心主血属营，肺主气属卫,今浮迟并见,浮为阳虚气浮,卫气不足之象;迟为血脉不充,营气虚少之征。营卫两虚是其发病主因。营气不足,燥热内生,于是形成消渴。

趺阳脉浮而数,浮为胃气有余;数为胃热亢盛。胃热气盛,则消谷善饥,渴欲饮水;气有余便是火,水为火迫而偏渗于膀胱,故小便频数;热盛耗津,加之津液偏渗,肠道失濡,故大便坚硬。胃热便坚,气盛溲数,二者互相影响,故病消渴。此即后世所谓中消证。

【按语】 中消之证,因于胃热,以消谷善饥,小便数、大便坚为主症。本条着重论其机理,未提治法,后世有以调胃承气汤为主方。程钟龄提出"治中消者,宜清其胃,兼滋其肾",确有实践意义。

【选注】 《二注》:消万物者莫甚于火,胃有热即消谷,消谷则饥,饥则引食,食虽入,以火燥其玄府,水津不布,下入膀胱,肠胃津液不生,故大便坚;膀胱内热则损肾阴,阴虚则水不得固藏,故数数出之。

《心典》:……诊趺阳而知胃气之独盛……夫所谓气盛者,非胃气盛也,胃中之火盛也,火盛则水谷去而胃乃坚,如土被火烧而坚硬如石也,故曰数即消谷而大坚。胃既坚硬,水入不能浸润,但从旁下转,而又为火气所迫而不留,故曰气盛则溲数,溲数则坚。愈数愈坚,愈坚愈数,是以饮水多而渴不解也。

男子消渴,小便反多,以飲一斗,小便一斗,腎氣丸主之。方见脚气中。(三)

【释义】 本条论述下消的证治。上消和中消证,大多属热,惟下消寒热皆有。因肾为水火之脏,内寓真阴真阳,所以肾阳虚和肾阴虚或肾的阴阳两虚均可导致本病。本条所论,是属于肾阳虚而致的下消证。因肾虚阳气衰微,既不能蒸腾津液以上润,又不能化气以摄水,故饮一斗,小便亦一斗。治宜肾气丸补肾之虚,温养其阳,以恢复其蒸津化气之功,则消渴自可缓解。

【按语】 下消一病,不仅见于男子,女子亦有,故不可拘泥于"男子"二字。"小便反多"是说明热性病大热耗津的口渴小便必不多。而本证病理是肾阳偏虚,不能蒸津化气,所以口渴而小便反多。

【选注】 《金鉴》:饮水多而小便少者,水消于上,故名上消也。食谷多而大便坚者,食消于中,故名中消也。饮水多而小便反多者,水消于下,故名下消也。上中二消属热,惟下消寒热兼之,以肾为水火之脏也。饮一溲一,其中无热消耗可知矣。故与肾气丸从阴中温养其阳,使肾阴摄水则不直趋下源,肾气上蒸则能化生津液,何消渴之有耶?

【医案举例】
(1)陆养愚治两广制府陈公,年近古稀,而多宠婢,且嗜酒。忽患口渴,茶饮不辍,而喜热恶凉,小便极多,夜尤甚,大便秘结,必用蜜导,日数次,或一块或二三块,下身软弱,食减肌削,所服不过生津润燥清凉而已,脉之浮按数大而虚,沉按更无力。曰症当温补,不当清凉。问:消本热证,而用温补,何也? 曰:经谓脉至而从,按之不鼓,诸阳皆然。今脉数大无力,正所谓从而不鼓,无阳脉也。以症论之,口渴而喜热饮,便秘而溺偏多,皆无阳证也。曰:将用理中参附乎? 曰:某所言温补在下焦,而非上中二焦也。经曰:阳所从阴而亟起也。又曰:肾为生气之原。今恙由于肾水衰竭,竭其生化之原,阳不生,则阴不长,津液无所蒸以出,故上渴而多饮,下燥而不润,前无以约束而频数,后无以转输而艰秘,食减肌削,皆下元不足之过也。曰:予未病时痿,是肾竭之应,既痿之后,虽欲竭而无从矣。彼虽不悦而心折其言,遂委治之。乃以八味丸料加益智仁煎人参膏糊丸,每服五钱,白汤送下,日进三服,数日溺少,十日溺竟如常,大便尚燥,每日一次,不用蜜导矣。第口渴不减,食尚无味。以升麻一钱,人参、黄芪各三钱,煎汤送丸药,数服口渴顿止,食亦有味,又十日诸症痊愈。 (摘自《续名医类案》第205页)

(2)欧丽清,女,31岁,本市人民银行干部,1962年8月9日门诊。
病历摘要:头晕目眩,肢体消瘦,精神倦怠,四肢无力,多食善饥,口渴热饮,日夜无度,多饮多尿,有时溺如米泔,下肢关节痠痛,腓肠肌胀痛,舌苔白,脉沉细。经化验尿酸(+++)尿糖(++++),西医诊断为糖尿病,中医辨证消渴病。

处方：生地八钱,熟地八钱,附子三钱,肉桂一钱,淮山药三钱,云苓三钱,山萸肉三钱,丹皮二钱,泽泻三钱。

服五剂,多饮多尿各症见减,续服五剂痊愈。（摘自《江苏中医》9：17,1965）

脈浮,小便不利,微熱消渴者,宜利小便發汗,五苓散主之。方見上。（四）

渴欲飲水,水入則吐者,名曰水逆,五苓散主之。方見上。（五）

【释义】 以上两条指出气不化津的小便不利证治。两条虽均由停水引起,但在证候表现上略有不同,前者是表邪未解,热不得泄,膀胱气化受阻,水停于下,津不输布,以致口渴饮水,小便不利；后者是先因膀胱气化失职,水不下输,不仅下焦蓄水,进而胃中亦停水,津不上布而口渴,饮水则拒而不纳,故水入则吐。由于两者的病机在根本上是一致的,故皆用五苓散化气行水利小便,水去则诸症自解。方中二苓、泽泻淡渗利水,白术健脾行水,桂枝通阳解表,此亦属表里同治之法。

【按语】 以上两条亦见于《伤寒论·太阳病篇》,虽皆有消渴饮水之症,但属于外感热性病过程中的一个症状,非杂病中的消渴病,不能混淆。

【选注】 《心典》：热渴饮水,水入不能已其热,而热亦不能消其水,于是水与热结而热浮水外,故小便不利,而微热消渴也。五苓散利其与热俱结之水,兼多饮暖水取汗,以去其水外浮溢之热,热除水去,渴当自止。

《金鉴》：脉浮,病生于外也。脉浮微热,热在表也。小便不利,水停中也,水停则不化津液,故消渴也。发表利水,止渴生津之剂,惟五苓散能之。

《本义》：水气上逆,饮入即吐者,此非消渴之证,与消渴正相反；一水入即渴,一水入即吐也。此名之曰水逆,其人小便亦必不利,亦宜五苓散主之。

【医案举例】

（1）何××,男,54岁,农民。春季,复修江堤,气候甚暖,上午劳动口渴,肆饮凉水；下午天气骤变,又冒风雨,旋即发热汗出,口微渴,肢软神疲,延医诊治,与银翘散加减,表热稍减,渴反转增,口不离杯,犹难解渴。医又与白虎汤加生津等药,非惟口渴不减,且见饮入即吐,胸闭气喘。遂更他医,与行气宽胸,清热止吐之剂,仍无寸效。如斯六七日,乃邀余治。脉微微浮有力,舌苔微黄而润,身热不扬,面容暗淡,气促胸闭,随饮随吐,询其二便,小便短赤,大便如常。询其饮食,稍进干食,尚不作呕,细推此证,虽似实热,实为蓄水,否则干食何由能纳？《伤寒论》云"渴欲饮水,水入则吐者,名曰水逆",正属斯病。且《内经》云"劳则气耗,热则气散",其始劳动口渴,大饮凉水,体内气化,先已有亏；继而保护失宜,更冒风雨,体表欠和,致使元真之气不能化水成津,故渴欲饮水,饮不解渴,更以旧水不行,新水难入。故水入即吐而干食能纳。前服银翘疏解,辛凉散热,有伤体气；白虎生津,甘寒腻滞,抑遏胸阳,行气清热,苦辛开泄,耗损中焦,俱非中的之方,无怪愈医愈变,此际化气行水,仍为正法,然身热不扬,犹有表湿,拟五苓散改白术为苍术,表里兼顾,一服即瘥。桂枝二钱,炒苍术三钱,猪苓二钱,泽泻三钱,云苓三钱。（摘自《湖北中医医案选集》第一辑,第17页）

（2）程仁甫治乎潭汪尚新之父,年五十余,六月间,忽小便不通,更数医,已五日矣。予诊其六脉沉而细。曰：夏月伏阴在内,因用冷水凉药过多,气不化而愈不通矣,用五苓散倍加肉桂（桂属龙火,使助其化也）,外用葱白煎水热洗,一剂顿通。（摘自《名医类案》第252页）

渴欲飲水不止者,文蛤散主之。（六）

文蛤散方：

文蛤五兩

上一味,杵爲散,以沸湯五合,和服方寸匕。

【释义】 本条指出渴欲饮水不止的治法。渴欲饮水,然水入不能消其热,而反转为热所消,所以渴饮不止,但没有停水呕逆与小便不利的证候。故用文蛤散以咸凉润下,生津止渴。

【按语】 本条亦见于《伤寒论·太阳病篇》,不属消渴病的范畴,应予区别。

【选注】 《二注》:尝考本草,文蛤、海蛤、治浮肿、利膀胱,下小便,则知内外之水,皆可用之。其味咸冷,咸冷本于水,则可益水;其性润下,润下则可行水。合咸冷润下则可退火,治热证之渴饮不止,由肾水衰少,不能制盛火之炎燥而渴。今益水治火,一味两得之。《内经》曰:心移热于肺,传为鬲消者,尤宜以咸味,切于入心也。

《金鉴》:渴欲饮水而不吐水,非水邪盛也。不口干舌燥,非热邪盛也;惟引饮不止,故以文蛤一味,不寒不温,不清不利,专意于生津止渴也。

淋之爲病,小便如粟狀①,小腹弦急②,痛引臍中。(七)

【词解】

① 小便如粟状:小便排出粟状之物。

② 弦急:即拘急。

【释义】 本条论述淋病的症状。淋病以小便淋沥不爽、尿道疼痛为主症,有五淋之分。本条言小便如粟状,多指石淋而言。由于膀胱热盛,尿液为热所灼,结成固体物质,形如粟状,梗阻于中,以致热郁气滞,小便涩而难出,所以小腹拘急,痛引脐中。这种石淋尿痛较之其他淋病为尤甚。

【选注】 《心典》:淋病有数证,云小便如粟状者,即后世所谓石淋是也。乃膀胱为火热燔灼,水液结为滓质,犹海水煎熬而成咸碱也。小腹弦急,痛引脐中者,病在肾与膀胱。按巢氏云"淋之为病,由肾虚而膀胱热也。肾气通于阴,阴,水液下流之道也。膀胱为津液之府,肾虚则小便数,膀胱热则水下涩,数而且涩,淋沥不宣,故谓之淋,其状小便出少起多,小腹弦急,痛引于脐。"又有石淋、劳淋、血淋、气淋、膏淋之异详见本论,其言颇为明晰,可补仲景之未备。

《金鉴》:小便不利及淋病,皆或有少腹弦急,痛引脐中之证。然小便不利者,水道涩少而不痛,淋则溲数,水道涩少而痛,有不同也。小便溺出,状如粟米者,即今之所谓石淋也。

趺陽脈數,胃中有熱,即消穀引食,大便必堅,小便即數。(八)

【校勘】 "引食"徐、尤、陈、黄诸注本均作"引饮"。

【释义】 本条接第二条之后,继续论述消渴的病机。趺阳候胃,数则为热,胃中有热故消谷善饥,渴欲饮水,津液不润肠道而偏渗膀胱,故大便坚硬,小便频数。本条与第二条皆是胃热气盛所使然,亦即后世所说之中消证。

【按语】 本条小便频数,茎中不痛,与淋病小便频数,茎中涩痛者不同。其重见于此者,示人以与淋病鉴别也。

【选注】

《心典》:胃中有热,消谷引饮,即后世所谓消谷善饥,为中消者是也。胃热则液干,故大便坚;便坚则水液独走前阴,故小便数;亦即前条消谷便坚之症,而列于淋病之下,疑错简也。

淋家不可發汗,發汗則必便血①。(九)

【词解】

① 便血:这里是指尿血。

【释义】 本条指出淋家禁发汗。淋病患者多因肾虚膀胱蓄热,阴液常苦不足,若再用阳药发汗,则必劫伤营分,迫血妄行,引起尿血。

【按语】 本篇论淋病仅有二条。既叙证简略,又未出其方治,可能有脱漏,必须互参小便不利条文及后世对淋病的论述,方能获得较为全面的认识。

【选注】《金鉴》:淋家,湿热蓄于膀胱之病也。若发其汗,湿从汗去,热则独留,水府告匮,热迫阴血,从小便出,即今之所谓血淋也。

《心典》:淋家热结在下,而反发其汗,热气乘心之虚而内扰其阴,则必便血。

《论注》:淋家一段,谓淋为下焦内证,故以汗为戒。误汗则便血。发其阳则动血也。不出方者,淋病下焦主之,而胃热则近消渴,肾热则类小便不利,前后方可相通酌用耳。

小便不利者,有水氣,其人若渴,栝蔞瞿麥丸主之。(十)

栝蔞瞿麥丸方:

栝蔞根二兩　茯苓三兩　薯蕷三兩　附子一枚(炮)　瞿麥一兩

上五味,末之,煉蜜丸梧子大,飲服三丸,日三服;不知,增至七八丸,以小便利,腹中溫爲知。

【校勘】 "若渴",徐镕本作"苦渴",宜从。

【释义】 本条论述小便不利,下寒上燥的证治。肾主水而司气化,假若肾气不化,则小便不利而水气内停;气不化水,则津不上承而上焦燥热,故其人苦渴。治宜化气、利水、润燥,三者兼顾,可用栝蒌瞿麦丸,方中栝蒌薯蕷生津润燥,以治其渴;瞿麦、茯苓渗泄行水,以利小便;炮附一味,能温阳化气,使津液上蒸,水气下行,盖亦肾气丸之变制。然必其人脉沉无热,用之始为恰当。

方后云"腹中温为知",这是里阳不足的反证,从而可知炮附一味,当为方中主药。

【按语】 从本条所叙证候来看,似乎较简略,尤其下焦阳虚之证候未明;但从方后"以小便利,腹中温为知"的附注,以及"有水气"三字来看,可知本证原来有腹中冷,或有浮肿等症。

【选注】《心典》:此下焦阳弱气冷,而水气不行之证,故以附子益阳气,茯苓、瞿麦行水气。观方后云"腹中温为知"可以推矣。其人若渴,则是水寒偏结于下,而燥火独聚于上,故更以薯蕷、栝蒌根除热生津液也。夫上浮之焰,非滋不息;下积之阴,非暖不消;而寒润辛温,并行不悖,此方为良法矣。欲求变通者,须于此三复焉。

《金鉴》:小便不利,水蓄于膀胱也。其人苦渴,水不化生津液也。以薯蕷、花粉之润燥生津,而苦渴自止;以茯苓、瞿麦之渗泄利水,而小便自利;更加炮附宣通阳气,上蒸津液,下行水气,亦肾气丸之变制也。然其人必脉沉无热,始合法也。

【医案举例】

(1)刘××,女,40岁,重庆建设银行职工。1964年12月20日初诊:水肿,小便不利一年许,口渴增剧,水肿加重两月左右。

现证:全身水肿,口渴引饮(工作和就诊,自带大型瓷缸子一个,每天要喝24缸子水,至少约24磅),腰冷腿软,精神萎靡不振,纳差,每餐约一两米饭,小便不利,短少而淡黄,尿无热感,大便2~3天一次,不结燥,面色浮白,唇淡、舌质淡、无苔乏津、脉沉细。重医诊断为慢性肾小球肾炎,经服中西药,治疗一年左右疗效不显,近两月来,病情加剧,其人苦于渴饮,水肿愈增,小便淡黄短少,于是前来重庆市第二中医院就诊。因余带同学实习,便得诊治。当时诊断为水肿,此系肾阳不足,气化紊乱,形成上燥下寒之渴肿小便不利证,拟以润燥生津温阳利水主治,方用栝蒌瞿麦汤(丸剂改用汤剂)加鹿胶以填补精血。

方药:栝蒌根30克、怀山药30克、茯苓15克、瞿麦15克、制附片15克(另包先煎两小时)、鹿胶12克(另包蒸化兑服)。

1964年12月23日二诊:上方服2剂,口渴大减,饮水量减少一半,每天吃水约12磅,水肿亦大减,小便量增多而畅利,饮食增加,每餐吃二两,其余舌脉同上。效不更方,将原方再进 2 剂。

1964 年 12 月 26 日三诊:上方又服 2 剂,口渴更减,饮水量每天约 4 磅左右,小便畅利,水肿基本消失,饮食接近正常,每天 8～9 两左右,大便正常,每天一次,腰冷消失。现觉腰痠腿软,精神仍疲倦,夜尿 3～4 次,舌质淡,无苔微润,脉沉细。此肾阳渐复,气化功能逐渐趋向正常之象,而病理稍有变化,在治法上原则不变,拟以温阳(肾阳)利水为主,辅以生津润燥,佐以填补精血,于原方中将栝蒌根改用 15 克,其余药物和剂量不变,嘱进 2 剂。

1964 年 12 月 29 日四诊:上方服 2 剂,渴饮、水肿消失,饮食正常,精神比原来大有好转,时而仍感疲乏,尿色淡黄无热感,夜尿 2～3 次,腰痠腿软,面色接近正常,唇淡红,舌质淡,无苔津润,脉沉细。效不更方,仍宗前法,继服第三诊方,因余回蓉,嘱服 2～10 剂,以巩固疗效…… (摘自《成都中医学院学报》1:59,1981)

(2) 患者余某,年 72 岁,患小便点滴不通。曾用八正、五苓及西药利尿、导尿诸法均不效。患者拒用手术。经友人介绍余诊。诊见:口渴甚苦而不欲饮,以水果自憩之,小便点滴不通,少腹胀急难忍,手足微凉,舌质淡胖有齿痕,苔黄腻偏干,脉沉细而数。诊为高年癃闭。投瓜蒌瞿麦丸加车前、牛膝:

天花粉 12 克、瞿麦 10 克、茯苓 12 克、山药 12 克、牛膝 12 克、车前子 12 克(包)、熟附子 10 克。

药服一剂,小便渐通,胀急略减,再三剂病去若失。 (摘自《山东中医杂志》2:8,1983)

小便不利,蒲灰散主之;滑石白鱼散、茯苓戎盐汤并主之。(十一)

蒲灰散方:

蒲灰七分　滑石三分

上二味,杵爲散,飮服方寸匕,日三服。

滑石白魚散方:

滑石二分　亂髮二分(燒)　白魚二分

上三味,杵爲散,飮服方寸匕,日三服。

茯苓戎鹽湯方:

茯苓半斤　白术二兩　戎鹽彈丸大一枚

上三味。

【校勘】　《四部备要》本"右三味"后,有"先将茯苓、白术煎成,入戎盐再煎,分温三服",宜从。

【释义】　本条论述小便不利的三种治法。小便不利是一个症状,可见于多种疾病,故其发生的原因亦很多。这里仅言主症,并列三方,至于如何运用,从药测证,可作如下理解。

蒲灰散,由蒲灰、滑石二味组成。蒲灰(生用)功能凉血、化瘀、消肿,滑石善于清热利湿,合用具有化瘀利窍泄热之功。如因湿热引起的小便不利,尿道疼痛,小腹急痛的亦可用之。

滑石白鱼散,由滑石、乱发、白鱼三味组成。白鱼(亦名衣鱼、蠹鱼),《别录》谓其能"疗淋堕胎";"乱发主五淋,大小便不通",白鱼消瘀行血,乱发止血消瘀,可知本方证即后世所谓血淋,病属热性小便不利兼有少腹胀满之症。

茯苓戎盐汤中之戎盐,即青盐,性味咸寒,疗溺血、吐血,助水脏,益精气;茯苓、白术健脾利湿。本方具有健脾利湿益肾之功。可知本方证是中焦脾虚,下焦湿甚的小便不利之证。曹颖甫谓"此方为膏淋、血淋、阻塞水道、通治之方",可供参考。

【按语】　蒲灰散中之蒲灰,有用香蒲烧灰者,有用败蒲席灰者,有用蒲黄粉者,均有清利下焦湿热的作用。从《千金要方》载蒲黄、滑石二味组方治"小便不利,茎中疼痛、小腹急痛"来看,蒲灰当以生蒲黄为是。

考此三方，都以利小便为主，又能兼治淋和溺血，可知三者病机大多是因肾与膀胱有热所致，和前条栝蒌瞿麦丸证为下焦阳虚者完全不同。但三方主治，亦有轻重虚实之异。蒲灰散和滑石白鱼散化瘀利窍泄热，通溺作用甚强；茯苓戎盐汤健脾渗湿益肾是通中兼补之剂。总之，本条所出利小便三方，虽未详见证，但其精神在于示人随证审用，故不能因其文简而有所忽视。

【选注】《金鉴》：无表里他证，小便不利而渴者，消渴水邪病也；小便不利不渴者，小便癃闭病也。主蒲灰散、滑石白鱼散者，蒲灰、乱发血分药也，滑石、白鱼利水药也；然必是水郁于血分，故并主是方也。观东垣以通关丸治热郁血分之小便不利，则可知在血分多不渴也。主茯苓戎盐汤者，茯苓淡渗，白术燥湿，戎盐润下，亦必是水湿郁于下也。盐为渴者之大戒，观用戎盐则不渴可知也。

《论注》：蒲灰即蒲席烧灰也，能祛湿热，利小便；滑石能通九窍，祛湿热，故主之。白鱼能开胃下气，去水气；发为血余入阴，故合滑石则阴分之湿热去，而小便利也。若茯苓戎盐汤内有白术健脾，茯苓渗湿，戎盐……入肾，除阴火兼清热，故以为使，较前二方，则补养多矣。

【医案举例】

文××，男，49岁，业农。于1958年7月前来就诊。自诉从三月份起，小便微涩，点滴而出，至四月上旬溺时疼痛，痛引脐中，前医投以五淋散连服，五帖无效。诊其脉缓，独尺部细数，饮食正常，予踌躇良久，忽忆及《金匮要略》淋病篇有云淋之为病，小便如粟状，痛引脐中等语，但有症状未立治法，又第二节云苦渴者栝蒌瞿麦丸主之。但此病不渴，小便频数，经查阅余无言《金匮新义》不渴者茯苓戎盐汤主之，滑石白鱼散并主之。遂将二方加减变通，处方如下：茯苓八钱　白术二钱　戎盐二钱　化滑石六钱　去发灰、白鱼，易鸡肫皮二钱　冬葵子三钱　嘱患者连服八剂，日服一剂，每剂二煎，每次放青盐一钱，煎成一小碗，每碗二次分服，忌鱼腥腻滞辛辣之物……据患者自述吃完八剂后，中午时忽觉小便解至中途突有气由尿道中冲射而出，尿如涌泉，遂痛止神爽，病如若失。再诊其脉已缓和，尺部仍有弦数，此系阴亏之象，继以猪苓散（汤）合芍药甘草汤育阴利小便而愈。　（摘自《江西中医药》10：30，1959）

渴欲饮水，口干舌燥者，白虎加人参汤主之。方见中暍中。（十二）

【释义】　本条论述消渴由于热盛伤津的证治。消渴患者，必渴欲饮水，若饮水后仍然口干舌燥，是肺胃热盛，津气两伤之候。盖热能伤津，亦易伤气，气虚不能化津，津亏无以上承，所以口干舌燥而渴。治以白虎加人参汤，益气生津，清热止渴。

【按语】　本条亦见于《伤寒论·阳明病篇》，所以有些注家认为非杂病之消渴病。据临床观察，白虎加人参汤用于肺胃热盛，津气两伤之上、中消证，有较好的效果。

【选注】《心典》：此肺胃热盛伤津，故以白虎清热，人参生津止渴。盖即所谓上消膈消之证，疑亦错简于此也。

《金鉴》：消渴则渴欲饮水，水入即消，而仍口干舌燥者，是热邪盛也，故以白虎加人参汤，清热生津也。

【医案举例】

(1) 卢××，男，59岁。入院日期：1964年12月28日。12月9日突然发冷发烧，头痛头昏，曾诊为感冒。服药后病势转重，恶寒战栗，体温38℃。服西药后，体温稍降。12月16日渐觉口中干燥，每日饮水2~3暖瓶，腰隐作痛，小溲频数，每日十余行，每次300~500毫升，尿色微黄，茎中微痛。检查确诊为泌尿系感染、糖尿病。检查：身体丰腴，面色赤若浮肿，舌绛，苔白厚而腻，苔心有黄苔，气促善太息，脉象实大。化验：大便隐血（++），尿蛋白（++），红细胞、白细胞满视野，上皮细胞（++），尿糖（++），血糖240毫克%。

辨证：心火亢盛，肾水亏耗。治法：补肾火，泄心水，清肠胃。

方药：生石膏27克　知母15克　白人参5克　甘草6克　花粉9克　山药12克　川贝母9克　四剂

1月5日：药后口渴心烦明显减轻，仍有腰痛，尿道微痛，心悸气短，全身乏力，四肢疲沉，舌质绛，苔白腻而厚，舌根黄苔，脉稍缓和，改以补肾扶正为主……5月3日停药，自觉症状完全消失。5月14日，血糖定

量88毫克％。近期痊愈出院。（摘自《现代名中医类案选》第214页）

（2）周××，男，39岁，农民。1963年10月4日住院。发病已二月余，现病史为口渴多饮逐渐加重，有难忍的饥饿感，食量增多，倍于常人，饮水量，住院时一昼夜达15磅。尿多体格消瘦，面色红润，眼光有神充血，左侧下颌部有已痊愈伤痕一处，凹陷一厘米，脉诊近于正常，细审脉洪有力，精神焦虑，有疲劳感，心下痞硬。为处白虎加人参汤五日量，从开始限制食量为每餐软米饭一大碗（米重150克），未作严格食疗，三日后渴减，饮水量相应减少，一周后在限制食量下已无饥感。以后渴、饮、尿量续减，续服前方一个月，自觉症状接近消失。出院后，惜其未能坚持服药，五个月后随访，劳动力仍未恢复。（摘自《中医杂志》11：24，1964）

脈浮發熱，渴欲飲水，小便不利者，豬苓湯主之。（十三）

豬苓湯方：

豬苓（去皮） 茯苓 阿膠 滑石 澤瀉各一兩

上五味，以水四升，先煮四味，取二升，去滓，内膠烊消，溫服七合，日三服。

【释义】 本条论述水热互结，郁热伤阴的小便不利证治。脉浮发热，渴欲饮水，小便不利者，是水热互结，郁热伤阴之候，故用猪苓汤利水滋阴。方中二苓、泽泻、滑石淡渗利水兼以清热，阿胶滋阴润燥，使水去则热无所附，津复则口渴亦止。

【按语】 本条亦见于《伤寒论·阳明病篇》，是病在阳明，水热互结，伤阴胃燥的小便不利证治。但临证时不必拘泥于此。如热伤阴分的淋病亦可选用。

本条与前五苓散证俱有小便不利、渴欲饮水，脉浮发热的证候，但其病机则不相同，前者是热初入与水结而阴未伤；本条是热入久，水热互结而阴已伤。故前者以化气利水为主；本条以滋阴利水为主。凡此皆属同病异治之例。

【选注】 《补正》：……五苓散证，发于膀胱，膀胱之阳不能化水，故先小便不利，次乃随太阳经而见于表为热，水既停则津不升，故最后乃见消渴之证。是先病膀胱之水，而后见热渴，但当温膀胱之寒水为主，故用桂枝也。此节猪苓汤证，是证发于肺经，肺主皮毛，而先病发热，是肺有热也。肺热津不布，故渴欲饮水也。外热上渴，肺既受伤，不能通调水道，因而水道不利，是先病肺之虚热也。但当滋肺经之虚热为主，故用胶与滑石。二证之发现，先后不同，脏腑遂异，独其脉皆浮何哉？盖五苓散之浮，应太阳主表之义也；猪苓汤之浮，应肺主皮毛之义也。脉虽同而见证有先后，遂大异焉。

【医案举例】

（1）张××，男，30岁。由于夏日长途跋涉，暴于烈日之下，又无水可饮，次日即发现尿中带血，到午后排出的全是血尿，不能畅利解出，并有热涩感觉。诊得脉象大而数，舌上少津，口渴能饮，身热微汗。证属热邪侵入下焦血分，血络受伤，服猪苓汤再加黄柏、知母、栀子、木通。连服三剂痊愈。（摘自《经方发挥》第41页）

（2）张××，女，32岁，1980年1月21日诊。晨起小便淋涩，尿道刺痛，少腹坠胀，身寒颤栗，舌红苔薄，脉浮弦；小便检查：蛋白质（+++)，白细胞满视野，红细胞（++）。乃湿热蕴蓄下焦，膀胱气化不利，宜清热通淋，凉血止血，投猪苓汤加桔梗6克，茜草10克，白茅根15克。2剂后症状缓解，少腹仍胀；续服2剂痊愈。（摘自《浙江中医杂志》10：448，1982）

结　　语

消渴的病因病机，这里提出了胃热、肾虚及肺胃津伤等几个方面，都为临床所常见。至于治疗，肾气丸补肾温阳，主治下消；白虎加人参汤清热生津，主治上消；其他有论无方，但后世有很多发展。

小便不利,有五苓散、猪苓汤、栝蒌瞿麦丸、蒲灰散、滑石白鱼散、茯苓戎盐汤等方证。由于病因病机有异,所以治法也就不同。五苓散化气利水,猪苓汤滋阴利水,二者皆主治热性病过程中的发热小便不利之症。且用于杂病的机会也很多,因此不必拘于伤寒的传变规律;栝蒌瞿麦丸温阳利水,兼以润燥,适用于肾阳不足,下寒上燥之证,前人认为是肾气丸的变法;如由于瘀血挟热者,可用蒲灰散或滑石白鱼散,化瘀利窍泄热;脾肾两虚而挟湿者,可用茯苓戎盐汤,益肾健脾渗湿。

至于淋病,所述简略,但淋病与小便不利,很多方治可以互相通用,只要病机相同,异病可以同治。

16 水气病脉证并治第十四

本篇论述水气病的病因、病机、辨证及治疗。篇中根据不同的脉症,将水气病分为风水、皮水、正水、石水、黄汗五种类型;亦有五脏水及水分、气分、血分之别,此皆同源异流,须据证详辨。

本病的形成主要是肺、脾、肾三脏的功能失调,与三焦、膀胱亦有不可分割的关系。在治疗措施上,本篇提出了发汗、利小便、逐水三大法则,对指导临床实践的价值很大。

師曰:病有風水、有皮水、有正水、有石水、有黃汗。風水其脈自浮,外證骨節疼痛,惡風;皮水其脈亦浮,外證胕腫①,按之沒指,不惡風,其腹如鼓,不渴,當發其汗。正水其脈沉遲,外證自喘;石水其脈自沉,外證腹滿不喘。黃汗其脈沉遲,身發熱,胸滿,四肢頭面腫,久不愈,必致癰膿。(一)

【校勘】 "胕"《千金》作"浮"。"其腹如鼓不渴"《巢源》作"腹如故而不满亦不渴"。

【词解】

① 胕肿:胕(fū,音"肤";或 fú,音"符")与"肤"通,胕肿指皮肤浮肿。《素问·水热穴论》:"上下溢于皮肤,故曰胕肿,胕肿者,聚水而生病也。"

【释义】 本条总论水气病五种类型的脉证,并提出风水及皮水的治疗原则。最后论述黄汗病的脉证和转归。

风水与肺的关系较密切,因肺主皮毛,风邪侵袭于表,故脉浮恶风;湿邪流注关节,故骨节疼痛;皮毛受邪,肺气不宣,通调失职,故水湿潴留于皮肤,其证尚有头面浮肿兼发热等症状。皮水与脾、肺的关系较密切,因脾居中州主四肢、肌肉,脾失健运,致水湿阻滞脾络,故腹满如鼓状,不渴;水湿溢于皮肤,故皮肤浮肿,按之没指;不兼风邪,故不恶风。皮水患者,水行皮中,因皮与肺相合,病位在表,故可见浮脉。治疗亦当因势利导,从发汗而解。正水、石水与肾的关系最为密切,正水是因肾阳不足,水气停蓄,故脉象沉迟;石水则系阴寒凝结下焦,故脉自沉。二者病皆在里,故均以腹满为主症,但正水水随足少阴肾脉上射于肺,故能影响肺气之肃降功能而有喘;石水因水气结于少腹,故少腹硬满如石状而不喘。黄汗与脾有关,由于水湿内郁,营血受病,故脉沉迟;脾虚,湿不运化,上犯于肺,使肺气不畅,故胸满;卫郁而营中有热,水湿潴留于肌肤,所以身热,四肢头面肿,因汗出色黄,故称黄汗。此病若日久不愈,营血郁热更盛,致腐败气血,化而为脓,故亦可发生痈肿。

【按语】 从本条所叙脉症可以看出,水气病的形成,与肺、脾、肾三脏的关系最为密切。肺失宣降,不能通调水道;脾失健运,不能运化水湿;肾失开阖,不能化气行水,三脏之中,尤以肾最为重要,因肾为水脏,又为胃之关,关门不利,即聚水而成本病。

【选注】《直解》:风水与皮水相类,属表;正水与石水相类,属里。但风水恶风,皮水不恶风;正水自喘,石水不喘为异耳。自唐以来,复有五水十水之说,皆由肾不主五液,脾不能行水,至津液充郭,上下溢于皮肤,则水病生矣。

《本义》:黄汗者,其脉亦沉迟,与正水石水,水邪在内无异也。然所感之湿,客于皮毛者,独盛于他证,故身发热,热必上炎,故胸满头面肿,湿热肆行,故四肢亦肿,久久不愈,且成痈脓,皆湿盛而热随之留恋不去,瘀隆蕴酿,致成疮痈,溃烂成脓,必致之势也。热逼于内,汗出于外,湿瘀乎热,汗出必黄,此又就汗出之色,以明湿热之理,名之曰黄汗。

《心典》:风水,水为风激,因风而病水也。风伤皮毛,而湿流关节,故脉浮恶风而骨节疼痛也。皮水,水行皮中,内合肺气,故其脉亦浮,不兼风,故不恶风也。其腹如鼓,即《内经》鼜鼜然不坚之意,以其病在皮肤,而不及肠脏,故外有胀形,而内无满喘也。水在皮者,宜从汗解,故曰当发其汗。正水,肾脏之水自盛也。石水,水之聚而不行者也。正水乘阳之虚而侵及上焦,故脉沉迟而喘;石水因阴之盛而结于少腹,故脉沉腹满而不喘也。黄汗,汗出沾衣如柏汁,得之湿热交病,而湿居热外,其盛于上而阳不行,则身热胸满,四肢头面肿,久则侵及于里而营不通,则逆于肉理而为痈脓也。

脉浮而洪,浮则为风,洪则为气,风气相搏,风强①则为瘾疹,身体为痒,痒为泄风②,久为痂癞③;气强④则为水,难以俯仰。风气相击,身体洪肿,汗出乃愈。恶风则虚,此为风水;不恶风者,小便通利,上焦有寒,其口多涎,此为黄汗。(二)

【词解】
① 风强:即风邪盛。
② 泄风:由于隐疹身痒,是风邪外泄的现象,所以叫泄风。
③ 痂癞:即化脓结痂,有如癞疾之象。
④ 气强:即水气盛。

【释义】 本条论述风水病产生的机理。脉浮为风,指外感风邪;脉洪为气实,指病人素有郁热。病之初期,以外感风邪致病为主,风邪盛则皮肤上出现瘾疹,身体为痒,称为"泄风"。瘾疹因痒而搔抓不已,日久即成"痂癞"之疾;同时,病变深入发展,致一身之气郁而不行,这时病变主要以气之失调为主,气受邪郁,不能化水,故聚水而成本病,出现身体浮肿,难以俯仰等症状。由于本病之形成,主要与"风"与"气"有关,所以说"风气相击"。发汗可以去水,又可以散风,故汗出乃愈。伤于风者,往往卫虚而恶风,故恶风亦为本病的见症之一,并可借此与黄汗相鉴别。黄汗也可见全身浮肿,但有小便通利,不恶风,口多涎等证,可与风水区别。

【选注】《金鉴》:六脉俱浮而洪,浮则为风,洪则为气,风气相搏之病,若风强于气,相搏为病,则偏于营,故为瘾疹,身体为痒,痒则肌虚,为风邪外搏故也。名曰泄风,即今之风燥疮是也。故日久不愈,则成痂癞。痂癞疥癣、疠癞之类是也。若气强于风,相搏为病,则偏于卫,故为水气,难以俯仰,即今之支饮喘满不得卧也。若风气两相强击为病,则为风水,故通身浮肿也。以上诸证,皆属肌表,故当发汗,汗出乃愈也。风水无汗,当以越婢汤发汗,若汗出恶风,则为表阳虚,故加附子也。

《心典》:风,天之气;气,人之气,是皆失其和者也……风水之病,其状与黄汗相似,故仲景于此复辨其证,以恶风者为风水,不恶风者为黄汗,而风水之脉浮,黄汗之脉沉,更不必言矣。

寸口脉沉滑者,中有水气,面目肿大,有热,名曰风水。视人之目窠上微拥①,如蚕新卧起状,其颈脉②动,时时咳,按其手足上,陷而不起者,风水。(三)

【校勘】《脉经·卷八》无"蚕"字。
"目裹",赵(以德)、徐、尤、陈、黄诸注本改作"目窠"。是。

【词解】
① 目窠上微拥:是说两眼胞微肿。
② 颈脉:指足阳明人迎脉,在结喉两旁。

【释义】 本条进一步说明风水的脉症。风水之脉应浮,如果寸口部的脉见沉滑,为水气相结之征,这说明风水病已有增剧的趋势;水湿滞留于胸颈以上,卫气被郁,故出现面目肿大,发热;水渍入肺,肺气不宣,故时时咳嗽;望诊时,病人眼胞微肿,如刚睡起的状态;按其手足的肿处,凹陷而不起;水湿犯于肺胃,故颈脉跳动明显,这些都是风水深入发展的症状。

【选注】《二注》:《内经》脉沉曰水,脉滑曰风,面肿曰风,目肿如新卧起之状曰水,颈脉动喘咳曰水,又肾风者,面胕庞然,少气时热,其有胕肿者,亦曰本于肾,名风水,皆出《内经》也。

《心典》:风水其脉自浮,此云沉滑者,乃水脉,非风脉也,至面目肿大有热,则水得风而外浮,其脉亦必变而为浮矣,仲景不言者,以风水该之也……颈脉动者,颈间人迎脉动甚,风水上凑故也。时时咳者,水渍入肺也。按其手足上陷而不起,与《内经》以手按其腹,随手而起,如裹水之状者不同。然腹中气大,而肢间气细,气大则按之随手而起,气细则按之窅而不起,而其浮肿则一也。

《补正》:前言风水脉浮,此言脉沉……盖脉法浮主表,寸亦主表,沉滑而见于寸部,即是水犯于表之诊,故亦断为风水,与浮洪、浮紧之断为风水,同一在表之义也。且浮脉但断为风,必兼洪紧,乃为风而兼水,沉滑亦当但断为水,因见于寸脉,乃为水犯于表而兼风也。仲景文法细密如是,学者当玩焉。

太陽病,脈浮而緊,法當骨節疼痛,反不疼,身體反重而痠,其人不渴,汗出即愈,此爲風水。惡寒者,此爲極虛發汗得之。

渴而不惡寒者,此爲皮水。

身腫而冷,狀如周痹①,胸中窒,不能食,反聚痛,暮躁不得眠,此爲黃汗。痛在骨節。

咳而喘,不渴者,此爲脾脹,其狀如腫,發汗即愈。

然諸病此者,渴而下利,小便數者,皆不可發汗。(四)

【校勘】 "脾胀"注家多作"肺胀"。

【词解】

① 周痹:病名。周身上下游走作痛。

【释义】 本条再论水气病的辨证及治疗原则。太阳伤寒病,是感受风寒邪气所引起,脉象应为浮紧,骨节也必然疼痛;如果身体反重而痠,不疼痛,口亦不渴,则虽见浮紧之脉,不得认为伤寒,这是由于内有水湿,潴留于肌肤之间,而为风水,应该用发汗的方法治疗,即可痊愈。水肿病本为阳气不足,如果发汗不得法,又会损伤阳气,使人体更虚,反会出现恶寒症状,所以说"恶寒者,此为极虚发汗得之"。

肺主皮毛,水湿潴留于皮肤之中,影响肺不能输布津液,故口渴;因无外邪,故不恶寒,这是皮水的症状。

身体浮肿而两胫自冷,状如周痹而疼痛随经脉上下游走;寒湿阻郁肺中的阳气,肺气不能宣畅而发生胸中窒塞;胃中寒冷而不能进食,寒气反聚于胸膈以上而作痛;至傍晚时,阳气更难舒展,故发生暮躁不得睡眠;寒湿外淫,流于关节,故痛在骨节,这就是黄汗病。病情较之第一条"身发热,胸满,四肢头面肿"的黄汗尤重。

咳而喘,不渴,是水气在肺的症状,就是肺胀病。因寒水内闭肺气,肺失宣降,汗孔不开,通调失职,故咳喘而面现浮肿,与风水相似,用发汗法治疗即可痊愈。

但是,应当注意,诸病中若有渴而下利、小便数的症状出现,表明体内津液已伤,如再用汗法,有导致津液枯竭的危险,故云:"皆不可发汗"。

【选注】《心典》:太阳有寒,则脉紧骨疼;有湿则脉濡身重;有风则脉浮体痠,此明辨也。今得伤寒脉而骨节不疼,身体反重而痠,即非伤寒,乃风水外胜也。风水在表而非里,故不渴。风固当汗,水在表者亦宜汗,故曰汗出即愈;然必气盛而实者,汗之乃愈。不然则其表益虚,风水虽解,而恶寒转增矣。故曰恶寒者,此为极虚发汗得之。若其渴而不恶寒者，则非病风，而独病水，不在皮外，而在皮中，视风水为较深矣。其证身肿而冷，状如周痹，周痹为寒湿痹其阳，皮水为水气淫于皮肤也。胸中窒，不能食者，寒袭于外，而气窒于中也。反聚痛，暮躁不得眠者，热为寒郁，而寒甚于暮也。寒湿外淫，必流关节，故曰此为黄汗，痛在骨节也。其咳而喘不渴者，水寒伤肺，气郁于表，有如肿病，而实同皮水，故曰发汗则愈。然此诸病，若其人渴而下利、小便数者，则不可以水气当汗而概发之也。仲景叮咛之意，岂非虑人之津气先亡耶。

《金鉴》：……发汗即愈之下，当补入前条之越婢加术汤主之七字。

裹水者，一身面目黄肿，其脉沉，小便不利，故令病水。假如小便自利，此亡津液，故令渴也。越婢加术汤主之。（方见下）（五）

【校勘】 "里水"，应作"皮水"。《脉经》注："一云皮水"，可知里水为皮水。"方见下"《医统》本作"方见中风"，可从。

"黄肿"，《脉经》"黄"作"洪"。

【释义】 本条论述皮水的证治。由于脾虚不能运化水湿，肺气不宣，不能通调水道，下输膀胱，因此，全身及面目肿大，脉沉，小便不利。肺主皮毛，水湿既不能从皮毛而外泄，又不能下行从小便而排出，结果郁于脾胃而化热，所以用越婢汤发汗行水，兼清内热，加白术以除肌表之湿。如小便自利而渴，表示津液已伤，不宜再用此方治疗。

【按语】 本条之渴而小便自利，为津液已伤，正是第四条所谓"渴而下利，小便数者，皆不可发汗"之禁例。

里水即是皮水，第一条云"其脉亦浮"，本条云"其脉沉"。前言浮者，指病邪在表，发病之初，轻取即得。此言沉者，指水气已盛，四肢俱肿，按之始得，所以曰沉。临床应根据全面情况，进行综合分析。

【选注】《直解》：里有水则脉沉，小便不利，溢于表则一身面目黄肿，故与越婢加术汤，以散其水。若小便自利，此亡津液而渴，非里水之证，不用越婢汤也。越婢加术汤，当在"故令病水"之下。

《辑义》：案此条诸家，并以自一身面目黄肿，至故令渴也，悉属越婢汤证，殊不知此与肠痈大黄牡丹汤条，同为倒装法，程注义独长矣。

【医案举例】

韩××，女，32岁。患者生产第三胎后不久，即出现两下肢浮肿，肿势并不严重，故未引起足够重视。一二年来，时轻时重，虽然断续治疗，也未治愈。突然于去年春天两下肢软弱不任使用，步履艰难，逐渐加重。以后每行三五步也需别人扶持，虽经在农村服用中西药及针灸治疗，无显效，投以越婢加术汤加减。

麻黄10克 石膏15克 甘草10克 白术15克 茯苓30克 防己15克 生姜6克 大枣5个 水煎温服，嘱服五剂，服药后，尿量增多，下肢浮肿有明显好转，而行动也比以前有了转机。宗原方再服五剂后，下肢浮肿已将近消失，步履虽然仅能缓慢地行走二三十步，但已不需人扶持，以后又改服调补气血、强壮筋脉之剂，缓缓收功。 （摘自《经方发挥》第143页）

趺陽脈當伏，今反緊，本自有寒，疝瘕，腹中痛，醫反下之，下之即胸滿短氣。（六）

趺陽脈當伏，今反數，本自有熱，消穀，小便數，今反不利，此欲作水。（七）

【释义】 此二条从趺阳脉的变化情况，说明有发生水气病的可能性。趺阳脉是胃脉，其脉道在足背二骨之间，一般当伏。今不伏反紧，紧脉主寒，是腹中有寒疾，如疝、瘕、腹中痛等，寒则当温，而医者反用苦寒之剂攻下，重伤阳气，肺气因寒而不宣畅，即可发生胸满、短气等症状。趺阳脉反数，数脉主热，有热应有消谷和小便数的症状，今小便反不利，可知水与热互结而不行，可能要发生水气病。

【选注】《心典》：趺阳虽系胃脉，而出于阴部，故其脉当伏，今反紧者，以其腹中宿有寒疾故也。寒则宜温而反下之，阳气重伤，即胸满短气，其反数者，以其胃中有热故也。热则当消谷而小便数，今反不利，则水液日积，故欲作水。

《论注》：此二条，言水病人，别有宿疾，人各不同，当从趺阳脉与其旧疾见证别之。

寸口脉浮而迟，浮脉则热，迟脉则潜，热潜相搏①，名曰沉。趺阳脉浮而数，浮脉即热，数脉即止，热止相搏，名曰伏。沉伏相搏，名曰水。沉则脉络虚，伏则小便难，虚难相搏，水走皮肤，即為水矣。（八）

【校勘】 "搏"，《脉经·卷八》、《悬解》、《论注》均作"搏"。

【词解】
① 搏：相合之意。

【释义】 本条论述水气病形成的机理。寸口为阳位，脉浮属阳，热为阳邪，故寸口脉浮则为热；迟脉属阴，阴主潜藏，故寸口脉迟则为潜，潜与热互相搏结，则热内伏而不外达，故曰沉。沉是沉而不举，不是指沉脉的沉。趺阳为胃脉，趺阳脉浮而数，是热伏止于下，留于内而不行于外，所以说"热止相搏，名曰伏"。伏是沉伏的意思，不是指伏脉的伏。热留于内与水气相搏，则水每因之而停留。同时又因热留于内，则气不外行，而络脉空虚；热止于中，则阳气不化而小便难，水不能循常道而运行，则浸淫于皮肤肌肉之间，则成为水气病。

【按语】 本条从脉象论述水气病的病机，不易理解，但对络脉虚，小便难，水走皮肤，而形成水气病的论述，颇为精辟。

【选注】《心典》：热而潜，则热有内伏之势，而无外发之机矣，故曰沉。热而止，则热有留滞之象，而无运行之道矣，故曰伏。热留于内而不行，则水气因之而蓄，故曰沉伏相搏，名曰水。热留于内，则气不外行，而络脉虚，热止于中，则阳不下化，而小便难，以不化之水，而当不行之气，则惟有浸淫躯壳而已，故曰虚难相搏，水走皮肤，即为水矣。此亦所谓阴气伤者，水为热蓄不下者也。

《悬解》：搏者合也，水病源于下寒，今阳气伏止于上而不下交，阴气沉潜于下而不上交，则水寒不能化气，而水道壅塞，络脉空虚，积水无下泄之路，盛满莫容，则避实而走虚，游溢于经络，而浸淫于皮肤，必然之势也。

寸口脉弦而紧，弦则衛氣不行，即惡寒，水不沾流，走於腸間。

少陰脈緊而沉，緊則為痛，沉則為水，小便即難。（九）

【释义】 本条从脉症上说明水气病的机理。寸口主肺，卫气通于肺，寸口脉弦而紧，是寒气外束，卫阳被郁，故恶寒；肺气不利，不能通调水道，下输膀胱，故来自水谷之津液，不能随气运行，因而潴留于肠间，所以形成水气。

少阴主肾，脉紧主寒主痛，脉沉主里主水，少阴脉沉而紧，是肾阳不足，寒从内生，阳气不能随三焦敷布于周身，因而骨节或身体疼痛；肾阳不足，不能化气行水，所以小便难，于是形成水气病。

【按语】 上段是因感邪而病水，与肺有关；下段是因内伤而病水，与肾阳不足有关。

【选注】《医门法律》：弦为水，紧为寒，水寒在肺，则营卫不温分肉而恶寒，肺之治节不行，不能通调水道，故水不沾流而但走大肠之合也，即肺水者，其身肿，小便难，时时鸭溏之互辞也。

《编注》：此肾脏独受寒邪内郁，而为正水也，少阴肾脉，紧则寒邪凝滞正气于内，曰紧则为痛；沉则卫气郁而不宣，三焦壅闭，水即泛滥，曰沉则为水，决渎无权，小便即难。

脈得諸沉，當責有水，身體腫重。水病脈出①者，死。（十）

【词解】
① 脉出：指脉暴出而无根，上有而下绝无。

【释义】 本条说明水气病的脉症和预后。因为皮肤中有水,脉络被压,营卫被阻,故水肿病人脉象多沉,然而阴寒内盛之证,脉亦多沉,故必须再根据"身体肿重"之症,才能诊断为水气病。脉浮与脉出不同,浮是上盛下弱,出是脉象盛大无根,轻举有脉,重按则散,是真气涣散于外的现象,水肿病人一般脉沉,若水肿未消,突然出现浮而无根的脉象,与证不符,表示预后不良。

【选注】 《心典》:水为阴,阴盛故令脉沉。又,水行皮肤,营卫被遏,亦令脉沉,若水病而脉出,则真气反出邪水之上,根本脱离而病气独盛,故死。出与浮迥异,浮者盛于上而弱于下,出则上有而下绝无也。

《释义》:水为阴邪,故脉多沉,水行皮肤,营卫被遏,则脉亦沉,故曰脉得诸沉,当责有水。然凡属阴寒内盛之病,其脉多沉,不可率断为水,必其身体肿重,始克断为水证……

出与浮异。浮者,上盛下弱,出则轻按有而重按则散也。此言正水之病,脉沉则吉。若脉出则为真气离根,脱散于外,脉证相反,故主死。

夫水病人,目下有卧蚕,面目鲜泽,脉伏,其人消渴。病水腹大,小便不利,其脉沉绝者,有水,可下之。(十一)

【释义】 本条论述水气病可下之证。凡水肿病人,脾胃为水湿所侵害,目下为胃脉所过,为脾所主,水湿潴留,就会出现眼胞浮肿,状如卧蚕的症状;皮中水多,肤色光亮,故面目鲜泽;水肿病脉多沉,沉甚则为伏脉,表示水肿增加;阳气不能化生津液,所以消渴;消渴必多饮,多饮则水积愈多,溢于腹内,则腹随增大;阳虚不能化水,故小便不利,其脉沉绝,是指脉象沉伏不出,水势太盛的征象。水肿病人,腹大,小便不利,脉沉欲绝,如正气尚未衰者,可以考虑用逐水攻下的方法急治。

【按语】 水气病运用攻下逐水法,须详辨其脉症。本条曰"可下之"即含有斟酌之意。如水积在里,肿势太盛,伴有腹大,小便不利,脉沉绝等,则可酌情选用十枣汤、己椒苈黄丸之属以攻逐其水。但邪实正虚不任攻下者,则宜温阳利水,如用真武汤温补肾阳,加木通、防己、椒目等导利水湿,可作临床参考。

【选注】 《论注》:此为正水言之。谓凡水病人,脾胃为水气所犯,故目之下包曰窠,胃脉之所至,脾脉之所主,病水则有形如卧蚕。水气主润,故面目鲜华而润泽,不同于风燥也。脉伏即沉也,其人消渴,水在皮肤,内之真气耗,耗则渴;然非骤至之热,故直消渴,不若偶渴病水也。在下必腹大,小便不利;盖非痞塞,则不能成水耳。至于脉沉绝,则沉之甚也。水病不尽可下,沉甚则水甚,故可下之,以去其标。

《金鉴》:……腹者至阴脾也,故病水必腹大也。水蓄于内,故小便不利也。其脉沉绝,即伏脉也,脉伏腹大,小便不利,里水已成,故可下之,十枣、神佑之类,酌而用之可也。

《医编》:内水,腹大,小便不利,脉沉甚,可下之,十枣汤、浚川散、神祐丸、禹公散、舟车丸之类,盖水可从小便利,亦可从大便泄也。

问曰:病下利后,渴饮水,小便不利,腹满因肿者,何也?答曰:此法当病水,若小便自利及汗出者,自当愈。(十二)

【校勘】 "因肿",《脉经》作"阴肿",宜从。

【释义】 本条论述病下利后形成水肿的病理。患泄泻、痢疾之后,出现渴欲饮水、小便不利、腹满而前阴水肿的症状,这是由于下利日久、脾肾阳虚、气不化水的缘故。出现这种症状时,应考虑有发生水肿病的可能。假如小便通利,体表也有汗,说明阳气未虚,或阳气已经恢复,水湿既可从小便排出,又可从汗孔外泄,水肿自易消退,所以说"自当愈"。

【选注】 《直解》:病下利则脾土衰而津液枯竭,故渴引饮;而土又不能制水,故小便不利也;脾恶湿,是以腹满;肾主水,是以阴肿,此为病水无疑。若小便利则水行,汗出则水散,虽不药而自愈矣。

《金鉴》：……于此推之，凡病后伤津，渴欲饮水，小便不利者，皆当防病水也。

心水者，其身重而少氣，不得臥，煩而躁，其人陰腫。（十三）

【校勘】 "身重"，《千金》作"身肿"。"躁"，疑为"悸"字之误。

【释义】 从本条起，连续五条，讨论五脏水肿的证候。本条叙述心有病而引起的水肿，计有：身肿、少气、心烦、心悸、不能平卧、前阴水肿等症状。由于心阳虚而水气盛，所以产生身肿而少气；水气凌心，故心烦、心悸、不能平卧；前阴为肝肾经脉所过，肾脉出肺络心，心阳虚不能下交于肾，则肾水不得制约，溢于前阴，故肿。

【选注】《心典》：心，阳脏也，而水困之，其阳则弱，故身重而少气也。阴肿者，水气随心交于肾也。

《释义》：身重，一身沉重不若平时之轻适也。少气，气少不足以言，《素问·脉要精微论》所谓：言而微，终日乃复言者是也。水由心发，阳气被郁，故身重；心气受伤，故少气，烦而躁，谓先烦而后躁，由于阴阳不交使然，烦而躁，故不得卧，此节心水之心字，当指心包络而言，心包络乃厥阴之脏，厥阴脉循阴器，水由心包而发，滞于阴器，因而有阴肿之证。

肝水者，其腹大，不能自轉側，脅下腹痛，時時津液微生，小便續通。（十四）

【释义】 本条叙述肝有病而引起的水肿，计有：腹部胀大，不能转侧，胁下腹痛，小便有时不利，有时续通等症状。由于肝脉抵少腹而布胁肋，肝气通于腹，水气阻于肝络，故胁下腹痛；肝的疏泄功能紊乱，气逆则水逆，在上则时时津液微生，在下则小便时通时不通；肝病极易乘脾，脾受肝之侵犯而不能运化水湿，所以腹部胀大，不能自转侧。

【选注】《心典》：肝病喜归脾，脾受肝之水而不行，则腹大不能转侧也。肝之府在胁，而气连少腹，故胁下腹痛也。时时津液微生，小便续通者，肝喜冲逆而主疏泄，水液随之而上下也。

《悬解》：肝水者，水乘木也，木郁贼土，是以腹大，肝脉自少腹而循胁肋，行身之侧，脾胀肝郁，经脉迫急，故不能转侧，而胁腹时痛也，风木疏泄，故时时津液微生于上，小便续通于下也。

肺水者，其身腫，小便難，時時鴨溏。（十五）

【释义】 本条叙述肺有病而引起的水肿，计有：身体浮肿，小便困难，大便如鸭溏状等症状。由于肺气不行，不能通调水道，下输膀胱，故身体浮肿，小便困难；肺与大肠相表里，肺气不行则大肠的传化作用失调，故大便时粪与水混杂而下。

【选注】《论注》：肺主气，以运于周身，病则正气不布，故身肿；小便必因气化而出，气不化故小便难；肺气病，则不能受脾气之上输，肺脾交困而鸭溏，鸭溏者，如鸭粪之清而不实也。

《二注》：肺主皮毛，行荣卫，与大肠合，今有水病，荣涩卫停，其魄独居，阳竭于外，则水充满皮肤，肺本通水道，下输膀胱为尿溺，今既不通，水不得自小便出，反从其合，与糟粕混，成鸭溏也。

脾水者，其腹大，四肢苦重，津液不生，但苦少氣，小便難。（十六）

【释义】 本条叙述脾有病而引起的水肿，计有：腹部胀大，四肢沉重，少气，小便困难等症状。由于脾阳虚不能运化水湿，故腹部胀大；脾主四肢，四肢为诸阳之本，脾阳虚水湿溢于四肢，所以四肢沉重；津液为水谷之精微，皆由脾胃所生，脾阳虚，津液不生，故少气；脾虚不能散津于肺，肺则不能下输津液于膀胱，所以小便困难。

【选注】《心典》：脾主腹而气行四肢，脾受水气，则腹大四肢重。津气生于谷，谷气运于脾，脾湿不运，则津液不生而少气。小便难者，湿不行也。

《二注》：脾居中及四肢，与胃合……胃之贲门不化，则宗气虚而少气，胃之幽关不通，则水积而小便难。

腎水者，其腹大，臍腫腰痛，不得溺，陰下濕如牛鼻上汗，其足逆冷，面反瘦。（十七）

【释义】 本条叙述肾有病而引起的水肿，计有：腹部胀大，脐肿腰痛，不得小便，前阴部湿润如牛鼻上汗，两足逆冷，面部反见消瘦等症状。由于肾阳虚而不能为胃司"关门"的作用，故水聚而腹大脐肿；腰为肾之外府，肾病则腰痛；肾与膀胱相表里，肾阳虚不能化气，所以不得小便；水留于前阴，故湿润如牛鼻上汗；肾脉起于两足，肾阳虚不能下达，故两足逆冷；五脏以肾为本，肾病则五脏之气血不能营养面部，故面反瘦。

【按语】 以上论述五脏水病，从其病位和症状来看，肝、脾、肾三脏为阴脏，位居于腹，病变重心在里在下，故三脏病水均有腹大；心、肺二脏，属于阳脏，位居于胸，病变重心在上在表，故心肺病水，有身重、身肿、烦躁不得卧等症。可知五脏水与四水在表里上下方面有联系之处。但四水中有来自外感者，如风水，而五脏水，则来自内脏，可能属于正水、石水一类疾患。

【选注】《心典》：身半以下，肾气主之，水在肾，则腰痛、脐肿、腹大也。不得溺，阴下湿如牛鼻上汗，其足逆冷者，肾为阴，水亦为阴，两阴相得，阳气不行而湿寒独胜也。面反瘦者，面为阳，阴盛于下，则阳衰于上也。

《直解》：肾者胃之关也，关门不利，故令聚水而生病，是有腹大脐肿之证也。腰者肾之外候，故令腰痛。膀胱者肾之府，故令不得溺也。以其不得溺则水气不得泄，浸渍于睾囊而为阴汗，流注于下焦而为足冷。夫肾为水脏，又被水邪，则上焦之气血，随水性而下趋，故其人面反瘦，非若风水里水之面目洪肿也。

師曰：諸有水者，腰以下腫，當利小便；腰以上腫，當發汗乃愈。（十八）

【释义】 本条指出水气病治疗的一般原则。诸有水者，指一切水肿病。凡治水肿病，腰以下肿者，其病在下在里属阴，当用利小便的方法，使潴留于下部在里之水，从小便排出；腰以上肿者，其病在上在表属阳，当用发汗的方法，使潴留于上部在表之水，从汗液排泄。此即《素问·汤液醪醴论》所提出的"开鬼门、洁净府"的治法。

【按语】 这里为治疗水气病提出的一般原则，对临床实践的指导价值甚大。但是，它并不能代替水肿病的具体治法，因为人体的脏腑经络、内外上下，都是密切联系的；同时患水肿病的脏腑，也常常互相影响，因而发汗和利小便往往不能截然分开；而且这一治疗原则，只宜于水气病的实证，所以临证时，应视其具体情况，灵活应用。

【选注】《金鉴》：诸有水者，谓诸水病也。治诸水之病，当知表里上下分消之法。腰以上肿者水在外，当发其汗乃愈，越婢、青龙等汤证也。腰以下肿者水在下，当利小便乃愈，五苓、猪苓等汤证也。

《二注》：盖身半以上天之分，阳也。身半以下地之分，阴也。而身之腠理行天分之阳，小便通地分之阴，故水停于天者，开腠理而水从汗解；水停于地者，决其出关而水自出也。即《内经》开鬼门洁净府法也。

師曰：寸口脈沉而遲，沉則爲水，遲則爲寒，寒水相搏。趺陽脈伏，水穀不化，脾氣衰則鶩溏，胃氣衰則身腫。少陽①脈卑②，少陰脈細，男子則小便不利，婦人則經水不通；經爲血，血不利則爲水，名曰血分。（十九）

【校勘】《脉经》"血分"下注云"一云水分"。

【词解】
① 少阳：指和髎部位之脉，在上耳角根之前，鬓发之后，即耳门微前上方。
② 脉卑：是说按之沉而弱，表示营血不足。

【释义】 本条从寸口、趺阳、少阳、少阴等脉的变化，说明水气病发生的病机和证情。寸口主肺，寸口脉迟主寒，沉主水，沉而迟的脉象，是阳气被寒水所阻，肺气不宣，以致治节失常而产生水肿。趺阳脉是胃脉，因脾与胃相表里，胃主纳谷，脾主运化，今趺阳脉伏而不起，说明脾胃衰弱。脾胃气衰则水谷不化，大便如鹜溏状，精微不能运化，水湿浸于肌肤而产生水肿。少阳脉主候三焦之气。《素问·灵兰秘典论》说："三焦者，决渎之官，水道出焉。"少阳脉沉而弱，表示三焦的决渎功能失常。少阴脉主候肾，少阴脉细，主血少肾虚。故少阳脉卑，少阴脉细，在男子则小便不利，在女子则经水不通，因女子月经与冲脉相关，而冲脉又与肾有联系。《灵枢·动输》说："冲脉者，十二经之海也，与少阴之大络，起于肾下。"阳气不足，血寒而凝，故在妇女则经闭。月经的来源是血，经闭后发生水气病，显然与血有关，故称血分。

【选注】《二注》：仲景脉法，寸口多与趺阳合何也？盖寸口属肺，手太阴之所过，肺朝百脉，十二经各以其时来见于寸口，脾胃二经出在右关，胃乃水谷之海，五藏皆禀于胃，则胃又五脏之本，所以经脉尤为诸经之要领也，邪或干于胃者，必再就趺阳诊之，趺阳足趺上冲阳，胃脉之源也。

《心典》：此合诊寸口趺阳，而知寒水胜而胃阳不行也。胃阳不行，则水谷不化，水谷不化，则脾胃俱衰。脾气主里，故衰则鹜溏；胃气主表，故衰则身肿也。少阳者生气也，少阴者地道也，而俱受气于脾胃，脾胃衰则少阳脉卑而生气不荣，少阴脉细而地道不通，男子则小便不利，妇人则经水不通，而其所以然者，则皆气不行，阴气乃结之故。曰血分者，谓虽病于水，而实出于血也。

問曰：病有血分水分，何也？師曰：經水前斷，後病水，名曰血分，此病難治；先病水，後經水斷，名曰水分，此病易治。何以故？去水，其經自下。（二十）

【校勘】 本条原本缺，据《脉经》和尤、魏、陈等注本补入。

【释义】 本条论述妇人病水，有血分、水分之分。妇人水肿，因有经血的变化，故较男子为复杂，先经闭而后水肿的，是瘀血阻滞水道所致，称为血分。血分深而难通，血不通则水不行，故曰难治，在治疗时就不能单纯治水，而是应该考虑先治血病，后治水病；先病水肿而后经闭的，是水液阻滞血道所致，称为水分。水分浅而易行，水去则经自下，故云易治，在治疗时就应先治水病，水去则经血自通，病亦痊愈。

【选注】《心典》：此复设问答，以明血分、水分之异。血分者，因血而病为水也；水分者，因水而病及血也。血病深而难通，故曰难治；水病浅而易行，故曰易治。

《本义》：血分经水前断，正气虚也。水分先病水，邪气盛也，邪气盛者，祛邪可为，正气虚者，养正不足，故治有难易，去水其经自下，因先病水，致经断，此澄源以清其流也。

問曰：病者苦水，面目身體四肢皆腫，小便不利，脈之，不言水，反言胸中痛，氣上衝咽，狀如炙肉①，當微咳喘，審如師言，其脈何類？

師曰：寸口脈沉而緊，沉爲水，緊爲寒，沉緊相搏，結在關元②，始時尚微，年盛③不覺，陽衰④之後，營衛相干⑤，陽損陰盛，結寒微動，腎氣上衝，喉咽塞噎，脅下急痛。醫以爲留飲而大下之，氣擊不去，其病不除。後重吐之，胃家虛煩，咽燥欲飲水，小便不利，水穀不化，面目手足浮腫。又與葶藶丸下水，當時如小差，食飲過度，腫復如前，胸脅苦痛，象若奔豚，其水揚溢，則浮咳喘逆。當先攻擊衝氣，令止，乃治咳；咳止，其喘自差。先治新病，病當在後。（二十一）

【词解】
① 状如炙肉：是形容咽中如有物阻塞。
② 关元：任脉穴，在脐下三寸。
③ 年盛：指年壮之时。
④ 阳衰：指女子五七、男子六八之阳明脉衰之时。
⑤ 营卫相干：是说营卫不相和谐。

【释义】 本条是举一病案来讨论水气病形成的经过和误治情况，以及冲气与水气并发的先后治法，用以启发后人对水肿病应具体分清缓急先后而辨证施治。

寸口脉沉而紧,沉主有水,紧为寒邪,沉而且紧,是水寒结在下焦的关元部位。病初起时水寒凝结轻微,而且正在年壮体盛的时候,所以没有什么感觉。到了中年以后,阳气渐衰,营卫流行不畅,此时所凝之水寒,乘阳虚挟肾气上冲,乃有咽喉塞噎、胁下急痛等症状发生,此时宜用温肾祛寒的方法治疗,病即可愈。

医者误认为是留饮,而大下其水,是诛伐无过,冲击之气不去,其病不除。后认为胸中有寒饮而复用吐法,则不仅冲气不减,反而使胃的气阴两伤,以致发生虚烦、咽燥欲饮水等症状。更由于肾阳虚弱,气化无权,因而小便不利;胃虚及脾则水谷不化,于是水气日盛,致面目手足浮肿。但此时的重点,实际还在于冲气。

医者见其浮肿,又用葶苈丸(方佚)大下其水,虽一时水去,浮肿稍退,然脾胃的虚损未复,继因饮食过度,复肿如前,而且冲气更加严重,所以"胸胁苦痛,象如奔豚"。此时水气扬溢射肺,则必然要发生咳嗽、喘逆的症状。

总的说来,此病先有积水,继则冲逆,复因误用吐、下而浮肿喘咳。在治法上,先应用苓桂味甘汤之类治其冲气,冲气得平,再治其咳,咳止喘亦自愈,最后再治水肿本病。因为冲气、咳喘皆是新病,而新病又以冲气为急,所以当先治冲气,此即"先治卒病,后治痼疾"之旨,病当在后的"病"字,是指水肿病而言。

【按语】 本条与痰饮篇的支饮服小青龙汤以后,所发冲气的治法,大体相同,应结合研究。

【选注】《心典》:此水气先得而冲气后发之证。面目肢体俱肿,咽喉噎塞,胸胁满痛,有似留饮而实挟冲气也。冲气宜温降,不宜攻下,下之亦未必去,故曰气击不去,其病不除。医乃不知而复吐之,胃气重伤,胃液日尽,故咽燥欲饮水,而小便不利,水谷不化,且聚水而成病也。是当养胃气以行水,不宜径下其水,水虽下,终必复聚,故暂差而寻复如前也。水聚于中,气冲于下,其水扬溢,上及肺位,则咳且喘逆,是不可攻其水,当先止其冲气,冲气既止,然后水气可去,水去则咳与喘逆俱去矣。先治新病,病当在后者,谓先治其冲气,而后治其水气也。

《二注》:此水病,脉之不言水,反言胸中痛等病,当时记其说者以为异,非异也,是从色脉言耳,脉沉为水,紧为寒为痛,水寒属于肾。足少阴脉,自肾上贯肝膈,入肺中,循喉咙,其支者从肺出络心,注胸中,凡肾气上逆,必ński脉与之并行,因作冲气,从其脉所过,随处与正气相击而为病耳。要知其病始由关元……关元是下纪足三阴任脉所会,寒结关元,其肾部之色,必微枯而黑知是久痹之证,非一日也,及阳衰之后,营卫失常,阴阳反作,寒结之邪,冲肾气而上,故作此证。医不治其冲气,反吐下之,遂损其胃,致水谷不化,斯津液不行,而渴欲饮水,小便不利也。由是扬溢于面目四肢,浮肿并至,冲气乘虚愈击,更有像若奔豚咳喘之状,必先治其冲气之本,冲气止,肾气平,则诸证自差。未差者,当补阳泻阴,行水扶胃,疏通关元之久痹,次弟施治焉耳。

風水,脈浮身重,汗出惡風者,防己黃耆湯主之。腹痛加芍藥。(二十二)

防己黃耆湯方: 方見濕病中。

【校勘】 赵刻本载有防己黄芪汤药物及煮服法,除白术三分及无加减法外,余同湿病篇防己黄芪汤。今从《医统》本改注"方见湿病中"。

【释义】 本条论述风水表虚的证治。风水脉浮,示病在表;汗出恶风,是卫气虚不能固表;身重为水所引起。故用防己黄芪汤补卫固表,利水除湿。腹痛者加芍药以通血闭,疼痛即止。

【按语】 本条与《痉湿暍病》篇第二十二条的原文仅"湿"和"水"字之异,均用防己黄芪汤,二者各有特点,前者论风湿在表,以关节疼痛为主症;后者论风水在表,以面目肿,按手足上陷而不起为特征。但同属表虚,机理一致,故两者同用一方,谓之异病同治。

【选注】《辑义》：案此条校之于痓湿暍篇，惟湿作水为异耳，盖此后人误入者，附方所载，外台证治的是本经之旧文，脉经与外台同，可以证矣。

《金鉴》：风水之病，外风内水也，脉浮恶风者风也，身重肿者水也，汗出表虚，故用防己黄芪汤固表以散风水也。

【医案举例】

傅××，男，40岁。患风水证，久而不愈，于1973年6月25日来就诊。患者主诉：下肢沉重，胫部浮肿，累则足跟痛，汗出恶风。切其脉浮虚而数，视其舌质淡白，有齿痕，认为是风水，尿蛋白（++++），红、白细胞（+），诊断属慢性肾炎。下肢沉重，是寒湿下注；浮肿，为水湿停滞；汗出恶风，是卫气虚风伤肌腠；脉浮虚数，是患病日久，体虚表虚脉亦虚的现象。选用防己黄芪汤。汉防己18克　生黄芪24克　生白术9克　炙甘草9克　生姜9克　大枣4枚（擘）水煎服。嘱长期坚持服用之……

1974年7月3日复诊：患者坚持服前方10个月，检查尿蛋白（+）。又持续服两个月，蛋白尿基本消失，一切症状痊愈。（摘自《岳美中医案集》第23页）

風水惡風，一身悉腫，脈浮不渴，續自汗出，無大熱，越婢湯主之。（二十三）

越婢湯方：

麻黃六兩　石膏半斤　生薑三兩　大棗十五枚　甘草二兩

上五味，以水六升，先煮麻黃，去上沫，內諸藥，煮取三升，分溫三服。惡風者加附子一枚炮。風水加朮四兩。古今錄驗。

【校勘】"脉浮不渴"，《心典》作"脉浮而渴"。"分温三服"之下，《千金》有"复取汗"三字。

【释义】　本条论述风水挟热的证治。风水之病，来势急剧，是因风致水，病在于表，故有恶风表证；水为风激则泛滥四溢，故身悉肿。脉浮而口渴，是风邪已有化热之机。风性疏散，故有续自汗出之症；由于陆续汗出，故外表便无大热。但风水相搏之证，虽汗出而表证不解，外无大热而郁热仍在，故治宜越婢汤发越阳气，散水清热。方中以麻黄配生姜宣散水湿，配石膏清肺胃郁热而除口渴，配甘草、大枣以补益中气。若水湿过盛，再加白术健脾除湿，表里同治，以增强消退水肿的作用。恶风者加附子，以汗多阳伤，附子有温经、复阳、止汗之力。

【选注】《悬解》：风水恶风，一身悉肿者，水胀于经络也，续自汗出无大热者，表郁作热，热蒸于内，风泄于外，是以汗出而泄之未透，故外无大热。越婢汤麻黄、石膏发表而清热，姜、甘、大枣补土而和中也。

《论注》：前证身重则湿多，此独一身悉肿，则风多气强矣。风为阳邪，脉浮为热，又汗非骤出，续自汗出，若有气蒸之者然；又外无大热，则外表少而内热多，故以越婢汤主之。麻黄发其阳，石膏清其热，甘草和其中，姜、枣以通营卫而宣阳气也。此方剂独重，盖比前风多气多则热多，且属急风，故欲一剂铲之，若恶寒知内虚，故加附子。《古今录验》加术，并驱湿矣。

【医案举例】

陆×，年逾四旬，务农。1954年6月，病风水，时当仲夏，犹衣棉袄，头面周身悉肿，目不能启，腹膨若瓮，肤色光亮，恶风发热无汗，口微渴，纳呆溺少，咳嗽痰多，气逆喘促，不能正偃，倚壁而坐，前医迭进加减五皮饮，并配西药治疗，非惟无效，且见恶化，乃邀余往诊，一望显属风水重症，因审《金匮》辨水肿症之脉，谓风水脉浮，此症寸口脉位甚，无从辨其脉之为浮为沉，然据其主诉及临床表现，则属风水，即仿《金匮》越婢汤加味。方用：净麻黄六钱　生石膏五钱　粉甘草二钱　飞滑石四钱（分二次送服）　鲜生姜四片　大枣十二枚（擘）

嘱服后厚覆取汗，服后约一小时许，周身皆得透汗，三更内衣，小便亦多，气机渐和，寒热消失，身肿腹胀随消十之八，病果顿挫。　（摘自《江苏中医》11：2，1965）

皮水爲病，四肢腫，水氣在皮膚中，四肢聶聶動[①]者，防己茯苓湯主之。（二十四）

防己茯苓湯方：

防己三兩　黃芪三兩　桂枝三兩　茯苓六兩　甘草二兩

上五味，以水六升，煮取二升，分溫三服。

【詞解】

① 聶聶動：是形容其動而輕微。

【釋義】　本條論述皮水的證治。脾主四肢，脾病則水潴留於四肢皮膚，故皮水病人四肢浮腫。腫則陽氣被鬱，邪正相爭，故肌肉有輕微跳動。治用防己茯苓湯，通陽化氣、表裡分消。方中防己、黃芪走表祛濕，使皮水從外而解；桂枝、茯苓通陽化水，使水氣從小便而去；同時，桂枝與黃芪相協，又能通陽行痺，鼓舞衛陽；甘草調和諸藥，協黃芪以健脾，脾旺則可制水，並可預防腎水泛濫，以免加重水腫。

【按語】　防己茯苓湯，即防己黃芪湯去白朮加桂枝茯苓而成。比較兩方中藥物的分量，防己黃芪湯中防己一兩，黃芪一兩一分；而防己茯苓湯的防己、黃芪各三兩，顯然本方證肌表之水特重，其祛除皮水的作用亦特強。

【選注】　《金鑒》：皮水之病，是水氣相搏在皮膚之中，故四肢聶聶瞤動也，以防己茯苓湯補衛通榮，祛散皮水也。

《心典》：……防己、茯苓善驅水氣，桂枝得茯苓，則不發表而反行水，且合黃芪、甘草助表中之氣，以行防己、茯苓之力也。

【醫案舉例】

李××，男，6歲。症狀：全身浮腫兼旬，先自足跗部開始，面目及身逐漸浮腫，腹皮膨脹如鼓，四肢水氣聶聶動，色明亮，皮光薄，按之凹陷，陰囊腫大如柑，水液淋漓滲出，溲短氣喘，脈象浮弱。病緣脾虛不能制水，腎關不利，復外感風寒，濕邪引動而急劇發作。治宜補虛托表，兼佐利水，使衛氣行而潴留體表之水邪消退。

仿《金匱》防己茯苓湯加味而治，日服一劑，七日後體重四十八斤減為二十四斤，水去殆半，痊愈出院。防己一錢　茯苓一錢　黃芪一錢　桂枝六分　炙草四分　陳皮六分　腹皮一錢　（摘自《陳耀庚醫案》第17頁）

裡水，越婢加朮湯主之；甘草麻黃湯亦主之。（二十五）

越婢加朮湯方：見上。於內加白朮四兩，又見腳氣中。

甘草麻黃湯方：

甘草二兩　麻黃四兩

上二味，以水五升，先煮麻黃，去上沫，內甘草，煮取三升，溫服一升，重覆汗出，不汗，再服。慎風寒。

【釋義】　本條說明皮水有兩種治法。挾裡熱的用越婢加朮湯治療，義見第五條；無裡熱的用甘草麻黃湯治療，以甘草和中補脾，麻黃宣肺利水。

【按語】　本條一證兩方，應加以比較。據《中風》篇附方《千金》越婢加朮湯主療中有謂"腠理開，汗大泄"。本條甘草麻黃湯後服法曰："溫服一升，重覆汗出，不汗，再服。"可知越婢加朮湯證是有汗的，而且汗很多，汗多的原因，是由於內熱所迫。甘草麻黃湯證是無汗的，無汗的原因，是由於表實。臨證宜詳辨之。

【選注】　《金鑒》：裡水之裡字，當是皮字，豈有裡水而用麻黃之理，閱者自知是傳寫之訛。

《淺注》：一身面目黃腫，謂之裡水，乃風水深入肌肉，非臟腑之表裡也。腠實無汗，胃熱內向，欲迅除其热，越婢加术汤主之。欲迅发其汗，甘草麻黄汤亦主之。

水之爲病，其脈沉小，屬少陰；浮者爲風，無水虛脹者，爲氣。水，發其汗即已。脈沉者宜麻黄附子湯；浮者宜杏子湯。（二十六）

麻黄附子湯方：

麻黄三兩　甘草二兩　附子一枚炮

上三味，以水七升，先煮麻黄，去上沫，内諸藥，煮取二升半，温服八分，日三服。

杏子湯方：未见，恐是麻黄杏仁甘草石膏汤。

【释义】　本条论述正水与风水的不同治法。"水之为病"，是包括正水、风水而言。水肿病，脉沉小的，与少阴肾有关，是属正水；脉浮的与肺有关，属风水。两者如其表均有水气，则皆可用发汗的方法以因势利导。"无水虚胀者为气"句，是插笔，是指腹部虽然胀满，但实际无水，此属气胀；虽与水病有相似之处，但不可用汗法。即使正水而表亦有水气者，也可象治风水那样，使用汗法，但前者脉沉细，故应照顾肾阳，宜用麻黄附子汤，温经发汗；后者脉浮，故应救其肺，宜用杏子汤，宣肺散邪。杏子汤方未见，疑为麻杏甘石汤或前条甘草麻黄汤加杏仁。前者适用于风水兼肺内有郁热之证；后者适用于风水而肺内无郁热之证。

【选注】　《医通》：此论少阴正水之病，其脉自见沉小，殊无外出之意，若脉见浮者，风发于外也。虚胀者，手太阴气郁不行而为虚胀也。风气之病，发其汗则已。即脉沉无他证者，当效伤寒少阴例，用麻黄附子甘草汤，荡动其水以救肾邪。若见外证喘满，知水气之在上而不在下，即于前方除去附子而加杏仁，以救肺邪，此治金水二脏之正法也。

《浅注》：此为石水证出其方也，而并言及风水与气肿。从反面掉出正旨，时文有借宾定主之法，汉文已开之。

【医案举例】

覃××，女性，年约50。因全身浮肿，来院医治。患者于入院前三个月，初起眼睑浮肿，继即全身肿胀，按之有凹陷，体重由八十余市斤增至一百四十余市斤，行动困难，食欲不振，大便软，小便少。素无心悸气促及两脚浮肿史，经化验诊断为肾脏性水肿，脉之沉小。初拟五苓散、济生肾气丸之类，连服多剂，毫无作用。筹思再三，患者先从颜面肿起，正符合《金匮要略》所谓"腰以上肿宜发汗"之旨，同时忆及吴鞠通肿胀一案，因仿其法，用麻黄附子甘草汤，连服三剂，汗出至腿以下，顿觉全身舒适，但肿消失不著。继用五苓散及济生肾气丸多剂，功效大著，关门大开，小便清长，日夜十余次。二周后，全身肿胀消失，体重减至八十余市斤，恢复原来体重，患者愉快出院。　（摘自《湖南中医医案选辑》第一辑，第58页）

厥而皮水者，蒲灰散主之。方见消渴中。（二十七）

【释义】　本条论述皮水见有手足逆冷的证治。皮水病人，内有郁热，外有水肿，阳气被郁，不能达于四肢，故手足逆冷。治用蒲灰散以清湿热，利小便。使水肿消失，阳气得伸，则厥冷自可痊愈。正体现了叶天士"通阳不在温，而在利小便"之意。

【选注】　《心典》：厥而皮水者，水邪外盛，隔其身中之阳，不行于四肢也。此厥之成于水者，去其水则厥自愈，不必以附子、桂枝之属，助其内伏之阳也。蒲灰散义见前。

《浅注》：此言皮水溃烂谓之厥，出其外治之方也，诸家俱作水伤阳气而厥冷解，误矣，此照钱太医定之。

【医案举例】

……王一仁在广益医院治病，有钱姓男子，腹如鼓，股大如五斗瓮，臂如车轴之心，头面皆肿，遍体如冰，气咻咻若不续，见者皆曰必死。一仁商于刘仲华，取药房中干菖蒲一巨捆，炽炭焚之，得灰半斤。随用滑石和研，用麻油调涂遍体，以开水调服一钱，日三服，明日肿减大半，一仁见有效，益厚涂之。改服二钱，日三

服,三日而肿全消,饮食谈笑如常人,乃知经方之妙,不可思议也。（摘自《金匮发微》第140页）

問曰：黃汗之爲病,身體腫,一作重。發熱汗出而渴,狀如風水,汗沾衣,色正黃如柏汁,脈自沉,何從得之？師曰：以汗出入水中浴,水從汗孔入得之,宜芪芍桂酒湯主之。（二十八）

黃耆芍桂苦酒湯方：

黃耆五兩　芍藥三兩　桂枝三兩

上三味,以苦酒一升,水七升,相和,煮取三升,温服一升,當心煩,服至六七日乃解。若心煩不止者,以苦酒阻故也。一方用美酒醯代苦酒。

【释义】　本条论述黄汗的病机与证治。黄汗与风水相似,但风水脉浮而黄汗脉沉;风水恶风而黄汗不恶风;风水汗出色正而黄汗汗出色黄如柏汁,汗沾衣,为其特征。此条提出黄汗的病机与出汗时入水中浴,汗液排泄障碍有关。由于水湿侵犯经脉,阻碍营卫的运行,卫郁而不能行水,滞流于肌肤,故全身水肿;营郁而为热,湿热交蒸,故发热汗出色黄;气不化津,故口渴,治用芪芍桂酒汤调和营卫,祛散水湿。方中桂枝、芍药调和营卫,配苦酒以增强泄营中郁热的作用,黄芪实卫走表祛湿,使营卫调和,水湿得祛,气血畅通,则黄汗之证可愈。

【选注】　《本义》：古人称醋曰苦酒,非另有所谓苦酒也。美酒醯,即人家家制社醋是也,亦即镇江红醋。醋之劣者,即白酒醋,各处皆是,总以社醋入药。

《心典》：黄汗之病,与风水相似,但风水脉浮而黄汗脉沉,风水恶风而黄汗不恶风为异。其汗沾衣,色正黄如柏汁,则黄汗之所独也。风水为风气外合水气,黄汗为水气内遏热气,热被水遏,水与热得,交蒸互郁,汗液则黄。黄芪、桂、芍行阳益阴,得酒则气血和而行愈周,盖欲使营卫大行,而邪气毕达耳。云苦酒阻者,欲行而未得遽行,久积药力,乃自行耳,故曰服至六七日乃解。

【医案举例】

周××,女,48岁,邹平县社员,1979年6月初诊。去年深秋劳动结束后,在小河中洗澡,受凉后引起全身发黄浮肿,为凹陷性,四肢无力,两小腿发凉怕冷,上身出汗,下身不出汗,汗发黄,内衣汗浸后呈淡黄色,腰部经常串痛,烦躁,下午低烧,小便不利……脉沉紧,舌苔薄白。服芪桂芍苦酒汤（黄芪30克　桂枝18克　白芍18克　水二茶杯,米醋半茶杯,头煎煮取一杯；二煎时加水二杯,煮取一杯,头煎液和二煎液合在一起,分为二份,早晚各一份）,共服六剂,全身浮肿消退,皮肤颜色转正常,纳增……　（摘自《山东中医学院学报》2：55,1980）

黃汗之病,兩脛自冷；假令發熱,此屬歷節。食已汗出,又身常暮盜汗出者,此勞氣也。若汗出已反發熱者,久久其身必甲錯；發熱不止者,必生惡瘡。

若身重,汗出已輒輕者,久久必身瞤,瞤即胸中痛,又從腰以上必汗出,下無汗,腰髖弛痛,如有物在皮中狀,劇者不能食,身疼重,煩躁,小便不利,此爲黃汗,桂枝加黃耆湯主之。（二十九）

桂枝加黃耆湯方：

桂枝三兩　芍藥三兩　甘草二兩　生薑三兩　大棗十二枚　黃耆二兩

上六味,以水八升,煮取三升,温服一升,須臾飲熱稀粥一升餘,以助藥力,温服取微汗；若不汗,更服。

【校勘】　《医统》本在"暮"字后有"卧"字。"劳"作"荣"。"温服"作"温复"。

【释义】　本条进一步论述黄汗证治及其与历节、劳气的鉴别。由于湿性重滞而向下,流入下肢关节后，阳气被郁，不能下达，所以黄汗病身体虽发热而两胫反冷，这与历节病的两胫发热不同。食后汗出，暮晚盗汗，是胃气不足、阴虚有热的征象，属虚劳的症状，与黄汗的阳郁为热而汗出者不同。因为阳郁为热之汗出，每当出汗后，发热及其他症状减轻。如果汗出后发热仍不退，可证明这是虚劳而不是黄汗。但黄汗一证，亦有汗出以后，湿热并不因此减轻，而仍然发热的，若日久不愈，必耗损营血，肌肤失其营养，可致状如甲错；若长期发热不退，必致营气不通，正气日衰，一旦外感邪毒，与瘀热相合，可溃烂肌肤而发生恶疮。

身重是湿胜的缘故，但若汗出之后，湿随汗泄，身重即会消失，身体感到轻快，这是黄汗的特征。固然，湿随汗出而身重可以减轻，但汗出耗伤阳气，因而肌肉发生跳动，胸中阳气不足，故亦有痛感。这时，上焦阳虚，故腰以上汗出；下焦湿胜，则腰髋弛痛，如有物有皮中。如病势转剧，内伤于脾，则不能饮食；外伤肌肉，则身体疼痛；伤于心则心烦而躁；伤于膀胱则小便不利。结果，水湿无法排泄，潴留于肌肉而生水肿，这就是黄汗病。用桂枝加黄芪汤治疗。以桂枝汤解肌调和营卫，啜粥出微汗，再加黄芪走表逐湿，使阳郁得伸，则热可外达，营卫调和，而病自解。

【按语】 芪芍桂酒汤、桂枝加黄芪汤，均治黄汗，皆有宣达阳气、排除水湿的作用。但使用时应有所区别，即前者是周身汗出，表气已虚，故重用黄芪为君；后者是汗出不透，腰以上有汗，腰以下无汗，故主以桂枝汤，另加黄芪。

对于黄汗的治疗，后世不断有所发展，在药物方面，除选用上述两方之黄芪、芍药、甘草外，常根据病情适当配伍茵陈、山栀、黄柏、白藓皮、防己、赤苓、木通、淡竹叶等品，以增强除湿清热的作用。可供临床参考。

【选注】《医通》：黄汗皆由荣气不和，水气乘虚袭入，所以有发热出汗，身体重痛，皮肤甲错，肌肉瞤动等证。至于胫冷髋弛，腰下无汗，内经所谓身半以下，湿中之也。脉沉迟者，水湿之气渗于经脉，而显迟滞不行之状，证虽多歧，观其所治，咸以桂芍和荣散邪，即兼黄芪司开阖之权，杜邪气复入之路也，按仲景于瘀热壅滞之候，每云甲错，即肌若鱼鳞之状，故发热不止，则瘀热溃腐而为恶疮。每言身瞤乃经脉动惕之兆，故发汗不已，则荣气内乏，而胸中痛也。

《本义》：……仲景主之以桂枝加黄芪汤，驱邪于表，升阳于里，驱邪以固卫，而营气之泄为汗者止矣。升阳兼补气，而内湿之酿为热者消矣。一方而湿去热除，气充阳旺，乃邪正兼理之法也。

師曰：寸口脈遲而澀，遲則爲寒，澀爲血不足。趺陽脈微而遲，微則爲氣，遲則爲寒。寒氣不足[①]，則手足逆冷；手足逆冷，則營衛不利；營衛不利，則腹滿脅鳴相逐；氣轉膀胱；營衛俱勞，陽氣不通即身冷，陰氣不通即骨疼；陽前通[②]則惡寒，陰前通則痹不仁；陰陽相得，其氣乃行，大氣[③]一轉，其氣乃散；實則失氣，虛則遺尿，名曰氣分。（三十）

【校勘】 "胁鸣"，程、魏注本及《金鉴》均作"肠鸣"，是。

【词解】

① 寒气不足：指有寒而又气血不足。

② 前通：前，《说文解字注》："前，齐断也……前，古假借作剪。"前通，即断绝流通之意。

③ 大气：指膻中之宗气。

【释义】 本条论述气分病的病理机制，及其脉症、治则。以寸口、趺阳合诊，说明气血不足而兼寒者，可出现手足逆冷、腹满、肠鸣等症状，甚至影响膀胱的功能。阳气不通则身冷，阴气不通则骨疼，也是气血不足所致的结果。阳气不流通，肌表失于温煦则怕冷；阴气不流通,肌肉失于濡养则麻痹不仁。上述脉症,均为阴阳相失所致。

大气即胸中之宗气。"阴阳相得,其气乃行,大气一转,其气乃散",是由于气分病而致水肿的治疗原则。失气与遗溺分别为气实与气虚之征,水肿病中若见有这些症状,更可说明其病在气分。

【按语】　本条说明气分病是由于阳气衰微,大气不转所致,其与水病,同出一源,只是在外候上有肿与胀、有形与无形之别,且可互相转化,如气分病经久不愈,可以转为水病。

【选注】　《论注》：仲景于论正水后,结出一血分,于论黄汗后,结出一气分,何也？盖正水由肾受邪,发于下焦,下焦血为主用,故论正水而因及于经血不通；黄汗由心受邪,发于上焦,上焦气为主用,故因黄汗而推及于大气不转。惟上下焦之气血阴阳不同,此仲景治黄汗以桂枝为君主,取其气化；而治正水以麻黄为君主,取其入营也；石水以附子为君主,取其破阴也。审其主言之次第,则立方之意,不晓然耶！

《金鉴》：寸口脉迟为寒,脉涩少血,趺阳脉微乏气,迟亦为寒,是则气血俱虚,为寒气所干,营卫不利,阴阳不通,故身寒骨痛,手足逆冷,腹满肠鸣,恶寒麻痹,失气遗溺也。此气血俱虚,寒气内客之气胀,故曰气分。

氣分,心下堅,大如盤,邊如旋杯^①,水飲所作,桂枝去芍藥加麻辛附子湯主之。(三十一)

桂枝去芍藥加麻黄細辛附子湯方：

桂枝三兩　生薑三兩　甘草二兩　大棗十二枚　麻黄二兩　細辛二兩　附子一枚炮。

上七味,以水七升,煮麻黄,去上沫,内諸藥,煮取二升,分溫三服,當汗出,如蟲行皮中,即愈。

【校勘】　赵刻本"桂姜草枣黄辛附子汤方",今据《医统》本改为"桂枝去芍药加麻黄细辛附子汤方"。

【词解】

① 旋杯：即复杯。

【释义】　本条指出气分病的治法。由于阳虚阴凝,水饮不消,积留于心下,所以痞结而坚,如盘如杯,可用桂枝去芍药加麻辛附子汤以温阳散寒,通利气机。方中用桂枝去芍药汤,振奋卫阳；麻辛附子汤,温发里阳,两者相协,可以通彻表里,使阳气通行,阴凝解散,水饮自消。

【按语】　本条用桂枝汤去芍药,是因其性微寒味苦,非本证所宜。方后云"当汗出,如虫行皮中,即愈",是服药以后,阳气得助,周行于身,推动阴凝之邪解散的现象。

【选注】　《悬解》：气分清阳之位,而浊气痞塞,心下坚大如杯,边如旋杯,此下焦阴邪逆填阳位,必缘土败而水侮也。桂甘姜枣麻附细辛汤,甘草培其土虚,附子温其水寒,麻黄泄其滞气,姜桂细辛降其浊阴也。

《心典》：气分即寒气乘阳之虚,而结于气者,心下坚大如盘,边如旋盘,其势亦已甚矣。然不直攻其气,而以辛甘温药,行阳以化气,视后人之袭用枳、朴、香、砂者,工拙悬殊矣。云当汗出如虫行皮中者,盖欲使既结之阳,复行周身而愈也。

【医案举例】

陆×,女,24岁。全身浮肿,面色苍白,恶寒,四肢冰冷。脉象沉迟,舌苔白腻,渴不多饮。此证系阴盛阳微,水气泛溢,病名阴水。盖患者脾肾阳气素虚,水湿内蕴,脾主健运,肾主排泄,脾虚不能制水,肾虚不能排水,故水聚而成胀也。治宜消阴救阳,驱寒逐水,主以桂枝去芍加麻辛附子汤：桂枝三钱　麻黄二钱　甘草二钱　细辛一钱　附子二钱　生姜二钱　大枣十枚,连服二剂。

二诊：服药后得微汗,四肢转温,恶寒亦减,药已中肯,当乘胜再追,用前方再服一剂。

三诊:恶寒已罢,小便通利,腹胀减小,脉象转缓,阳气亦有渐升之象,前方再服一剂。

四诊:上部浮肿已消,腹胀再有减小,两足仍浮,后以鸡鸣散、实脾饮出入治愈。 （摘自《福建中医医案医话选编》第二辑,第140页）

心下堅,大如盤,邊如旋盤,水飲所作,枳术湯主之。（三十二）

枳术湯方:

枳實七枚　白术二兩

上二味,以水五升,煮取三升,分溫三服,腹中軟即當散也。

【校勘】 "枳术汤",《脉经》作"枳实术汤"。《肘后》卒心痛门作"心下坚痛,大如椀,边如旋栥,名曰气分,水饮所结"。（栥,即"盘"字。）

【释义】 本条论述气分病的另一种证治。本证是因脾弱气滞,失于输转,致水气痞结于胃部,故心下坚,如盘如杯,可用枳术汤行气散结,健脾利水。

【按语】 仲景于气分心下坚大如盘者,出其两方,一方治阴气凝结于心下,用桂枝去芍药加麻黄附子细辛汤,一方治水饮痞结于心下,用枳术汤。再从两方药味组成看,前者可兼有手足逆冷,或身冷,或骨痛恶寒,或痹不仁等,是表里同病;后者则病在中焦。

【选注】 《医通》:……枳术二味开其痰结,健其脾胃,而阳分之邪解之自易耳。人但知枳实太过而用白术和之,不知痰饮所积,皆由脾不健运之故。苟非白术豁痰利水,则徒用枳实无益耳。

《心典》:证与上同。曰水饮所作者,所以别于气分也。气无形,以辛甘散之;水有形,以苦泄之也。

【医案举例】

（1）建宁总镇王,贵州人。病膈气八载,一日召诊,默不一言,按其六脉俱结,问曰:"大人素有痰气郁结否?"渠曰:"否,余素少痰,惟于每食后胸膈不舒而已。"余曰:"此即痰气郁结病也。"曰:"何以知之?"余曰:"诊脉结滞迟涩,时或一止,止无定数,以是知之。"曰:"可治乎?"余曰:"可,"遂进以枳术丸,服二料而愈。

（摘自《福建中医医案医话选编》第二辑,第380页）

（2）患者冯××,女,50岁,1973年4月10日初诊。心下坚满如大盘已四年。视其局部皮色不变,而略高于四周腹壁,触之聂聂而动,面无病色,月经尚正常,脉沉滑。脉沉主里,滑为水气内停。据脉证拟用《金匮》枳术汤,行气散结,健脾消水。

处方:炒枳实12克,白术12克。四剂。

4月14日二诊:已觉心下舒软,与四周腹壁平。继服上方四剂,病瘥。 （摘自《河南中医》1:43,1982）

【附方】

《外臺》防己黃耆湯:治風水,脈浮爲在表,其人或頭汗出,表無他病,病者但下重,從腰以上爲和,腰以下當腫及陰,難以屈伸。方见风湿中。

【校勘】 《外台秘要》卷二十风水门,载有深师木防己汤,主治与此相同,其方药味与本书前《痉湿暍病》篇所载防己黄芪汤相同,惟分量稍异,作"生姜三两,大枣十二枚擘,白术四两,木防己四两,甘草二两炙,黄芪五两";方后细注云:"此本仲景《伤寒论》方"。

【方解】 本条论述风水表虚,水湿盛于风邪的证治。故在防己黄芪汤原方基础上加重药量,以白术健脾胜湿,姜枣草调和营卫以和中,更以防己、黄芪同伍,不仅善驱肌表水湿,益气固表,还能使水湿下走。诸药同伍,共奏益气健脾,除湿行水之效。

结　　语

本篇论述水气病的病机、辨证和治疗。水气病的形成,主要是阳气衰微,水停不化,因而泛滥全身，与肺、脾、肾三脏有着密切联系，而与三焦、膀胱也有不可分割的关系。

　　本篇根据水气病的不同脉症和原因，提出了风水、皮水、正水、石水、黄汗五种类型；继又根据水气病形成的内脏根源，论述了肝水、心水、脾水、肺水、肾水的临床特征。前五种水气类型与五脏水之间，有着密切的内在联系，辨证时应该互参。

　　关于水气病的治疗，本篇提出了"腰以下肿，当利小便"、"腰以上肿，当发汗"和"可下之"的三大原则，对于指导临床实践的价值极大，但在运用时，必须掌握辨证施治的精神，才能收到应有的效果。

　　至于篇中方剂，如风水表虚的，用防己黄芪汤；有郁热，用越婢汤；脉浮杏子汤；正水脉沉的用麻黄附子汤。皮水因阳郁而出现四肢水肿，聂聂跳动的，用防己茯苓汤；阳气被阻而手足逆冷的，用蒲灰散。里水因阳郁有热而湿重，见一身面目洪肿的，用越婢加术汤；因肺气不宣而无郁热的，用甘草麻黄汤。黄汗病因湿重而阳郁的，用桂枝加黄芪汤；阳郁而营血有热的，用芪芍桂酒汤。此外，由于阳虚阴凝呈现心下痞结的，用桂枝去芍药加麻辛附子汤；脾弱气滞而出现心下痞坚的，则用枳术汤治疗。

17　黄疸病脉证并治第十五

本篇是专论黄疸病,但其范围相当广泛。从发病的机制来说,本篇内容有湿热发黄、寒湿发黄、火劫发黄、燥结发黄、女劳发黄,以及虚黄等,但其中以湿热发黄为重点。

本篇对黄疸的分类,主要是从病因来分的,有黄疸、谷疸、酒疸、女劳疸等名称。但从其证治内容来说,却有湿胜、热胜、湿热俱胜的不同。

至于治疗,篇中列举很多方法,有解表发汗、清利湿热、润燥逐瘀、调补脾胃等,但以清利湿热为其中的重点。

寸口脈浮而緩,浮則爲風,緩則爲痹。痹非中風。四肢苦煩,脾色必黃,瘀熱以行。(一)

【释义】　本条论述黄疸病的发病机制。脉浮主风,脉缓主湿,"寸口脉浮而缓"是外感风邪、里有湿邪的征象。湿邪久郁化热,熏蒸于外,因而发生黄疸。

"痹非中风"一句是插笔,说明发黄的原因,是由于湿热郁滞于脾胃所致,虽然脉见浮缓,有似伤寒太阳中风,但实非太阳中风证。

脾主四肢、肌肉,脾有湿热,故四肢苦烦不安。脾主运输,为四运之轴,如脾脏将瘀积的湿热转输于体表,就必然发生黄疸,所以说"脾色必黄,瘀热以行"。

【按语】　《伤寒论》说:"伤寒脉浮而缓,手足自温者,系在太阴(脾),太阴当发身黄。"伤寒与杂病在发病因素上虽然有所不同,但据此可以理解,脾主运化湿邪,如湿热久郁,脾失运化,则身必发黄,其病理机制基本相同。

【选注】　《心典》,脉浮为风,脉缓为湿,云为痹者,风与湿合而痹也;然非风痹疼痛之谓,故又曰痹非中风。所以然者,风得湿而变热,湿应脾而内行,是以四肢不疼而苦烦,脾脏瘀热而色黄。脾者四运之轴也,脾以其所瘀之热,转输流布,而肢体面目尽黄矣,故曰瘀热以行。

《补正》:瘀热以行,一个瘀字,便见黄皆发于血分,凡气分之热不得称瘀。小便黄赤短涩而不发黄者多矣。脾为太阴湿土,土统血,热陷血分,脾湿郁遏,乃发为黄。

趺陽脈緊而數,數則爲熱,熱則消穀,緊則爲寒,食即爲滿。尺脈浮爲傷腎,趺陽脈緊爲傷脾。風寒相搏,食穀即眩,穀氣不消,胃中苦濁①,濁氣下流,小便不通,陰被其寒,熱流膀胱,身體盡黃,名曰穀疸。

額上黑,微汗出,手足中熱,薄暮即發,膀胱急,小便自利,名曰女勞疸;腹如水狀不治。

心中懊憹而熱,不能食,時欲吐,名曰酒疸。(二)

【校勘】　《脉经》将女劳疸、酒疸各作一条。

【词解】

① 苦浊:"苦"作"病"字解。"浊"即指湿热。下"浊气"亦为湿热。

【释义】　本条进一步论述黄疸病机、分类及主症。趺阳脉以候脾胃,脉数知胃中有热,热盛则消谷善饥,故"热则消谷";脉紧主寒湿,湿胜则伤脾,脾伤则不能运化水谷,故"食即为满"。胃热脾湿，互相郁蒸，则发为黄疸。

"尺脉浮为伤肾，趺阳脉紧为伤脾"是插笔，指出谷疸与女劳疸不同的脉象。浮脉主虚，尺以候肾，女劳疸为肾虚有热，故尺脉浮；紧脉主寒湿，谷疸为湿阻于脾，故趺阳脉紧。

"风寒相搏"，是泛指病邪，犹言湿热相搏。脾胃蕴有湿热，则消化功能减退，故"谷气不消"，即使勉强进食，则反能助湿增热，湿热上冲则头眩，湿热流于下焦，肾不能化气行水，故小便不利。"阴被其寒，热流膀胱"，"阴"，是指太阴脾，谓脾寒生湿，湿郁化热，湿热伤胃，湿热下流于膀胱，则小便不利；小便不利，湿热无从排泄，于是郁蒸而成黄疸。因为发病的原因与饮食有关，所以称它为谷疸。

女劳疸是因房劳伤肾所引起，肾虚则生热，故见手足中热、微汗出、薄暮即发等症。女劳疸的特征是"额上黑"，色黑属于肾，主虚劳不足，所以有"色黑为劳"之说。病因非膀胱湿热，故"小便自利"。此病属于肾虚，如病至后期，出现腹如水状，是脾肾两败的症状，故称"不治"。

酒疸病因嗜酒伤中，湿热内蕴所致。如湿热上熏于心，故心中郁闷不舒，烦热不安；湿热盛于内，清浊升降之机受阻，浊气不能下行，胃气反而上逆，故不能食，时常泛恶欲吐。病由嗜酒伤中引起，所以称它为酒疸。

【按语】 本条的主要精神在于讨论黄疸的分类和主症。其中谷疸是以食谷即眩为主症，酒疸是以心中懊憹为主症，女劳疸是以额上黑为主症；但谷疸、酒疸皆小便不利，女劳疸则小便自利。

【选注】《心典》：趺阳脉数为热者，其热在胃，故消谷；脉紧为寒者，其寒在脾，故满。满者必生湿。胃热而脾湿，乃黄病之原也。尺脉浮为伤肾者，风伤肾也，趺阳脉紧为伤脾者，寒伤脾也。肾得风而生热，脾得寒而生湿，又黄病之原也。湿热相合，其气必归脾胃。脾胃者，仓廪之官也，谷入而助其热则眩，谷不消而气以瘀，则胃中苦浊，池气当出下窍。若小便通，则浊随溺去，今不通，则浊虽下流而不外出，于是阴受其湿，阳受其热，转相流被而身体尽黄矣。曰谷疸者，病虽始于风寒，而实成于谷气耳。

肾劳而热，黑色上出，独脾病而黄外见也。额于部为庭，《灵枢》云：庭者，颜也。又云：肾病者，颧与颜黑。微汗出者，肾热上行而气通于心也。手足心热，薄暮即发者，病在里在阴也。膀胱急者，肾热所逼也。小便自利，病不在腑也。此得之房劳过度，热从肾出，故名曰女劳疸。若腹如水状，则不特阴伤，阳亦伤矣，故曰不治。

懊憹，郁闷不宁之意。热内蓄则不能食，热上冲则时欲吐，酒气熏心而味归脾胃也。此得之饮酒过多所致，故名酒疸。

陽明病，脈遲者，食難用飽，飽則發煩頭眩，小便必難，此欲作穀疸。雖下之，腹滿如故，所以然者，脈遲故也。（三）

【校勘】 此条见于《伤寒论》，"发烦"作"微烦"。

【释义】 本条论述谷疸从寒化的病机。谷疸属于阳明实证，多因湿热为病，其脉当数，今脉反迟，是太阴虚寒证。病由于脾气虚寒不能腐熟水谷，故饱食则气滞不化，发生烦闷症状；湿浊上逆，阻遏清阳，则见头眩；湿浊下流，气化失职，故小便难。

"腹满"是由于脾虚不能运化水谷，属于太阴寒湿证，治疗方法，应当温运，不应攻下；若误用攻下，则更伤脾阳，腹满不愈，所以说"虽下之，腹满如故"。

【按语】 本条的辨证重点，在于"脉迟"。因此其证当有舌淡苔白、精神疲倦、面色萎黄等症，即后世所谓"阴黄"之类。治疗当用温法。如理中、四逆等方，并可加茵陈。但须注意，这里的脉迟，是迟而无力，假如迟而有力，并见腹满便秘的，则为阳明实证，应加鉴别。

【选注】《心典》：脉迟胃弱，则谷化不速，谷化不速，则谷气郁而生热，而非胃有实热，故虽下之而腹满不去，伤寒里实，脉迟者尚未可攻，况非里实者耶。

《金鉴》：谷疸属胃热，脉当数，今脉迟，脾脏寒也。寒不化谷，所以虽饥欲食，食难用饱，饱则烦闷，胃中填塞，健运失常也。清者阻于上升，故头眩，浊者阻于下降，故小便难也。此皆欲作谷疸之征，其证原从太阴寒湿郁黟而生，若误以为阳明湿热发黄下之，虽腹满暂减，顷复如故，所以然者，脉迟寒故也，此发明欲作谷疸，属脾阴寒化，而不可下者也。

夫病酒黄疸，必小便不利，其候心中热，足下热，是其證也。（四）

酒黄疸者，或無熱，靖言了了①，腹滿欲吐，鼻燥；其脈浮者先吐之，沉弦者先下之。（五）

酒疸，心中熱，欲嘔者，吐之愈。（六）

【校勘】 "靖言了了"，赵刻本作"靖言"，今据《脉经》、《千金》及徐、沈、魏、陈注本改。《外台》、高注本作"静言了了"，《二注》本、尤注本作"清言了了"。赵刻本"腹满"上有"小"字。

【词解】

① 靖言了了：语言不乱，神情安静。

【释义】 以上三条进一步论述酒疸的证治。酒疸的形成原因，是由于湿热内蕴，清浊升降失常所致。湿热上蒸，则心中烦热；湿热下流，气化不行则小便不利，足下热。但"小便不利"是形成酒疸的主要关键。因为人体气化正常，则小便自利，湿热自有出路，不致发生黄疸，所以《伤寒论》说"若小便自利者，不能发黄"。

酒疸虽由于湿热内蕴所致，但其病机趋势，却有在上、在中、在下的不同。如湿热偏于上部，则欲吐、鼻燥；偏于下部，则腹部胀满，湿热不甚，邪在于中，故心中无热，神情安静，语言清晰。从治疗上来说，主要是因势利导，如鼻燥脉浮而欲吐者，是病势趋向于上，当用吐法；如腹满脉沉弦者，是病势趋向于下，当用下法。因为人体的表里上下，是有一定联系的，从病情发展来说，往往是有余于此，不足于彼，所以在临床时应权衡轻重，随机应变，灵活地采用治疗方法。

酒疸是湿热内蕴于胃所致，欲呕是病势趋向于上。欲呕者吐之，是顺应病势的一种疗法，即所谓"因势利导"。通过呕吐，使病邪从上排出，故曰"吐之愈"。

【按语】 以上三条都是论述酒疸的证治。但其具体内容，则又各有重点，第四条是对第二条的补充，是论述酒疸的一般病情。第五条是指出酒疸的特殊情况。这样对酒疸的认识，就更全面了。同时又提出了酒疸的两条治法，并说明吐法在一般与特殊的情况下，都可以相机运用，不是专为第五条证候而设。

【选注】《直解》：小便利则湿热行，不利则热留于胃，胃脉贯膈下足跗，上熏胃脘则心中热，下注足跗则足下热也。

《金鉴》：酒体湿而性热，过饮之人，必生湿热为疸病也。无热，无外热也；谵语鼻燥，有内热也；小腹满，湿热蓄于膀胱也；欲吐，湿热酿于胃中也。其脉浮者，酒热在经，先吐之以解外也；沉弦者，酒饮在里，先下之以解内也。

《论注》：然酒疸心中热，方恶其结热不行，假使欲吐，正热邪欲出之机，故曰吐之愈。

酒疸下之，久久爲黑疸①，目青面黑，心中如噉蒜虀狀②，大便正黑，皮膚爪之不仁③，其脈浮弱，雖黑微黃，故知之。（七）

【校勘】《巢源》酒疸候，无"虽黑微黄"四字。"噉"，《千金》作"啖"。

【词解】

① 黑疸：是酒疸误下后的变证。目青面黑，大便亦变黑色，这是一种症状，并不是黄疸中的一种。

② 心中如噉蒜薤状：噉(dàn，音"淡")是吃的意思。薤(jī，音"济")，指捣碎的姜、蒜、韭菜等。此言胃中有灼热不舒感。

③ 爪之不仁：谓肌肤麻痹，搔之无痛痒感。

【释义】 本条论述酒疸误下变为黑疸的证候。酒疸本来就有可下的证候，但由于下之不当，导致湿热内陷，邪入血分，久久熏蒸，血为瘀滞，就可以变为黑疸。其症目青面黑，皮肤搔之不仁，则为血瘀于内，不荣于外所致。"大便正黑"则为瘀热内积，流滞于肠腑。"心中如噉蒜薤状"，是瘀热内蕴、上蒸于心的现象。"其脉浮弱"，说明湿热仍有上攻之势，但血分已经受伤，故脉又见"弱"。面目虽黑而犹带黄色，可知是由酒疸误下转变而来。但是黑疸的发生，不仅酒疸误治如此，凡黄疸经久，皆有转变为黑疸的可能。

【选注】 《巢源》：黑疸之状，苦小腹满，身体尽黄，额上反黑，足下热，大便黑是也。夫黄疸、酒疸、女劳疸，久久多变为黑疸。

《心典》：酒疸虽有可下之例，然必审其腹满，脉沉弦者而后下之；不然，湿热乘虚陷入血中，则变为黑疸。目青面黑，皮肤不仁，皆血变而瘀之征也。然虽曰黑疸，而其原仍是酒家，故心中热气熏灼，如噉蒜状，一如懊憹之无奈也；且其脉当浮弱，其色虽黑当微黄，必不如女劳疸之色纯黑而脉必沉也。

師曰：病黃疸，發熱煩喘，胸滿口燥者，以病發時火劫其汗①，兩熱所得②。然黃家所得，從濕得之。一身盡發熱而黃，肚熱③，熱在裏，當下之。（八）

【词解】

① 火劫其汗：谓用艾灸、温针或熏法，强迫出汗。

② 两热所得：谓火与热相互搏结。

③ 肚热：谓腹中热。

【释义】 本条论述误用火劫而发黄的证治。黄疸病未病前虽然发热，但与一般外感发热不同，它是由于湿热熏蒸的里证发热，治疗应该清解。如误用火劫强迫发汗，在里之热不得外解，反而增剧，所以说："两热所得"。因而出现发热烦喘、胸满口燥的症状。

"然黄家所得，从湿得之"是插笔。说明本证病情严重，内热较盛，但毕竟与湿有关，如无湿就不会发黄，所以说"黄家所得，从湿得之"。"一身尽发热"，是说发热很高，毫无恶寒现象；特别是腹部发热更重，这是"热在里"的反应。因为"热在里"，所以当用攻下法通腑泻热。

【按语】 在研究本文时，应注意文中的几个"热"字，如"两热"、"一身尽热"、"肚热"、"热在里"等。因为本证虽由湿而来，但经误治后，湿从燥化，而且病情急剧，不用苦寒药下泻其热，就不能减轻病势。

本条有证无方，后人主张用栀子大黄汤、大黄硝石汤或凉膈散，均可相机使用。

【选注】 《心典》：烦、满、燥、渴，病发于热，而复以火劫之，以热遇热，相得不解，则发黄疸，然非内兼湿邪，则热与热相攻，而反相散矣，何疸病之有哉。故曰"黄家所得，从湿得之"，明其病之不独因于热也。而治此病者，必先审其在表在里，而施或汗或下之法。若一身尽热而腹热尤甚，则其热为在里，里不可从表散，故曰当下。

《浅注》：此概言黄疸有因误火而得之证，又辨其湿热相合者为瘅病之常，独热在里者为瘅病之变，使人分别论治也。

脈沉，渴欲飲水，小便不利者，皆發黃。（九）

腹滿，舌痿黃①，燥不得睡，屬黃家。舌痿疑作知痿。（十）

【校勘】 "燥"，《医统》本作"躁"。《金鉴》"舌痿黄"之"舌"字，当作"身"字。

【词解】

① 痿黄：即萎黄，谓身黄而不润泽。

【释义】　以上两条指出湿热发黄与寒湿发黄的不同证候。脉沉主病在里，亦为湿热郁滞的反映。热郁于里，故口渴欲饮水；饮水而小便不利，则湿无由排泄，因而发生黄疸。

腹满是太阴（脾）寒湿的症状，证由脾虚不能运化所致。但其腹满应按之而柔软，它与实热拒按者完全不同。躁不得睡，是湿郁于中焦，胃不和则卧不安。如腹满而软，身体萎黄而晦暗，则病属于阴黄，所以说"属黄家"。

【按语】　以上两条，从病机而论，前条是湿热熏蒸，后条是寒湿伤阳，虽皆属于发黄的范围，但有一虚一实的不同，如根据后世黄疸的分类，似可以分属于阳黄和阴黄。

至于后条的病机，后世注家亦有认为是湿热发黄的，可作参考。

【选注】　《金鉴》：脉沉，主里也，渴欲饮水，热瘀也。小便不利，湿郁也。热瘀湿郁于里，故发黄也。

《心典》：脾之脉连舌本，散舌下，腹满舌痿，脾不行矣，脾不行者有湿，躁不得睡者有热，热湿相搏，则黄疸之候也。

黄疸之病，当以十八日爲期，治之十日以上瘥，反劇爲難治。（十一）

【释义】　本条是论述黄疸病的预后。说明黄疸病向愈或增剧，是以十八日左右为期。假如经过治疗，能在十天左右减轻，那就容易治愈；如果十日以后病情反而加重，是邪盛正虚，治疗就比较困难。这里的主要精神，除说明黄疸病预后的一般时间外，更重要的是在于争取及早治疗。

【选注】　《心典》：土无定位，寄王于四季之末各十八日。黄者土气也，内伤于脾，故即以土王之数，为黄病之期。盖谓十八日脾气至而虚者当复，即实者亦当通也。治之十日以上瘥者，邪浅而正胜之，则易治；否则，邪反胜正而增剧，所谓病胜脏者也，故难治。

疸而渴者，其疸難治，疸而不渴者，其疸可治。發於陰部①，其人必嘔；陽部①，其人振寒而發熱也。（十二）

【校勘】　《脉经》、《千金》"阳部"上，有"发于"二字。

【词解】

① 阴部、阳部：阴指在里、阳指在表。

【释义】　本条再论黄疸的预后。口渴，是湿热化燥的现象，同时也意味着病邪入里热重，病势正在发展，故"其疸难治"；如口不渴，是病邪尚浅，里热不盛的现象，正气尚能胜邪，故"其疸可治"。

呕吐证多发病于里，所以说"发于阴部"；恶寒发热，病多在表，所以说"发于阳部"。这里的发于阴、发于阳，即第一篇第十三条阳病、阴病，亦为疾病的分类方法。

【按语】　以上两条，对于黄疸的预后推断，均为约略之辞，未可据为定论，还须根据全面证候加以判断。

【选注】　《心典》：疸而渴，则热方炽而湿且日增，故难治。不渴，则热已减而湿亦自消，故可治。阴部者，里之脏腑，关于气，故呕；阳部者，表之躯壳，属于形，故振寒而发热。此阴阳内外浅深微甚之辨也。

穀疸之爲病，寒熱不食，食即頭眩，心胸不安，久久發黄爲穀疸，茵陳蒿湯主之。（十三）

茵陳蒿湯方：

茵陳蒿六兩　梔子十四枚　大黄二兩

上三味，以水一斗，先煮茵陳，減六升，內二味，煮取三升，去滓，分溫三服。小便當利，尿如皂角汁狀，色正赤，一宿腹減，黃從小便去也。

【释义】 本条是论述谷疸湿热证的证治。谷疸的形成，多因病邪外感，饮食内伤，导致脾胃运化失常，湿热内蕴，酿成黄疸。其证"寒热不食"，这里的寒热，与一般表证的寒热不同，它是由于湿热交蒸、营卫不和所致。湿热内蕴，脾胃清浊升降失常，所以食欲减退，假如勉强进食，食入不化，反能助湿生热，湿热不能下行，反而上冲，所以食即头眩，心胸不安。这种病情，往往有一个郁蒸过程，所以说"久久发黄为谷疸"。

谷疸的症状，第二条中指出：消谷，食即为满，食谷即眩，小便不通。因此本证的主要症状，除有寒热不食，食则头眩，心胸不安外，应有腹满、小便不利等症。

由于谷疸的发病原因，为湿热蕴结引起，故治疗用茵陈蒿汤清泄湿热为主。茵陈蒿、栀子清热利湿，大黄泄热退黄，使阳明（肠胃）之瘀热，从大小便排泄，故方后云"尿如皂角汁状，黄从小便去也"。

【按语】 关于黄疸病用大黄的问题，据临证的经验，凡属湿热黄疸，如见大便难，或大便呈白色，病属实证的，可以早用大黄，并可连续服用。因为黄疸病除阴黄外，多属湿热壅滞肠胃，即使发热，多属里热，故下不厌早，但剂量不宜过大，可先重后轻。有人主张治疗湿热黄疸，先用茵陈蒿汤，或栀子大黄汤，排除肠胃的积滞，然后用茵陈五苓散利小便，以清余湿。此言深合治疗谷疸的机理。

【选注】《心典》：谷疸为阳明湿热瘀郁之证。阳明既郁，营卫之源壅而不利，则作寒热；健运之机窒而不用，则为不食；食入则适以助湿热而增逆满，为头眩，心胸不安而已。茵陈、栀子、大黄，苦寒通泄，使湿热从小便出也。

《金鉴》：此详申谷疸之为病也。未成谷疸之时，其人多病寒热，寒热作时，则不能食，寒热止时，则或能食，虽能食，然食后即头昏目眩心烦不安，此为湿瘀热郁而内蒸，将作谷疸之征也，久久身面必发黄，为谷疸矣，宜茵陈蒿汤利下，使从大小二便而出之。

【医案举例】

张××，男，32岁，工人。于1973年7月25日就诊。患者一周前全身不适，初起发冷发烧，曾服治感冒成药而发热减轻，但仍食欲不振，恶心欲吐，厌油腻，神疲无力，皮肤发黄，小便黄赤而如茶水，大便正常，右肋下疼痛，腹部胀满。检查：体温37.5℃，血压125/85毫米汞柱，巩膜及全身皮肤黄染，腹软、肝于肋缘下2厘米，质软，触痛（+）、脾（-）。化验：麝香草酚浊度5单位，谷丙转氨酶540单位，凡登白试验呈双相反应，黄疸指数44单位。诊断：急性黄疸型肝炎。

辨证与治疗：初诊：黄疸色鲜明，面目一身俱黄，舌苔黄腻，脉象滑数。此系湿热蕴结所致，治宜清热祛湿，利疸除黄，茵陈蒿汤加减。茵陈一两五钱　山栀三钱　大黄三钱　板蓝根一两　茯苓五钱　水煎服。

二诊（8月2日）：上方服五剂，恶心消失，食欲略有增加，体温37.1℃，其他症状无明显变化，仍守原意。原方加丹参五钱。

三诊（8月25日）：上方共服十二剂，黄疸基本消退，肋痛亦除，但肝区有沉重感，食欲欠佳，腹胀依然，大便溏薄。体温36.5℃，肝于肋缘下可触及1厘米。化验：麝香草酚浊度4单位，谷丙转氨酶100单位，黄疸指数5单位。内热基本得清，腹胀、纳呆、便溏乃脾为湿困，运化失职使然，治宜健脾利湿。孩儿参五钱　白术三钱　茯苓四钱　猪苓三钱　木香一钱五分　砂仁二钱（后下）　大腹皮三钱　陈皮二钱　六一散四钱（冲）。水煎服。

效果：上方连服八剂，大便成形，食欲增加，腹胀消失。原方略为加减，以资巩固。六剂后，体质恢复，照常工作。　　（摘自河北新医大学《中医医案八十例》第7页）

黃家日晡所發熱，而反惡寒，此爲女勞得之；膀胱急，少腹滿，身盡黃，額上

黑,足下熱,因作黑疸,其腹脹如水狀,大便必黑,時溏,此女勞之病,非水也。腹滿者難治。硝石礬石散主之。(十四)

硝石礬石散方:

硝石　礬石(燒)等分

上二味,爲散,以大麥粥汁和服方寸匕,日三服。病隨大小便去,小便正黄,大便正黑,是候也。

【校勘】《千金》《外台》"少腹"均作"小腹"。

【释义】 本条是论述女劳疸转变为黑疸兼有瘀血湿热的证治。黄疸多由于湿热蕴蒸,郁于阳明为病,故日晡发热而不恶寒,假如日晡所发热而反恶寒,则非阳明证,而为女劳疸肾虚内热证。膀胱急,少腹满,大便必黑,时溏,为瘀热内着所致;身尽黄,额上黑,足下热,是虚热熏蒸引起。如女劳疸日久不愈,则变为黑疸,所以说"因作黑疸"。其腹胀如水肿症状,但它与水肿病无关。如病发展至后期,出现腹满的症状,是脾肾两败的现象,其预后不良。

"硝石矾石散主之"一句是倒装笔法,是针对肾虚挟有瘀血湿热而言,不适于脾肾两败腹满之证。硝石矾石散有消瘀化湿的功能,硝石即火硝,能入血分消瘀活血,矾石入气分化湿利水,因为两石有伤胃耗血之副作用,故用大麦粥汁调服,以保养胃气。

【按语】 近代医家认为方中的矾石可用皂矾,它不但能化湿,并有补血的作用,所以它不但能治女劳疸,且可治其他内伤诸黄,此说可供临床参考。

还须注意,女劳疸若不兼瘀血,纯属肾虚,前人多用补肾法治疗。如偏于肾阴虚的,用六味丸、左归丸为主,偏于肾阳虚的,用肾气丸、右归丸为主;如肾虚兼有瘀血的,可以采用标本同治法。

【选注】《心典》:黄家日晡所本当发热,乃不发热而反恶寒者,此为女劳肾热所致,与酒疸、谷疸不同。酒疸、谷疸热在胃,女劳疸热在肾,胃浅而肾深,热深则外反恶寒也。膀胱急,额上黑,足下热,大便黑,皆肾热之征。虽少腹胀满,有如水状,而实为肾热而气内蓄,非脾湿而水不行也。惟是证兼腹满,则阳气并伤,而其治为难耳。硝石感寒除热,矾石除痼热在骨髓,骨与肾合,用以清肾热也。大麦粥和服,恐伤胃也。

《论注》:此详辨女劳疸症,其初亦未遽黑,故与诸黄相类曰黄家;但日晡所发热而反恶寒,谓彼骤然表证,或发热恶寒并见,而无定时。至于疟则发热即不恶寒,恶寒即不发热,亦无定时。脾胃劳热,则但热不恶寒,每于日昃时。若此独专于日晡,日晡即申时,此时气血注膀胱,然前曰薄暮,此曰日晡,乃统申酉时言之。酉时气血注肾也。以发热知虚生热,以恶寒知肾中虚极不任客寒,以日晡所发知卫气并肾与膀胱,而肾虚又不任热,故曰此为女劳得之……

【医案举例】

黄××,男,57岁,农民,1955年8月15日来我院门诊。主诉:巩膜及皮肤发黄,腹部膨胀,周身浮肿,精神疲乏。病史:胃腹部发胀半年,常觉不舒,最近二十余日面目发黄,腹部膨胀,周身浮肿,胸闷纳少,容易发怒,大便溏,小便色赤,在浦东乡间诊为膨胀,认为不治,遂扶伴来沪求医。检查:肝肿大,边缘不明显,脾脏因腹水不易扣及,腹部膨胀,有移动性浊音,两足有凹陷性水肿,脉濡细,舌苔干白而腻……诊断:肝硬化腹水。处理:硝矾散9分,分三次服。

治疗经过:自1955年8月15日至1956年1月16日历时五个月,服药至9月12日腹水全退,黄疸逐渐减退,继续服用,胃纳渐加,精神振作。前后共计门诊20次,每次单独来沪,与初诊时判若两人。 (摘自《上海中医药杂志》7:33,1956)

酒黄疸,心中懊憹或热痛,栀子大黄汤主之。(十五)

栀子大黄湯方:

栀子十四枚　　大黄一兩　　枳實五枚　　豉一升

　　上四味，以水六升，煮取二升，分温三服。

【释义】　本条论述酒疸的证治。酒疸的病机，为湿热蕴于中焦，上蒸于心，故心中懊憹；湿热阻气，气机不利，不通则痛，故心中热痛。治疗用栀子大黄汤清心除烦。方中栀子、豆豉清心解烦，大黄、枳实除积泻热。但本病除有心中懊憹热痛外，当有身热，烦躁不眠，大便难，小便不利，身黄如橘色等症。

【按语】　栀子大黄汤与茵陈蒿汤两方均用大黄栀子，其功用主治相类似，但它们的病位、主症、方药功用却完全不同。栀子大黄汤的病位在心中、心下，主症为心中懊憹或热痛，其作用在于泄热除烦；茵陈蒿汤的病位在腹中，主症为心胸不安，腹满，其功用在于通利湿热，两者应加以区别。

【选注】　《医门法律》：此治酒热内结，昏惑懊憹之剂。然《伤寒论》中有云"阳明病，无汗，小便不利，心中懊憹者，身必发黄"，是则诸凡热甚于内者，皆足致此，非独酒也。

《心典》：酒家热积而成实，为心中懊憹或心中热痛，栀子、淡豉彻热于上，枳实、大黄除实于中，亦上下分消之法也。

　　諸病黃家，但利其小便；假令脈浮，當以汗解之，宜桂枝加黃芪湯主之。方见水气病中。（十六）

【释义】　本条论述治疗黄疸的大法与表虚的证治。黄疸的发病原因，多由于湿热内蕴，气化失职，小便不利，导致湿热无从排泄，日久熏蒸而成黄疸。因此，治疗黄疸的大法，当以清热化湿、通利小便为主，所以说"诸病黄家，但利其小便"。但是诸病黄家，发热恶寒，脉浮自汗，病邪尚在表者，仍当发汗解表，所以治疗用桂枝加黄芪汤，调和营卫以解表邪。方中用桂枝汤调和营卫，加黄芪助气托邪，合用为黄疸病的解表之剂。

【按语】　桂枝加黄芪汤适用于表虚而内热不重的证候。如表实而内有湿热，可用麻黄连翘赤小豆汤；内热重的可用《外台》麻黄五味汤（麻黄、葛根、石膏、茵陈、生姜），发表驱邪，清利湿热。

【选注】　《心典》：小便利，则湿热除而黄自已，故利小便为黄家通法。然脉浮则邪近在表，宜从汗解，亦脉浮者先吐之之意。但本无外风而欲出汗，则桂枝发散之中，必兼黄芪固卫，斯病去而表不伤，抑以助正气以逐邪气也。

《金鉴》：诸病黄家，谓一切黄家病也。黄病无表里证，热盛而渴者当清之，湿盛小便不利者，但当利其小便。假令脉浮，则为在表，当以汗解之，宜桂枝加黄芪汤。于此推之，可知脉沉在里，当以下解之也。

　　諸黃，豬膏髮煎主之。（十七）

　　豬膏髮煎方：

　　豬膏半斤　　亂髮如雞子大三枚

　　上二味，和膏中煎之，髮消藥成，分再服。病從小便出。

【释义】　本条论述胃肠燥结的萎黄证治。猪膏发煎方中用猪膏利血脉、解风热、润燥结；乱发消瘀结，能通大便。因此可知本证是由于燥结而兼血瘀所引起的萎黄证。据《千金》、《外台》的记载，本证当有少腹急满，大便秘结等症。

【按语】　本条所谓"诸黄"，应该灵活看，因为本方不能治一切黄疸，更不可用于湿热黄疸。

【选注】　《心典》：此治黄疸不湿而燥者之法。按《伤寒类要》云：男子、女人黄疸，饮食不消，胃胀，热生黄衣,在胃中有燥屎使然,猪膏煎服则愈。盖湿热经久,变为坚燥,譬如盦曲,热久则湿去而干也。《本草》:猪脂利血脉,解风热,乱发消瘀,开关格利水道,故曰病从小便出。

【医案举例】

徐氏云:予友骆天游黄疸,腹大如鼓,百药不效,用猪膏四两,发灰四两,一剂而愈。 (摘自《金匮要略今释·卷五》第309页)

黄疸病,茵陳五苓散主之。一本云茵陈汤及五苓散并主之。(十八)

茵陳五苓散方:

茵陳蒿末十分　五苓散五分方见痰饮中。

上二物和,先食飲方寸匕,日三服。

【释义】 本条论述湿重于热的黄疸证治。茵陈五苓散的作用,主要是清热利湿。方中茵陈苦寒清热,利湿退黄,五苓散淡渗化气利水。因此可知本方主治湿重于热的黄疸证。除见黄疸外,当有形寒发热,食欲减退,小便短少不利等症。

【按语】 茵陈五苓散是黄疸病中常用的主方。因为一般黄疸病多见湿重于热证,所以在临床中多用它加减治疗。

【选注】《心典》:此正治湿热成疸者之法,茵陈散结热,五苓利水去湿也。

《金鉴》:黄疸病之下,当有小便不利者之五字,茵陈五苓散方有着落,必传写之遗。黄疸病脉沉,腹满在里者,以大黄硝石汤下之;脉浮无汗(当为有汗)在表者,以桂枝加黄芪汤汗之;小便不利者,不在表里,故以茵陈五苓散主之。

【医案举例】

(1) 1951年秋,洪××之子,年方9岁,素来消化不良,一贯喜坐湿地,是秋患病:皮肤微黄,目赤黄如栀子,面足微肿,肢软恶动,胃纳呆滞,食难用饱,口微作渴,小便短赤,舌苔白滑多津,脉象急缓无力,延及二十余日,乃央谷治。据证推求,乃系脾虚湿盛、湿郁发黄,拟茵陈五苓散方作煎剂。茵陈三钱　桂枝一钱　白术一钱　茯苓二钱　泽泻二钱　猪苓一钱

嘱其连续服用,每日一剂,每剂三服。服至二剂,身黄始退,服至六剂,诸证全除。 (摘自《湖北中医医案选集》第一辑,第68页)

(2) 有一家病伤寒七八日,身体洞黄,鼻目皆痛,两髀及项颈腰脊强急,大便涩,小便如金。予曰:脉紧且数,脾元受湿,暑热蕴蓄于太阳之经,宿谷相搏,郁蒸而不得散,故使头面有汗,至颈以下无之;若鼻中气冷,寸口过掌,无脉则不疗,急用茵陈汤调五苓散与之,数服差。 (摘自《普济本事方》第118页)

黃疸腹滿,小便不利而赤,自汗出,此爲表和裏實,當下之,宜大黃硝石湯。(十九)

大黃硝石湯方:

大黃　黃柏　硝石各四兩　梔子十五枚

上四味,以水六升,煮取二升,去滓,內硝,更煮取一升,頓服。

【校勘】《脉经》、《千金》作"大黄黄檗栀子芒硝汤"。

【释义】 本条论述黄疸病热盛里实的证治。黄疸腹满,为热邪传里,里热成实;小便不利而赤,是湿郁化热,膀胱气化不利;自汗出,是表邪已解,里热熏蒸的现象,所以说"此为表和里实"。因为表和无病,里热已成实证,故治疗当用攻下法,通腑泄热,用大黄硝石汤。方中以栀子、黄柏清里泄热,大黄、硝石攻下瘀热。合用具有清热通便,利湿除黄的作用。但本方药力清泄较猛,在运用时应注意辨证,必须是腹部和胁下胀满或疼痛拒按,大便秘结,小便不利,脉象滑数有力者,可用本方。

【按语】 黄疸属于湿热郁蒸之病,但有偏于湿胜,偏于热胜,和湿热俱盛的区别。本条证候是偏于热胜,而且病情较重;茵陈蒿汤证,为湿热两胜,较此证为稍轻;本方与栀子大黄汤证相比较,则栀子大黄汤证病情更轻,而且病位偏上。本证病情急重,病位偏于中下。三者之间的关系,在治法上主要是根据证候,不必拘泥于黄疸、谷疸、酒疸的名称。

【选注】《医门法律》:湿热郁蒸而发黄,其当从下夺,亦须仿治伤寒之法,里热者始可用之,重则用大黄硝石汤荡涤其湿热,如大承气汤之例;稍轻则用栀子大黄汤清解而兼下夺,如三黄汤之例;更轻则用茵陈蒿汤清解为君,微加大黄为使,如栀豉汤中加大黄如博棋子大之例。是则汗出固不敢轻用,下法亦在所慎施,以疸证多挟内伤,不得不回护之耳。

《心典》:腹满,小便不利而赤,为里实。自汗出为表和。大黄、硝石亦下热去湿之法,视栀子大黄及茵陈蒿汤较猛也。

【医案举例】
静俭堂治验云:荻原辨藏患黄疸,更数医,累月不见效,发黄益甚,周身如桔子色,无光泽,带黯黑,眼中黄如金色,小便短少色黄如柏汁,呼吸迫促,起居不安,求治于予,乃以指按胸胁上,黄气不散,此疸症之尤重者也,乃合茵陈蒿汤大黄硝石汤,作大剂,日服三、四帖,及三十日,黄色才散去,小便清利而痊愈。 (摘自《金匮要略今释》第312页)

黄疸病,小便色不变,欲自利,腹满而喘,不可除热,热除必哕。哕者,小半夏汤主之。方见痰饮中。(二十)

【释义】 本条论述黄疸误治变证的证治。黄疸病小便色不变,欲自利,为太阴虚寒,非湿热实证;虽有腹满,必然时减喜按,加之气喘,则为中焦虚寒,少气不足以息。病因寒湿内蕴,脾虚失运所致。治疗应用理中、四逆辈,温运脾阳,除湿散寒,若换用茵陈、栀子大黄等汤清热除湿,则中阳被寒药抑遏,胃气欲伸而不能遽伸,所以发生呃逆的症状。治以小半夏汤,温胃和中,以止呃逆。若呃逆停止,当再辨证施治。

【按语】 小半夏汤是黄疸误治变见呃逆的治标方法,非黄疸正治之方,但亦有不因误治而见呃逆者,亦可用本方治疗。

【选注】《论注》:此言黄疸中有真寒假热者。谓内实小便必赤,今色不变加自利,虚寒也;虽腹热能满,虚亦满。实证有喘,虚亦喘。误以为热,而攻除之则能其胃而哕;哕由胃虚而气逆,逆则痰壅,故曰哕者小半夏汤主之。谓哕非小故,惟姜半能行痰下逆而调胃,胃调然后消息治之,非小半夏即能治黄疸也。

《心典》:便清自利,内无热征,则腹满非里实,喘非气盛矣;虽有疸热,亦不可以寒药攻之。热气虽除,阳气则伤,必发为哕,哕,呃逆也。魏氏谓胃阳为寒药所坠,故升而不能者也。小半夏温胃止哕,哕止然后温理中脏,使气盛而行健,则喘满除,黄疸去,非小半夏能治疸也。

诸黄,腹痛而呕者,宜柴胡汤。必小柴胡汤,方见呕吐中。(二十一)

【释义】 本条论述黄疸见少阳证的证治。在黄疸的发病过程中,如见往来寒热,胸胁苦满,腹痛而呕,病属邪在少阳,治宜和解少阳,方用小柴胡汤。

【按语】 黄疸初期可以出现少阳证,故用小柴胡汤治疗。但是方中人参甘温,能助湿生热,湿热重者当去人参加茵陈。如里热渐盛,大便秘结,则为少阳阳明并病,当用大柴胡汤,和解少阳,攻下阳明。

【选注】《心典》:腹痛而呕,病在少阳,脾胃病者木邪易张也。故以小柴胡汤而散邪气,止痛呕,亦非小柴胡汤能治诸黄也。

《金鉴》:呕而腹痛,胃实热也,然必有潮热便硬,始宜大柴胡汤两解之。若无潮热,便软,则当用小柴胡汤去黄芩加芍药和之可也。

男子黄，小便自利，当与虚劳小建中汤①。方见虚劳中。（二十二）

【词解】

① 虚劳小建中汤：即指治虚劳的小建中汤。

【释义】 本条论述虚劳萎黄的证治。黄疸病由湿热内蕴引起，其证多小便不利。今小便自利而黄不去，知非湿热黄疸，而为脾胃气血虚弱的萎黄证。此证不仅男子有，凡妇女经病或产后，或大失血之后，气血虚损，血不能外荣，亦可致此，因为病由脾胃气血不足导致，故用小建中汤，从脾胃着手，开发生化之源，使气血充盈，气色外荣，则萎黄自退。

【按语】 本条辨证重点，在于"小便自利"。由于小便自利，可知非湿热黄疸。本篇所论黄疸，凡与湿热有关的，一般多小便不利，如第九条"小便不利者，皆发黄"，第十六条"诸病黄家，但利其小便"。只有本条和前面的女劳疸，皆小便自利。可知本条的发黄，与湿无关，而为脾胃虚弱的萎黄证。

【选注】《心典》：小便利者，不能发黄，以热从小便去也。今小便利而黄不去，知非热病，乃土虚而色外见，宜补中而不可除热者也。夫黄疸之病，湿热所郁也，故在表者汗而发之，在里者攻而去之，此大法也。乃亦有不湿而燥者，则变清利为润导，如猪膏发煎之治也；不热而寒，不实而虚者，则变攻为补，变寒为温，如小建中之法也。

《金鉴》：妇人产后经崩，发黄色者，乃脱血之黄色，非黄疸也。今男子黄而小便自利，则知非湿热发黄也，询知其人必有失血亡血之故，以致虚黄之色外现，斯时汗下渗利之法俱不可施，惟当与虚劳失血同治，故以小建中汤调养营卫，黄自去矣。

【医案举例】

（1）彭×，年20余。身面俱黄，目珠不黄，小便自利，手足烦热，诸医疗无功。予诊其脉细弱，默思黄疸虽有阴阳之不同，未有目珠不黄，小便自利者，脉证合参，脾属土为荣之源，而主肌肉。此必脾虚荣血虚馁，不能荣于肌肤，土之本色外越也。《金匮》云："男子黄，小便自利，当与虚劳小建中汤。"仲师明训"虚劳"也能发黄，与寒湿，湿热诸黄不同。当从虚劳治例，与小建中汤加参归以益气养荣。十余服热止黄退。 （摘自《中医杂志》9：25，1963）

（2）刘×，男，20岁，学生。1954年11月12日入院，主诉头晕目黄，脾脏肿大，为时两月半。患者于8月24日突然恶寒战栗，高热，两日后自觉寒热头痛见好，同月30日服丸药数粒后，腹泄日十余次，大便带黏液及血，翌日腹泻停止，同年9月全身皮肤发黄，于9月14日入江西省××医院诊为"溶血性黄疸"，先后共输血二千毫升，症状仍严重，10月7日笔者诊察，头晕心悸，面色萎黄，全身疲乏，不能起床，食欲不振，腹部微胀，时发虚热，夜出盗汗……黄疸指数50单位……唇舌淡白，少气懒言，呼吸气微，大便溏，小便自利而黄，脉大而缓软，系虚黄症（阳虚黄疸）。在该院住院期间曾服黄芪建中汤20余剂，症状显著减轻。中医会诊输血及其他西药主要治疗均停止，转入江西中医实验院治疗。入院检查：巩膜有黄疸，舌质淡白，P72次/分……黄疸指数28单位……。

治疗经过：患者计先用黄芪建中汤35剂（并加参、归、禹余粮）等，后用归芪建中汤合真武汤加茵陈十八剂，共住院63天，1955年1月13日病愈出院时，黄疸指数20单位。后在门诊治疗中，仍照归芪建中汤合真武汤加茵陈，每十剂制成合剂，共服二十剂，继以归脾丸调理。4月22日复查：黄疸指数11单位。 （摘自《中医杂志》7：475，1958）

【附方】

瓜蒂汤：治诸黄。方见暍病中。

【方解】 古书载黄疸之治，多用瓜蒂，认为它能去湿除黄，但后来比较少用，近来据临床实验报道，瓜蒂研末搐鼻，渗出黄水，治黄疸有效。

《千金》麻黄醇酒汤：治黄疸。

麻黄三兩

上一味，以美清酒五升，煮去二升半，頓服盡。冬月用酒，春月用水煮之。

【方解】 外感风寒、湿热在表，郁蒸发为黄疸，其证发热无汗，身黄脉浮。故治疗用麻黄醇酒汤发汗散邪。方中用麻黄轻清走表发汗，美酒助麻黄辛温以出汗，使黄疸从汗而去。

结　语

本篇所论的黄疸范围很广，凡是由于各种不同的致病因素所引起的发黄证候，皆包括在内，如湿热发黄、寒湿发黄、火劫发黄、燥结发黄、女劳发黄以及虚黄等均有所阐述，但是重点论及谷疸、酒疸、女劳疸。

谷疸的主症为寒热不食，食即头眩，心烦不安，病属饮食内伤，阳明湿热，治宜清热利湿。但是篇中"阳明病，脉迟，食难用饱"一条，则为太阴寒湿的谷疸，治宜温中化湿。

酒疸的主症，是心中懊恼或热痛，病为饮酒过度，湿热内蕴上炎，一般的治疗方法当以清热除烦为主。但是如病位偏于上，可用吐法，如病位近于下，可用下法。

女劳疸的主症，为日晡发热而反恶寒，膀胱急，小便自利，额上黑，足下热，大便必黑，时溏。病为房劳内伤血瘀湿滞。治疗方法，当以消瘀化湿为主。如纯属肾虚，而无瘀血的，则当以补肾为主。

黄疸治法，无论谷疸、酒疸，应首先从病机分析湿胜于热、热胜于湿、湿热俱盛等情况。如湿胜的用茵陈五苓散；热胜的用栀子大黄汤、大黄硝石汤；湿热俱盛的，用茵陈蒿汤。至于女劳疸兼有瘀血，则用硝石矾石散。诸黄有表虚证，则用桂枝加黄芪汤；邪在少阳，则用小柴胡汤。萎黄病肠胃燥结者，则用猪膏发煎；萎黄属于脾胃虚弱者，用小建中汤。若黄疸误治胃逆而哕者，则用小半夏汤。

18 惊悸吐衄下血胸满瘀血病脉证治第十六

本篇论述惊、悸、吐、衄、下血和瘀血等病,而胸满则仅是瘀血的一个证候。由于上述病证均与心和血脉有密切联系,故合为一篇讨论。

惊与悸是两种病情,惊是惊恐,精神不定,卧起不安;悸是自觉心中跳动。有所触而动曰惊,无所触而动曰悸;惊之证发于外,悸之证在于内。但惊与悸又互有联系,所以临床上每多并称。

吐衄、下血和瘀血,皆为血脉之病,但因其发病机理和病变部位不同,故治疗亦有所差异,而总括其证治,则不外乎寒热虚实与温凉补泻。本篇对此,均有所论及,可资取法。

寸口脈動而弱,動即爲驚,弱則爲悸。(一)

【释义】 本条从脉象论述惊和悸的病因病机。诊得寸口脉象豆粒转动形状的,为动脉,是属惊证;诊得细软无力,重按乃见的,为弱脉,则悸证。由于外界的刺激,如大惊卒恐,使心无所倚,神无所归,血气逆乱,因而脉见动摇不宁,故曰"动即为惊"。若气血不足,心脉失于充养,则脉象软弱无力,故曰"弱则为悸"。若寸口脉动弱并见,则是心之气血内虚,又为惊恐所触,其症见精神惶恐,坐卧不安,心中悸动不宁,是为惊悸证。

【按语】 从条文中脉象分析,惊与悸本有外来与内生的不同,但从临床所见,受惊必致心悸,而心悸又易发生惊恐。惊与悸常互为因果,连续发生,故在辨证治疗时,既要看到它们的区别,也要注意它们的联系。

【选注】 《直解》:动乃数脉见于关上,上下无头尾如豆大,厥厥动摇者名曰动,乃阴阳相搏,当以见于关为是,不应见于寸口也。惊者,为物卒动。邪从外来,有动于心,故脉为之动摇;悸者,为心跳动。病从内生,有怯于心,故脉为之弱也。

《正义》:因物所感则为惊,神虚怵惕则为悸。分言之,似有动静虚实之别,而惊则未有不悸,悸则未有不易惊者,其源流自属一致。仲景独取寸口,以动而弱三字,绘出惊悸之脉象,而仍分疏之,曰:何以知其为惊,以其脉之厥厥动摇也;何以知其为悸,以脉动之中,而自软弱也。则脉之动而弱,必兼见,则证之惊与悸,亦相应而生,此自然之理也。

師曰:夫脈浮,目睛暈黃①,衄未止。暈黃去,目睛慧了②,知衄今止。(二)

【校勘】 "夫"赵本及俞乔本并作"夫",程氏、《金鉴》同。其余诸家本均作"尺"为是。

【词解】
① 目睛晕黄:有两种情况,一是望诊可见黑睛周围发生黄晕与黄疸白珠发黄有别;另是病人自觉视物昏黄不清。
② 目睛慧了:谓目睛清明。

【释义】 本条从脉症判断衄血的预后。尺脉以候肾,肾寓相火。目为肝窍,肝主藏血,相火亦寄于肝。尺脉应沉而反见浮,是为肾阴亏虚相火内动之象。目睛昏黄,视物不清,是肝有郁热上扰于目所致。肝肾阴虚,阳亢火动,势必迫血上升而妄行,热犯阳络则衄血,故知"衄未止"。若晕黄退去,目睛清明,视物清晰,说明阴复火降,血亦宁静,故知衄血已止。

【选注】《心典》：尺脉浮，知肾有游火；目睛晕黄，知肝有蓄热，衄病得此，则未欲止。盖血为阴类，为肾肝之火热所逼而不守也。若晕黄去，目睛且慧了，知不独肝热除，肾热亦除矣，故其衄今当止。

《金鉴》：浮脉主阳主表，若目睛清洁，主阳表病也；目睛晕黄，主血脉病也。盖以诸脉络于目，而血热则赤，血瘀则黄。今目睛黄晕，知其衄未止也；若黄晕去，目睛慧了，知其衄已止，故曰：衄今止也。

又曰：從春至夏衄者太陽，從秋至冬衄者陽明。（三）

【校勘】《脉经》两"衄"字之上，均有"发"字。《诸病源候论·卷二十九·鼻衄候》作"衄发，从春至夏，为太阳衄；从秋至冬，为阳明衄。"

【释义】 本条论述衄血有表热里热的不同，并与四时气候有关。凡表邪不以汗解，必郁而为衄；里热不从下泄，亦必逆而为衄。春夏阳气方升，表热居多，所以春夏衄血，多属太阳表邪所致；秋冬阳气方降，里热居多，所以秋冬衄血，多属阳明里热所致。

【按语】《伤寒论》46条"太阳病，脉浮紧，无汗发热，身疼痛，八九日不解，表证仍在，此当发其汗。服药已微除，其人发烦目瞑，剧者必衄，衄乃解。所以然者，阳气重故也。麻黄汤主之。"以及《伤寒论》207条"阳明病，口燥，但欲漱水，不欲咽者，此必衄。"均说明衄血与表里之热有关。然春夏衄血，亦有阳明里热证，秋冬衄血，亦有太阳表热证，不可拘泥。

【选注】《心典》：血从阴经，并冲任而出者，则为吐，从阳经并督脉而出者则为衄，故衄病皆在阳经。但春夏阳气浮，则属太阳，秋冬阳气伏，是属阳明为异耳。所以然者，就阴阳言，则阳主外，阴主内；就三阳言，则太阳为开，阳明为合，少阳之脉，不入鼻额，故不主衄也。

衄家不可汗，汗出必額上陷，脈緊急，直視不能眴，不得眠。（四）

【校勘】"汗出必额上陷脉紧急"《脉经》为"汗出必额上促急而紧"。

【释义】 本条论述衄家禁汗及误汗的变证。素有衄血的病人，阴血必亏少，虽有表证，亦不可发汗。因汗血同源，若发汗则阴血重伤，经脉、目睛以及心神均失其濡养，故可见额上陷脉紧急、目直视不能转动、不得眠等症。

【选注】《金鉴》：衄，该吐血而言也，衄血吐血之家，阴已亡矣，若发其汗，汗出液竭，诸脉失养，则额角上陷中之脉为热所灼。紧且急也……

《心典》：血与汗，皆阴也，衄家复汗，则阴重伤矣。脉者血之府，额上陷者，额上两旁之动脉，因血脱于上而陷下不起也。脉紧者，寸口之脉，血不荣而失其柔，如木无液而枝乃劲也。直视不眴不眠者，阴气亡则阳独胜也。《经》云："夺血者无汗。"此之谓也。

病人面無色，無寒熱。脈沉弦者，衄；浮弱，手按之絕者，下血；煩咳者，必吐血。（五）

【校勘】"面无色"，当从《脉经》、《巢源》、《千金方》、《外台》等作"面无血色"为是。

【释义】 本条论述衄血、下血和吐血的不同脉证。《灵枢·决气》谓："血脱者，色白，夭然不泽。"病人面色白而无华，是脱血的征象。"无寒热"说明失血并非由于外感，而是属于内伤。内伤出血有表现为吐、衄、下血等证候的不同。若病人脉见沉弦，沉以主里候肾，弦为肝脉，肝肾阴虚，阳气亢逆，血随气涌，故知衄血；若脉见浮弱，按之而绝，则为虚阳外浮，阳不摄阴而血脱于下，故知下血；若脉浮弱，而症见心烦咳逆，是为虚阳上扰熏灼心肺，故必吐血。

【按语】 本条脉证，有人认为当见于失血之前，也有人认为应见于失血之后。根据脉症所见，"面无血色"是血脱的表现，故见于失血之后较合情理。若失血之后，脉仍沉弦，或浮弱，手按之绝，或更见烦咳者，说明还有衄血、下血、吐血的可能。

内伤失血有虚实之分，联系《血痹虚劳病》篇："男子面色薄者，主渴及亡血，卒喘悸，脉浮者,里虚也。""男子脉虚沉弦,无寒热,短气里急,小便不利,面色白,时目瞑,兼衄,少腹满,此为劳使之然。"两条所论,可知本条之失血,也属虚劳所致。

【选注】《心典》:面无色,血脱者,色白不泽也;无寒热,病非外感也。衄因外感者,其脉必浮大,阳气重也。衄因内伤者,其脉当沉弦,阴气厉也。虽与前尺脉浮不同,其为阴之不清则一也。若脉浮弱,按之绝者,血下过多,而阴脉不充也。烦咳者,血从上溢,而心肺焦躁也。此皆病成而后见之诊也。

夫吐血,咳逆上气,其脉数而有热,不得卧者,死。(六)

【释义】 本条论述吐血的预后。吐血不仅伤血而且耗气,因气为血帅,血为气府,气与血是相互依附、资生的。吐血的病人,见脉数身热,是阴血大虚,阳气不能敛藏而浮越于外的表现,若更见咳逆上气、不得卧寐之症,为气将随血脱而不能归根,阴竭阳无所附而躁扰于外之象。预后多险恶。

【选注】《二注》:此金水之脏不足故也。外不足则火浮焰,浮焰则金伤。夫阴血之安养于内者,肾水主之,水虚不能安静,被火逼逐而血溢出矣。血出则阳光益炽,有升无降,炎烁肺金,金受其害,因欬逆而上气。金水子母也,子衰不能救母,母亦受害,不能生子,二者之阴,有绝无复。脉动身热,阳独胜也,不能卧,阴已绝也,阴绝,阳岂独生乎,故曰死也。

夫酒客咳者,必致吐血,此因极饮过度所致也。(七)

【释义】 本条论述酒客咳、吐血的病因病机。平素嗜好饮酒的人,又患咳嗽,常可导致吐血。这是因为饮酒过度,湿热蕴郁,积于胃而熏于肺,肺失清肃,故咳;进而灼伤血络,则必致吐血。

【按语】 吐血之因,有气虚不摄者;有阴虚火旺者;此则为湿热熏蒸之吐血。治疗时不可专治其血,当以清除湿热为主,后世多主张用泻心汤。

【选注】《论注》:此言吐血,不必尽由于气不摄血,亦不尽由于阴虚火盛。其有酒客而致咳,则肺伤已极,又为欬所击动,必致吐血,此非内因也,故曰极饮过度所致,则治之当以清酒热为主可知。

寸口脉弦而大,弦则爲減,大則爲芤,減則爲寒,芤則爲虛,寒虛相擊,此名曰革,婦人則半產漏下,男子則亡血。(八)

【释义】 本条论述亡血虚寒的脉象。这里专为失血立论,故去掉《血痹虚劳病》第十二条最后"失精"二字,并与第六、七两条作为对比,说明亡血不一定都是阴虚,也可出现阳虚。

【选注】《论注》:此段言下血之脉,非言吐衄之脉也。谓脉之弦者,卫气结也,故减为寒。脉之大者,气不固也,故为芤为虚,至弦而大,是初按之而弦,弦可以候阳,稍重按之而大,大可以候阴。不问而知其上为邪实,下为正虚,故曰虚寒相搏,此名曰革,谓如皮革之上有下空也。下既虚则无阳以流之,血不循行经络而下漏,男女一体,故曰妇人半产漏下,男子则亡血,血下遗如亡也。

《补正》:此因上二节,一言阴虚,一言阳盛,恐人误走滋阴泻火一路,故于此节,急提出虚寒失血之证,以见阳虚阴必走也,可见古人立言精密。

亡血不可發其表,汗出即寒慄而振。(九)

【释义】 本条论述亡血误汗伤阳的变证。亡血家,阴血已伤,虽有表邪,亦不能发汗以攻表。若更发汗,则不仅阴血更伤,且阳气亦要随津外泄而有亡阳之变。阳气虚损,失其温煦养筋的作用,故寒栗而振。

【按语】 本条(《伤寒论》89条义同)与第四条均论亡血忌汗,但汗后的变证,有伤阴与伤阳的不同。之所以有这种不同的病理改变,是因为人的体质有偏阴、偏阳的差异,如阴本虚而更发汗,势必使阴液更伤;而阳本虚再误汗,则必然使阳气愈损。

同时,应该看到,汗虽为津液所化而属阴,但汗出津液外渗还必须依赖于阳气的蒸化,此即《素问·阴阳别论》所谓:"阳加于阴,谓之汗。"所以,不当汗而汗或发汗太过,不仅能伤阴液,而且也会伤阳气,不可不慎重对待。

【选注】《补正》:此与上衄家汗出,则额上陷,其义一也。《浅注》解彼是阴竭,此是亡阳,不知彼亦是亡阳,不过衄出之经脉在额上,故主额上陷。此亡血,是指吐血下血言,是伤阴身之血,故重发其汗,则周身寒慄而振,盖气分之津被伤,不得充达周身,气津不能济血液之穷,欲发痉挛拘急之症,故寒慄而振,与疮家去血,再发其汗则痉,其例一也。即与衄家发汗,则额上陷,亦是一例。总见血液亡者,不可再亡气津也。

病人胸滿,唇痿舌青,口燥,但欲漱水不欲嚥,無寒熱,脈微大來遲,腹不滿,其人言我滿,爲有瘀血。(十)

【释义】 本条论述瘀血的脉症。瘀血阻滞,气机痞塞,故胸满。瘀血内阻,新血不能外荣,故唇痿舌青。血瘀津不行,津液不能上濡,故口燥;但病由瘀血,并非津亏,故虽口燥却只欲漱水而不欲咽。"无寒热",说明不是外感。由于血瘀经隧,以致影响气机,而不是宿食、水气蓄积于胃肠,故病人只是感觉腹满,而察其外形并无胀满之征,脉微大来迟,是谓脉象虽大,但脉势不足,往来涩滞迟缓,故知为血瘀证无疑。

【选注】《心典》:胸满者,血瘀而气为之不利也。唇痿舌青,血不荣也。口燥欲漱水者,血结则气燥也。无寒热,病不由表也。脉微大来迟,血积经隧,则脉涩不利也。腹不满,其人言我满,外无形而内实有滞,知其血积在阴,而非气壅在阳也,故曰为有瘀血。

《金鉴》:表实无汗,胸满而喘者,风寒之胸满也;里实便涩,胸满烦热者,热壅之胸满也;面目浮肿,胸满喘不得卧者,停饮之胸满也;呼吸不快,胸满太息而稍宽者,气滞之胸满也;今病人无寒热他病,惟胸满、唇痿、舌青、口燥、漱水不欲咽,乃瘀血之胸满也。

病者如熱狀,煩滿,口乾燥而渴,其脈反無熱,此爲陰伏,是瘀血也,當下之。(十一)

【释义】 本条论述瘀血化热的脉症,并出其治法。病人自觉有热,心烦胸满,口干燥而渴,但诊其脉,并无热象,这说明热不在气分,而伏于血分,是瘀血郁热所致。治疗当用下瘀血法,使瘀血去则郁热解。

【按语】 本条与上条提出的瘀血见症,特别是舌质青或舌边、尖有青紫色瘀斑,对瘀血辨证有较大的诊断价值。

此二条虽均论瘀血,但其脉症略有不同,上条所论为单纯的瘀血证,而本条所述则是瘀血化热的证候。根据《内经》提出的:"留者攻之""血实者宜决之"的治疗原则,治宜破血下瘀,使瘀血去而热无所附,则诸症自解。而所谓"当下之",仅是提出瘀血病的一种治法,在临证时,还应根据病情的寒热、轻重、缓急和瘀血部位的不同,分别采用化瘀或逐瘀等方法。

【选注】《金鉴》:此承上文互详证脉,以明其治也。如热状,即所谓心烦,胸满,口干燥渴之热证也。其人当得数大之阳脉,今反见沉伏之阴脉,是为热伏于阴,乃瘀血也。血瘀者当下之,宜桃核承气、抵当汤丸之类也。

《释义》:病者如有热状,谓病者烦满口干燥而渴,俨如热证所呈之症状,然其脉无浮滑数促之象,故曰反无热,足征其非热证。烦满者,胸满且烦也,血瘀而气为之不利,故胸满,口燥亦为血瘀阻气不能化液,其兼烦而口干且渴者,乃瘀久热郁使然。血属阴,血瘀于内,故曰阴伏。当下之,谓当用大黄桃仁䗪虫等药下其瘀血也。

火邪者,桂枝去芍藥加蜀漆牡蠣龍骨救逆湯主之。(十二)

桂枝救逆湯方：

桂枝三兩（去皮）　甘草二兩（炙）　生薑三兩　牡蠣五兩（熬）　龍骨四兩　大棗十二枚　蜀漆三兩（洗去腥）

上爲末，以水一斗二升，先煮蜀漆，減二升，內諸藥，煮取三升，去滓，溫服一升。

【释义】　本条论述火劫致惊的治法。"火邪者"，当属于火劫发汗损伤心阳，其临床表现可见心悸、惊狂、卧起不安等症。方用桂枝汤去芍药之阴柔以助心阳，加龙骨、牡蛎固摄镇惊，心阳既虚则痰浊易阻，用蜀漆涤痰逐邪以止惊狂。本方有通阳、镇惊、安神之效，因其所主证候紧急，且由火逆所致，故方名"救逆"。

【按语】　本条应与《伤寒论》有关火劫病变的条文互参，临证时，用本方可不必拘泥于火邪致病。凡属心阳不足，痰扰心神而见惊狂、卧起不安等症者，均可应用。

【选注】　《论注》：此方治惊，乃治病中之惊狂不安者，非如安神丸、镇惊丸等之镇心为言也。奔豚篇中，虽有惊怖等四部病，皆从惊恐得之句，然病由虚声所惊，可以镇浮而愈。若因炙煿且热且惊，以致邪结胸中，惊狂不安，则必驱散其胸中之邪为主，故标之之为火邪者，见胸中者，清阳之所居，乃火劫亡阳致神明散乱。故以桂甘姜枣，宣其上焦之亢阳，则焰火自息，惊则必有痰结，故加常山苗蜀漆破血，疗胸中结邪，而以龙骨之甘涩平，牡蛎之酸咸寒，一阳一阴，以交其心肾，而宁其散乱之神，若桂枝汤去芍药，病不在肝脾，故嫌其酸收入腹也。

《中医杂志》（1980年11期58页）：常山、蜀漆……如用量稍多，常致恶心、呕吐，出现此反应也常是产生效果的标志。临床上尝遇有些卒发重症心悸不宁，气短，四肢不温，脉来疾数，往往不易计数（如心率>160次/分，心电图检查为室性或室上性阵发性心动过速），用中西医一般治疗措施而未能控制。曾用本方通阳镇惊安神，因无蜀漆，遂用常山，急煎服之，药液入胃，移时恶心呕吐，吐出痰涎及部分药汁，心动旋即恢复正常，心悸顿失，诸症均减。继以加减出入为方，巩固以防再发。体会到桂枝去芍药加蜀漆牡蛎龙骨救逆汤能满意地控制心动过速，确有"救逆"之功。后方半夏麻黄丸配以附子、炙甘草、太子参等药，曾用治心悸（病态窦房结综合征），胃中不适、畏寒、神怠、脉迟的病例而奏效。

心下悸者，半夏麻黄丸主之。（十三）

半夏麻黄丸方：

半夏　麻黄等分

上二味，末之，炼蜜和丸小豆大，飲服三丸，日三服。

【释义】　本条论述水饮致悸的治法。水饮内停，上凌于心，心阳被遏，故心下悸动。用半夏之蠲饮降逆，麻黄以宣发阳气；但阳气不能过发，停水未易速消，故以丸剂小量，缓缓图之。

【按语】　痰饮心悸，一般多采用桂枝、茯苓通阳利水，而半夏麻黄丸证，则属饮盛而阳郁的病变，且应有喘、呕等肺气闭郁、胃失和降的表现，故用麻黄通阳宣肺以泄水气，半夏降逆和胃以蠲痰饮。

又，本条还说明，悸证不一定全是气血亏虚所致，也有因水饮内停等实邪为患的。本篇举此例，正所以推广悸证的治法。

【选注】　《二注》：悸者，心中惕惕然动，怔忡而不安也。悸有三种，伤寒有正气虚而悸者，又有汗下后，正气内虚、邪气交击而悸者，病邪不同，治法亦异。正气虚者，小建中汤，四逆散加桂治之。饮水多而悸者，心属火而恶水，不自安而悸也。汗下后正气内虚，邪气交击而悸者，与气虚而悸又甚焉，治宜镇固，或化散之,皆须定其气浮也……欲究心悸之邪,则非一言可尽也,或因形寒饮冷得之,夫心主脉,寒伤营则脉不利,饮冷则水停,水停则中气不宣,脉不利,由是心火郁而致动,用麻黄以散营中寒,半夏以散心下水耳。首论以脉弱为悸,而用此汤治者,其脉必不弱,非弦即紧。岂脉弱心气不足者,犹得用此药乎。

《浅注》:此为悸证出其方也。但悸病有心包血虚火旺者,有肾水虚而不交于心者,有肾邪凌心者,有心脏自虚者,有痰饮所致者。此则别无虚证,惟饮气之为病欤。

吐血不止者,柏叶汤主之。(十四)

柏叶汤方:

柏叶　乾薑各三兩　艾三把

上三味,以水五升,取馬通汁一升,合煮取一升,分温再服。

【释义】　本条论述吐血属于虚寒的治法。吐血日久不止,每为中气虚寒,血不归经所致。治以柏叶汤,取柏叶之清降,折其逆上之势而又能收敛以止血;干姜、艾叶温阳守中,使阳气振奋而能摄血;马通微温,引血下行以止血,四味合用,共奏温中止血之效。

【按语】　马通汁,古人常用于止血。如无马通,可用童便代之,其效亦佳。若将柏叶、干姜、艾三药,炒炭应用,可加强止血效果。但阴虚火盛迫血妄行者,非本方所宜。

【选注】《论注》:此重"不止"二字,是诸寒凉止血药皆不应矣,吐血本由阳虚,不能导血归经;然血亡而阴亏,故以柏叶之最养阴者为君,艾叶走经为臣,而以干姜温胃为佐,马通导火使下为使。愚意无马通,童便亦得。

《中医杂志》(1983年4期79页):缪希雍在《本草经疏》中曰:马通,《本经》虽云微温,然必是苦而凉者也,惟其苦凉,所以能疗诸血热证。余认为此说极当。马通既疗血热出血,其性应凉。后世用童便代马通汁,乃因两药性味功用相近。因此,马通汁或童便与柏、艾、姜配伍,其方不应为温,而应近于平。以方药推柏叶汤证之病机,吐血日久不止,血耗气亦随之而伤,气血两虚。若单用温热,恐灼伤阴而迫血外溢,独用寒凉,又惧损及阳气而气不摄血。故寒热并用,阴阳兼顾,共成止血之功。

【医案举例】

段××,男,38岁,干部,1960年10月1日初诊。旧有胃溃疡病,并有胃出血史,前二十日大便检查潜血阳性,近因过度疲劳,加之公出逢大雨受冷,饮葡萄酒一杯后,突然发生吐血不止,精神萎靡,急送某医院检查为胃出血,经住院治疗两日,大口吐血仍不止,恐导致胃穿孔,决定立即施行手术,迟则将失去手术机会,而患者家属不同意,半夜后请蒲老处一方止血。蒲老曰:吐血已两昼夜,若未穿孔,尚可以服药止之,询其原因由受寒饮酒致血上溢,未可以凉药止血,宜用《金匮要略》侧柏叶汤,温通胃阳,消瘀止血。

侧柏叶三钱　炮干姜二钱　艾叶二钱　浓煎取汁,兑童便60毫升,频频服之。次晨往诊吐血渐止,脉沉细涩,舌质淡,无苔,原方再进,加西洋参四钱益气摄血,三七(研末吞)二钱止血消瘀,频频服之。次日复诊,血止,神安欲寐,知饥思食,并转矢气,脉两寸微,关尺沉弱,舌质淡、无苔,此乃气弱血虚之象,但在大失血之后,脉症相符为吉,治宜温运脾阳,而养荣血,佐以消瘀,主以理中汤。加归、芍补血,佐以三七消瘀。服后微有头晕耳鸣,脉细数,此为虚热上冲所致,于前方内加入地骨皮二钱,藕节三钱,浓煎取汁,仍兑童便60毫升续服。

二诊:诸症悉平,脉亦缓和,纳谷增加,但能矢气而无大便,继宜益气补血,养阴润燥兼消瘀之剂。白人参三钱　柏子仁二钱　肉苁蓉四钱　火麻仁四钱(打)　甜当归二钱　藕节五钱　新会皮一钱　山楂肉一钱　浓煎取汁,清阿胶四钱(烊化)和童便60毫升内入,分四次温服。服后宿粪渐下,食眠俱佳,大便检查潜血阴性,嘱其停药,以饮食调养,逐渐恢复健康。　(摘自《蒲辅周医案》第43页)

下血,先便后血,此远血也,黄土汤主之。(十五)

黃土湯方:亦主吐血衄血。

甘草　乾地黃　白朮　附子(炮)　阿膠　黃芩各三兩　竈中黃土半斤

上七味，以水八升，煮取三升，分温二服。

【释义】 本条论述虚寒便血的证治。下血，大便在先，便后出血，血来自直肠以上的部位，称为远血。多由中焦脾气虚寒，统摄无权而血下渗所致。治宜黄土汤温脾摄血。方中灶心黄土，又名伏龙肝，有温中涩肠止血的作用，配以附子、白术温阳健脾以摄血；地黄、阿胶滋阴养血以止血；甘草甘缓以和中；黄芩作为反佐，以防温燥动血之弊。

【按语】 黄土汤不仅用治远血，凡属脾气虚寒的吐血、衄血、崩漏、泄泻、呕吐、血尿等病证，均有良效。

【选注】《浅注》：愚每用此方，以赤石脂一斤，代黄土如神，或以干姜代附子，或加鲜竹茹、侧柏叶各四两。

《血证论·卷八》：血者，脾之所统也。先便后血，乃脾气不摄，故便行气下泄，而血因随之以下，方用灶土、草、术健补脾土，以为摄血之本。气陷则阳陷，故用附子以振其阳。血伤则阴虚火动，故用黄芩以清火。而阿胶、熟地又滋其既虚之血。合计此方，乃滋补气血，而兼用清之品以和之，为下血崩中之总方。古皆目为圣方，不敢加减。吾谓圣师立法，指示法门，实则变化随宜。故此方热证可去附子再加清药，寒证可去黄芩再加温药。

【医案举例】

苗××，女，58岁。患者大便后流鲜血，或无大便亦流大量鲜血，每次流血量约1~2茶碗之多，每日二三次，已二十余日。两少腹有隐痛，自觉头昏心慌，气短自汗，脸肿，饮食尚可，素有失眠及关节疼痛，月经已停止二年，脉沉数，舌微淡无苔。《内经》谓："结阴者，便血一升，再结二升，三结三升。"以阴气内结，不得外行，血无所禀，渗入肠间，今去血过多，治宜温养脾肾，方用《金匮要略》黄土汤加味：熟地一两　白术六钱　炙甘草六钱　黑附子三钱　黄芩二钱　阿胶五钱　侧柏叶（炒）三钱　黄土二两　用开水泡黄土，澄清取水煎药服二剂。复诊时，服上方已有好转，昨天大便三次，只有一次流血，今日又便后流血一次，仍有心跳气短，已无头晕及自汗出，饮食尚可，眠佳。舌无苔，脉仍沉数，原方再服三剂。三诊便血已很少，心跳气短亦减，舌薄苔微黄，脉如前。此证血虽渐止，但日久伤血，中气亦伤，仍宜益气滋阴补血以资善后。生黄芪五钱　当归三钱　干地黄四钱　东阿胶三钱　甘草二钱　生地榆二钱　侧柏叶（炒）二钱　枯黄芩一钱五分　炒槐花二钱　地骨皮二钱　五剂。三个月后随访，未再便血，心跳气短亦较前为佳。（摘自《蒲辅周医案》第45页）

下血，先血后便，此近血也，赤小豆当归散主之。方见狐惑中。（十六）

【释义】 本条论述湿热便血的证治。下血，先血后便，是为近血。其证多因湿热蕴结大肠，迫血下行所致。治宜赤小豆当归散，清利湿热，活血化瘀。

【按语】 上述两条所论之远血与近血，其病证有虚实寒热之分。黄土汤所治之远血，属脾气虚寒失于统摄；而赤小豆当归散所治之近血，则为大肠湿热灼伤阴络。在临床辨证时，除应以先便后血、先血后便判断出血部位的远近外，还当注意血的颜色及病人全身情况；凡见下血暗紫稀薄，便溏腹痛，面色无华，神疲懒言，手足不温，舌淡脉细等证候的，则宜黄土汤治之；若见下血鲜红或兼脓液，大便不畅，苔黄腻脉数的，则应以赤小豆当归散为法。

本条所论之近血，即后世所称"肠风下血"及"脏毒"，其中包括痔疾、肛裂，特别是痔疾感染而成脓肿的，用赤小豆当归散治疗，或与《产后病》篇中附方《千金》三物黄芩汤（生地、黄芩、苦参）合用，再加清热解毒凉血之品，效果更好。

【选注】《心典》：下血先血后便者，由大肠伤于湿热，而血渗于下也。大肠与肛门近，故曰近血。赤小豆能行水湿，解热毒，当归引血归经，且举血中陷下之气也。

【医案举例】

徐××，男，31岁，工人。于1958年7月14日来诊。主诉：二年来时常便血，血色鲜红量多，一日两次，先血后便,肛门坠胀,小便频数,纳少神疲,西药不效。查体:37℃,发育正常,营养中等,面色苍白,腹柔软无压痛,肛门有混合痔。诊断:近血(阴络损伤,热传大肠)。治疗:赤小豆当归散加味,育阴清化。

第一日处方:小生地三钱　粉丹皮二钱　全当归三钱炒　京赤芍二钱　抱茯神三钱　侧柏炭三钱　地榆炭三钱　蒲黄炭三钱　肥知母三钱　脏连丸八分包　赤小豆一两　一日两次分服,连服三剂,便血稍差。

第四日复诊去肥知母,加黑山栀、炒槐米各三钱。又服三剂,便血大减。

三诊去山栀加淡竹茹二钱　生草梢八分　又服三剂。第八日早晨便血停止,症状消失。续服十全大补汤十剂而安。

今春复发,又服上药十剂,症状亦消失。　(摘自《哈尔滨中医》8:6,1960)

心氣不足,吐血、衄血,瀉心湯主之。(十七)

瀉心湯方:亦治霍乱。

大黃二兩　黃連　黃芩各一兩

上三味,以水三升,煮取一升,頓服之。

【校勘】　"不足",当从《千金》改作"不定"为是,即心烦不安之意。

【释义】　本条论述热盛吐衄的证治。心藏神,主血脉,心火亢盛,扰乱心神于内;迫血妄行于上,故见心烦不安、吐血、衄血。治以泻心汤,取大黄、黄连、黄芩苦寒清泄,直折其热,使火降则血亦自止。

【按语】　泻心汤与柏叶汤均治吐血,但有寒温之别,前者主治气逆血热,常见面赤舌红,烦渴便秘,脉数有力等症;后者主治气寒血脱,常见面色白而无华或萎黄,舌淡,脉微弱或虚数无力等症。

又,陈修园注《十药神书》谓:"余治吐血,诸药不止者,用金匮泻心汤百试百效,其效在生大黄之多,以行瘀也。"国内有口服生大黄粉治疗上消化道出血的报道,实为活用泻心汤导瘀止血之意。

【选注】　《心典》:心气不足者,心中之阴气不足也。阴不足则阳独盛,血为热迫,而妄行不止矣,大黄黄连黄芩,泻其心之热,而血自宁……

《血证论·卷二·吐血》:一止血:其法独取阳明。阳明之气下行为顺,所以逆上者,以其气实故也……故必亟夺其实,釜底抽薪,然后能降气止逆,仲景泻心汤主之。血多者,加童便、茅根;喘满者,加杏仁、厚朴;血虚者,加生地、当归;气随血脱不归根者,加人参、当归、五味、附子;有寒热者,加柴胡、生姜,或加干姜、艾叶,以反佐之……方名泻心,实则泻胃,胃气下泄,则心火有所消导,而胃中之热气亦不上壅,斯气顺而血不逆矣。

【医案举例】

柯××,男,48岁,干部。于1962年5月21日入院,患者于30岁时曾患肺炎。三年前曾与肺结核患者长期接触,以后逐渐发生咳嗽,服止咳药不效。于去年春间咳嗽加剧,并有寒热发生,咯少量血,在家疗养至秋季后病情未见改善。今年三月间,咳吐脓血痰。经×医院X光透视,诊断为空洞型肺结核。患者面色苍黄,两颧微赤,舌苔粗白微黄,溺白便秘,痰出白腻,而带腥臭,发音微嘶。脉弦滑数,右手特大,甚则滑动搏指。治疗经过:入院五小时复大量出血,约有500ml。当即灌服热童便及十灰散,继与肃肺保金豁痰止血方剂,血止后觉胸中热痛,怔忡盗汗,音低而嘶,又进养阴清肺,咸寒降火宁心方五剂,仍复大量出血,且较第一次更剧。经急救止血后,尚频频咳痰带血,脉洪数滑动,胸痛心烦。最后改用大剂苦寒泻火法,用泻心汤(大黄五钱　黄芩三钱　黄连四钱　生栀子四钱)。如脉洪数实,心烦不眠,则加石膏、竹茹;右脉见芤,则去石膏加西洋参,如是出入加减连服十二剂,血止,咳逆胸痛平,脉转缓滑,眠稳餐加,于6月11日出院。追踪访视两月余(时当炎暑立秋季节),未见再出血,体健肌丰,能参加轻体力劳动。再两月后第二次透视,肺部病灶已愈合。　(摘自《福建中医药》6:24,1964)

结　语

　　惊与悸是从脉象动弱而分为两种病情,前者由于惊而气乱;后者是气血不足。但二者在病变上又有一定的联系,即惊久可以致悸,虚悸亦常可致惊。本篇所举二方,一为桂枝去芍药加蜀漆牡蛎龙骨救逆汤,有通阳、镇惊、安神之效,用以治疗因火劫致心阳不足、神气浮越的惊狂证;一为半夏麻黄丸,具蠲饮通阳之功,则治寒饮凌心的心下悸证,与"弱则为悸"的病情有所不同,应加区别。

　　血证是本篇所论之重点,内容包括吐血、衄血、下血及瘀血,胸满只是瘀血的一个症状。篇中对吐、衄、下血的病机与证治、预后,以及瘀血的脉症等有关内容,均有所论述。血证的产生,或因四时气候的变动,或因饮酒过度,或因五脏损伤,均可导致阳络伤则血外溢而吐衄,阴络伤则血内溢而便血,离经之血,蓄结不散,则成瘀血。吐衄下血的治疗,仅举出方剂四首,吐血不止,属于中气虚寒,不能摄血的,用柏叶汤温中止血;吐、衄血属于心火亢盛,迫血妄行的,用泻心汤苦寒清泄,降火止血;由于脾气虚寒,先便后血的下血,称为远血,用黄土汤温脾摄血;由于大肠湿热,先血后便的下血,称为近血,用赤小豆当归散清利湿热,活血化瘀。以上治法,虽不能概括全面,但有寒有温,有补有泻,各具法度,临证时可根据病情的寒热虚实,灵活运用。瘀血脉症,常见脉微大来迟,唇痿舌青,口燥,但欲漱水不欲咽,一般无寒热,若瘀久化热,亦可有口干燥而渴,但有热证而无热脉,以及胸满、腹满症状。瘀血的治疗,有法无方,但在"当下之"的原则启发下,可酌情选用本书的下瘀血汤,抵当汤、大黄䗪虫丸以及其他活血化瘀方剂。

　　关于血证的治疗禁忌,本篇提出禁汗。《内经》云"夺血者无汗",故失血者不可发汗,若误汗伤阴,则出现直视不能眴的阴虚变证;若误汗伤阳,则出现寒慄而振的阳虚变证。

　　血证预后,若吐衄而见目睛晕黄,为肝肾阴虚,虚热上扰,故吐衄不止;若晕黄已去,说明虚热已退,吐衄自止。吐血而见咳逆上气,脉数身热不得卧者,为阴竭阳浮,预后多属不良。

19　呕吐哕下利病脉证治第十七

本篇论述呕吐、哕、下利病的病因病机和证治。呕吐包括胃反,一般以有物有声为呕,有物无声为吐,但临床常二者并称,哕即呃逆,是胃膈气逆之证,下利包括泄泻和痢疾。上述病证均属胃肠疾患,且因可以相互影响,合并发生,故合为一篇论述。

本篇所述病证,在病机上主要是脾胃升降失常所致,但有些亦与肾阳不足或肝胆疏泄失职有关。具体论治则根据"实则阳明,虚则太阴","阳病属腑,阴病属脏"的理论,凡属实证、热证的,多治以和胃降逆,通腑去邪;而属于虚证、寒证的,多治以健脾温肾。

本篇旨在系统地论证脾胃病的病机和证治,故特将《伤寒论》和本书《痰饮病》篇里的有关条文合并论述,以便学者能全面理解和掌握其精神。

　　夫嘔家有癰膿,不可治嘔,膿盡自愈。(一)

【校勘】　《外台》引仲景《伤寒论》作"夫呕家本有痈脓者不可疗也,其呕脓尽自愈"。

【释义】　本条论述内有痈脓而呕吐的治法。由于引起呕吐的原因很多,故原文提出"呕家有痈脓,不可治呕"这一论治原则,要求治病当求其本,不可见呕治呕。如呕家有痈脓,其呕是因痈脓秽毒影响胃失和降之故,甚或呕吐脓液,则为正气逐邪外出的反应,因此,其病根本在痈脓,呕吐只是病之标。治疗应当除痈排脓以治本,才能收到脓尽呕止的效果;若是单纯止呕治其标,不仅不能除病去呕,甚至会使脓毒内留而引起其他变证。原文"脓尽自愈",并非不服药以待脓尽,而应采取积极措施消除痈脓,脓尽则其呕自愈。

【选注】　《金鉴》:呕家呕吐,或谷,或水,或痰涎,或冷沫。今呕而有脓,此内有痈;脓溃而呕,非呕病也,故曰:"不可治呕,脓尽自愈。"

　　先嘔却渴者,此爲欲解。先渴却嘔者,爲水停心下,此屬飲家。
　　嘔家本渴,今反不渴者,以心下有支飲故也,此屬支飲。(二)

【校勘】　"先呕却渴""先渴却呕"之"却"字,在本书《痰饮病篇》中作"后"字。《外台》杂疗呕吐哕门,引仲景《伤寒论》,"此属支饮"下,细注云:"仲景杂方,此证当用小半夏加茯苓汤"。

【释义】　本条论述水饮致呕的辨证。原文从先呕后渴,先渴后呕和呕而不渴三种情况,说明水饮致呕的一般辨证,其要点是辨口渴。"先呕却渴,此为欲解",即指出胃有停饮所致呕吐,因呕后水饮尽去,胃阳恢复而出现口渴,是病将欲解之象。而"先渴却呕"之"渴",则是胃有停饮之征,水饮内停,气化受阻,津液不能上承,故口渴;由渴而饮水,饮聚不化,必上泛而呕吐,所以说"此属饮家"。

又因呕吐必耗伤津液,故呕者本当口渴,如果不渴,则是因为水饮内盛所致,所以"此属支饮"。

【按语】　本条未立治法,但可参照本书《痰饮病》篇用小半夏汤或小半夏加茯苓汤治疗。

【选注】　《浅注》:此以呕后作渴为欲解,先渴后呕为停饮,呕而不渴为支饮也。

　　問曰:病人脈數,數爲熱,當消穀引食,而反吐者,何也?師曰:以發其汗,令陽微,膈氣虛,脈乃數,數爲客熱①,不能消穀,胃中虛冷故也。

脈弦者,虛也,胃氣無餘,朝食暮吐,變爲胃反。寒在於上,醫反下之,今脈反弦,故名曰虛。(三)

【校勘】 "故也"之间,《伤寒论》《脉经》并载有"吐"字。"脉弦者"以下,在《脉经》另作一条。"引食":徐、尤、陈注本作"引饮"。

【词解】
① 客热:即虚热或假热,是相对于真热而言。

【释义】 本条论述虚寒胃反的病机。病者见数脉,数本主热,若胃有邪热而脉数,当消谷引食,今反呕吐,是因误汗伤其胃阳,以致胃中虚冷,不能腐化水谷所致。宗气积于膈上胸中,来源于水谷之气,谷气又必禀受后天胃气而成。今误汗损伤胃阳,耗损胃气,必然使膈上胸中宗气不足,故曰:"令阳微,膈气虚"。这里的脉数乃胃气虚寒、虚阳浮越所产生的一种虚热,因是暂时性的假热,故曰"客热",其脉数,必虚数无力。

由于胃气虚寒,虚阳浮越而脉数,医者误认为实热,反用寒药攻下,复损其胃阳,以致土虚木贼,脉象变弦,因胃阳衰微,自然不能正常地腐化水谷,以致发生"朝食暮吐"的胃反病。此处脉弦,是不任重按的虚弦,与《痰饮病》篇"脉双弦者寒也,皆大下后喜虚"同一旨意。

【按语】 本条指出由误汗、误下损伤胃阳,而致胃反的病机变化,目的在于阐明虚寒为胃反之本,并非胃反病全因误治而成,同时还示人临证时不可单凭脉象,也不要拘于脉数主热、脉弦主寒之说,而要脉症相参。

【选注】《直解》:经曰:邪热不杀谷,实热则消谷善饥。今病人脉虽数,以发汗则表中之阳微,膈中之阴损,是数为客热,不能消谷而反吐也。经曰:数为虚,数为寒,胃中阳微而成虚冷,是以不纳谷也。弦为减,阴脉也,阳虚而阴胜,胃中真阳已亏,不能消磨水谷,是以朝食而暮吐,变为胃反,此证乃寒在于上,法当温之,反下之,复损胃中之阳,阴寒独盛,故脉弦也。

寸口脈微而數,微則無氣,無氣則營虛,營虛則血不足,血不足則胸中冷。(四)

【释义】 本条继从脉象论述胃反气血俱虚的病机。这里"寸口"是指两手寸关尺而言。"脉微而数"是脉数而无力之意,其机理与上条基本相同,但本条进一步说明胃中虚冷,不能消谷,气血生化之源不足,以致气血俱虚,全身虚寒的病机变化,所以说"微则无气"。"无气"犹言气虚。人体卫气营血是相互资生的,营以气为主,气虚则营虚;营为血之源,营虚则血亦不足;气血俱虚,则宗气不足而胸中寒冷,由此可见,气血不足,胸中寒冷是胃反证所常见的一种病变反映。

【选注】《心典》:此因数为客热,而推言脉微而数者为无气,而非有热也。气者营之主,故无气则营虚;营者血之源,故营虚则血不足;营卫俱虚,则胸中之积而为正气者少矣,故胸中冷。合上二条言之,客热固非真热,不可以寒治之;胸中冷亦非真冷,不可以热治之,是皆当以温养真气为主,真气冲和纯和之气,此气浮则生热,沉则生冷,温之则浮烟自收,养之则虚冷自化;若热以寒治,寒以热治,则真气愈虚,寒热内贼,而其病益甚矣。

趺陽脈浮而澀,浮則爲虛,澀則傷脾,脾傷則不磨,朝食暮吐,暮食朝吐,宿穀不化,名曰胃反。脈緊而澀,其病難治。(五)

【校勘】《千金》:"脉紧"上,有"趺阳"二字。

【释义】 本条再论胃反而脾胃两虚的病机脉症及预后。趺阳脉候脾胃之气,胃以降则和,故趺阳脉不应浮,浮则为胃阳虚浮,胃气不降,所以说"浮则为虚";脾以升则健,故趺阳脉不当涩,涩则为脾阴受损,脾失健运,所以说"涩则伤脾"。由于脾胃两虚,不能腐熟消化谷食,势必上出而吐,形成以朝食暮吐,暮食朝吐,宿谷不化为特征的胃反证。

胃反病出现脉紧而涩,紧为寒盛,涩属津亏,既紧且涩,是胃中因虚而寒,因寒而燥的表象,故此,病属阴阳两虚,如助阳则伤阴,滋阴则损阳,所以说"难治"。

【按语】 以上三条指出胃反病系胃气虚寒所致,故治疗大法应以温养胃气为主。对于胃反病后期出现的阴阳两虚,脾胃津气俱亏的证候,临床诊断并不难,其一般表现为在上呕吐不纳,在下粪燥如羊屎,但治疗颇为困难。

本条"涩则伤脾",与第三条"数为客热",第四条"微则无气"等都是阐明胃反病机的关键之处,故应前后联系合参。

【选注】 《悬解》:趺阳者,阳明胃气之所变现也……阳明胃气,以下行为顺,脉不应见浮紧,浮则胃气之虚而不降也。胃虚而上逆,则脾虚而下陷,陷则脾伤,不能磨化水谷,故朝食暮吐,暮食朝吐,宿谷不化,名曰胃反。

病人欲吐者,不可下之。(六)

【释义】 本条论述欲吐的治禁,说明治病应注意因势利导。治疗病人欲吐之症,切不可因其未吐而用攻下之法,因其欲吐为病邪在上,且正气有祛邪外出之势,此时如用药攻下是逆其病势,必使正虚邪陷,加重病情;应当采用因势利导之法,因其上而越之。

【选注】 《直解》:欲吐,病属上焦也,故不可下。按"欲"字,作吐而未吐之意,当是寒在上焦,使人温温欲吐也。

噦而腹滿,視其前後①,知何部不利,利之即愈。(七)

【词解】
① 前后:这里指大小便。

【释义】 本条论述呃逆实证的辨证。哕逆有虚有实,但本条呃逆与腹满并见,且治用通利,显然是属于实证,病由实邪内阻,气机壅逆所致。实邪内阻,则腹满;气逆于上,故呃逆,此即《心典》所谓"病在下而气溢于上也"。从原文"视其前后"还可看出,本证当有小便不利或大便不通,并以此为辨,如小便不利,是为水湿阻滞,应治以通利州都;如大便不通,则当通腑清肠。如此,使邪去气平,则呃逆自止,所以说"利之即愈"。

【按语】 本条的辨证方法,同样适用于干呕或呕吐并见腹满的证候。还必须指出,呃逆治以通利,仅用于实证,不可用于虚证,尤其是见于久病、重病之后的虚气呃逆,更是绝对禁用。关于本条治方,朱奉议提出"前部不利者,猪苓汤;后部不利者,调胃承气汤",可供临床参考。

【选注】 《心典》:哕而腹满者,病在下而气溢于上也,与病人欲吐者不同;故当视其前后二阴,知何部不利而利之,则病从下出而气不上逆,腹满与哕俱去矣。

嘔而胸滿者,茱萸湯主之。(八)

茱萸湯方:

吳茱萸一升　人參三兩　生薑六兩　大棗十二枚

上四味,以水五升,煮取三升,溫服七合,日三服。

【释义】 本条论述胃虚寒凝呕吐证治。从原文所出方药来看,呕而胸满是因胃阳虚乏,寒饮内停,以致胃气上逆而呕吐,阴寒上乘,胸阳不展而胸满,故治以吴茱萸汤散寒降逆,温中补虚。方中吴茱萸、生姜温胃散寒,降逆止呕,人参、大枣补益中气。

【选注】《心典》：胸中，阳也。呕而胸满，阳不治而阴乘之也。故以吴茱萸散阴降逆，人参、姜、枣补中益阳气。

乾嘔，吐涎沫，頭痛者，茱萸湯主之。方见上。（九）

【释义】 本条论述胃虚停饮挟肝气上逆的干呕证治。干呕，有声无物，这里是肝气犯胃引起的胃气上逆之象；口吐涎沫，为胃有寒饮之征；肝经上抵巅顶，肝气挟阴寒之邪循经上冲，故头痛。其病机与呕而胸满相似，故亦以吴茱萸汤温阳散寒，降逆止呕。

【按语】 本条与前条同因异证，用吴茱萸汤一方统治，亦属异病同治之例，方中主药吴茱萸既可温胃散寒，又可泄厥阴逆气。结合《伤寒论》所论，吴茱萸汤主治中下二焦虚寒，厥阴寒气上逆之证，临床多表现有心下痞满，嘈杂吞酸，干呕，吐涎沫，头痛，肢冷，脉弦及舌苔白腻等症。

【医案举例】

崔××，女，33岁，农民。主诉：间断性呕吐二年，伴有头痛。病史：患者二年前开始恶心，呕吐间断性发作，屡经中西医治疗，均未治愈，从1975年7月14日来我院就诊。症见：呕吐伴有头痛，每每以生气为诱因，心烦易怒，重时吐食物，轻时吐涎沫，同时伴有胁肋胀，脉沉而弦，舌苔白。

辨证：本证属胃虚肝乘，致肝胃不和而呕，肝寒气上冲而致头痛。治则：温中降逆，佐以疏肝。

处方：吴萸三钱　台参五钱　生姜三钱　大枣五个　半夏三钱　茯苓五钱　香附四钱

二剂后复诊，恶心、呕吐痊愈，头痛减轻，胁肋胀消失，原方加白芷三钱，川芎二钱，二剂后诸症愈。一年后随访，病未复发。　（摘自《新中医》1：31，1978）

嘔而腸鳴，心下痞者，半夏瀉心湯主之。（十）

半夏瀉心湯方：

半夏半升（洗）　黄芩三兩　乾薑三兩　人參三兩　黄連一兩　大棗十二枚　甘草三兩（炙）

上七味，以水一斗，煮取六升，去滓，再煮取三升，温服一升，日三服。

【释义】 本条论述呕吐属于寒热错杂的证治。本条叙证是上有呕吐，下有肠鸣，中有痞阻，立方是苦辛并用，因此可知本证病机是病邪乘虚内陷，寒热互结中焦，中焦痞阻，升降失常所致。胃气上逆则呕，脾不健运则肠鸣、泄泻，因其病变在中焦，故"心下痞"为其主要特征。其治疗正如《心典》所云"不必治其上下，而但治其中"，故方用半夏泻心汤开结除痞，和胃降逆。方中干姜、半夏散寒降逆；芩、连苦降清热；参、草、大枣补益中气，诸药合用，共具苦降辛开，调和肠胃的作用。

【按语】 半夏泻心汤在临床应用较广，凡呕而肠鸣，或呕而下利，伴有心下痞闷者，用之多效；如心下痞，按之痛，舌苔黄腻者，可与小陷胸汤合用；如除去参、草、枣，可治热性吐泻之病证。后世之苦辛宣泄，苦降辛开，苦降辛通等说，实源于此。

【选注】《心典》：邪气乘虚陷入心下，中气则痞，中气既痞，升降失常，于是阳独上逆而呕，阴独下走而肠鸣，是虽三焦俱病，而中气为上下之枢，故不必治其上下，而但治其中。黄连、黄芩苦以降阳，半夏辛以升阴，阴升阳降，痞将自解。人参、甘、枣则补养中气，以为交通阴阳上下之用也。

【医案举例】

肖×，女，26岁。呕吐间断发作三年余，屡经中西医治疗不效，某医院诊断为神经性呕吐，每次犯病均为食后呕吐，无其他不适，曾二次作上消化道造影，均无异常发现。近两年来发作频繁，细问病史，每次呕吐均伴有胃满之感。舌淡红，苔薄白，脉沉缓无力，二便正常，抓住胃满之征，投以半夏泻心汤；黄连一钱半，半夏三钱　干姜二钱　黄芩三钱　太子参一钱半　炙草二钱　大枣五个，服药三剂，呕吐缓解，又原方三剂巩固

疗效。两月复访未再发作。（摘自《天津医药》5：243，1976）

乾嘔而利者，黃芩加半夏生薑湯主之。（十一）

黃芩加半夏生薑湯方：

黃芩三兩　甘草二兩（炙）　芍藥二兩　半夏半升　生薑三兩　大棗十二枚

上六味，以水一斗，煮取三升，去滓，温服一升，日再夜一服。

【释义】　本条论述干呕与下利并见的证治。干呕而利，是胃肠俱病，由邪热内犯胃肠所致，热迫于肠则下利，热扰于胃则干呕，因其病变重点在肠，故以下利为主症，临床上并具有腹痛，利下热臭或垢积等见症。治用黄芩加半夏生姜汤，以黄芩汤清热止利为主，辅以半夏、生姜和胃降逆。凡干呕而暴注下迫的热泻，或干呕而下利脓血的热痢，均可用本方治疗，如不呕可去生姜、半夏。

【按语】　《伤寒论》172条云："太阳与少阳合病，自利者，与黄芩汤；若呕者，黄芩加半夏生姜汤主之"。可与本条互参。

本条同前条都有呕而下利的见症，但前条是寒热互结中焦，气机升降失常，症以呕吐、心下痞为主，兼见肠鸣下利，故用半夏泻心汤主治胃而兼治肠；本条为肠热而胃不和，症以下利为主，兼见干呕，或呕吐，故用黄芩加半夏生姜汤主治肠而兼治胃。

【选注】　《心典》：此伤寒热邪入里作利，而复上行为呕者之法；而杂病肝胃之火，上冲下注者，亦复有之。半夏、生姜散逆于上，黄芩、芍药除热于里；上下俱病，中气必困，甘草大枣合芍药生姜，以安中而正气也。

諸嘔吐，穀不得下者，小半夏湯主之。方见痰饮中。（十二）

【释义】　本条论述一般呕吐的治法。呕吐的见症比较繁杂，但其病机，总由胃失和降，胃气上逆所致。其辨证虽有寒、热、虚、实与痰饮之别，但呕吐见于杂病，一般以胃寒停饮所致为常见，故本条首冠"诸呕吐"三字，并用小半夏汤作为寒饮呕吐的通治方。病因寒饮上逆，胃失和降，故呕吐不止，食不得下。治用小半夏汤散寒化饮，和胃降逆以止呕吐。方中半夏开饮结而降逆气，生姜散寒和胃以止呕吐。

【按语】　本方为治疗停饮致呕的常用方剂，临床多用于呕吐、口不渴、心下痞满之症，若兼头眩、心悸，应加茯苓利水去饮以止眩悸。

本方具有较强的和胃、降逆作用。方中半夏、生姜功擅降逆和胃，是治呕吐之要药，经过适当的配伍变化，可以治疗各种呕吐，所以仲景止呕，总离不开半夏、生姜两味。

【选注】　《二注》：呕吐谷不得下者，有寒有热不可概论也。食入即吐，热也；朝食暮吐，寒也；此则非寒非热，由中焦停饮气结而逆，故用小半夏汤。

【医案举例】

陈××，男，53岁。1973年10月22日因慢性胃窦炎伴息肉样变，行胃次全切除术，术后第六天发生胆汁性呕吐，持续七十多天不能进食，全靠输液维持，每次呕吐大量苦水（胆汁），曾于同年12月21日行二次手术（松解粘连），但呕吐未能缓解，予中药旋复代赭汤、泻心汤、左金丸等加减以及益气养阴，生津和胃等剂治疗无效。1974年1月4日改用小半夏加人参，方用生半夏9克　生姜9克　别直参9克（另煎）浓煎40毫升，分二次服，服一剂后，苦水明显减少，连服五剂，未再呕吐，并能进食。（摘自《上海中医药杂志》4：24，1979）

嘔吐而病在膈上，後思水者，解，急與之。思水者，豬苓散主之。（十三）

猪苓散方：

猪苓　茯苓　白术各等分

上三味，杵爲散，飲服方寸匕，日三服。

【释义】　本条论述停饮致呕的调治方法。呕吐而病在膈上，并非因呕吐后导致膈上疾病，而是膈上有病出现呕吐。究其原由，是因胃中停饮上逆于胸膈而引起呕吐；呕吐后思水，是饮去阳复，所以说："思水者解"。停饮从呕吐而去，胃阳正复，思水润其燥，故云："急与之"。这正如《伤寒论·太阳病篇》71条说"少少与饮之，令胃气和则愈"之意。如思水时，尽量饮水，因胃弱不能消水，势必旧饮尚未尽除，而新饮必然复增，故用猪苓散健脾利水。方中二苓淡渗利水，白术健脾以运湿。配制散剂，是取"散者散也"之意，使水饮得散，中阳复运，气化水行，则思水呕吐自除。

【按语】　本条"呕吐而病在膈上，后思水者解"，与第二条"先呕却渴，此为欲解"旨意相同，重点在于阐明饮去阳复的机理。"后思水者解"比前文多一"后"字，故注家多认为是与第二条"先渴却呕者，为水停心下，此属饮家"同义，此说值得参考。

【选注】　《本义》：呕吐而病在膈上，后思水者，欲解之征也。即论中所言先呕后渴，此为欲解之义也，急与之，呕吐后，伤津液，水入津液可复也。若未曾呕吐即思水者，即论中所言先渴却呕之证也。是为水停心下，应治其支饮而渴方愈也。

【医案举例】

刘×，男，26岁。忽然患腹痛如刀割，腹胀如鼓，大便不通，大渴，床头用釜盛茶水，每饮一大勺，饮下不久即呕出，呕后再饮，寝室满地是水。据西医诊断是"肠套叠"，须用大手术，病延至三日，医皆束手，危在旦夕。余诊其脉沉紧而滑，首用白术、茯苓、猪苓各五钱，水煎服一剂，呕渴皆除，大便即通。继用附子粳米汤，腹痛、腹胀等症亦渐痊愈。　（摘自《湖南中医医案选辑》第一辑，第150页）

嘔而脈弱，小便復利，身有微熱，見厥者，難治，四逆湯主之。（十四）

四逆湯方：

附子（生用）一枚　乾薑一兩半　甘草二兩（炙）

上三味，以水三升，煮取一升二合，去滓，分溫再服。強人可大附子一枚，乾薑三兩。

【释义】　本条论述虚寒呕吐而阴盛格阳的证治。呕吐而症见脉弱，小便自利，身微热而四肢冷，病属阴盛格阳。因阴寒上逆，阳气虚弱，故呕而脉弱；阴盛于下，肾气不固，故小便自利；阴盛于内，格阳于外，故身微热而四肢冷。病见此候，大有阳气欲脱之势，故曰"难治"。治用四逆汤，主要在于温阳救逆。

【选注】　《补正》：呕者小便不利，身热者不见厥，今两者俱见，则是上下俱脱之形，故难治。

【医案举例】

理中汤治寒湿霍乱，其症泄利不已、眼下陷、面青、目黑、吐泻汗出、脉沉微无力、四肢微冷或抽筋、全身疲乏、无神气。回阳救急则以四逆汤为主，所谓阳不足者温之以气，故以理中四逆等复其阳维其阴，方可挽救于垂危。至于四逆汤中之附子，俱是生用，其效较一般熟附子为佳。我曾治疗一病例，当时已四肢厥冷、脉微欲绝，大肉消脱，病势相当危急，即予大剂四逆汤（炮附子用至四钱）服后吐利如故，后用四逆汤作散剂六钱（附子生用），服后约半小时，吐利均止，四肢回暖，转危为安。以后药用四逆汤散剂（生附子一钱，炒甘草二钱，干姜三钱为末）治疗很多（寒霍乱）患者，均有显效。　（摘自《广东中医》4：37，1962）

嘔而發熱者，小柴胡湯主之。（十五）

小柴胡汤方：

柴胡半斤　黄芩三两　人参三两　甘草三两　半夏半斤　生姜三两　大枣十二枚

上七味，以水一斗二升，煮取六升，去滓，再煎取三升，温服一升，日三服。

【校勘】　"半夏半斤"，《伤寒论》《医统》本均为"半夏半升"，是。

【释义】　本条论述少阳邪热迫胃致呕的治法。呕而发热，是邪在少阳之证，少阳邪热迫胃，导致胃气上逆而呕吐，临床并伴有口苦咽干、胸胁苦满等症。故治用小柴胡汤疏解清热，和胃降逆。方中柴胡、黄芩解表清热，半夏、生姜降逆止呕，人参、草枣补虚安中。

【按语】　本条与上条对比，均有呕而发热之症，所不同者：一则发热，一则微热；本条是肝郁气滞，枢机不和，病属郁热，故云"发热"；上条是阳微阴盛，格阳于外，故云"微热"。"微热"是假热，"发热"为真热，恐后人误将微热与发热相混，故将此二条并列，以资鉴别。

【选注】《浅注》：此与上节，为一阴一阳之对子，少阴厥而热微，宜回其始绝之阳；少阳不厥而发热，宜清其游行之火。

【医案举例】

黄×，38岁，居民。吐血愈后，转为经常便秘，近三星期来，便常不解，数日一行，努挣难下，且感心烦口干，来院门诊，欲得泻下，以求一快。当予0.01双醋酚酊片四片，每日二片。隔二日来云：不但便未得通，反增发热口渴，呕吐腹痛，痛引胁下，按脉弦数，舌上白苔，触诊腹部，柔软如绵。据此谛审，颇费神思，症见发热口渴，决非寒凝；腹不硬满拒按，亦无燥结，发热头不晕痛，不属风秘。是知温通、苦泄、疏风诸法，俱不堪议；若仅血脱津亏，则呕吐从何而起？反复寻思，脉见弦数，痛引胁下，病本在肝，寡居数年，情志必多抑郁，气郁渐增，肝火渐炽，势必放肆凶横，不行疏泄之令，前者吐血，殆为肝火上灼阳络，今又腹痛，当是木邪下乘脾土，肝气不畅，脾气不升，肺气不降，津液不行，呕吐便秘口渴，所是作矣。观其发热而不恶寒，其为郁火外发无疑，当以和解为是，拟小柴胡汤枢转木邪，清散郁火，投以候消息。柴胡　黄芩　法夏　炙草　党参　生姜　大枣

讵知效出意外，剂尽大便即通，诸证大减，再以逍遥散调摄数日而安。　（摘自《湖北中医医案选集》第一辑，第19页）

胃反呕吐者，大半夏汤主之。《千金》云："治胃反不受食，食入即吐。《外台》云：治呕，心下痞鞕者。"（十六）

大半夏汤方：

半夏二升（洗完用）　人参三两　白蜜一升

上三味，以水一斗二升，和蜜扬之二百四十遍，煮取二升半，温服一升，余分再服。

【校勘】　原注"食入即吐"，《千金》作"食已即呕吐"。

【释义】　本条是为三、四、五条虚寒胃反补出治法。如前所述，胃反呕吐的主要症状是朝食暮吐，暮食朝吐，宿谷不化；其病机为中焦虚寒，脾胃功能失职，不能腐熟运化食物，故食谷不下而呕吐，病情严重的可见心下痞鞕，大便燥结如羊屎状等。所以用大半夏汤作为胃反呕吐的主治方，方中重用半夏开结降逆，人参、白蜜补虚润燥，共奏补脾和胃、降逆止呕之效。

【选注】《心典》：胃反呕吐者，胃虚不能消谷，朝食而暮吐也。又胃脉本下行，虚则反逆也，故以半夏降逆，人参白蜜，益虚安中。

【医案举例】

邑宰张孟端夫人，忧怒之余，得食辄噎，胸中隐隐痛，余诊之曰：脉紧且滑，痰在上脘，用二陈加姜汁、竹沥。长公伯元曰：半夏燥乎？余曰湿痰满中，非此不治，遂用四剂，病尚不减，改大半夏汤，服四帖，胸痛乃止，又四帖，而噎亦减，服二十剂而安，若泥半夏为燥，而以它药代之，其能愈乎，惟痰不盛形不肥者，不宜予也。（摘自《医宗必读》第263页）

食已即吐者，大黄甘草汤主之。《外台》方：又治吐水。（十七）

大黄甘草汤方：

大黄四两　甘草一两

上二味，以水三升，煮取一升，分温再服。

【校勘】《外台》引《必效》作"疗胃反吐食"，原注本此。

【释义】本条论述胃肠实热呕吐的证治。"食已即吐"，是食入于胃，旋即尽吐而出。病因实热壅阻胃肠，腑气不通，以致在下则肠失传导而便秘，在上则胃不能纳谷以降，且火性急迫上冲，故食已即吐。治用大黄甘草汤泻热去实，使实热去，大便通，胃气和，则呕吐自止。方中大黄荡涤肠胃实热；甘草缓急和胃，使攻下而不伤正。

【按语】前第六条提出"病人欲吐者，不可下之"，是为病邪在上者立法，因邪有外出上越之机，故当因势利导使用吐法，即《内经》所谓"其高者，因而越之"；本条是胃热冲逆之证，因实热阻于胃肠，腑气不通，胃气上逆而呕吐，故当用攻下，亦即所谓"欲求南熏，先开北牖"之意。二者均不治呕，而使呕自止。可见仲景治呕，是随机立法，变化灵活，学者自当融会贯通，不可执一而论。

又本条与大半夏汤证都有呕吐而食谷不下之症，但因病机及临床表现不同，治法亦迥异。如本条证为实热中阻，故证虽能食，但"食入即吐"，大半夏汤为脾胃虚寒，不能消谷，故证见朝食暮吐，暮食朝吐，宿谷不化。前者治以通腑泄热，后者治以补虚降逆，所谓证不同治亦不同。

【选注】《直解》：内经曰："诸逆冲上，皆属于火。"食已即吐，是胃热上冲，逆而不能容食。与反胃寒呕、水饮不同，故用是汤以平胃热……

【医案举例】

(1) 张姓，女孩，生甫一周。秽浊郁积肠胃，胎粪不下，热邪格拒三天来腹部胀满，大便不通，不吮乳，呕吐面赤，啼哭，烦躁不安，舌苔微黄浊腻，指纹紫暗，法当清泄肠胃浊腻：大黄5克　甘草3克　每日一剂，三日后，腹胀满消失，便通，即能吮乳。（摘自《浙江中医药》11∶446，1979）

(2) 李××，男，20岁。1974年11月10日初诊：患者近半月呕吐，胃脘热痛，大便干燥，舌质红，苔薄黄少津，脉实有力，右关脉滑，精神尚佳，平时喜食烙饼，初认为是胃热上逆之呕吐，拟以清热和胃之法主治，用苏连饮加竹茹、甘草。嘱服二剂，于11月12日复诊，服上方无效。仍每餐刚吃完即吐（平时不吐），并伴口臭，胃脘灼热、胀痛，大便三日未解，小便短黄，舌质红，苔薄黄少津，脉滑有力。《金匮要略》云："食已即吐者，大黄甘草汤主之"，从证候分析，亦恰合病机，系积热在胃，腑气不通，胃热上冲之呕吐。改用泄热和胃之大黄甘草汤：大黄12克、甘草3克，嘱服二剂。11月16日，到家随访，上方服一剂后，食已不吐，大便畅通，服完二剂，诸症消失。（摘自《成都中医学院学报》2∶57，1979）

胃反，吐而渴欲饮水者，茯苓泽泻汤主之。（十八）

茯苓泽泻汤方：《外台》云治消渴脉绝，胃反吐食之，有小麦一升。

茯苓半斤　泽泻四两　甘草二两　桂枝二两　白术三两　生薑四两

上六味，以水一斗，煮取三升，内泽泻，再煮取二升半，温服八合，日三服。

【释义】 本条论述饮阻气逆而呕渴并见的证治。原文首冠"胃反"二字,乃反复呕吐之谓,与虚寒胃反呕吐是名同而实异。本证因胃有停饮,失其和降,则上逆而吐;饮停不化,脾失输津不上承,故口渴欲饮。由于水饮上泛,故呕吐频作,因渴复饮,更助饮邪,如此,愈吐愈饮,愈饮愈渴,致成呕吐不止的胃反现象,故以茯苓泽泻汤治之。以方测证,当兼有头眩,心下悸之症。

茯苓泽泻汤功能利水化饮。方中茯苓、泽泻淡渗利水为君,协以桂枝通阳,生姜和胃,佐以白术、甘草健脾补中,诸药合用,使气化水行,则呕渴可止。

【按语】 本证"吐而渴欲饮水"与五苓散证之消渴水逆,在病机证治上颇为相似,所不同的是,五苓散证重点在于膀胱气化不行,故以小便不利为主症;茯苓泽泻汤证重点在于胃有停饮,中阳不运,故以呕渴不已为主症。在方剂的配伍方面,五苓散偏于通利小便;泽泻用量独重,配以二苓桂枝;茯苓泽泻汤偏于温胃化饮止呕,故重用茯苓,去猪苓,配以甘草、生姜。

【选注】 《浅注》:今有挟水饮而病胃反,若吐已而渴,则水饮从吐而俱出矣;若吐未已而渴欲饮者,是旧水不因其得吐而尽,而新水反因其渴饮而增,愈吐愈渴,愈饮愈吐,非从脾而求输转之法,其吐与渴,将何以宁,以茯苓泽泻汤主之。

【医案举例】
成迹录云:安部候臣菊池大夫,从候在浪花,久患胃反,请治于先生曰:不佞囊在江户得此病,其初颇吐水,间交以食,吐已乃渴,诸医交疗,百端不差,一医教我断食,诸证果已。七日始饮,复吐如初,至今五年,未尝有宁居之日,愿先生救之。先生乃诊其腹,自胸下至脐旁鞕满,大夫曰:吐而此满立去,二三日而复满,至五日必复吐。先生乃与茯苓泽泻汤,数日而痊愈。 (摘自《金匮今释·卷六》第34页)

吐後,渴欲得水而貪飲者,文蛤湯主之。兼主微風,脈緊,頭痛。(十九)

文蛤湯方:

文蛤五兩　麻黃三兩　甘草三兩　生薑三兩　石膏五兩　杏仁五十枚　大棗十二枚

上七味,以水六升,煮取二升,溫服一升,汗出即愈。

【释义】 本条论述吐后贪饮的证治。"吐后,渴欲得水",本属正常之象,因吐则伤津,故欲饮水以救燥;但如"贪饮",即渴而饮水不止,则属病理变化。观第二条"先渴后呕"之文,即知饮而复吐,多是停饮之患;本条吐而贪饮,并不复吐,为有里热之故。其病之初,为上焦水热互结,吐后水去热留,热则消水,故而贪饮;多饮必致水湿内积,加之余热未清,难免不变生它证。故治用文蛤汤发散祛邪,清热止渴;如兼微风、脉紧、头痛,本方亦适宜。所以方后云:"汗出即愈"。

方中文蛤咸寒,配以石膏清热止渴;麻黄、杏仁宣肺发汗,姜、枣、草调和营卫并安中。

【按语】 历来注家对本条的认识不一,有认为本条与《伤寒论·太阳病篇》之文蛤散互错;也有认为"文蛤汤主之"五字,当在"头痛"之后,为传写之讹,以及"兼主"之"主"字是衍文。诸说各有见地。国内学者亦有用文蛤汤治消渴病的报道,可供参考。

【选注】 《金鉴》:"文蛤汤主之"五字,当在"头痛"之下,文义始属。是传写之讹。"兼主"之"主"字,衍文也。

《心典》:吐后水去热存,渴欲得水,与前猪苓散证同,虽复贪饮,亦止热甚而然耳。但与除热导水之剂足矣,乃复用麻黄、杏仁等发表之药者,必兼有客邪郁热于肺不解故也。观方下云"汗出即愈",可以知矣。

曰"兼主微风,脉紧,头痛"者,以麻杏石甘本擅祛风发表之长耳。

干呕,吐逆,吐涎沫,半夏乾薑散主之。(二十)

半夏乾薑散方:

半夏　乾薑等分

上二味,杵爲散,取方寸匕,漿水一升半,煮取七合,頓服之。

【校勘】　吐涎沫,《千金》作"涎沫出"。

【释义】　本条论述中阳不足、寒饮内盛的呕逆证治。干呕吐逆,吐涎沫可以同时发生,也可单独出现,在病机上都属于中阳不足、寒饮内盛、胃气上逆所致。如中阳不足,胃寒气逆,则干呕、吐逆;"上焦有寒,其口多涎",寒饮不化,聚为痰涎,随胃气上逆而出,则口吐涎沫。治用半夏干姜散,温中散寒,降逆止呕。方以浆水煮服,取其甘酸能调中止呕,"顿服之",则在使药力集中而取效捷速。

【按语】　半夏干姜散,即小半夏汤以干姜易生姜而成,因干姜与生姜功用不同,故其主治有别。半夏干姜散以干姜温阳,守而不走,治疗中阳不足,寒饮呕逆之证;小半夏汤以生姜散寒,走而不守,主治饮盛抑阳之呕吐。

半夏干姜散证与吴茱萸汤证,都有干呕、吐涎沫的症状,但因二者病机不同,则治法亦异。吴茱萸汤证,是胃寒挟肝气上逆,故肝胃同治;而半夏干姜散证是中阳不足,寒饮上逆,故治在胃。

【选注】　《心典》:干呕、吐逆,胃中气逆也,吐涎沫者,上焦有寒,其口多涎也。与前条干呕吐涎沫,头痛不同,彼为厥阴阴气上逆,此是阳明寒涎逆气不下而已,故以半夏止逆消涎,干姜温中和胃,浆水甘酸,调中行气止呕逆也。

病人胸中似喘不喘,似嘔不嘔,似噦不噦,徹心中憒憒然無奈[①]者,生薑半夏湯主之。(二十一)

生薑半夏湯方:

半夏半升　生姜汁一升

上二味,以水三升,煮半夏,取二升,内生薑汁,煮取一升半,小冷,分四服,日三夜一服。止,停后服。

【校勘】　《外台》引仲景《伤寒论》:"哕"下,无"彻"字;"无奈"作"彻无聊赖";"生姜"下有"汁"字,"汤下"作"兼主天行"四字。

【词解】

① 彻心中愦愦然无奈:彻,通"澈",亦即通联之意。心中,即胸中,主要指病人自觉胸中烦闷已极,有无可奈何之感。

【释义】　本条论述寒饮搏结胸中的证治。胸为气海,是清气出入升降之道路,且内居心肺,下邻脾胃,若寒饮搏结于胸中,闭郁胸阳,阻碍气之升降出入,则可导致似喘不喘,似呕不呕,似哕不哕,心胸中极度烦闷不适的病证。虽然原文叙证是些病人的自觉症状,但却客观地反映出由于寒饮搏结,气机受阻,而病及肺胃,凌迫于心的病变特点。故仲景治用生姜半夏汤,辛散寒饮,以舒展胸中之阳气。

【按语】　本方与小半夏汤,药味组成相同,但分量不同,其作用也就不同。如小半夏汤重用半夏(用量相当于生姜半夏汤的一倍),主要在于降逆化饮;生姜半夏汤重用生姜且取汁(达一升之多),主要在于散饮去结。"小冷"服为"治寒以热,凉而行之"的反佐之意。"分四服",既免药力过大反刺激而呕吐；更取频频服之，以发挥药力的持续作用。

【选注】《心典》：生姜半夏汤，即小半夏汤。而生姜用汁，则降逆之力少而散结之力多，乃正治饮气相搏，欲出不出者之法也。

干呕、哕，若手足厥者，橘皮汤主之。（二十二）

橘皮汤方：

橘皮四两　生姜半斤

上二味，以水七升，煮取三升，温服一升，下咽即愈。

【校勘】《千金》："厥"下，有"冷"字。《外台》引仲景《伤寒论》云："小橘皮汤，兼主天行"。

【释义】　本条论述胃寒气逆而干呕、哕的证治。干呕与呃逆在病机上也是胃气失和，其气上逆。且辨证亦有寒热虚实之分，惟在临床表现上不象胃反呕吐那样急迫。本条说明，无论干呕、呃逆是合并发生，还是单独出现，如兼见手足厥冷的，俱属胃寒气逆。病因寒邪袭胃，胃阳被遏，其气不达于四末，则手足厥冷；胃气因寒邪所阻，则失其和降而上逆，故干呕哕；但本证手足厥冷与阴盛阳微的四逆汤证，在程度上有明显的差别，仅表现为轻度的寒冷感，故治疗用橘皮汤通阳和胃。方中橘皮理气和胃，生姜散寒止呕，合而用之，使阳通寒去，胃气和降，则干呕、哕与厥冷自愈，故方后云"下咽即愈"。

【选注】《心典》：干呕、哕非反胃，手足厥非无阳，胃不和则气不至于四肢也。橘皮和胃气，生姜散逆气，气行胃和，呕哕与厥自已，未可便认为阳虚而遽投温补也。

【医案举例】　方舆輗云：……尝有一男子，暑月霍乱，吐泻虽已止，干呕未止，兼发哕，手足微厥，脉细至欲绝，更医数人，凡附子理中汤、四逆加人参汤、吴茱萸汤、参附、参姜之类，殆尽其术，一不容受，余最后至，诊之，少有所见，即作橘皮汤令煮，斟取澄清，冷热得中，细细啜之，余镇日留连于病家，再四诊视，指令服药之度，移时，药达，稍安静，遂得救治。（摘自《金匮今释·卷六》第42页）

哕逆者，橘皮竹茹汤主之。（二十三）

橘皮竹茹汤方：

橘皮二升　竹茹二升　大枣三十枚　人参一两　生姜半斤　甘草五两

上六味，以水一斗，煮取三升，温服一升，日三服。

【校勘】"橘皮二升"，《医统》本作"橘皮二斤"。

【释义】　本条论述胃虚有热而呃逆的治法。原文叙证较简，但以药测证，可知本条所论之呃逆，是因胃中虚热、气逆上冲所致，其证当伴有虚烦不安，少气，口干，手足心热，脉虚数等见症。故治用橘皮竹茹汤补虚清热，和胃降逆，方中橘皮、生姜理气和胃降逆，竹茹清热安中，人参、草、枣补虚，如此，虚热可除，胃气得降，则哕逆自愈。

【按语】　本篇论治呃逆的条文，虽然仅有上二条与第七条共三条，但其内容精要，除分胃寒气逆、胃虚有热以及实滞内结三种类型，并立理气和胃、清热补虚与通利二便诸法，已为后世哕病的寒热虚实辨证论治奠定基础。另外，本篇治哕诸法及其方药，同样也可用于治疗呕吐。

后世严用和在仲景橘皮竹茹汤的基础上加茯苓、半夏、麦冬、枇杷叶命名为济生橘皮竹茹汤，增强了补虚、清热降逆的功效，治疗气阴两虚，胃气上逆之呕吐、呃逆较为适用。

【选注】《金鉴》：李彣曰：哕有属胃寒者，有属胃热者，此哕逆因胃中虚热、气逆所致，故用人参、甘草、大枣补虚；橘皮、生姜散逆；竹茹甘寒疏逆气而清胃热，因以为君。

【医案举例】

林××，男，34岁。主诉：呃逆已十余年，时好时坏，经常发作，曾经治疗无效。此次发作加剧，并伴有嗳气,恶心,时吐涎沫,睡眠不安,饮食难进,大便秘结,小溲短赤,渴欲饮,上腹部疼痛……西医诊断为神经性呃逆。用青霉素、冬眠灵、葡萄糖、硫酸镁等治疗五天,呃逆不止,转中医治疗。患者呃逆频发,恶心吐涎,口渴,上腹部疼痛,大便秘结,小溲短赤,脉弦,舌质红,苔黄浊。诊为木土不和,肝阳有余,胃阴不足,肝胃火逆而致呃。拟清热养阴,和胃降逆,用橘皮竹茹汤加减:橘皮一钱五分　竹茹三钱　玉竹三钱　麦冬二钱　炙草一钱　石斛三钱　大枣三枚　生姜三片　柿蒂一钱五分

二诊:呃逆已减,晚能入眠,胸前痞闷。前方去大枣、生姜、柿蒂,加生栀子、豆豉除胸脘痞闷,叩仁宽中理气,连翘清热散结。

三诊:呃逆已止,诸症亦瘥,惟心中灼热,脉稍转缓,舌苔微黄。前方倍石斛以养胃阴,加知母滋阴清热泻火,连服三剂,痊愈出院。四个月后追访无再发作。　　(摘自《福建中医药》5:43,1964)

夫六腑氣絶①於外者,手足寒,上氣,脚縮;五臟氣絶於内者,利不禁,下甚者,手足不仁。(二十四)

【校勘】　《脉经》、《千金》"利"上有"下"字。

【词解】

① 气绝:是指脏腑之气虚衰的意思。

【释义】　本条总论呕吐、哕、下利病的病机和预后。人体以脏腑为本,五脏六腑各司其职,六腑属阳,阳主卫外,其气行于表;五脏属阴,阴主内守,其气行于里。所谓"六腑气绝于外""五脏气绝于内",是指脏腑气衰,外不足以行表,内不能固守封藏的病理而言。由于六腑以胃为本,诸腑皆受气于胃,故六腑之气虚衰的关键是胃阳虚衰;五脏以肾为先天之本,脾为后天之本,诸脏之气发源于肾,并受后天脾气的充养,故五脏之气不充,关键是脾肾气衰。

若胃阳虚,则诸腑之气不达于表,故手足寒冷;胃之受纳和降失职,故吐、哕逆;上焦不能受气于中焦,宗气亦随之虚弱,故上气喘促;筋脉失于阳气的温煦,故蜷卧脚缩。若脾肾气衰,则脏气不能固藏而下利,初期以脾病为主,脾虚失运,清气下陷,故泄利不禁;久必及肾,肾阳虚衰,下焦不合,故下利尤甚;阴液随利而下泄,以致四肢筋脉失其濡养,故手足麻痹不仁。

【按语】　本条列于本篇呕、哕与下利原文中间,承上启下,旨在阐明呕吐、哕、下利病变的一般规律。从总的病机来说,呕吐、哕、下利是由脾肾虚衰、升降失序所致;然初病在脾胃,终必归于肾,也是其病变的基本规律。原文特以脏腑气绝于内外之诸症加以揭示,意义正在于此。既然上述病证可由脏腑功能虚衰引起,且其病变的发展,尚可导致脏腑功能的进一步虚损,甚至导致胃气衰败,脾肾交虚。因此,治疗呕吐、哕固然以治胃为主,但在病变后期,或病情属虚的,则要重视脾肾。

【选注】　《心典》:六腑为阳,阳者主外,阳绝不通于外,为手足寒,阳不外通,则并而上行,为上气脚缩也。五脏为阴,阴者主内,阴绝不守于内,则下利不禁;甚者不交于阳,而隧道痹闭,为手足不仁也。

下利①脉沉弦者,下重②;脉大者,爲未止,脉微弱數者,爲欲自止,雖發熱不死。(二十五)

【词解】

① 下利:本条指痢疾。

② 下重:即里急后重。

【释义】　本条是从脉象上判断下利病情和预后。沉脉主里,弦脉主痛主急。下利而脉沉弦,如病邪入里,阻滞气机,腑气不畅,症见里急后重,腹痛;下利脉大者,为热邪内盛,大则病进,故云"为未止";若脉微弱而数,是邪气渐衰,阳气渐复,邪衰正复,故云"为欲自止",虽

有身热,而必不甚,且不久将退,故曰"不死"。

【选注】《心典》：沉为里为下,沉中见弦,为少阳之气滞于下而不得越,故下重。大为邪盛,又大则病进,故为未止。徐氏曰微弱者,正衰邪亦衰也。数为阳脉,于微弱中见之,则为阳气将复,故知利欲自止,虽有身热,势必自已,不得比于下利热不止者,死之例也。

下利手足厥冷,無脉者,灸之不温。若脉不還,反微喘者,死。少陰負趺陽[1]者,爲順也。（二十六）

【词解】

[1] 少阴负趺阳：就是少阴脉比趺阳脉弱小的意思。

【释义】 本条辨下利危候的顺逆情况。下利而见手足厥,无脉,是阴阳俱失,脾肾阳虚已极之危候。此证虽用艾灸温之,但因其阳衰难以骤回,故而厥冷不去,所以说"灸之不温"。若温之,脉不但不回,反见微喘,更是阴气下竭,阳气上脱,阴阳离决的死证；若脉气见回,虽为吉兆,但以少阴肾脉弱于趺阳胃脉,预后为顺。由此说明胃气存亡与否,是判断其预后吉凶的依据,这种握手及足的切脉方法,可供诊断危重疾病参考。

【选注】《心典》：下利厥冷无脉,阴亡而阳亦绝矣,灸之所以引既绝之阳；乃厥不回,脉不还,而反微喘,残阳上奔,大气下脱,故死。下利为土负水胜之病,"少阴负趺阳"者,水负而土胜也,故曰"顺"。

下利有微熱而渴,脉弱者,今自愈。（二十七）

【释义】 本条论述阴寒下利病情向愈的脉症。虚寒下利,症见微热、口渴的,是阳气来复的现象,更见脉象微弱,说明正衰而邪气也衰,正复邪去,故其病当愈。

【选注】《直解》：下利大热而渴,则偏于阳,无热不渴,则偏于阴,皆不能愈；以微热而渴,知阴阳和,脉弱知邪气去,故即自愈。

下利脉數,有微熱,汗出,今自愈；設脉緊爲未解。（二十八）

【释义】 本条论述虚寒下利向愈与未解的脉症。虚寒下利,多属脾肾阳虚,如在其病变过程中出现脉数,也是阳气来复之象,非属邪气有余之证,症兼微热,汗出,更是寒去阳和之兆,故云"自愈"。假使下利而脉紧,因紧主寒,为邪盛,故知其病"未解"。

【选注】《直解》：寒则下利,脉数有微热,则里寒去,汗出则表气和,表里俱和,故令自愈；设复紧者,知寒邪尚在,是为未解也。

下利脉數而渴者,今自愈；設不差,必圊[1]膿血,以有熱故也。（二十九）

【校勘】 赵刻本"必清",今据陈、尤注本改为"必圊"。

【词解】

[1] 圊：(qīng,音"清"),厕也。

【释义】 本条论述虚寒下利而阳复太过的病机。本条首先承上二条,继述虚寒下利出现脉数、口渴,为阳气来复,其病有向愈之势,接着便指出阳复太过的病机变化情况。如阳复太过,即为邪热,热甚必伤阴络,故云"必圊脓血"。原文最后"以有热故也"五字,正说明上述病机。但阳复太过之证,脉数必有力,口渴必喜凉饮。

【选注】《心典》：脉数而渴,阳气已复,亦下利有微热而渴之意。然脉不弱而数,则阳之复者已过,阴寒虽解,而热气转增,将更伤阴圊脓血也。

下利脉反弦,發熱身汗者,自愈。（三十）

【释义】 本条再论虚寒下利自愈的病机和脉症。虚寒下利,为病在里,故其脉当沉,今脉不沉而反弦,并见发热,汗出者,为阳气来复,营卫调和,故云"自愈"。

【按语】 以上六条主要论述虚寒下利的病机进退状况,并以阳气的消长、病邪的盛衰作为判断其预后的关键。若见微热、口渴脉数而弱、汗出等脉症的，为邪衰正复，则下利向愈；如脉紧或大则为病进，邪气犹盛，故而下利不解；口渴喜凉饮，脉数有力的则为病由寒转热，需防热伤络脉而下利脓血。

【选注】《心典》：脉弦阴阳两属，若与发热身汗并现，则弦亦阳也，与脉数有微热汗出正同，故愈。按上数条，皆是伤寒邪气入里之候，故或热或渴，或汗出，或脉数，阳气既复，邪气得达则愈；若杂病湿热下利之证，则发热口渴脉数，均非美证。《内经》云"下利身热者死"，仲景云"下利手足不逆冷，反发热者不死"。盖《内经》所言者，杂病湿热下利之证，仲景所言者，伤寒阴邪入内之证，二者不可不分也。

下利氣者，當利其小便。（三十一）

【释义】 本条论述下利气的证治。下利气是指下利而又矢气，气随利失，频频不已，故又称气利。主要是脾虚不运，湿滞气阻，蕴郁肠道所致，其症除下利而又矢气外，并有肠鸣腹胀、小便不利等兼证。故治当利小便，以分利肠中湿邪，使湿去气行而泄利自止，此即后世所谓"急开支河"之法。如下利日久，气陷不举，伴有脱肛者，应如《金鉴》所云"于升补中兼利小便"。

【选注】《心典》：下利气者，气随利失，即所谓气利是也。小便得利，则气行于阳，不行于阴而愈，故曰当利小便，喻氏所谓急开支河者是也。

下利，寸脈反浮數，尺中自①澀者，必圊膿血。（三十二）

【词解】
① 自：作"本"字解。

【释义】 本条从脉象论述热利脓血的病机。下利，其病在里，故脉应沉而不浮；因于寒，则脉当迟而不数。今下利"寸脉反浮数"，可知非属阴寒所致，而是热利之候。寸脉属阳以候气，寸脉浮数为阳热气盛；而尺脉属阴以候血，故"尺脉自涩"乃为阴血虚损。原文即借以阐明热利为阳热气盛之证，最灼营血，若本阴血虚损不足，势必导致热盛营腐而下利脓血。

【选注】《论注》：若下利果属寒，脉应沉迟，反浮数，其阳盛可知也；而尺中自涩，涩为阳邪入阴，此亦热多，故曰必圊脓血。

下利清穀，不可攻其表，汗出必脹滿。（三十三）

【释义】 本条论述虚寒下利的治禁。下利清谷，是因脾肾阳虚，阴寒内盛所致，纵有表邪未解，亦应急当温里，不可径用汗法攻表。若误攻其表，必汗出而阳气益虚，阴寒更盛，以致气化被阻，发生腹部胀满的变证，所谓"脏寒生满病"。

【按语】 本条通过虚寒下利不可攻表发汗的治禁，既示人须明标本缓急的论治原则，同时还体现以顾护人体阳气为要的精神。

【选注】《心典》：清与圊同，即完谷也。是为里气虚寒，乃不温养中土，而反攻令汗出，则阳气重虚；阳虚者，气不化，故胀满。

下利脈沉而遲，其人面少赤，身有微熱，下利清穀者，必鬱冒①，汗出而解，病人必微熱。所以然者，其面戴陽，下虛故也。（三十四）

【校勘】 "必微热"，《医统》本作"必微厥"。

【词解】
① 郁冒：即郁闷昏冒之意。

【释义】 本条论述虚寒下利而虚阳浮越的病机变化。"下利脉沉而迟"，是指阴寒下利的一般脉症；"其人面少赤，身有微热，下利清谷"，则表明阴寒下利发生阴盛格阳，虚阳浮越的病机变化。如寒盛于下，而戴阳于上，则其人面少赤；阴盛于内格阳于外，则身有微热；里虚阳微,则下利清谷。若病人阳虚不甚,正气尚能振奋者,其病机则表现阴阳不和,因虚阳上浮,阴寒在下,两不相接,故手足微热,心胸郁闷,头眩昏冒,其治疗宜用大剂温阳散寒,如通脉四逆汤等,以令阴阳和,上下通,而收汗出病解的效果。

"所以然者,其面戴阳,下虚故也"。属于自注文字,不仅是解释面赤戴阳的机理,亦是对上述病机的概括,即总由下焦阳虚阴盛所致。

【按语】 本条所云"必郁冒汗出而解",主要精神在于阐明阴寒下利因阴阳不和而郁冒微热的病理机制,与上条"汗出必胀满"的精神并不矛盾。本条"汗出而解"非因寒邪在表而汗解,而是应温阳散寒,使阴阳相和,上下交通之意。

【选注】 《浅注》:下利脉沉而迟,其为阴盛阳虚无疑矣。阳虚则气浮于上,故其面少赤,虽身有微热,尚见阳气有根;其奈阳不敌阴,为下利清谷,而不能遂止者,是阳热在上,阴寒在下,两不相接,惟以大药投之,令阴阳和上下通,必郁冒汗出而解。

下利后脉绝,手足厥冷,晬時①脉還,手足温者生,脉不還者死。(三十五)

【校勘】 脉不还:《千金》作"不还不温"。

【词解】

① 晬时:即一昼夜,又称一周时。

【释义】 本条论述虚寒下利而阳微欲绝的转归。下利后出现脉绝、手足厥冷,是阴竭阳衰之危候,其转归预后可依阳气存亡与否而定。并可通过服回阳剂后的变化来检测,如在一定时间里脉起,手足转温,是阳气来复,生机未息之象,故主生。若经一昼夜而脉仍不起,手足不温,则是真阳已绝,生机已灭,故断无生理。

【按语】 本条与二十六条意义相似,故应前后合参。本证在临床多发生于暴注下利后,尤其是霍乱病多有此证。可用白通、四逆汤治疗。

【选注】 《医门棒喝》:下利后者,利已止也,利止而邪出于阳必发热,今反厥冷而脉绝,是阳陷不能出也。晬时者,周十二时,子午阴阳相生也。若脉还手足温,其阳复而生,如不还则阳绝必死矣。

下利腹脹滿,身體疼痛者,先温其裏,乃攻其表。温裏宜四逆湯,攻表宜桂枝湯。(三十六)

四逆湯方:方见上。

桂枝湯方:

桂枝三兩(去皮) 芍藥三兩 甘草二兩(炙) 生薑三兩 大棗十二枚

上五味,㕮咀,以水七升,微火煮取三升,去滓,適寒温服一升,服已須臾,啜稀粥一升,以助藥力,温覆令一時許,遍身漐漐微似有汗者,益佳,不可令如水淋灕。若一服汗出病差,停後服。

【校勘】 尤、陈注本:"下利"下有"后"字。

【释义】 本条论述虚寒下利兼有表证的证治。下利腹胀满,为里有虚寒,身体疼痛为外有表邪,此表里同病,但以里气虚寒为急。故先用四逆汤温里,待里气充实,而表证仍在时,再用桂枝汤以解外邪。

【按语】 《脏腑经络先后病》篇第十四条,已明确指出表里同病,应分先后缓急的治则。凡表里同病,正气不虚,应先解表,然后攻里;正气已虚,当先温里,而后解表。本条旨在重申上述原则,并根据虚寒下利兼有表证的具体情况,为先里后表出其方药。

【选注】 《心典》:下利腹胀满,里有寒也。身体疼痛,表有邪也。然必温其里而后攻其表,所以然者,里气不充,则外攻无力,阳气外泄则里寒转增,自然之势也。而四逆用生附,则寓散于温补之中,桂枝有甘、芍则兼固里于散邪之内,仲景用法之精如此。

下利三部脈皆平①,按之心下堅者,急下之,宜大承氣湯。(三十七)

下利脈遲而滑者,實也,利未欲止,急下之,宜大承氣湯。(三十八)

下利脈反滑者,當有所去,下乃愈,宜大承氣湯。(三十九)

下利已差,至其年月日時復發者,以病不盡故也,當下之,宜大承氣湯。(四十)

大承氣湯方:见痉病中。

下利譫語者,有燥屎也,小承氣湯主之。(四十一)

小承氣湯方:

大黄四兩　厚朴二兩(炙)　枳實大者三枚(炙)

上三味,以水四升,煮取一升二合,去滓,分溫二服,得利則止。

【词解】

① 三部脉皆平:指寸、关、尺三部皆现平人脉象。

【释义】　以上五条论述下利属实的脉症和治法。下利本有虚实之分,治法亦攻补各异,均依具体脉症而定。若下利而心腹坚满,其病显然属实,结合脉诊三部皆如平人之象,可知是暴实下利而里气不虚,此正盛邪实,正可用下。如延之日久,必致邪实正虚而攻补两难,故仲景提出"急下之",用大承气攻下里实,使实去而利止,去邪以存正。此亦"通因通用"之法。(三十七条)

下利见脉迟而滑的,亦属实证。这里脉迟是气滞不行之象,脉滑为食滞内结之征,食积气滞,腑气不和,故下利而迟滑脉并见。本证因邪实致利,邪实不去,则下利不止,故治应急下,宜用大承气汤通腑去实,实去则利止。(三十八条)

下利日久,必伤气阴,脉应细弱,今反见滑脉,是内有宿食之故。正如《脉经》所说"脉来滑者,为病食也",故原文指出"当有所去"。治疗可用大承气汤攻下,邪实一去,利即自愈,故"下乃愈"。(三十九条)

如下利愈后,但到一定时间又复发,仲景指出"以病不尽故也"。一般是因误用涩药止利,或治不彻底,以致病邪未能根除,余邪留滞于胃肠,每遇到气候节令的变化,或为饮食失调,劳倦内伤等因素的影响,而再次发生下利,此证多见于痢疾,后世并有"休息痢"之称。治疗当从本论治,除邪务尽,仍宗"通因通用"之法。以大承气汤主之。(四十条)

下利谵语,有虚有实。《伤寒论》以"实则谵语,虚则郑声"为区分。本条下利谵语,属于胃肠实热,因燥屎内结而热结旁流,故除下利谵语外,还当有潮热,汗出,腹满拒按,粪便粘秽,舌苔黄燥,脉象滑等症,治宜小承气汤攻下。(四十一条)

【按语】　下利用下法,是"通因通用",仅用于以祛邪为目的之实证,即《内经》所云"实者泻之"之意。但辨证当以邪实内结为可下之征,如以上所述实积中阻,宿食停滞,胃肠热结等都是;同时还应注意正气未虚是得以用下的条件,倘若正气已虚,邪气虽实,也不可滥施攻下。如对于正虚邪恋愈而复发的痢疾或泄泻,可参用后世温下法,以《千金》温脾汤(大黄、附子、干姜、党参、甘草)加减化裁。

就临床所见,实热下利,多具有滞下不爽、下利臭秽浊水的特点。在选用大承气汤类治疗时,除按上述列举的脉症外,如痞满为主,燥实不甚的,则以小承气汤为宜,总之是既治病去邪而又不伤正气,这也是仲景处方用药的基本原则。

【医案举例】

(1) 张××,其夫人患痢疾,屡治不效。托其梁某转邀余视之,则年五十余,人甚枯瘦。诊其脉,浮数特甚。问发热否？曰：热甚。问：渴否？曰：渴甚。余曰：若然,则腹必胀痛也。曰：然。乃告张曰：外似虚,却是实证,非下之不可。张不然其说,曰：体素虚,况痢则愈虚,再下之恐不相宜,万一病不可补,微利之可乎？余告以利之无益,若再迟数日恐内蕴攻胃,成噤口也。张不得已,嘱余开方。余以大承气汤进。归经数日,又请往视,余曰：此病当大效,何迟迟至是。问来人,则前方恐过峻,减去芒硝故也。乃告其来人曰：归语张某,不服芒硝,勿望余治也。来人归以实告,张勉强加芒硝服之,越半时腹中如坠,暴下如血块数次,病者气乏而卧,痢亦止矣。越日遣人又问,告曰：病已去,不必再下,但病实伤阴,以芍药汤和之,数剂则无误矣。归遂服芍药汤,半月而安。 (摘自《醉花窗医案》第116页)

(2) 有人病伤寒八九日,身热无汗,时时谵语,时因下利,大便不通三日矣,非烦非躁,非寒非痛,终夜不得卧,但心中无晓会处,或时发一声,如叹息之状,医者不晓是何症,予诊之日,此懊憹怫郁,二证俱作也,胃中有燥屎,宜(小)承气汤,下燥屎二十余枚,得利而解。 (摘自《普济本事方》卷九,第127页)

下利便膿血者,桃花湯主之。(四十二)

桃花湯方：

赤石脂一斤(一半剉,一半篩末)　乾薑一兩　粳米一升

上三味,以水七升,煮米令熟,去滓,溫服七合,內赤石脂末方寸匕,日三服；若一服愈,餘勿服。

【释义】 本条论述虚寒下利便脓血的证治。下利脓血,一般多见于初利,病属实热,因热伤血络,热盛营腐所致；若见于久利不止,则是由脏气虚寒,气血不固,滑脱不禁而成。从仲景所用方药来看,本条下利便脓血,显然是后者,即为气血虚陷、中阳大伤的虚寒滑脱之证。其所下之血,必色质紫暗,且赤白相兼,并有神疲乏力。腹痛隐隐,喜温喜按,口不渴,舌质淡苔白,脉微细而弱等症,故用桃花汤温中涩肠以固脱。

方名桃花汤,因方中主药赤石脂色似桃花,又名桃花石,故名之。赤石脂性温味甘涩而质重,功能涩肠固脱。干姜温阳散寒,粳米补虚安中,方后强调"内赤石脂末"冲服,是为增强涩肠固脱的功效。

【按语】 关于本条便脓血的机理,有注家认为是寒凝日久,气滞血瘀,络伤营腐,以致便脓血。此说颇有参考价值。

【选注】《浅注》：此为利伤中气,及于血分,即《内经》阴络伤则便血之旨也。桃花汤姜米以安中益气,赤石脂入血分而利湿热。后人以过涩疑之,是未读本草经之过也。

【医案举例】

陆渊雷先生治一三十余岁妇人,先服单方、验方等不愈。往诊时,腹微痛,下溏粪及黏液,杂以鲜红血腥,舌苔非常厚腻,脉非常沉数,手足微冷,胸腹有白色小水泡,细视始见,殆所谓白㾦欤,与桃花汤加附子、阿胶,增干姜至三钱,两服血止,调治十日,杖而起起。 (摘自《新中医药》1：15,1954)

熱利下重者,白頭翁湯主之。(四十三)

白頭翁湯方：

白頭翁二兩　黃連　黃柏　秦皮各三兩

上四味,以水七升,煮取二升,去滓,溫服一升；不愈,更服。

【释义】 本条论述热利证治。热利,是指因热而利之病机而言,自然也包含有某些热性

症状，诸如发热、口渴、舌红、苔黄、脉数等。本证病机是湿热胶结于肠，腐灼肠道脉络，恶秽之物欲出不得。故有滞下不爽，下利秽恶脓血腥臭，里急后重较突出的现象，治以白头翁汤清热燥湿，凉血止利。方中白头翁清热凉血为主，辅以秦皮泻热而涩大肠，黄连、黄柏清热燥湿，坚阴厚肠以止痢。诸药配合得宜，故疗效显著。

【按语】 本条应与前三十二条，及《伤寒论·厥阴病篇》372条云"下利欲饮水者，以有热故也，白头翁汤主之"互相参照。

白头翁汤为治热痢的专方，临证亦可加减运用。如热利伤及营血，症见壮热口渴、烦躁，舌质红绛者，可加银花、生地、丹皮、赤芍等以清热解毒，清营凉血；血虚者可加阿胶以养血，腹痛可加木香、玄胡索等以利气止痛。

本方与桃花汤，均治下利便脓血，但二者有寒热虚实的不同。本方多用于湿热蕴结，气机阻滞之初利，其症以里急后重、滞下不爽、所下脓血色泽鲜明为特征；桃花汤用于虚寒滑脱，气血下陷之久利，以下利不止，滑脱不禁，所下脓血色暗不鲜为主症。故本方清热凉血，燥湿以止痢，桃花汤则温中涩肠以固脱。

【选注】 《金鉴》：初病下利便脓血者，大承气汤或芍药汤下之，热盛者白头翁汤清之，若日久滑脱，则当以桃花汤养肠固脱可也。

【医案举例】

陈××，50岁。患慢性阿米巴痢反复发作达15年，每次发作腹胀，里急后重，黏液性血便淋漓不断。1958年，曾大便化验：阿米巴包囊阳性。患者多年来接受过抗菌素、阿的平等药物和中医治疗，症状暂时控制，但每年仍发作几次，患者殊感痛苦……我们用"白头翁汤"加减灌肠二次（即二剂）治愈，追踪一年无复发。（处方：白头翁一两，黄连一两，黄柏三钱，栀子二钱，用清水500毫升煎至300毫升，去滓冷却待用……）（摘自《新中医》4：38，1974）

下利后更烦，按之心下濡者，爲虛煩也，梔子豉湯主之。（四十四）

梔子豉湯方：

梔子十四枚　香豉四合（綿裹）

上二味，以水四升，先煮梔子，得二升半，內豉，煮取一升半，去滓，分二服，溫進一服，得吐則止。

【释义】 本条论述下利虚烦的证治。下利如因实热所致，其症本有心烦，如下利后，实邪已去，则心烦可除，但今下利后，不但心烦未除，反而有甚于初，故曰"更烦"，此乃余邪郁于胸膈，扰及心神所致。病因实邪已去，则心下按之濡软不坚，乃无形邪热内扰，非有形实邪内结，故仲景谓之"虚烦"。治以栀子豉汤透邪泄热，解郁除烦，方中栀子清心除烦，豆豉宣泄胸中郁热，二药配合，余热得除，虚烦可解。

【按语】 本条与《伤寒论》78条"发汗吐下后，虚烦不得眠，若剧者，必反复颠倒，心中懊憹，栀子豉汤主之"可以互参。

【医案举例】

袁××，男，24岁。患伤寒恶寒，发热，头痛，无汗，当予麻黄汤一剂，不增减味，服后汗出即瘥。历大半日许，患者即感心烦，渐渐增剧，自言心中似有万虑缠绵。意难摒弃，有时闷乱不堪，神乱无主，辗转床褥，不得安眠。其妻仓惶，恐生恶变，乃复迎余，同往诊视，见其神情急躁，面容拂郁，脉微浮带数，两寸尤显，舌尖红苔白，身无寒热，以手按其胸腹，柔软无所苦。询其病情曰：心乱如麻，言难表达，余曰无妨，此余热扰乱心神之候。乃书栀子豉汤一剂：栀子三钱，淡豆豉三钱，先煮栀子，后纳豆豉，一服烦稍安，再服病若失。

(摘自《湖北中医医案选集》第一辑,第18页)

下利清穀,裏寒外熱,汗出而厥者,通脈四逆湯主之。(四十五)

通脈四逆湯方:

附子大者一枚(生用) 乾薑三兩(強人可四兩) 甘草二兩(炙)

上三味,以水三升,煮取一升二合,去滓,分溫再服。

【释义】 本条论述寒厥下利,阴盛格阳的证治。本证下利清谷,属于里寒,由脾肾阳虚所致;若是阴盛格阳于外,则有身热、面赤、自汗出等外热之象。故此里寒外热,里寒是真,为病之本;外热是假,为病之标,即所谓"真寒假热"之证。更见"汗出而厥",乃汗出与四肢厥逆并见,因阴从利而下竭,阳从汗而外脱,阴阳之气不相顺接,故有汗出而厥的病势危重之候,当急以通脉四逆汤四阳救逆。本方即四逆汤倍干姜,以增强温经回阳之力。

【按语】 本条需与上第二十六、三十四、三十五等条,以及《伤寒论》317 条少阴病阴盛格阳之通脉四逆汤证,结合研究。

【选注】 《心典》:挟热下利者,久则必伤脾阴,中寒清谷者,甚则并伤肾阳。里寒外热,汗出而厥,有阴内盛而阳外亡之象。通脉四逆汤,即四逆加干姜一倍,所谓进而求阳,以收散亡之气也。

【医案举例】

田某儿媳患霍乱吐泻无度,冷汗出,腹痛筋急,肢厥声小,皮瘪目陷,病来颇暴。予诊时,已服来苏散、藿香正气丸等药,虽无大讹却不着痛痒,半日时刻,吐泻各在三十次以外,消息停顿,六脉全无,病已濒危,势不及救。察证确属寒多欲与疠疫搏斗,拟通脉四逆汤加重其剂,方用甘草二钱,干姜六钱,乌附八钱,并书简明医案于方首(霍乱寒多,渴不欲饮,饮亦喜热,舌苔白,吐泻多清水,不大臭,惟耽搁时间太久,救治较迟,肢厥筋挛,皮瘪目陷,六脉全无,病已造极。拟大剂温肾以启下焦生气,温脾以扶中宫颓阳,作最后挽救)。隔三时复诊,吐泻未止,厥逆未回,嘱照原方再进一剂,隔二时又再复诊,吐泻虽缓,厥逆仍未回,俨似正气与邪气同归于尽伏。细审细察,探其手心,微有温意。曰生机在此。盖正气过伤,迟迟其复,兆端已见,稍俟即当厥回向愈,嘱其续将三煎药服完,另用前方,姜附各减为三钱,并加党参四钱,夜间作二次缓服。翌晨复诊,厥回脉出,已能起坐,精力匮乏,为拟理中加知母、栝蒌根善后。 (摘自《冉雪峰医案》第11页)

下利肺痛,紫參湯主之。(四十六)

紫參湯方:

紫參半斤 甘草三兩

上二味,以水五升,先煮紫參,取二升,内甘草,煮取一升半,分溫三服。疑非仲景方。

【按语】 本条注家争议较大,有认为肺痛不知何证而存疑,有认为肺痛是腹痛之误,亦有认为肺痛即胸痛等;究竟以何种说法为是,需待进一步考证。从肺痛即胸痛讲,因肺居胸中,与大肠互为表里,大肠不利而肺气失和,可以有胸部闷痛不舒的表现,其治疗不用瓜蒌薤白通阳,而用紫参汤清热缓急止痛,此亦脏腑表里经脉气化之理,可供研究。

【选注】 《二注》:下利,肠胃病也,乃云肺病何哉? 此大肠与肺合故也。大抵肠中积聚,则肺气不行,肺有所积,大肠亦不固,二害互为病。大肠病,而气塞于肺者痛,肺有积者亦痛,痛必通用。紫参,本草谓主心腹积聚,疗肠胃中热积,九窍可通,大小肠可利,逐其陈,开其道,佐以甘草,和其中外,气通则愈,积去则利止。注云非仲景方,以紫参非仲景常用也。

氣利[①],訶梨勒散主之。(四十七)

訶梨勒散方:

訶梨勒十枚（煨）

上一味，爲散，粥飲和②，頓服。疑非仲景方。

【词解】

① 气利：指下利滑脱，大便随矢气而排出。

② 粥饮和：用米粥之汤饮调和。

【释义】 本条论述虚寒性肠滑气利的治法。病下利泄泻，滑脱不禁，大便随气而出，多由中气下陷、气虚不固所致。故治用诃梨勒散敛肺涩肠，止利固脱。方中诃梨勒即诃子，煨用则专以涩肠固脱，并用粥饮和服，取其益肠胃而健中气。

【按语】 本条与前三十一条均为气利之证，因气利有虚实之分，故治法有异。前条是湿郁而气机不利，故"利其小便"以渗湿；本条是气虚滑脱，故当以温涩固脱。

另外，本方为固涩之剂，不仅可用于本证肠滑气利，也可用于虚脱不禁之久咳、久泻、久痢等证。若有实邪则不宜使用，以防固涩而敛邪。

【医案举例】

杨某，男，38岁。1957年秋，患痢疾已三天。小腹疼痛，里急后重，频欲登厕，每次多排出少量粉冻样肠垢，纯白无血，有时则虚坐努责，便之不出，自觉肛门有物嵌顿重坠，昼夜不已。前医曾予芍药汤加减，一剂后病情加剧。邀诊：舌苔白滑，脉沉带紧。询之知发病后未见寒热现象，似属气痢。乃试用《金匮》诃梨勒散：诃子十枚煨，剥去核研末，用米粥汤一次送服。约隔一小时许，当肛门窘迫难忍之时，经用力努挣，大便迅即直射外出，从此肛部如去重负，顿觉舒适，后服调理脾胃之方而康复。 （摘自《浙江中医杂志》8：356，1980）

【附方】

《千金翼》小承氣湯：治大便不通，噦數①譫語。方見上。

【校勘】 此方载于《千金翼》霍乱门，治大便不通，哕数，口谵语；无方名。药味仲景小承气汤同，但分量稍有出入，用厚朴二两炙，大黄四两，枳实五枚炙，方后服法，无"得利则止"四字，有"当通不通，尽服之"七字。

【词解】

① 哕数：即指呃逆频作，情势急迫之意。

【方解】 本方所治，呃逆频作，哕声响亮，神昏谵语，大便不通等实证。小承气汤泻热通便，临床可随证选用。

《外臺》黃芩湯：治乾嘔下利。

黃芩三兩　人參三兩　乾薑三兩　桂枝一兩　大棗十二枚　半夏半升

上六味，以水七升，煮取三升，溫分三服。

【校勘】 本方载于《外台》呕吐、哕门，引仲景《伤寒论》，云出第十六卷中，即此方原系仲景方，是《金匮》原本所阙遗者。

【方解】 此方主治因胃中虚寒而挟肠热所致的干呕下利。方中黄芩清肠止痢；干姜温阳散寒，半夏降逆止呕；人参、大枣补虚和中；桂枝辛温佐干姜以温振中阳，协半夏以降逆气。诸药合用，以收温胃补虚，清肠止利之效。

结　语

本篇系统地论述呕吐、哕、下利病的成因证治。全篇共四十七条，前二十三条论呕吐、哕，后二十四条论下利，其中第三、第四、第五、第二十四条，总论三病的病机，以说明胃、脾、肾不仅是发生呕吐、哕、下利的根源，也是治疗中所要掌握的关键。

本篇所论呕吐、哕病，既有脾胃本身疾患所致的胃反呕吐，如虚寒胃反；又有邪气犯胃引起的各种呕吐，如停饮呕吐诸证、胃热上冲证、少阳邪热迫胃证、寒热互结证、肝胃寒逆证等；还有呕与哕、利并见之证；以及吐后思水的调治。其内容较为全面、系统，临床上有着较大的指导意义。

虽然呕吐、哕的原因较多，但在病机上都是胃失和降，胃气上逆，故均治以和胃降逆为主。本篇所出治呕方剂十三首。其中治一般性呕吐的有小半夏汤；去邪止呕的有小柴胡汤、大黄甘草汤、茯苓泽泻汤等；温润止呕的，有大半夏汤；温脾肾以止呕的，有四逆汤；温胃和肝以止呕的，有吴茱萸汤；吐后思水，防止停饮之患的用猪苓散，吐后贪饮用文蛤汤。此即《内经》"必伏其所主，而先其所因"之旨。原文以"呕家有痈脓，不可治呕""病人欲吐者，不可下之"为例，阐明审因论治，因势利导的论治原则。这也是中医辨证施治所不可忽视的内容。哕病的证治，本篇分胃寒气逆，胃虚有热及实热积滞三类，分别治用温阳利气之橘皮汤和清热补虚之橘皮竹茹汤，及通利二便法：如属水湿阻滞，宜通利州都；因于实滞结阻，宜通腑去结。

本篇下利病，包括泄泻与痢疾。其病机证候可概括为虚寒和实热两大类。虚寒泄泻，如属表里俱病的，先用四逆汤温里，后用桂枝汤攻表；如属阴盛格阳，里寒外热的，用通脉四逆汤回阳救逆。实热泄泻，如属实积中阻的，用大承气汤攻下里实；如内有燥屎，而热结旁流的，用小承气汤通腑泄热。气利属于湿郁气滞的，当利小便；如属气虚滑脱的，用诃梨勒散温涩固脱。实热痢疾：如热利下重，便脓血者，用白头翁汤凉血止利；实邪滞留，反复下利者，用大承气汤下实去邪。虚寒久痢而便脓血的，用桃花汤温涩止利。如利后余热不尽而虚烦的，用栀子豉汤泄热除烦。因下利而胸痛的用紫参汤清热止痛。

对于虚寒下利转归和预后，一般以口渴、脉微数、身微热、汗出、手足转温等症为阳气来复，病将转愈；若脉大或紧，为病进邪盛；若阳复太过，则病由寒转热。

从上述总的病情看，病之初起，属于实证、热证的，多与胃肠有关；病之后期，属于虚证、寒症的，多与脾肾有关。治疗应时刻注意顾护胃气与肾气。

20　瘡癰腸癰浸淫病脉証并治第十八

本篇论述痈肿、肠痈、金疮、浸淫疮四种疾病的辨证治疗和预后，因都属外科疾患，故合为一篇讨论（《脉经》标题作"痈肿肠痈金疮浸淫脉证"）。

本篇在论治金疮和浸淫疮时，有方无证，可作研究参考，但所论肠痈的辨证治疗，对后世有深远影响，故作重点讨论。

諸浮數脉，應當發熱，而反洒淅惡寒，若有痛處，當發其①癰。（一）

【校勘】　《注解伤寒论·辨脉法》无"反"字；"处"下有"饮食如常者"五字；"当发其痈"作"畜积有脓也"五字，似更明确。

【词解】

① 其：此处作语助词，无意义。

【释义】　本条论述痈肿初起时的脉症和病机。脉浮主表，脉数主热，凡是见到浮数之脉，系外感表热之象，必见发热恶寒症状，但应当以发热为重，今反洒淅恶寒，是恶寒突出，脉证不尽符合。此时，应考虑有无痈肿发生的可能，若见到身体某处有固定痛点，便是发生痈肿的脉证。《灵枢·痈疽》谓："营卫稽留于经脉之中，则血泣而不行，不行则卫气从之而不通，壅遏而不得行，故热。"痈肿局部热毒壅塞，营卫阻滞不通，以致红肿热痛；卫外之气不能畅行，则洒淅恶寒。故热毒壅塞、营卫阻滞为发生痈肿的主要病机。

【按语】　脉浮数而恶寒，是痈肿初起常见脉证，但应有局部红肿热痛才能断定发生痈肿，故本条文"若有痛处"，是辨证的关键所在。

師曰：諸癰腫，欲知有膿無膿，以手掩腫上，熱者爲有膿，不熱者爲無膿。（二）

【释义】　本条论述辨别痈肿有脓无脓的方法。凡见痈肿，欲知其有脓无脓，可用手轻掩于痈肿上，有热感者，为毒已聚，故为有脓；无热感者，为毒未聚，故为无脓。此即《灵枢·痈疽》所谓"热胜则肉腐，肉腐则为脓"之意。

【按语】　本条仅以触诊的热感辨别痈肿之有脓无脓，尚嫌简略，后世医家进一步从痈肿的软与硬，陷与起，痛与不痛，颜色变与不变等各方面综合进行诊断，补充了本书的不足。

腸癰之爲病，其身甲錯，腹皮急，按之濡，如腫狀，腹無積聚，身無熱，脉數，此爲腸內有癰膿，薏苡附子敗醬散主之。（三）

薏苡附子敗醬散方：

薏苡仁十分　附子二分　敗醬五分

上三味，杵爲末，取方寸匕，以水二升，煎減半，頓服，小便當下。

【释义】　本条论述肠痈脓已成的辨证和治法。肠痈患者，营血久郁于里，全身肌肤缺乏气血滋养，故干燥粗糙。痈脓内结于肠，气血郁滞于里，故腹部皮肤紧张隆起如肿状，但按之则濡软，与腹内积聚不同，应加鉴别。由于热毒已化脓，病变局限，故全身不发热。营血虽有郁热，但阳气不足，正不胜邪，故其脉数而无力。此时当用薏苡附子败酱散，排脓消痈，振奋阳气。方中重用薏苡排脓开壅利肠胃,轻用附子振奋阳气,辛热散结,佐以败酱破瘀排脓。服后可使污脓瘀血俱从大便排出,则肠痈可愈。方后云"小便当下",恐有错简。

【按语】《圣惠方》"治肠痈皮肉状如蛇皮及如错,小腹坚,心腹急方",即本方用败酱二两　附子半两　薏苡仁二两半　共捣粗罗为散剂,每服三钱,以水中盏入生姜半分,煎至六分,去渣温服。

【选注】《心典》:甲错,肌皮干起,如鳞甲之交错;由营滞于中,故血燥于外也。腹皮急,按之濡,气虽外鼓,而病不在皮间也。积聚为肿胀之根,脉数为身热之候,今腹如肿状而中无积聚,身不发热而脉反见数,非肠内有痈,营郁成热而何。薏苡破毒肿,利肠胃为君;败酱一名苦菜,治暴热、火疮,排脓、破血为臣;附子则假其辛热,以行郁滞之气尔。

【医案举例】

路××,男,10岁。1958年11月门诊。望诊:患孩颜面苍白,皮肤干燥脱屑,精神疲惫,有慢性病容,舌润,被黄白色薄苔。闻诊:语音低微,未呻吟。问诊:两月以前,患孩曾一度剧烈腹痛,并有呕吐及身热,某医院诊断为"急性阑尾炎",经注射青霉素并服用磺胺三日,病势缓解。近数日少腹又阵阵隐痛,昨日较剧,今日又稍缓解,运动时,腹内痛感增加,自觉屈腿卧于右侧使右侧固定不移,其痛减轻,无身热恶寒,未下脓血。小便自利。切诊:脉沉细滑,按之无力。腹皮紧张,但不强硬。少腹右侧可触一柔软肿块,大若鸡卵,拒按。病机治则:本证原系中焦湿热下注,滞于肠间,感阳明燥金之气,则燥湿相搏于阑门而发为病,故现少腹钝痛或剧痛,腹症拒按等状……据四诊所得,显系阑内血肉腐败,形成脓肿。今虽见腹症拒按,但患孩无身热烦渴,语音低微,神情疲惫,面色苍白,色润苔白,脉沉细滑,证已湿重于热,且有寒化趋向,并非"大黄牡丹汤"实热积滞之证,仍当温化寒湿,并兼渗泄解毒,切忌攻破。乃以薏苡附子败酱散一方二副治之。川附片30克　薏苡仁30克　败酱草24克

服罢,腹痛显著减轻,精神稍佳,少腹右侧已未触肿块,惟仍拒按。舌润,略被黄白稀苔于舌根部,脉沉细而缓。仍给上方五副连服五日。

效果观察:患孩通过上述治疗后,肠痈之患已愈。经观察一年,未见复发。（摘自云南中医学院编《中医儿科治验录》第27页）

腸癰者,少腹腫痞,按之即痛如淋,小便自調,時時發熱,自汗出,復惡寒。其脈遲緊者,膿未成,可下之,當有血。脈洪數者,膿已成,不可下也。大黃牡丹湯主之。（四）

大黃牡丹湯方:

大黃四兩　牡丹一兩　桃仁五十個　瓜子半升　芒硝三合

上五味,以水六升,煮取一升,去滓,內芒硝,再煎沸,頓服之,有膿當下;如無膿,當下血。

【释义】　本条论述肠痈急证的辨证和治法。此证系由热毒内聚,营血瘀结肠中,经脉不通所致。故见少腹肿痞,拘急拒按,按之则如小便淋痛之状。因其病位在肠而未及膀胱,故小便正常,与淋病有别。正邪相争,营郁卫阻,故时时发热,恶寒,自汗出。若脉迟紧有力,为热伏血瘀而脓未成熟,急应荡热逐瘀,使瘀热得下,肠痈可愈。若延至肠痈后期,脉见洪数,则是脓已成熟,即当慎用攻下治法。

大黄牡丹汤,用大黄、芒硝以荡涤实热,宣通壅滞;丹皮、桃仁凉血逐瘀;甜瓜子（栝蒌子或冬瓜仁亦可）排脓散痈,共奏荡热解毒,消痈排脓,逐瘀攻下之功,最适用于未成脓的肠痈实热证。

【按语】　原文"大黄牡丹汤主之"一句,应在"脓未成,可下之"之后,仲景倒置此句,意

在正反并举,强调鉴别诊断。

大黄牡丹汤和薏苡附子败酱散二方在临床运用时各有侧重,前者治里热实证的急性肠痈,以未成脓者效果最好;后者治里虚而热不盛,体虚脉弱的慢性肠痈,已成脓未溃者最宜。

【选注】《二注》:肠痈而少腹不可按,阳邪下结,部位牵引也。按之如淋,形容痛状,情所必至。夫血病而气不病,故小便自调。然阳邪已盛,卫气斯虚,遂发热汗出而畏寒也。痈证如是,治之者,须以脓成未成为异。欲知之法,舍脉无由,脉迟紧,知未熟,为血瘀于内,勿使成脓,下之须早,非桃仁承气汤乎。脉若洪数者,则已成矣,岂复有瘀可下。此大黄丹皮以涤热排脓,势所必用也。

《直解》:……按上证痈在小肠,以小肠在上,痛近于腹,则位深,但腹皮急而按之有如肿形,故用前汤导其毒从小便而出。此证痈在大肠,以大肠在下,痛隐少腹,其位浅则有痞肿之形,其迹易按,见其即痛,故用大黄牡丹汤,排其脓血,从大便而下也。

【医案举例】

某女,11岁。初诊距发病时间已93小时,脉搏98次/分,舌苔干黄,口臭极重,中等度脱水,麦氏压痛点周围有手掌大腹壁牵急及剧烈疼痛,其他腹部有中等度陷凹成舟状,肛门检查盲肠部剧烈压痛,诊断:急性阑尾炎,似有局部腹膜炎,但无泛发性腹膜炎。治疗:大黄牡丹汤:大黄10克 丹皮10克 冬瓜仁10克 桃仁6克 芒硝11克 以水250毫升先煎大黄、冬瓜子、丹皮、桃仁四味取120毫升去渣,入芒硝,使之溶解。第一日上午12时口服40毫升,下午3时20毫升,下午8时20毫升,服药5小时后泻一次,7小时后又泻,腹痛大减,汗出入睡(本日注射葡萄糖盐水作辅助治疗)。第二日照方服三次,每次20毫升,服药后压痛大减,腹壁弛缓,泻二次。第三日原方去芒硝加入薏苡仁7克,服药后泻一次,自觉症状完全消失。第四、五两日照三日方服,第六日停药。一星期后腹诊麦氏压痛点周围仍有鸽卵大之硬块,重压即有轻痛。两个月后再诊硬块已大部消失,不易察觉。 (摘自《中医杂志》11:563,1956)

問曰:寸口脈浮微而濇,法當亡血,若汗出。設不汗者雲何?答曰:若身有瘡,被刀斧所傷,亡血故也。(五)

【释义】 本条论述金疮出血的脉证。寸口脉浮微乃阳气虚,涩主阴血不足。脉浮微而涩,说明阳气失于固护,阴液不能自守,一般应有失血或汗出的可能。假使不汗出,这是由于身被刀斧所伤,患有金疮而失血之故。

【选注】《述义》:……又疮,古作创,即金疮之义也。其从病者,系于六朝俗字。

病金瘡,王不留行散主之。(六)

王不留行散方:

王不留行十分(八月八日採) 蒴藋細葉十分(七月七日採) 桑東南根白皮十分(三月三日採) 甘草十八分 川椒三分(除目及閉口,去汗) 黄芩二分 乾薑二分 厚朴二分 芍藥二分

上九味,桑根皮以上三味燒灰存性,勿令灰過;各別杵篩,合治之爲散,服方寸匕。小瘡即粉之,大瘡但服之,產後亦可服。如風寒,桑根勿取之。前三物皆陰乾百日。

【释义】 本条论述金疮的治法。金疮是刀斧、枪弹等金属器械所伤的外科疾患。由于经脉肌肤断伤,营卫气血不能循经脉而运行,所以治疗必须恢复经脉肌肤的断伤,使营卫通行无阻,金疮自然向愈,用王不留行散主治。方中王不留行主金疮止血,蒴藋细叶通利气血,桑东南根主伤中脉绝,三味阴干烧灰存性,取其黑能止血;黄芩、芍药清热和阴,川椒、干姜和阳行瘀,少佐厚朴行滞利气,甘草调和诸药而解百毒,共奏消瘀止血镇痛之效,故小创可外敷

之,大创可内服之,产后亦可服。

排膿散方:

枳實十六枚　芍藥六分　桔梗二分

上三味,杵爲散,取鷄子黄一枚,以藥散與鷄黄相等,揉和令相得,飮和服之,日一服。

排膿湯方:

甘草二兩　桔梗三兩　生薑一兩　大棗十枚

上四味,以水三升,煮取一升,溫服五合,日再服。

【方解】　排脓散中之枳实破滞气,芍药除血痹,桔梗排脓,鸡子黄补虚,合用为排脓主方;排脓汤中之甘草解毒,桔梗排脓,生姜、大枣调和营卫,促使疮疡愈合。

【按语】　排脓散即枳实芍药散加桔梗、鸡子黄;排脓汤,即桔梗汤加生姜、大枣;两方只桔梗一味相同,均以排脓名方,可见桔梗为排脓之要药。排脓散用治胃痈或肠痈为主;排脓汤用治胃痈或肺痈为主。

浸淫瘡,從口流向四肢者,可治;從四肢流來入口者,不可治。(七)

【释义】　本条论述浸淫疮的预后。浸淫疮是一种皮肤病,为较顽固的小粟疮,起病时范围小,先痒后痛,分泌黄汁浸渍皮肤,逐渐蔓延遍于全身,故称浸淫疮。若先从口部发生,然后流散于四肢,是疮毒从内向外,故为顺可治;若先从四肢发生,然后流向口部,是疮毒从外向内,故为逆难治。

浸淫瘡,黄連粉主之。方未见。(八)

【释义】　本条论述浸淫疮的治法。浸淫疮多因湿热火毒所致,《素问·至真要大论》谓"诸痛痒疮,皆属于心",故用黄连粉外敷或内服。黄连苦寒,能泻心火,具有清热燥湿解毒之功。

【按语】　黄连粉,多数医家认为是黄连一味为粉;亦有以"粉"为胡粉者。后世医家用单味黄连治疗小儿赤眼、火热牙痛、舌肿、痢疾以及一切疮疖、痈肿等湿热火毒之证,扩大了本品应用范围。《外科精义》以一味黄柏散,调涂浸淫疮,亦可看作是受到本方启发而来。

结　语

本篇所论痈肿、肠痈、金疮、浸淫疮,均属外科部分疾患,其中对肠痈的辨证治疗及对痈肿的诊断,在理论与实践方面确有极大的指导价值。

篇中指出从脉症判断痈肿的可能性,并运用触诊,从有热或不热,来鉴别有脓无脓,对后世痈肿的辨证有所启发。

本篇对肠痈辨证施治的论述,从少腹肿痞的硬与软,从发热与无热,从脉象的迟紧与洪数等,来判断肠痈是否成脓。如未成脓或已成脓之属急性里热实证者,当用大黄牡丹汤荡热解毒,消痈排脓,逐瘀攻下;脓已成而属慢性体虚邪恋者,当用薏苡附子败酱散排脓消痈,振奋阳气。

本篇在指出了金疮出血脉症的基础上,采用王不留行散消瘀止血镇痛,是治疗金刃创伤的有效方剂。至于排脓散和排脓汤治疗内痈或疮疡,皆有应用和研究价值。

本篇又指出了浸淫疮的预后,实际上也是判断一切疾病转归的一般规律,并提出黄连粉为主治方剂,临床上亦很有实用价值。

21　趺蹶手指臂肿转筋阴狐疝
蚘虫病脉证治第十九

　　本篇论述趺蹶、手指臂肿、转筋、阴狐疝、蚘虫（蛔虫）等五种病证，其中以蚘虫为重点。这五种病证条文毫无联系，性质各别，既不便于归类，又不能各自成篇，故在论述杂病之后，合为一篇讨论。

　　师曰：病趺蹶①，其人但能前，不能却，刺腨②入二寸，此太陽經傷也。（一）

【校勘】　徐、沈、《金鉴》本"趺"作"跌"。

【词解】

① 趺蹶：趺，同"跗"。"蹶"：《说文》僵也。是足背僵直，不便行动的疾病。

② 腨（shuàn，音"涮"；或 chuǎi，音"揣"）：《说文》腓肠也。即小腿肚。

【释义】　本条论述趺蹶的病因和证治。"此太阳经伤也"句，应列在"刺腨入二寸"之前解，系倒装句法。由于太阳经脉受伤，牵引不便，故足背强直，后跟不能落地，能前行，不能后退，根据太阳经脉行身之后，下贯腨内，出外踝之后，太阳经伤，故出现以上病证。当以针刺腨部合阳、承山等穴以舒缓筋脉。

【按语】　"趺蹶"作"跌蹶"的注家认为，其病由倾跌而致蹶，为跌伤所引起，文意虽较明显，但本篇以趺蹶与手指臂肿并列，表明同属于四肢疾病。因此，仍以"趺"字为是。

　　关于"刺腨入二寸"，据临床体会，小腿部的腧穴，一般刺入八分至一寸。对于文中的"二寸"，不应拘泥。

【选注】　《悬解》：病趺蹶，其人能前不能却，足趺鞕直，能前走而不能后移也。筋脉寒湿缩急不柔，是以不能后却。阳明行身之前，筋脉松和则能前步。太阳行身之背，筋脉柔濡则能后移。今能前不能却，是病不在前而在后，太阳经伤也。太阳之经入腨中，贯腨内外踝，至小指之外侧，刺腨入二寸，泻太阳之寒湿，筋柔则能却矣。此脏府经络篇所谓湿伤于下，寒冷筋急者也。

　　病人常以①手指臂腫動，此人身體瞤瞤者，藜蘆甘草湯主之。（二）

　　藜蘆甘草湯方未见

【词解】

① 常以：以，语助词。常以，即时常的意思。

【释义】　本条论述手指臂肿动的证治。手指臂肿是一种手指臂部关节肿胀，并作振颤，全身肌肉也发生牵动的病证，前人尝谓风胜则动，湿胜则肿，可知本证是因风痰阻于经络所致。风痰在膈，攻走流窜，湿痰凝滞关节则肿，风邪袭伤经络则动。《三因方》说："痰涎留在胸膈上下，变生诸病，手足项背牵引钓痛，走易不定。"与本证颇类似。藜芦甘草汤方虽未见，但从二药的功效来推测，本方是属于涌吐剂，藜芦吐风痰，甘草和中，亦能取吐，风痰去则诸证自愈，这是属于原因疗法。

【按语】　目前对此种病证，常用导痰汤（胆星、枳实、半夏、陈皮、茯苓、姜、枣）或指迷茯苓丸（半夏、茯苓、枳壳、风化硝、姜汁），效果亦好。

【选注】《心典》：湿痰凝滞关节则肿，风邪袭伤经络则动。手指臂肿动，身体瞤瞤者，风痰在膈攻走肢体，陈无择所谓痰涎留在胸膈上下，变生诸病，手足项背，牵引钓痛，走易不定者是也。藜芦吐上膈风痰，甘草亦能取吐，方虽未见，然大略是涌剂耳。

【医案举例】

张子和云：一妇病风痫。自六七岁因惊风得之。后每三二年间一二作，至五七年五七作。迨三十岁至四十岁，则日作，甚至一日十余作。遂昏痴健忘，求死而已。值岁大饥，采百草而食。于水滨见草若葱状，采归煮熟食之，至五更忽觉心中不安，吐痰如胶，连日不止约一二斗，汗出如洗，甚昏困。三日后遂轻健。病去食进百脉皆和。以所食葱访之，乃憨葱苗也。即本单藜芦是也。（摘自《续名医类案》第526页）

轉筋之爲病，其人臂脚直，脈上下行，微弦。轉筋入腹者，雞屎白散主之。（三）

雞屎白散方：

雞屎白

上一味，爲散，取方寸匕，以水六合，和，溫服。

【校勘】"和，温服"，《肘后方》、《外台》均作煮三沸，顿服之，勿令病者知之。

【释义】 本条论述转筋的证治。转筋，俗称抽筋，是一种筋脉挛急，四肢拘牵作痛的病证。此时可出现劲急强直，全无柔和的脉象，与痉病的脉"直上下行"相同。转筋的部位，一般多在下肢，腓肠肌发生痉挛，严重时可从两腿牵引小腹作痛，称为转筋入腹。用鸡屎白散治疗。鸡屎白性寒下气，通利大小便，可知本条的转筋，是由于湿浊化热伤阴所致。

【按语】 转筋一证原因很多，不仅限于湿热伤阴所致，最常见者为霍乱吐泻严重病例，由于阴液耗损过多，筋脉失于煦濡，当用四逆汤或通脉四逆汤加吴萸、木瓜等以温养之。后世王孟英用蚕矢汤治热性霍乱转筋，即受本方的启发。如转筋由于筋脉失养，寒邪侵袭所诱发，临床用芍药甘草附子汤，温煦阳气，缓急止痛，多有良效。

【选注】《巢源》：冷入于足之三阴三阳，则脚转筋，入于手之三阴三阳，则手转筋，随冷所入之筋，筋则转，转者，皆由邪冷之气击动其筋而移转也。

《本义》：转筋之为病，风寒外袭，而下部虚热也。其人臂脚直，脉上下行，微弦，弦者紧也，风寒入而隧道空虚也。直上下行，全无和柔之象，亦同于痉病中直上下行之意也。风寒入而变热，热耗其营血，而脉隧直劲也。转筋本在腨中，乃有上连少腹入腹中者，邪热上行，由肢股而入腹里，病之甚者也。主之以鸡屎白散，本草谓其利便破淋，善走下焦，入至阴之分，以之疗转筋，大约不出泄热之意耳。然此治其标病，转筋止，而其本病又当别图补虚清热之方矣。

陰狐疝氣者，偏有小大，時時上下，蜘蛛散主之。（四）

蜘蛛散方：

蜘蛛十四枚（熬焦）　桂枝半兩

上二味，爲散，取八分一匕，飲和服，日再服。蜜丸亦可。

【释义】 本条论述阴狐疝气的证治。阴狐疝气，简称狐疝，是一种阴囊偏大偏小，时上时下的病证。这种疝气，每因起立或走动时坠入阴囊，当平卧时则缩入腹内，严重的由阴囊牵引少腹剧痛，极轻的则仅有重坠感，为寒气凝结厥阴肝经所致，治疗应以辛温通利为主，可用蜘蛛散。蜘蛛破结通利，配桂枝之辛温，引入厥阴肝经以散寒气。但蜘蛛有毒性，用时宜慎。后世对本病常用疏肝理气药，如川楝子、延胡索、木香、茴香、香附、乌药之类，能取得一定效果。

【按语】 本篇所论的阴狐疝，与今之小肠脱出相似，实非睾丸本体受病，故与睾丸肿大的癩疝不同,癩疝虽亦偏有大小,但不时时上下;与前所论的寒疝亦不同,寒疝则小肠不脱出,睾丸不肿大,而以小腹疝痛为主症。又狐疝甚者,则成肠嵌顿,须用外科手术治疗。

【选注】《儒门事亲》:狐疝,其状如瓦,卧则入小腹,行立则出小腹,入囊中。狐则昼出穴而溺,夜则入穴而不溺,此疝出入,上下往来,正与狐相类也。

【医案举例】

(1) 乙亥重九日,有倪姓来诊。其证时发时止,今以遇寒而发,偏坠微痛,夜有寒热,睡醒汗出,两脉迟滑,方用大蜘蛛一枚,炙过,川桂枝四钱,一剂即愈。（摘自《金匮发微》第189页）

(2) 患者:彭某,男,8岁。住遂宁县安居区同盟公社一大队,一九五五年上半年就诊。主诉:患阴狐疝已有六年。阴囊肿大如小鸡蛋,其色不红,肿物时而偏左,时而偏右,患儿夜卧时肿物入于少腹,至白昼活动时肿物坠入阴囊,而且肿物时有疼痛感觉,几年来曾服一般疏肝解郁、利气止痛等治疝气之药,但肿物依然出没无定,未见效果。患儿平素健康,饮食二便如常,余无所苦,舌苔不黄,舌质不红,脉象弦缓。诊断:寒气凝结肝经之阴狐疝。治则:辛温通利、破结止痛。方药:《金匮要略》蜘蛛散原方。大黑蜘蛛(宜选用屋檐上牵大蛛网之大黑蜘蛛,每枚约为大拇指头大小,去其头足,若误用花蜘蛛则恐中毒)六枚,置磁瓦上焙黄干燥为末,桂枝三钱。上两味共为散,每天用水酒一小杯一次冲服一钱,连服七天。效果:服药三天后疼痛缓解;七天后阴囊肿大及疼痛消失,阴狐疝全愈,观察一年未见复发,患者至今仍健在。（摘自《成都中医学院学报》2:18,1981）

問曰:病腹痛有蟲,其脈何以別之？師曰:腹中痛,其脈當沉苦弦,反洪大,故有蚘蟲。（五）

【释义】 本条是论述蚘虫腹痛的脉诊。腹痛是蚘虫病的主要症状,但腹痛一症,又为多种疾病所共有,故必须加以鉴别。一般来说,腹痛如因里寒的,其脉当沉或弦,今腹痛而脉反见洪大,又无热势,这是蚘动气逆之象,为诊断蚘虫病的根据之一。但还必须结合其他症状,如平时心腹疼痛,吐涎、眼白睛有蓝色斑点,下唇黏膜有半透明状颗粒,舌面有红点,苔多剥蚀,面部有白斑,鼻孔瘙痒,睡中龂齿,贪食不易消化,并有嗜异,大便不调等一类见症,才能作出正确的诊断。

【选注】《心典》:腹痛脉多伏,阳气内闭也;或弦者,邪气入中也。若脉洪大,则非正气与外邪为病,乃蚘动而气厥也,然必兼有吐涎等证,如下条所云,乃无疑耳。

蚘蟲之爲病,令人吐涎,心痛發作有時,毒藥不止,甘草粉蜜湯主之。（六）

甘草粉蜜湯方:

甘草二兩　粉一兩　蜜四兩

上三味,以水三升,先煮甘草,取二升,去滓,内粉、蜜,攪令和,煎如薄粥,温服一升,差即止。

【释义】 本条进一步论述蚘虫病的证治。前条论脉象,本条论症状及治法。吐涎为口吐清水,心痛是指上腹部疼痛。蚘动则痛作,蚘静则痛止,所以发作有时。这是蚘虫病心腹痛的特点。毒药不止,是说蚘虫病已用过毒药杀虫而未取得效应,所以改用安蚘缓痛之剂,以缓病势,等到病势缓和,然后再用杀虫药治疗,比较恰当。甘草粉蜜汤的甘草、粉、蜜,皆是甘平安胃之药,服后可以安蚘缓痛,即"甘以缓之"之意。

【按语】 关于方中之粉,后世有人认为是铅粉,但既云"毒药不止",自不当再用毒药。甘草粉蜜汤非杀虫剂,事实上如蚘虫病在剧烈发作时,或服用杀虫剂后,而痛势不减,如再继续服用杀虫药,其痛必更剧,甚至变生它病。从方后"煎如薄粥"一句来看,则粉为米粉,当更明确。不过,在临床应用时,可根据具体情况选用:如用以缓痛安胃,当用米粉,如用以杀虫治本,则用铅粉。惟铅粉为剧毒药,用时宜慎。

【选注】《辑义》:案粉,诸注以为铅粉……然古单称粉者,米粉也。《释名》云:粉,分也,研米使分散也。《说文》粉,傅面者也。徐曰:古傅面,亦用米粉。《伤寒论》猪肤汤所用白粉,亦米粉耳。故万氏《保命歌括》载本方云:治虫啮心痛,毒药不止者,粉,乃用粳米粉,而《千金》诸书,借以治毒药,并不用铅粉。盖此方非杀虫之剂,乃不过用甘平安胃之品,而使蚘安。应验之于患者,始知其妙而已。

《心典》:吐涎,叶出清水也。心痛,痛如咬啮,时时上下是也。发作有时者,蚘饱而静则痛立止,蚘饥求食,则痛复发也。毒药,即锡粉、雷丸等杀虫之药。毒药者,折之以其所恶也。甘草粉蜜汤者,诱之以其所喜也。白粉即铅白粉,能杀三虫,而杂于甘草白蜜之中,诱使虫食,甘味既尽,毒性旋发,而患乃除,此医药之变诈也。

【医案举例】

(1)余曾仿《金匮要略》甘草粉蜜汤之意治愈一例蛔厥患儿。该患儿系三岁女童,因腹痛,其父给服"一粒丹"若干,腹痛转剧,呈阵发性,痛时呼号滚打,甚则气绝肢冷,并吐出蛔虫十余条。住院后一面输液以纠正水与电解质平衡,一面服中药以安蛔。处方:山药30克 甘草60克,共研为极细末,放入白蜜60克中,加水适量稀释之,令频频喂服。起初随服随吐,吐出蛔虫40余条。此后呕吐渐止,并排便数次,所排泄之物,粪便无几,悉为虫团。前后经吐泻排虫共达300余条,病即告愈。

按:《金匮要略》云:"蚘虫之为病,令人吐涎心痛,发作有时,毒药不止者,甘草粉蜜汤主之。"因虫喜甘,故以甘平安胃之品而使虫安。方中之"粉",《金匮要略辑义》认为是"米粉"。今取其意,以和胃健脾之山药代之,本方应验于患者,果获卓效。 (摘自《广西中医药》4:6,1983)

(2)先母侍婢曾患此(按:指蚘虫所引起的吐涎,心痛),始病吐蚘,一二日后,暴厥若死。治以乌梅丸,入口即吐,予用甘草五钱,先煎去滓,以铅粉二钱,白蜜一两调饮之,半日许,下蚘虫如拇指大者九条,其病乃愈。 (摘自《金匮发微》第190页)

蚘厥者,當吐蚘,令病者靜而復時煩,此爲臟寒,蚘上入膈,故煩,須臾復止,得食而嘔,又煩者,蚘聞食臭出,其人當自吐蚘。(七)

蚘厥者,烏梅丸主之。(八)

烏梅丸方:

烏梅三百個　細辛六兩　乾薑十兩　黃連一斤　當歸四兩　附子六兩(炮)　川椒四兩(去汗)　桂枝六兩　人參六兩　黃柏六兩

上十味,異擣篩,合治之,以苦酒漬烏梅一宿,去核,蒸之五升米下,飯熟擣成泥,和藥令相得,內臼中,與蜜杵二千下,丸如梧子大,先食飲服十丸,日三服,稍加至二十丸。禁生冷滑臭等食。

【校勘】"令",《玉函》作"今",是。

【释义】 以上两条论述蚘厥的证治。蚘厥是因蚘动而腹痛剧烈,以致手足逆冷。由于内脏虚寒,蚘虫上扰胸膈,故出现烦躁吐蚘等寒热错杂的证候。治当寒温并用,安胃杀虫。前人认为蚘得酸则伏,故以乌梅之酸伏之;蚘得苦则安,故以连柏之苦安之;蚘因寒而动,故以桂附姜椒温阳驱寒,使脏温蚘安,其厥自止。至于方中人参、当归,补益气血,养中安脏,是为祛邪安正之计。

【按语】 蚘厥与伤寒脏厥不同,脏厥肤冷,蚘厥仅手足逆冷;脏厥躁无暂安时,蚘厥尚有静时,且不躁,但觉烦闷;脏厥脉微而蚘厥则否,故脏厥较蚘厥为重,由于阳气衰微,宜四逆、白通加猪胆汁之类急救之。至于蚘厥用乌梅丸安蚘温胃补虚,即可告愈。

【选注】《心典》：蛔厥，蛔动而厥，心痛吐涎，手足冷也。蛔动而上逆，则当吐蛔，蛔暂安而复动，则病亦静而复时烦也。然蛔之所以时安而时上者，何也？虫性喜温，脏寒则虫不安而上膈，虫喜得食，脏虚则蛔复上而求食，故以人参、姜、附之属，益虚温胃为主，而以乌梅、椒连之属，苦酸辛气味，以折其上入之势也。

《辑义》：此方主胃虚而寒热错杂以致蛔厥者，故药亦用寒热错杂之品治之。而有胃虚以偏于寒而动蛔虫者，陶华因立安蛔理中汤主之（即理中汤加乌梅、花椒，出《全生集》）。而有胃不虚以偏于热而动蛔者，汪琥因制清中安蛔汤主之（黄连、黄柏、枳实、乌梅、川椒，出《伤寒辨注》）。此各取本方之半，而治其所偏也，对证施之，皆有奇效。

【医案举例】

郭××，26岁，工人。因停经7个月，右上腹部阵发性绞痛三天，伴呕吐蛔虫二条，于1963年8月25日入院。既往有蛔虫史，检查：体温38.5℃，脉搏100次/分，呼吸20次/分，血压110/80毫米汞柱。营养发育中等，急性痛苦病容，巩膜无黄染……血检肝功能正常。诊断：①胆道蛔虫病。②妊娠7个月。入院后经用青霉素、链霉素控制感染，溴苯锌、杜冷丁、冬眠宁、氢溴酸东莨菪碱等治疗，疼痛不止，又呕吐蛔虫二条，于8月27日乃邀中医治疗。中医辨证：身孕七月，神志清晰，形容憔悴，痛楚呻吟。右肋疼痛，如割似钻，连肩彻背，辗转反侧，夜寐受阻，头汗肢冷，心烦微热，呕吐苦水，夹带蛔虫，口渴喜饮，小溲短少，大便秘结。舌质淡红，舌苔薄白，根带微黄，六脉滑数。证属：①蛔厥，②妊娠。治宜安蛔为先，拟乌梅汤主之。乌梅五钱　川连一钱　黄柏二钱　细辛七分　川椒一钱　桂枝一钱半　干姜一钱　党参三钱　当归二钱

首服痛减十之七、八，未再注射止痛剂。二服诸恙悉除，于8月29日痊愈出院。（摘自《福建中医药》5：24，1964）

结　语

本篇是在论述杂病之后将未曾收集而又不便归纳的几种病证加以论述。如跌蹶、手指臂肿、转筋、阴狐疝和蛔虫病等，其中以蛔虫病为重点。

跌蹶，是指足背强直，行动不便，是由太阳经脉受伤所致，可刺太阳经穴以舒缓筋脉。

病人手指和臂部时常肿胀颤动，或身体某一部分的肌肉亦有跳动感，其原因是由风痰阻于经络所致，可用藜芦甘草汤以吐去风痰。后世医家常用导痰汤或指迷茯苓丸以治此证，效果亦好。

转筋是一种筋脉拘挛作痛证。其部位在四肢，而以下肢为多见，甚则由两足牵引至少腹，脉象劲急强直。其发病之因，是由湿浊化热，伤及筋脉所致，与吐泻转筋之由阴液过度耗损者迥然不同，治以鸡屎白散泻去湿浊。

本篇所论阴狐疝与《腹满寒疝》篇的寒疝不同。是一种阴囊偏大偏小，时上时下的病证，与今之腹股沟疝相似，多由寒凝厥阴肝经所致，用蜘蛛散通利温散。

蛔虫病的主症是腹痛，但蛔虫的腹痛是有其特点的。一般来说，如腹痛之属于寒的，脉多沉或弦；如腹痛脉不沉不弦，反而洪大，又无热象可据，这可能是蛔虫病。但仍须结合其他症状，全面诊察。治疗一般以杀虫为主，如用各种杀虫药而病不愈的，可用甘草粉蜜汤和胃缓痛。如蛔厥吐蛔，手足逆冷，静而复烦，得食则吐，可用乌梅丸安胃杀虫。

22 妇人妊娠病脉证并治第二十

本篇专论妇女妊娠期间常见疾病的证治。内容有妊娠的诊断，妊娠与癥病的鉴别，以及妊娠呕吐、腹痛、下血、小便难、水气等病证的诊断和治疗；其中尤以妊娠腹痛和下血为论述的重点，因为二者直接关系到胎儿的孕育，并可由此而导致早产和流产，所以本篇有关这方面的论述比较详细而具体。最后，还提出了安胎养胎的方法。

師曰：婦人得平脈①，陰脈②小弱，其人渴，不能食，無寒熱，名妊娠，桂枝湯主之。方见下利中。於法六十日當有此證，設有醫治逆者，却一月加吐下者，則絶之。（一）

【校勘】《脉经》"师曰"下有"脉之"；"妊娠"作"为躯"；"当有此证"作"当有娠"。《心典》将"渴"作"呕"。

【词解】
① 平脉：是平和无病之脉。
② 阴脉：指尺脉而言。

【释义】 本条论述妊娠恶阻的证治。育龄妇女，停经以后，出现平和之脉，而尺脉较关脉稍见小弱，同时并有呕吐，不能食等症，身无外感寒热之象的，当为妊娠反应，通常称做妊娠恶阻。妇女在妊娠两个月左右，尺脉多见滑象，即《素问·阴阳别论》所谓"阴搏阳别，谓之有子"。今阴脉小弱，乃胎元初结，经血归胞养胎，胎气未盛，以致阴血显得相对不足，故阴脉比阳脉稍弱。妇人初妊，脉无病而身有病，且无寒热邪气，故宜桂枝汤化气调阴阳，以使脾胃调和，则恶阻可愈。但如胃虚有热，而烦渴喜饮，则不适宜。

妇人妊娠恶阻，多为胎气上逆所致，一般可发生在怀孕后两个月左右，所以原文说"于法六十日当有此证"。此证基本上可自行缓解，逐渐消失，纵有少数较重的，经过用药调治，恶阻也就很快解除。假如经过一段时间治疗，胎气上逆的恶阻不但未愈，并增加了吐、泻的症状，势必损伤胎气，而导致流产，所以说"却一月加吐下者，则绝之"。

【按语】 本条"则绝之"三字，历来注释分歧，有作绝药与断绝病根解，亦有作绝其胎解。考"绝"字在古汉文里是一字多义，既可作断绝解，也可作极字解，如《后汉书》吴良传曰"臣苍荣宠绝矣"。据此可知，原文里"却一月加吐下者"，是旨在阐明妊娠已三个月，其恶阻不但未除，并增加吐泻，这属妊娠恶阻极重之证，势必导致流产。

此外，尺脉多滑是对一般妊娠而言，早期妊娠并非尺脉都滑，也有如原文所说的"阴脉小弱"。如果育龄妇女，月经正常，今经停一月多不行，并出现呕吐、不能食等症的，即使脉象如平，尺脉不见滑象，也应考虑早孕。

【选注】《论注》：内经谓"手少阴脉动甚，谓之有子"，言心脉主血，血聚则气盛也；又谓"阴搏阳别，谓之有子"，言阴得胎气而强，脉则搏结而别于阳脉也。今反以脉小弱为妊娠，可知孕只两月，能蚀下焦之气，而不能作盛势也，过此则不然可知，故《千金》云：初时寸脉微小，呼吸五至，三月尺脉数也。

《心典》：……夫脉无故而身有病，而又非寒热邪气，则无可施治。惟宜桂枝汤调和阴阳而已。徐氏云：

桂枝汤外证得之,为解肌和营卫,内证得之,为化气调阴阳也。六十日当有此证者,谓妊娠两月,正当恶阻之时,设不知而妄治,则病气反增,正气反损,而呕泻有加矣。绝之为禁绝其医药也。楼全善云:尝治一二妇恶阻病吐,前医竞治愈吐,因思仲景绝之之旨,以炒糯米汤代茶,止药月余渐安。

【医案举例】

(1) 马××,29岁。妊娠两月,困倦嗜睡,胃脘嘈杂不适,遇冷则寒栗,遇热则烦躁,情绪无定,呕吐不太严重,脉象滑弱。不能上班。服桂枝汤(桂枝　生白芍　生姜各三钱　炙甘草二钱　红枣四枚、水煎,晚饭前温服后进热粥,盖被待有微汗)两剂后,即日恢复。（摘自《山西医药杂志》1:26,1979）

(2) 沈姓妇恶阻,水浆下咽即吐,医药杂投不应,身体骨立,精神困倦,自料必死,医亦束手。一老妇云:急停药,八十日当愈。后果如其言。停药者,即金匮绝之之义也。至八十日当愈一语,岂金匮六十日当有此证之误耶?不然何其言之验耶?（摘自《续名医类案》第609页）

妇人宿有癥病①,经断未及三月,而得漏下不止,胎动在脐上者,为癥痼害。妊娠六月动者,前三月经水利时,胎也。下血者,后断三月衃②也。所以血不止者,其癥不去故也,当下其癥,桂枝茯苓丸主之。(二)

桂枝茯苓丸方:

桂枝　茯苓　牡丹(去心)　芍药　桃仁(去皮尖,熬)各等分

上五味,末之,炼蜜和丸,如兔屎大,每日食前服一丸。不知,加至三丸。

【校勘】《脉经》从"妇人"至"妊娠"三十字,作"妇人妊娠,经断三月而得漏下,下血四十日不止,欲胎动,在于脐上,此为妊娠"。赵刻本从"妊娠"后另作一条,无"胎也"之"也"字,今据《医统》本改。

【词解】

① 宿有癥病:指旧有癥积之病。

② 衃(pēi,音"胚"):一般指色紫而暗的瘀血;又,作癥痼的互辞。

【释义】　本条论述癥病与妊娠的鉴别,以及癥病的治法。妇人素有癥病,现复受孕成胎,停经未三月,忽又漏下不止,并觉脐上似有胎动,此乃癥病影响所致,不属真正胎动。因一般胎动俱在受孕五个月左右,且其胎动多在小腹或脐部,而不会在脐上,所以说"为癥痼害"。从"妊娠六月动者"至"后断三月衃也"一段,乃属插笔,进一步说明妊娠与癥病的鉴别。经停六月自觉有胎动者,如果是受孕前三月月经正常,受孕后胞宫又按月逐渐胀大,按之柔软不痛,此为胎动;若前三个月便经水失常,后三个月才停经不行,胞宫也非按月增大,按之疼痛,又见漏下,此乃属"衃"。衃是瘀积所致。

癥积不去,漏下不止,只有去癥,才能使新血得以养胎,故用桂枝茯苓丸消瘀化癥。方中桂枝、芍药通调血脉,丹皮、桃仁化瘀消癥,茯苓益脾气,用蜜为丸,并从小剂量开始服,亦示祛邪要注意少伤或不伤胎之意。

【按语】　历代注家多认为本条是癥胎互见之症,即宿有癥病又兼受孕,并因癥病致使孕后下血不止。故均以"有故无殒"之旨,作为使用本方的理论依据。但从实践看,素有癥病而又受孕者,毕竟少见,而解释为癥胎的鉴别,及癥病的治疗似更有临床意义。本方除治疗癥病下血外,并适用于瘀血内阻的痛经,产后恶露停滞,死胎或胞衣不下等病证。

【选注】《中医新论汇编》:案金匮此节颇费辞解,先儒注释,皆以为经断即是受孕;胎动为真动。然按之实际,癥痼既阻害于中,何得安然受孕;且胎仅三月,亦无动在脐上之理也。余尝细译其文义,乃知此节完全为胎癥对勘之文,盖仲景恐人误癥作胎,误胎作癥,故两两比较之⋯⋯

《金鉴》:经断有孕,名曰妊娠。妊娠下血,则为漏下。妇人宿有癥痼之疾而育胎者,未及三月而得漏下,下血不止,胎动不安者,此为癥痼害之也;已及六月而得漏下、下血胎动不安者,此亦癥痼害之也。然有

血 症 成 块 者,以前三月经虽断,血未盛,胎尚弱,未可下其癥痼也。后三月血成 症,胎已强,故主之桂枝茯苓丸,当下其癥痼也。此示人妊娠有病当攻病之义也。此条文义不纯,其中必有缺文,故存其理可也。

《编注》：此妊娠宿有癥病而出方也。妇人经产之后,血室空虚,余血未净而受风寒,或因饮食生冷,凝血成块,则为癥瘕,若结于偏旁,而不正居子宫,仍能行经受孕,曰宿有癥病。此经断未及三月,将已三月,而得漏下不止者,见似经非经,胎 症 疑似之间,以故详辨。然怀妊娠应居脐,而脐腹之地却被癥块占据,故动反在脐上,而癥居偏旁,故能受胎,但害经血不瘀胞胎,半途而出,以漏下不止,谓之癥痼害。盖妊娠动时,当在六月之间,今只三月就动,亦因癥痼害,去其血,胎于不安,如鱼无水,则跳跃不定矣,然胎 症 未能定其确实,所以推其经水未断前之三月为验,若经水未断前之三期,期期准节而无参差前后者,乃气血和平,应当受孕,斯断是胎非 症,所谓前三月,经水利时胎也。若前之三月,期期经水迟早不准,淋漓闭塞者,乃气血乖离,何能受孕,知今经断,非胎是 症,故下血者,后断三月 症 也。然前三月经利既是为胎,何因而漏血不止也,盖因其癥不去,阻害瘀胎之血,不入于胞而漏下,所以当下其癥,胎始得安,则血自止,故以桂枝行阳,芍药收阴,调和营卫,然癥病始成,必因风寒痰湿气血凝结为块,以茯苓渗湿,丹皮、桃仁破血行瘀而助消癥,但丹皮桃仁为胎气所忌,此不避者,经谓有故无殒,自无殒也,因胎在腹,欲去其癥,则服一丸而渐磨,不致动胎,立法最善。

【医案举例】
宓××,女,25岁。1963年8月31日就诊。主诉：小腹疼痛难忍,下坠,不敢触及,阴道下血两天。问诊：结婚八年,未生过小孩,1959年4月流产一次。这次月经两个月未来,前两天小腹忽然疼痛剧烈,下坠,阴道点滴下血,血色黑紫。经聊城××医院妇产科诊断为子宫外孕,住院手术治疗,因患者拒绝手术,自动出院。出院后,随来我院要求服中药治疗。望诊：面黄瘦,精神不振,急性病容,舌苔白。闻诊：语音低微,无其他臭味。切诊：少腹疼痛拒按,脉沉滑。西医妇科检查：外阴有血迹,发育正常,阴道有少量紫血块,宫颈紫蓝色,并有明显举痛,宫体增大如鸡卵,后穹窿饱满,触疼,似囊样感,宫体后与右侧附件有拳头大包块,压痛明显。化验：血红蛋白9克,红细胞300万。西医诊断：子宫外孕。中医诊断：癥积瘀血。

治疗：与桂枝茯苓丸服三次后,第二天诊查,腹疼减轻,阴道下血成淡红色血水,其量增多,饮食增加,精神好转。又继续服至三天时,流出一块扁圆形血块,淡红色,似烂肉状,并继续下黑紫色血,其量减少,腹疼消失(但仍在压痛),脉搏沉缓。又续服三天,下血停止,腹部压痛消失。后穹窿稍有饱满,无压痛,中位子宫,附件双(-)。印象：陈旧性宫外孕。

自从妇科检查之后,每天又有少量下血,其色黑紫,又继续服药两天后,所下血色变为鲜红,量多,改服加减胶艾汤两副,下血停止,一切症状消失。继续观察一月,患者身体健康,月经来潮一次,持续四天。
(摘自《山东医刊》3：15,1966)

妇人怀妊六七月,脉弦发热,其胎愈胀,腹痛恶寒者,少腹如扇①,所以然者,子脏②开故也,当以附子汤温其脏。方未见。(三)

【校勘】 "愈胀"：《脉经》作"踹腹"；《脉经》："恶寒"下,更有一"寒"字；"扇"下有"之状"二字。

【词解】
① 少腹如扇：形容少腹有冷如风吹的感觉。
② 子脏：即子宫。

【释义】 本条论述妊娠阳虚寒盛腹痛的证治。妊娠六七月,忽然出现脉弦发热,腹痛恶寒,并自觉胎更胀大,尤其少腹作冷,有如被扇之状,其病机是阳虚阴盛。其证发热非为外感,而是虚阳外浮之象；阳虚不能温煦胞宫,阴寒之气内盛,故自觉胎愈胀大,腹痛恶寒,少腹感觉冷如风吹之状。故治当温阳散寒,暖宫安胎,宜用附子汤。

【按语】 本方虽缺,但后世有人主张用《伤寒论》附子汤(炮附子二枚 茯苓 芍药各三两 白术四两 人参二两)。附子有破坚堕胎之弊,仲景用之,是本《本经》"有故无殒"之意，但临床必须用之准确，方能无殒。

【选注】《医通》：妊娠脉弦为虚寒，虚阳外散故发热，阴寒内逆故胎胀。腹痛恶寒者，其内无阳，子脏不能司闭藏之令，故阴中觉寒气习习如扇也。用附子汤以温其脏，则胎自安。世人皆以附子为堕胎百药长，仲景独用以为安胎圣药，非神而明之，莫敢轻试也。

【医案举例】

张路玉治一妇人，素禀气虚多痰，怀妊三个月，因腊月举丧受寒，遂恶寒呕逆清血（血字疑水字之误），腹痛下坠，脉得弦细如丝，按之欲绝。与生料干姜人参半夏丸，二服不应，更与附子理中加苓、半、肉桂，调理而康。大抵怀孕母气多火，得连则安；多寒，得桂则安；多痰，得苓半则安，务在调其偏盛，适其寒温。未有母气逆而胎得安，亦未有母气安而胎反堕者，所以《金匮》有妊娠六七月，胎胀腹痛恶寒，少腹如扇，用附子汤温其脏者。然认证不果，不得妄行是法。　（摘自《续名医类案》第606页）

师曰：妇人有漏下者，有半产後因續下血都不絶者，有妊娠下血者，假令妊娠腹中痛，爲胞阻，膠艾湯主之。（四）

芎歸膠艾湯方：一方加乾姜一兩。胡氏治婦人胞動，無乾姜。

芎藭　阿膠　甘草各二兩　艾葉　當歸各三兩　芍藥四兩　乾地黄

上七味，以水五升，清酒三升，合煮取三升，去滓，内膠，令消盡，温服一升，日三服。不差，更作。

【校勘】《脉经》："半产"作"中生"；"胞阻"作"胞漏"，细注云："一云阻"。《二注》本干地黄为六两。

【释义】　本条论述妇人三种下血的证治。妇人下血之证，常见以下三种病情：一为经水淋漓不断的漏下；二为半产后的下血不止；三为妊娠胞阻下血（又称胞漏）。三者虽其原因有异，但其病机相同，总由冲任脉虚，阴气不能内守所致。故均用胶艾汤以调补冲任，固经养血。

"假令"以下，乃承上文所言，意即若妊娠下血而又腹中痛者，乃冲任失调，阴血下漏，以致不能入胞养胎，故称为胞阻或胞漏。胶艾汤主要以四物汤养血和血，阿胶养阴止血，艾叶温经暖宫，甘草调和诸药，清酒以行药力，诸药合用，既和血止血，又暖宫调经，亦治腹痛，安胎。实为妇科中之要方。

【按语】　胶艾汤治疗阴血亏虚，冲任损伤所致的崩漏、胞阻或胎动不安，均有一定疗效。临床上可随证化裁，如腹不痛者，可去川芎；血多者，酌减当归用量，并加贯众炭、地榆炭；气虚或少腹作坠者，加党参、黄芪、升麻；腰痠疼者加杜仲、川断、桑寄生；胎动不安者，加陈丝绵、苎麻根。但如血分有热，或由癥瘕为患，以致漏下不止者，本方宜慎用。

【选注】《金鉴》：五六月堕胎者，谓之半产。妇人有漏下之疾，至五六月堕胎而下血不绝者，此癥瘕之害也。若无癥瘕下血，惟腹中痛者，则为胞阻。胞阻者，胞中气血不和而阻其化育也。

《心典》：妇人经水淋沥，及胎产前后下血不止者，皆冲任脉虚而阴气不能守也，是惟胶艾汤能补而固之，中有芎归能于血中行气，艾叶利阴气，止痛安胎。故亦治妊娠胞阻，胞阻者，胞脉阻滞，血少而气不行也。

【医案举例】

李××，女，24岁，工人。1960年5月22日初诊。主诉：停经三个月，末次月经2月20日来潮。昨日义务劳动后，引起腰脊痠痛，少腹腹痛，且有下坠感，阴道流血极多，患者去年有流产史。现症：脸色苍白，呈慢性病容，头晕目花、四肢困倦，胃纳呆滞，胎动不安，少腹坠痛连及腰部，似有临盆预兆。检查：阴道内有较多量褐色血液，宫颈着色，宫底在耻骨上约三横指，并稍有压痛。体温37℃，脉象微弱，苔薄白，尿妊娠试验（+），此因劳累过度，耗伤气血，冲任虚亏，不能制约手太阳少阴二经之经血也。诊断：先兆期流产（胎漏下血气虚型），拟胶艾四物汤加味以安胎摄血为主。陈阿胶三钱炖化　白归身三钱炒　生白芍二钱　大川

芎钱半　大生地三钱　潞党参三钱　生黄芪三钱　广艾炭一钱　厚杜仲三钱炒　血余炭四钱　侧柏炭三钱　独活炭三钱　桑寄生三钱　苎麻根二钱　共服三剂。（二诊）经服前药,已获大效,腹痛基本消失,阴道流血显著减少,再从原法增损,去独活炭,大川芎,加菟丝子四钱,大砂仁八分后入,又服三剂而愈。现在已生育一男孩,健康非常。　　（摘自《哈尔滨中医》2～3：11,1962）

妇人怀妊,腹中疠①痛,当归芍药散主之。（五）

当归芍药散方：

当归三两　芍药一斤　芎藭半斤一作三两。茯苓四两　白术四两　泽泻半斤

上六味,杵为散,取方寸匕,酒和,日三服。

【词解】

①疠：疠,同"疝"。读"绞(jiǎo)"或"鸠"时,指腹中急痛；读"朽(xiǔ)"时,指绵绵作痛或作"病"解。又"疠"音"惆",小痛也。以上据《中华大字典》。

【释义】　本条论述妊娠肝脾不和所致腹痛的治法。妊娠腹痛原因较多,本证腹中拘急,绵绵作痛,病由肝脾失调、气血郁滞所致。肝虚气郁则血滞,脾虚气弱则湿胜,故用当归芍药散以养血疏肝,健脾利湿。以药测证,本条除腹中拘急,绵绵作痛的主症外,并有小便不利,足跗浮肿等症。所以方中既重用芍药敛肝、和营、止痛,又佐以归、芎以调肝和血,更配以茯苓、白术、泽泻健脾渗湿。

【选注】《二注》：此与胞阻痛者不同,因脾土为木邪所克,谷气不举,浊淫下流,以塞搏阴血而痛也。用芍药多他药数倍以泻肝木,利阴塞,以与芎、归补血止痛,又佐茯苓渗湿以降小便也,白术益脾燥湿,茯、泽行其所积,从小便出。

《论注》：疠痛者,绵绵而痛,不若寒疝之绞痛,血气之刺痛也。乃正气不足,使阴得乘阳,而水气胜土,脾郁不伸,郁而求伸,土气不调,则痛绵绵矣。故以归芍养血,使苓术扶脾,泽泻泻其有余之蓄水,川芎畅其欲遂之血气,不用黄芩,疠痛因虚,则稍挟寒也,然不用热药,原非大寒,正气充则微寒自去耳。

【医案举例】

邵××,眭××二位女同志,均患少腹作痛。邵腹痛,白带多,头晕,诊断为慢性盆腔炎。予以当归芍药散作汤用(当归9克　白芍18克　川芎6克　白术9克　茯苓9克　泽泻12克),数剂后,腹痛与头晕基本消失,白带见少。眭长期腹痛,小腹重坠,白带多,头目眩晕。投当归芍药散作汤用,三诊,腹痛白带均减,改用少腹逐瘀汤治其白带症。　　（摘自《岳美中医案集》第42页）

妊娠呕吐不止,干姜人参半夏丸主之。（六）

干姜人参半夏丸方：

干姜　人参各一两　半夏二两

上三味,末之,以生姜汁糊为丸,如梧桐子大,饮服十丸,日三服。

【释义】　本条论述胃虚寒饮的恶阻证治。恶阻本是妇人妊娠常有的反应,多由胃虚胎气上逆所致。但妊娠反应多持续时间不长,一般可不药而愈。本证呕吐不止,为妊娠反应较重,而且持续时间长,一般药物又不易治愈,故宗"有故无殒"之意用干姜人参半夏丸治疗。以药测知,本证病机,非胃虚有热,而是胃虚有寒饮,浊气上逆使然。故方用干姜温中散寒,人参扶正补虚,半夏、姜汁涤饮降逆。凡呕吐不止,并伴有口干不渴,或渴喜热饮,头眩心悸,舌淡苔白滑,脉弦,或细滑等兼症的,用之最为适宜；若系胃热而阴伤者,则应禁用。

【按语】　干姜人参半夏丸是治疗胃虚寒饮而妊娠呕吐不止的要方,因干姜、半夏是妊娠

禁忌之药,故加人参以益气固胎。陈修园云"半夏得人参,不惟不碍胎,且能固胎",可见仲景深知药物配伍的妙用,对于体质素弱,并有半产漏下(即习惯性流产)病史的患者,本方仍应慎用。

【选注】《二注》:此即后世所谓恶阻病也。先因脾胃虚弱,津液留滞,蓄为痰饮。至妊二月之后,胚化成胎,浊气上冲,中焦不胜其逆,痰饮遂涌,呕吐不已,中寒乃起。故用干姜治寒,人参补虚,半夏、生姜治痰散逆也。

《本义》:妊娠呕吐不止者,下实上必虚,上虚胸胃必痰饮凝滞而作呕吐,且下实气必逆而上冲,亦能动痰饮而为呕吐,主之以干姜人参半夏丸。方用干姜温益脾胃,半夏开降逆气,人参补中益气,为丸缓以收补益之功。用治虚寒之妊娠家,至善至法也。

【医案举例】

林××,女,26岁,农民。停经二个月,开始胃纳不佳,饮食无味,倦怠嗜卧,晨起头晕恶心,干呕吐逆,口涎增多,时或吐出痰涎宿食,根据经验自知是妊娠恶阻,认为恶阻乃妊娠常事,未加适当处理。延时将近一个月,渐至水饮不入,食入则吐,所吐皆痰涎清水,稀薄澄澈,动则头晕,眩掉时则呕吐增剧,始延本人诊治。诊其脉虽细,但滑象明显,面色苍白,形容憔悴,羸瘦衰弱,无力以动,闭眼畏光,面里蹐卧,唇舌色淡,苔白而滑,口中和,四末冷,胸脘痞塞不舒,二便如常而量少。脉症合参,一派虚寒之象毕露。遂拟以干姜一钱半 党参三钱 半夏一钱半,水煎,日一剂,连服三剂,呕吐大减,略能进食稀粥和汤饮。再服三剂,呕吐俱停,但饮食尚少,继以五味异功散调理而安。七个月后顺产一男婴。 (摘自《中医杂志》9:31,1964)

妊娠,小便難,飲食如故,當歸貝母苦參丸主之。(七)

當歸貝母苦參丸方: 男子加滑石半兩。

當歸 貝母 苦參各四兩

上三味,末之,煉蜜丸如小豆大,飲服三丸,加至十丸。

【校勘】《脉经》:"饮"下,无"食"字。

【释义】 本条论述妊娠血虚热郁的小便不利证治。妊娠妇女,但见小便难而饮食一如常人的,可知其病在下焦,而不在中焦。由于怀孕之后,血虚有热,气郁化燥,膀胱津液不足,所以导致小便难而不爽,故治以当归贝母苦参丸,用当归活血润燥;贝母利气解郁,兼治热淋;苦参利湿热,除热结,与贝母合用,又能清肺而散膀胱郁热,合而用之,可使血得濡养,郁热解除,膀胱通调,则小便自能畅利。

【按语】 本方有用于妊娠大便难者,亦取其滋润清热散结之功,适宜于肠道燥热之证,故有人认为本条小便难是大便难之误。从临床上看,凡血虚有热、津液不足而小便难之证,一般伴有大便难的症状,因此本方可以兼治。后世方书关于"子淋"的记载,实际是在本条基础上的发展。

【选注】《本义》:妊娠小便难,饮食如故者,血虚生热,津液伤而气化斯不利也。主之以当归贝母苦参丸,当归生血,贝母清气化之源,苦参降血热之火,又为虚热之妊娠家立一法也。

《简释》:引沈企业云:孕妇患习惯性便闭,有时因便闭而呈轻微燥咳,用当归四份,贝母、苦参各三份,研粉白蜜为丸,服后大便润下,且能保持一天一次的正常性,其燥咳亦止。过去吾家对孕妇便难之不任攻下者,视此为秘方。

【医案举例】

樊××,青年农妇也……体素不健,疾病时罹,迭来就治,皆数药而安,信甚笃。1944年夏伤于湿热,饮食如常,而小便不利,有涩痛感。时余客零未归,求治于李医,认为湿热所致,先服五苓散去桂加滑石不应,易服八正散亦不应,迁延半月,精神饮食减退,肢倦无力,不能再事劳作。闻吾归,邀为之治,切脉细滑,面色惨淡，气促不续，口干微咳，少腹胀痛，大便黄燥，小便不利而疼。此下焦湿热郁滞与上焦肺气不宣，上下失调，故尿闭不通。如仅着重下焦湿热，徒利何益。因师古人上通下利之旨，用宣肺开窍诸品，佐渗利清热药为引导，当可收桴鼓之效。拟用当归贝母苦参丸（改汤）加桔梗、白叩，鸡苏散等，是以桔、贝、叩仁开提肺窍，苦参、鸡苏散入膀胱清热利水，当归滋血，以补不足。此与头痛医头者，大相径庭。果二剂而小便通利，不咳，尿黄而多，此湿热下降之朕兆。更以猪苓汤加海金砂、瞿麦滋阴利水，清除积热，数剂小便清，饮食进，略为清补即安。（摘自《治验回忆录》第75页）

妊娠有水氣，身重，小便不利，洒淅惡寒，起即頭眩，葵子茯苓散主之。（八）

葵子茯苓散方：

葵子一斤　茯苓三兩

上二味，杵爲散，飲服方寸匕，日三服，小便利則愈。

【释义】　本条论述妊娠水气的证治。妊娠水气即后世所称"子肿"。此证一般多因于胎气影响，膀胱气化被阻，水湿停聚所致。水盛身肿，故身重；水停而卫气不行，故洒淅恶寒；水阻致清阳不升，故起即头眩。本病的关键在于气化不行，小便不利，故以葵子茯苓散治之。方以葵子滑利通窍，茯苓淡渗利水，使小便通利，水有去路，则气化阳通，诸症可愈。此亦叶天士"通阳不在温，而在利小便"之意也。另外，葵子能滑胎，故用量不宜过大，应研末为散分服。

【按语】　本条与上条都同属妊娠期所发生的小便病变，但不同的是：一为"小便难"，一为"小便不利"；"难"者为不爽之象，津液不足使然；"不利"即小便不通畅之意，为气化受阻、水出不畅之故。上条由于血虚有热，气郁化燥，津液不足而小便难，故用当归贝母苦参丸养血润燥，清热散结；本条是由于受胎气的影响，气化被阻，小便不利而成水肿，故以葵子茯苓散滑利通窍，利水通阳。

【选注】　《心典》：妊娠小便不利，与上条同，然身重恶寒头眩，则全是水气为病，视虚热液少者，霄地悬殊矣。葵子、茯苓滑窍行水，水气既行，不淫机体，身不重矣；不侵卫阳，不恶寒矣；不犯清道，不头眩矣。经曰：有者求之，无者求之。盛虚之变，不可不审也。

《论注》：有水气者，虽未至肿胀，经脉中之水道已不利，而卫气挟水，不能调畅如平人矣。水道不利，则周身之气为水滞，故重；水以通调而顺行，逆则小便不利矣；洒淅恶寒，卫气不行也；起即头眩，内有水气不动，则微阳尚留于目而视明，起则厥阴之火逆阴气而上蒙，则所见皆玄故头眩。药用葵子茯苓者，葵滑其窍，而苓利其水也，下窍利则上目不壅，况葵子淡滑属阳，亦能通上之经络气脉乎，然葵能滑胎而不忌，有病则病当之也。

婦人妊娠，宜常服當歸散主之。（九）

當歸散方：

當歸　黃芩　芍藥　芎藭各一斤　白朮半斤

上五味，杵爲散，酒飲服方寸匕，日再服。妊娠常服即易產，胎無疾苦。產後百病悉主之。

【释义】　本条论述血虚湿热胎动不安的治法。古人虽有多种养胎之法，但一般都是借防治疾病的手段，以收安胎的效果。若孕妇素体健康，则无需服药养胎。惟对于禀体薄弱，屡为半产漏下之人，或难产，或已见胎动不安而漏红者，需要积极治疗，此即所谓养胎或安胎。妇人妊娠最需重视肝脾二脏，肝主藏血，血以养胎，脾主健运，乃气血生化之源。本条即属肝血不足，脾失健运之证。肝血虚而生内热，脾不运而生湿，湿热内阻，影响胎儿则胎动不安。故用当归散养血健脾,清化湿热。

方中当归、芍药补肝养血,合川芎以舒血气之源,白术健脾除湿,黄芩坚阴清热,合用之,使血虚得补,湿热可除,而奏养胎、安胎之效。后世将白术、黄芩视为安胎圣药,其源概出于此。但需说明,这两味药仅对脾胃虚弱,湿热不化而胎动不安者有效,并非安胎通用之方。

原文"常服"二字须活看。主要指妊娠而肝脾虚弱者宜常服之,并非妊娠无病而常服之药。方后"妊娠常服即易产,胎无疾苦,产后百病悉主之"等说,应当是从肝虚脾弱着眼,并不是产后百病,都可以用当归散治疗的。

【选注】《丹溪心法附余》:此方养血清热之剂也。瘦人血少有热,胎动不安,素曾半产者,皆宜服之,以清其源而后无患也。

《续名医类案》:张飞畴曰:古人用条芩安胎,惟形瘦血热,营行过疾,胎常上逼者相宜。若形盛气衰,胎常下坠,非人参举之不安;形实气盛,胎常不运者,非香砂耗之不安;血虚火旺,腹常急痛者,非归芍养之不安;体肥痰盛,呕逆眩晕者,非二陈豁之不安,此皆治母气之偏盛也。

【医案举例】

一妇年三十余,或经住,或成形未具,其胎必堕,察其性急多怒,色黑气实,此相火太盛,不能生气化胎,反食气伤精故也,因令住经第二月,用黄芩、白术、当归、甘草,服至三月尽,止药,后生一子。 (摘自《古今医案按》第308页)

妊娠養胎,白术散主之。(十)

白术散方:见《外台》。

白术　芎藭　蜀椒三分去汗　牡蠣

上四味,杵爲散,酒服一錢匕,日三服,夜一服。但苦痛,加芍藥;心下毒痛,倍加芎藭;心煩吐痛,不能食飲,加細辛一兩,半夏大者二十枚。服之後,更以醋漿水服之。若嘔,以醋漿水服之;復不解者,小麥汁服之。已後渴者,大麥粥服之。病雖愈,服之勿置。

【校勘】《外台秘要·卷三十三·胎数伤及不长方三首》引"古今录验疗妊娠养胎,白术散方"为"白术芎藭各四分　蜀椒三分汗　牡蛎二分……忌桃李雀肉等",并附小注曰"裴伏张仲景方出第十一卷中"。可从。

【释义】 本条论述脾虚寒湿所致胎动不安的治法。由于妇女体质上有差异,故在妊娠以后,也会出现相应的寒化或热化的病变。前条是为湿热不化出其方治,本条则属脾虚寒湿逗留,并出其治法。脾虚而寒湿中阻,每见脘腹时痛,呕吐清涎,不思饮食,下白带,甚至胎动不安等症。故治以白术散健脾温中,除寒湿以安胎,方中以白术健脾燥湿,川芎和肝疏气,蜀椒温中散寒,牡蛎除湿利水,且白术伍川芎,功能健脾温血养胎,蜀椒配牡蛎则有镇逆固胎的作用。

"妊娠养胎"是一句泛指词,但白术散只适用脾虚而寒湿中阻之证,通过治病而达到保胎安胎的作用,无病则无需服用。

【按语】 当归散与白术散均为去病安胎之剂,治法都是调理肝脾,但二者的区别在于:当归散侧重于调补肝血,多用于血虚而湿热不化之证;白术散重点在于温中健脾,多用于寒湿偏盛之证。临床选用时,除了细审病证外,还应考虑患者平素体质,方能确保无虞。

【选注】《直解》:白术主安胎为君,川芎主养胎为臣,蜀椒主温胎为佐,牡蛎主固胎为使。按瘦而多火者,宜用当归散。肥而有寒者,宜用白术散,不可混施也。芍药能缓中,故苦痛者加之。川芎能温中,故毒痛者倍之。痰饮在胸膈，故令心烦吐痛，不能食饮，加细辛破痰下水，半夏消痰去水，更服浆水以调中。若呕者，复用浆水服药以止呕。呕不止，再易小麦汁以和胃。呕止而胃无津液作渴者，食大麦粥以生津液。病愈服之勿置者，以大麦粥能调中补脾，故可常服，非指上药可常服也。

《心典》：妊娠伤胎，有因湿热者，亦有因湿寒者，随人脏气之阴阳而各异也。当归散正治湿热之剂；白术散白术、牡蛎燥湿，川芎温血，蜀椒去寒，则正治寒湿之剂也。仲景并列此，其所以诏示后人者深矣。

婦人傷胎，懷身腹滿，不得小便，從腰以下重，如有水氣狀，懷身七月，太陰當養①不養，此心氣實，當刺瀉勞宮及關元②，小便微利則愈。见《玉函》。（十一）

【校勘】《玉函》、《脉经》、《千金翼》："伤胎"，均作"伤寒"，无"微利"之"微"字；《玉函经》将"关元"作"小肠之募"；"不得小便"下，《脉经》、《千金》有"加"字。

【词解】

① 太阴当养：《脉经》、《巢源》、《千金》，均有"妊娠七月，手太阴脉养之"的记载。

② 劳宫及关元：穴名。劳宫在手掌中，为手厥阴心包经之荥穴；关元在脐下三寸，为任脉经穴，亦即小肠之募穴。

【释义】　本条论述妊娠伤胎的证治。妇人伤胎，是指受胎所累，其病多发生在妊娠七月左右，症见胞宫膨大，腹满，不得小便，腰以下沉重，如有水气状。究其病机，乃因妊娠七月，正当手太阴肺经养胎之时，但由于心气实而心火旺，肺金为心火所乘，以致太阴当养不养，由此胎失所养则胎气不顺，肺失通调则水道不利，所以发生上述诸证。治疗用针刺劳宫以泻心气，刺关元以顺胎气，气行则水行，小便通利，则诸症自愈。

【按语】　后世医家逐月分经养胎之说，实源本于此，可供研究参考。但对针刺劳宫与关元穴，则争论较大，有谓孕妇禁刺之穴；亦有谓刺之深浅适度，补泻得宜亦可。总之，非针刺手法熟练者，切莫轻试，若不审慎，易致流产或早产。

【选注】《心典》：伤胎，胎伤而病也，腹满不得小便，从腰以下重，如有水气，而实非水也。所以然者，心气实故也。心君火也，为肺所畏，而妊娠七月，肺当养胎，心气实则肺不敢降，而胎失其养，所谓太阴当养不养也。夫肺主气化者也，肺不养胎则胞中之气化阻而水乃不行矣，腹满便难身重职是故也。是不可治其肺，当刺劳宫以泻心气，刺关元以行水气，使小便微利则心气降而肺气自行矣……

《补正》：尤注胎伤而病，是言胎伤之后，乃有腹满等证。然则伤胎之证，究何在哉？不知仲景是言先有腹满等证，然后伤胎，特其文法倒装，故致错注。盖其文法，言妇人所以伤胎者，多由是怀身腹满，小便不利，腰以下重，如有水气，即致胎伤之证也。而所以致此证者，又由于怀孕七月，太阴当养不养，肺不行水之过。夫肺又何故不行水哉？此必心气实，致胎之伤也。能将文法分段读，则义自明矣，故注仲景书，并当知汉人文法。

【医案举例】

妊娠逐月养胎验案两则：一位妇女第三胎咳嗽甚剧，痰多兼有便溏。据述前二胎亦每至七月而咳，第二胎因剧而致小产；细询病起亦非由外感而起，因从其每到七月而咳的特点，结合其面色㿠白、语言气短等，认为其痰涎虽多，实由肺气不足，输津无权乃聚而成痰，更加脾虚运化乏力，亦生痰之源也。故用党参、黄芪、白术、怀山药等以补益脾肺之虚，培土生金以治其本，二陈化痰以治其标，服十剂而愈。此属肺气之虚者。另一妇女妊娠七月，咳嗽鼻衄，色红而鼻干，治以泻白散加淡黄芩、沙参、白茅花、茅芦根，三剂而鼻衄止，再以前方去茅根花加梨皮、款冬花调治而愈。此属肺气之实者。　（摘自《江苏中医》1：29，1982）

结　语

本篇论述妇女妊娠期间常见疾病的辨证和治疗。归纳起来，主要分为以下几个方面：

妊娠呕吐,又名恶阻,主要是因胎气上逆,胃失和降所致。初病可用桂枝汤以调阴阳,和脾胃;若反应剧烈而呕吐不止的,则分脾气虚寒和胃有虚热而施以不同治法,如脾胃虚寒,兼有停饮的,用干姜人参半夏丸益气蠲饮,降逆止呕;如胃热内扰的,本篇虽未明示,但可参照《呕吐哕下利病》篇中有关汤方进行化裁并结合参看后世有关的经验,予以辨证和治疗。

妊娠腹痛,原因多端,治法各异。因于阳虚寒盛者,用附子汤温阳祛寒;因于冲任虚寒者,用芎归胶艾汤温经暖宫;因于肝脾失调者,用当归芍药散调和肝脾。余如当归散、白术散亦有调和肝脾,治疗脘腹疼痛的功用,临证时可根据寒热偏胜的不同而选用。

妊娠下血,有虚实之分。因于癥病者,属瘀属实,治当下瘀以止血,宜用桂枝茯苓丸;因于冲任不调者,属虚属寒,治当温经、补血、摄血,用芎归胶艾汤。如属妊娠下血,与腹痛并见的胞阻、流产,用芎归胶艾汤既可安胎止血,又可治腹痛,故为妇科中之要方。

妊娠小便病变,因于血虚有热,气郁化燥而小便难者,用当归贝母苦参丸养血润燥,清热散结;因于气化受阻,有水气而小便不利者,治以葵子茯苓散利水通阳。

安胎、养胎,是治妊娠病总的要求。有病才致胎儿不安,去其病则胎自正常发育。妊娠无病,不必服药。因于血虚湿热而胎动不安的,用当归散养血健脾,清化湿热;因于脾虚寒湿而胎动不安的,用白术散健脾温中、除湿安胎。此外,本篇还论述了妊娠伤胎的证治,此为后世逐月分经养胎之所本,其所用针刺劳宫及关元以泻心气而行水邪的方法,可供研究参考。

23　妇人产后病脉证治第二十一

本篇是专论妇人产后常见病的证治。产后气血亏虚,腠理不固,易罹邪侵及其他疾患,故篇中首论病痉、郁冒、大便难的产后三大证,继述了产后腹痛,产后中风,产后下利,产后烦乱呕逆等各病证治。

在治法上,本篇既强调必须注意照顾产后亡血伤津,气血俱虚的特点,同时也应根据临床证候,具体分析,该发汗就发汗,该攻下就攻下,不可拘泥。

本篇对产后病论述虽条文不多,但内容精要,不仅为后世产后病治疗奠定了基础,并对研究产后病辨证论治规律具有重要的指导作用。

問曰:新產婦人有三病,一者病痙,二者病鬱冒,三者大便難,何謂也?師曰:新產血虛,多汗出,喜中風,故令病痙;亡血復汗,寒多,故令鬱冒;亡津液,胃燥,故大便難。(一)

【校勘】　"新产"下,《脉经》作"亡血虚"。

【释义】　本条论述产后病痉、郁冒、大便难三大证的病机。由于产后失血过多,以致营卫俱虚,腠理不固,故容易感受风邪。本因亡血伤津,不能正常濡养筋脉,再加风为阳邪,复化燥伤筋,以致发生筋脉痉挛抽搐之痉病。由于产后"亡血复汗",以致血耗津伤,不仅易受外邪侵袭而"寒多",更因血亏阴虚,阳气偏盛而上厥,故为头眩、目瞀、郁闷不舒的"郁冒"病。由于产后失血汗多,津液重伤,大肠失于濡润,以致出现大便难之证。以上三证,都是新产妇人常见的病证,虽然病情各异,但病机均为亡血伤津,故在总的治疗原则上,都必须照顾津液。

【选注】　《二注》:阴与阳,固相资者也,故曰"阳生阴长",又曰"阳根于阴"。夫血阴也,汗为血液,则亦为阴,假如血去多则汗亦少矣,然偏易出者何哉?血大虚,则卫外之阳因而不固,必多汗而腠理疏也。疏则邪易入之,血既不足以养脉,乃风入又足以燥其血液,故令病痉。若汗多者亡阳,阳亡必畏寒,寒多遂令郁冒。至若阴气既虚,津液减少,胃中燥结,大便转难,容或有之,然三者总因血虚所致。乃苦不明其理而复出汗下,未有不至于危亡者。故圣人先以新产血虚立言,使后世之工,即出于中才以下,亦必从养阴起见也已。

《心典》:痉,筋病也,血虚汗出,筋脉失养,风入而益其劲也。郁冒,神病也,亡阴血虚,阳气遂厥,而寒复郁之,则头眩而目瞀也。大便难者,液病也,胃藏津液而渗灌诸阳,亡津液胃燥则大肠失其润而便难也。三者不同,其为亡血伤津则一,故皆为产后所有之病。

產婦鬱冒,其脈微弱,嘔不能食,大便反堅,但頭汗出。所以然者,血虛而厥,厥而必冒。冒家欲解,必大汗出。以血虛下厥,孤陽上出①,故頭汗出。所以產婦喜汗出者,亡陰血虛,陽氣獨盛,故當汗出,陰陽乃復。大便堅,嘔不能食,小柴胡湯主之。方见呕吐中。(二)

【词解】

① 孤阳上出:是阳气独盛之意。

【释义】　本条论述产妇郁冒与大便坚兼见的病机及证治。产妇郁冒病,除头眩目瞀、郁闷不舒的主症外，还表现有脉微弱，呕不能食，大便坚，但头汗出等症。究其原因，从上条原文"亡血、复汗、寒多"六字，可知郁冒虽有外感因素影响，但主要是与产妇亡血阴虚有关。本条进一步阐明由于血虚则阴虚，阴虚则阳气偏盛，偏盛之阳上厥，故而郁冒。因此，欲使郁冒病解，必得周身汗出，以衰减其偏盛之阳，所谓"损阳就阴"，使产妇阴阳能恢复相对的平衡，而郁冒得解。所以原文"故当汗出，阴阳乃复"是与"产妇喜汗出"的机理相同，都在于阐明产妇必须保持阴阳相和的重要精神。如"但头汗出"，则是亡血阴虚，阳气独盛，孤阳上出，挟阴津外泄所致，这既是郁冒未解之象，也为郁冒病机之所在。由于阳气偏盛而上行，胃亦失其和降，津液下亏，肠道失润，故有呕不能食，大便坚的症状。治用小柴胡汤扶正达邪，和利枢机，使阴阳相和，则郁冒病诸证自解。此正如《心典》所说："以邪气不可不散，而正虚不可不顾，惟此法能解散客邪而和利阴阳耳。"

【按语】 本条所论产后郁冒与产后血晕不同，前者为血虚外感寒邪，并更因阴虚阳盛而上厥所致；后者非外感引起，而是产后失血过多，或恶露不行所致。所以用小柴胡汤所治的郁冒，除上述诸症外，当有舌苔薄白，周身无汗，寒热往来等症。故应与《伤寒论》232条合参。

另本条"必大汗出"，并非大汗淋漓，而是与"但头汗出"相对而言，即指全身汗出津津，阴阳相和之意。临床上见局部出汗，多为病邪所致，如遍体津津汗出，则是病愈之象，其理与此相似。

【选注】 《论注》：此下言新产之病虽三，痉病尚少，惟郁冒与大便坚，每相兼而具，且详其病因与治法也。谓产妇郁冒虚多而邪少，故其脉微弱，中气虚也；中虚则阴火为逆而呕，且不能食；然不能食似乎胃弱易泄，而不知亡津胃燥，故大便反坚；内虚燥而身之阴阳不和，故身无汗，但头汗出。数证乃郁冒中兼有之证也。因复详病因，谓所以冒者何？血虚则阴不能维阳而下厥；厥者尽也，寒也；下寒则上郁如冒。冒家欲解，必大汗出，见当听其自汗，非汗下所宜也。其所以头汗出者何？既血虚下厥，则下之阴气尽而阳为孤阳，孤阳则上出而头汗矣。然既头汗，仍喜其汗出而解者何？盖阴不亡则血未大虚，唯产妇之血致过多而亡阴，则阳为孤阳，自阴较之，阳为独盛，所以喜其汗损阳而救阴，则阴阳平，故曰乃复。然大便坚非热多，乃虚燥也；呕非寒，乃胆气逆也；不能食非实邪，乃胃有虚热则不能食也，故以柴胡参甘芩半姜枣和之。

《心典》：郁冒虽有客邪，而其本则为里虚，故其脉微弱也。呕不能食，大便反坚，但头汗出，津气上行而不下逮之象；所以然者，亡阴血虚，孤阳上厥，而津气从之也。厥者必冒，冒家欲解，必大汗出者，阴阳乍离，故厥而冒，乃阴阳复通，汗乃大出而解也。产妇新虚，不宜多汗，而此反喜汗出者，血去阴虚，阳受邪气而独盛，汗出则邪去，阳弱而后与阴相和，所谓损阳而就阴是也。小柴胡汤主之者，以邪气不可不散，而正虚不可不顾，惟此法为能解散客邪，而和利阴阳耳。

病解能食，七八日更发热者，此为胃实，大承气汤主之。方见痉病中。（三）

【校勘】 "胃实"：《脉经》作"胃热气实"。

【释义】 本条论述郁冒病解后转为胃实的证治。郁冒病本呕而不能食，服小柴胡汤后，郁冒病解，胃气已和，则能饮食。但如七八日后，又复发热的，则为未尽的余邪与食滞相结，转为胃实之证。因此本证除上述征象外，并有腹满痛、大便秘结、脉沉实、苔黄厚等里实证状。故治当用大承气汤攻下，逐邪去实。

【按语】 本条仲景通过对产后血虚之体而用大承气汤治疗，示人治病应掌握病机，如有邪实，即当攻下，不可因循而贻误病机，所谓"无粮之师，贵在速战也。"

【选注】 《编注》：……病解者，谓郁冒已解。能食者，乃余邪隐伏于胃中，风热炽盛而消谷；但食入于胃，助起余邪复盛，所以七八日而更发热，故曰胃实。是当荡涤胃邪为主。故用大承气峻攻胃中坚垒，俾无形之邪相随有形之滞一扫尽出,则病如失。仲景本意,发明产后气血虽虚,然有实证,即当治实。不可顾虑其虚,反致病剧也。

【医案举例】

陆养愚治一妇孕九月,大小便不通已三日,忽胎上冲心,昏晕数次,诊之,脉洪大而实,谓当下之,与服大承气汤一剂,少加木香豆仁。村医见用大黄两许,摇头伸舌,其良人有难色。乃谓之曰:余坐汝家,待其得生始去,始安心煎服一二时许,二便俱行,去黑矢极多,胎亦无恙,乃留调气养荣汤二剂而不服,数日后小水不利,乃煎服之而愈,月余产一男。 (摘自《续名医类案》第612页)

产后腹中㽲痛,当归生薑羊肉湯主之;并治腹中寒疝,虚勞不足。(四)

當歸生薑羊肉湯方: 见寒疝中。

【释义】 本条论述产后血虚里寒的腹痛证治。寒邪乘虚入里,以致腹中拘急作痛,因其证属虚寒,故以腹痛绵绵,且喜温喜按为特征。治用当归生姜羊肉汤补虚养血,散寒止痛。方中当归养血补虚;生姜温中散寒;羊肉为血肉有情之品,功能补虚温中止痛。本方不仅可治产后血虚里寒的腹痛,也可主治血虚而寒的寒疝和虚劳腹痛。

【按语】 本条与《妊娠病》篇当归芍药散证同具有腹中㽲痛,但其病机迥异。本证为产后血虚内寒,故以当归生姜羊肉汤温中散寒,养血补虚;当归芍药散证为肝脾失调,血郁湿滞,故用当归芍药散养血疏肝,健脾利湿。

【选注】《论注》:㽲痛者,缓缓而痛也,概属客寒相阻,故以当归通血分之滞,生姜行气分之寒,然胎前责实,故当归芍药散内加茯苓泽泻泻其水湿;此之产后大概责虚,故君以羊肉,所谓形不足者,补之以味也。盖羊肉补气,㽲痛属气弱,故宜之。此方攻补兼施,故并治寒疝、虚损。

《补正》:上节方言当攻,盖其变也;此节即继以当补,乃其常也。产后常虚,不止㽲痛一证,推之寒疝,亦当温补,又推之诸虚劳不足,凡见虚象,无一而不当补,胥视此矣。仲景虽止一方,而文法重叠,包括许多产后温补之法,善读者当知仲景文例也。

【医案举例】

(1) 周××内人,冬日产后,少腹绞痛,诸医称为儿枕之患。祛瘀之药,屡投愈重,乃至手不可触,痛甚则呕,二便紧急,欲解不畅,且更牵引腰胁俱痛,势颇迫切。急延二医相商,咸议当用峻攻,庶几通则不痛。余曰:形羸气馁,何胜攻击?乃临产胎下,寒入阴中,攻触作痛,故亦拒按,与中寒腹痛无异。然表里俱虚,脉象浮大,法当托里散邪,但气短不续,表药既不可用,而腹痛拒按,补剂亦难遽投。仿仲景寒疝例,与当归生姜羊肉汤,因兼呕吐,略加陈皮、葱白,一服微汗而愈。 (摘自《谢映庐医案》第171页)

(2) 聂×,教员,男,30余岁。形体素盛,不善摄生。三月间偶患咳嗽吐血,迎予往诊,见其面色微赤,脉数而芤,投清热止血药数剂,血已得止,病未痊愈。延至下年,身形尫瘦,神气支离,咳嗽微喘,常唾青痰,四肢清冷,里急不舒,饮食日减,间或寒热,面色㿠白,经常畏冷,脉象细涩沉迟,舌质淡白少苔,断为失血之后,未善慎养,迁延日久,酿为气血虚寒,将近损怯之候,用温中益气、润肺止咳剂数投,竟无显效。一日适逢宰羊,遂问于予:能吃羊肉乎?忽忆《金匮》当归生姜羊肉汤条云"并治虚劳不足",予曰能食,得药助之则更妙,乃请疏方,书当归二两、生姜二两、羊肉一斤,文火炖烂服之。次日告曰,此方较前诸方,获效最大,精神体力,似觉大振,身体亦感清爽。又嘱再进数服,咳喘里急怕冷诸症,步步消退,至十数服,竟获痊愈。以后每遇气血寒者,辄以此方投之,屡见功效。 (摘自《湖北中医医案选集》第一辑,第66页)

產後腹痛,煩滿不得臥,枳實芍藥散主之。(五)

枳實芍藥散方:

枳實(燒令黑,勿太過) 芍藥等分

上二味,杵爲散,服方寸匕,日三服,并主癰膿,以麥粥下之。

【释义】 本条论述产后气血郁滞成实的腹痛证治。产后腹痛亦有虚实之分,如腹痛不烦不满的,病属里虚;今腹痛烦满不得卧,是属里实,但与阳明里实不同,而是由产后气血郁滞成实、气机痹阻不通所致。故治用枳实芍药散破气散结,和血止痛。方中枳实破气散结,炒黑并能行血中之气;芍药和血止痛;大麦粥和胃安中,合而用之,使气血宣通,则腹痛烦闷诸证自除。

【选注】《补正》:烦满腹痛,虽是气滞;然见于产后,则其滞不在气分,而在血分之中也。故用芍药以利血,用枳实而必炒黑,使入血分,以行血中之气。并主痈脓者,脓乃血所化,此能行血中之滞故也。知主痈脓,即知主产后腹痛矣,若寓补养之义,故主痈脓,则尤谬矣。

【医案举例】
吴××,24岁。因产后腹痛,经服去瘀生新药而愈。继因深夜贪凉,致皮肢浮肿,气息喘急。余意腹痛虽愈,究是瘀血未净,为今病皮肤肿胀之远因,是荣血瘀滞于内,复加外寒滞其卫气,且产后腹痛,病程已久,元气必亏。治应行血而勿伤正,补虚而莫助邪。用《金匮》枳实芍药散,以枳实行气滞,芍药行血滞,大麦粥补养正气,可算面面周到。服完后,肿消喘定,夙疾皆除。 (摘自《湖南中医医案选辑》第一辑,第221页)

师曰:產婦腹痛,法當以枳實芍藥散,假令不愈者,此爲腹中有乾血著臍下,宜下瘀血湯主之;亦主經水不利。(六)

下瘀血湯方:

大黄二兩　桃仁二十枚　䗪蟲二十枚(熬,去足)

上三味,末之,煉蜜和爲四丸,以酒一升,煎一丸,取八合頓服之,新血下如豚肝。

【释义】 本条论述产后瘀血内结腹痛的证治。产后腹痛,如属气血郁滞的,法当用枳实芍药散行气和血。今服枳实芍药散而腹痛仍不愈,这是因为干血着于脐下,病重药轻,前方自不胜任,当用下瘀血汤破血逐瘀。方中大黄荡逐瘀血,桃仁活血化瘀,䗪虫逐瘀破结,三味相合,破血之力颇猛。用蜜为丸,是缓其性而不使骤发,酒煎是取其引入血分。如因瘀血内结而致经水不利,亦可用本方治疗。服药后如见新血下如豚肝,即为瘀血下行之验。

【按语】 本条方后"新血下如豚肝"句,注家改"新"为"瘀",或改"新"为"干"等,虽有参考价值,但新血作为新来之血解释,于理亦通。因妇人在妊娠期或哺乳期,多月经不行,长期歇止,经服下瘀血汤后新来之血,不似往日之血色红,而是下血紫暗,色如猪肝,所以说"新血下如豚肝"。

本篇所述治腹痛三方,说明产后腹痛有寒热虚实的不同,应当辨证施治。如血虚而寒所致腹痛,多腹中拘急,绵绵作痛,且有喜温喜按,畏寒怕冷等状;如气血郁滞所致的腹痛,多为胀痛,且痛连脘腹,烦满不安;瘀血内结所致腹痛,多为少腹刺痛,固定不移,拒按,按之有硬块,舌质青紫或有瘀斑、瘀点。所以临床上诊治产后腹痛必须同中求异,辨证施治,方能切中病机,药到病除。

【选注】《心典》:腹痛服枳实芍药散而不愈者,以有瘀血在脐下,着而不去,是非攻坚破积之剂不能除矣。大黄、桃仁、䗪虫下血之力颇猛,用蜜丸者,缓其性不使骤发,恐伤上二焦也;酒煎顿服者,补下治下制以急,且去疾惟恐不尽也。

《论注》:此言产妇腹痛,果是脾虚气阻,枳实芍药散逐恶气,敛正气,决无不愈;有不愈则不可责虚,必是有瘀血,然产后之血,不能瘀于上,故曰脐下,既有瘀血,即当专攻血,不得复狃虚寒二字,掣肘其药力,故直以大黄桃仁䗪虫峻攻之,谓病去即是补耳。惟专去瘀血,故亦主经水不利,既曰新血,又曰如豚肝,骤结之血也。

【医案举例】

杨姓,女,32岁。产后4日,恶露行而不畅,有时夹有血块,少腹胀满,拒按,脘闷恶心,自觉有气上冲。舌质红,右边缘有紫斑,苔灰白。病乃恶露瘀阻难行,有瘀血上冲之势。治当急下其瘀血。方拟加味下瘀血汤主之。处方:大黄6克 桃仁10克 䗪虫6克 当归10克 川芎6克 赤芍10克 牛膝10克 甘草5克 连服两剂,恶露渐多,挟有紫血块,腹痛减轻。原方既效,改原方中桃仁为6克 大黄改为4克 加艾叶3克 再服两剂,腹痛解除,胀满消散,病即痊愈。(摘自《辽宁中医杂志》8:13,1980)

　　產後七八日,無太陽證,少腹堅痛,此惡露①不盡;不大便,煩躁發熱,切脈微實,再倍發熱,日晡時煩躁者,不食,食則譫語,至夜即愈,宜大承氣湯主之。熱在裏,結在膀胱②也。方見痉病中。(七)

【校勘】 《脉经》:"恶露不尽"下,作"不大便四五日,趺阳脉微实再倍,其人发热,日晡时所烦躁者,不能食谵语,利之则愈,宜承气汤,热在里,结在膀胱。"

【词解】

① 恶露:是分娩时应流出的瘀血。

② 膀胱:这里泛指下焦。

【释义】 本条论述产后瘀阻兼里实的证治。产后七八日,发生少腹坚硬疼痛而又不大便,发热烦躁,不食,食则谵语,脉微实等症的,为瘀血内阻与阳明里热相兼的证候。因其少腹坚硬疼痛,又无太阳表证,则必有瘀血内阻,故原文指出"此恶露不尽"。不大便,烦躁发热,切脉微实等症,显然是实热结于胃肠之象。因阳明旺于申酉,故其证于日晡时烦躁发热更为严重;又因阳明胃实,故病不能食;食入更助胃中邪热,胃络通心,胃热盛则上扰神明而作谵语。入夜阴气来复,阳明气衰,邪热减轻,所以谵语得止。本证病情急重而又复杂,故仲景特在文末用"热在里,结在膀胱也"一句,总结说明本证的病机不但是血结于下,而且热聚于中,即由瘀血内阻胞宫而实热结于胃肠所致。治疗所以宜用大承气汤,是因本证虽是瘀阻与里热相兼,但以里热证为急,为重,若但治其血结则瘀血未必能去,而阳明实热不能急除,使病情加剧,然用大承气不仅可泄热通便,治阳明实热,亦可使瘀血随热去便通而下,从而收一攻两得之效。如果瘀血不去,少腹坚痛仍在者,可再用破血通瘀之剂如下瘀血汤,以去其瘀血。

【按语】 本条说明,对于错综复杂的病证,不仅要明辨病机,还当审时度势,分清缓急先后,治疗才能做到准确无误。

【选注】 《金鉴》:……李彣曰:此一节具两证在内,一是太阳蓄血证;一是阳明里实证。因古人文法错综,故难辨也。无太阳证,谓无表证也。少腹坚痛,以肝藏血,而少腹为肝经部分,故血必结于此,则坚痛亦在此。此恶露不尽,是为热在里,结在膀胱,此太阳蓄血证也,宜下去瘀血。若不大便,烦躁,脉实,谵语者,阳明里实也,再倍发热者,热在里,蒸蒸发于外也。阳明旺于申、酉、戌,日晡是阳明向旺时,故烦躁不能食。病在阳而不在阴,故至夜则愈。此阳明府病也,宜大承气汤以下胃实。

《补正》:末二句热在里,结在膀胱,是仲景自注此节之文,言无太阳表证而有烦躁发热,及大便谵语之证,则是热在阳明之里也;阳明部位不在少腹,今因产后热邪乘虚入血室,则恶露不尽,结在膀胱也;膀胱者胞之室,血结亦可于膀胱,此虽产后,而既见热实证,又见血结,便不能以产后为虚而不攻。仲景举例,以为凡见热实,治法总视乎此,非谓产后仅此数证也。又自后世有产后不宜凉一语,误人不少,须知仲景示人之意教人随证立方,慎无拘泥;此下伤寒中风下利等,皆略举一证,以为通例云尔。

　　產後風,續之數十日不解,頭微痛,惡寒,時時有熱,心下悶,乾嘔,汗出,雖久,陽旦證續在耳,可與陽旦湯。即桂枝汤,方见下利中。(八)

【校勘】 "产后风",《编注》作"产后中风"。

【释义】 本条论述产后中风持续不愈的证治。产后营卫交虚,风邪外袭,其病在表。若持续数十天不愈,仍见头微痛、恶寒、时发热、胸脘闷、干呕、汗出等症,说明病虽迁延日久,但太阳中风表证仍在。有斯证则用斯药,仍当用桂枝汤解表祛邪,调和营卫。

【按语】 后世注家对阳旦汤有不同的说法:有认为阳旦汤即桂枝汤;有认为阳旦汤即桂枝汤加黄芩;亦有认为阳旦汤是桂枝汤加附子。根据本条所述头痛、恶寒、发热、干呕、自汗等症状表现来看,阳旦汤应是桂枝汤。该证虽然有心下闷,表明邪有入里之势,但与其他表证相比,仅居次要地位,故仍主以桂枝汤。

【选注】《心典》:产后中风至数十日之久,而头痛寒热等证不解,是未可卜度其虚,而不与解之散之也。阳旦汤治伤寒太阳中风挟热者,此风久而热续在者,亦宜以此治之。夫审证用药,不拘日数,表里既分,汗下斯判。上条里热成实,虽产后七八日,与大承气汤而不伤于峻;此条表邪不解,虽数十日之久,与阳旦汤而不虑其散,非通于权变者,未足以语此也。

《补正》:阳旦本是伤寒杂证,原非产后应有。然使产后而见伤寒杂证者,仍照法治之,无庸拘忌。故仲景特举一证以为例曰:如阳旦证续在者,可与阳旦汤。以此为例,则凡一切伤寒杂证,但见何证,即与何方,幸勿拘于产后也。

產後中風,發熱,面正赤,喘而頭痛,竹葉湯主之。(九)

竹葉湯方:

竹葉一把　葛根三兩　防風　桔梗　桂枝　人參　甘草各一兩　附子一枚(炮)　大棗十五枚　生薑五兩

上十味,以水一斗,煮取二升半,分溫三服,溫覆使汗出。頸項强,用大附子一枚,破之如豆大,煎藥揚去沫。嘔者,加半夏半升洗。

【校勘】 "喘而":《千金》、《千金翼》均作"喘气"。"头痛":《圣济》作"头目昏痛"。

【释义】 本条论述产后中风兼阳虚的证治。本证中风是风从外受,病邪在表,故有发热头痛;但面正赤,气喘,则为虚阳上越之象。病因产后正气大虚,风邪乘虚侵袭,以致形成正虚邪实之候。此证若但解表祛邪,则虚阳易脱;若因正虚而补正,则表邪不解,故用竹叶汤扶正祛邪,标本兼顾。方中以竹叶、葛根、桂枝、防风、桔梗解外邪;用人参、附子以扶正固脱;甘草、生姜调和营卫。本方佐使得法,邪正兼顾,为后世扶正祛邪法之祖。

【按语】 上述三条,主要阐明产后发热的三种治法。一是解肌退热,用桂枝汤;二是通腑泻热,用大承气汤;三是扶正祛邪,用竹叶汤。由此可知,治产后病,仍应以病证为主,有斯证即用斯药,既不要泥于产后正虚而不敢攻,也不要祛邪而忘扶正,贵在全面分析,辨证施治。

【选注】《论注》:中风发热头痛,表邪也。然面正赤,此非小可淡红,所谓面若妆朱,乃真阳上浮也。加之以喘,气高不下也。明是产后大虚,元阳不能自固,而又杂以表邪,自宜攻补兼施。故以桂、甘、防、葛、桔梗、姜、枣,清其在上之邪;竹叶清其胆腑之热,而以参附培元气,返其欲脱之阳。然以竹叶名汤,要知本寒标热,胆居中道,清其交接之缘,则标本俱安,竹叶实为之首耳。

《心典》此产后表有邪而里适虚之证,若攻其表,则气浮易脱;若补其里,则表邪不解。竹叶汤用竹叶、葛根、桂枝、防风、桔梗解外之风热;人参、附子固里之脱;甘草、姜、枣以调阴阳之气而使平,乃表里兼济之法。凡风热外淫而里气不固者,宜此取焉。

【医案举例】

邓××,女,40岁,农妇。分娩四五日,忽然恶寒发热头痛,其夫以产后不比常人,恐生恶变,急邀余治。

患者面赤如妆,大汗淋漓,恶风发热,头痛气喘,语言滞钝,脉象虚浮而弦,舌苔淡白而润,询得口不渴,腹不痛,饮食二便俱无变化,已产数胎,皆无病难,向无喘疾,而素体欠强。仔细思量其发热恶风头痛,是风邪在表之候;面赤大汗气喘,为虚阳上浮之征;语言滞钝,乃气液两亏,明系产后中风,虚阳上浮之征。幸喜发病未久,尚可施治,若稍迁延,法难图也。观其脉象虚浮而弦,已伏痉病之机矣。当温阳益气以固其内,搜风散邪以解其外,偏执一面,证必生变。《金匮》云:"产后中风,发热,面正赤,喘而头痛,竹叶汤主之。"乃师其旨书竹叶汤原方一剂与之。淡竹叶三钱　葛根三钱　桂枝一钱五分　防风一钱五分　桔梗一钱五分　西党三钱　附片二钱　甘草一钱五分　生姜三片　大枣三枚煎服。

翌日复诊,喘汗俱减,热亦渐退,仍以原方再进一剂,三诊病已痊矣。　　（摘自《湖北中医医案选集》第一辑,第 75 页）

妇人乳中虚,煩亂嘔逆,安中益氣,竹皮大丸主之。（十）

竹皮大丸方：

生竹茹二分　石膏二分　桂枝一分　甘草七分　白薇一分

上五味,末之,棗肉和丸彈子大,以飲服一丸,日三夜二服。有熱者倍白薇,煩喘者加柏實一分。

【校勘】"乳":《脉经》作"产"。

【释义】　本条论述产后虚热烦呕的证治。妇人产后,本阴血不足,加之育儿哺乳,乳汁去多,气血更虚。因虚而生内热,热扰于中则胃气失和;上干神明,则心神失主,故症见烦乱呕逆。治以竹皮大丸,清热降逆,安中益气。方中竹茹、石膏清热、降逆、止呕;白薇清虚热;桂枝、甘草辛甘化气;重用甘草,意在安中益气;枣肉补益中气,为丸缓调。如虚热重者,倍加白薇,如烦喘者,加柏实以宁心润肺。

【选注】《补正》:妇人乳作一句,谓乳子也;中虚作一句,谓中焦受气取汁,上入心以变血,下安胃以和气。乳汁去多,则中焦虚乏,上不能入心化血,则心神无依而烦乱,下不能安胃以和气,则冲气上逆而为呕逆。是以其方君甘草、枣肉以填补中宫,化生汁液,而又用桂枝、竹茹达心通脉络,以助生心血,则神得凭依而烦乱止。用石膏、白薇以清胃降逆,则气得安养则呕逆除,然此四药相辅而行,不可分论,必合致其用,乃能调阴和阳,成其为大补中之妙剂也。

《心典》:妇人乳中虚,烦乱呕逆者,乳子之时,气虚火旺,内乱而上逆也。竹茹、石膏甘寒清里,桂枝、甘草辛甘化气,白薇性寒入阳明,治狂惑邪气,故曰安中益气。

【医案举例】

熊××,28 岁。住岳阳铁路职工宿舍。时值夏暑,小产后,感于风寒,症见恶寒发热,神昏自汗,头痛身疼,口渴,便结,溲热,恶露不尽,已持续旬余,经妇检诊断为"产褥热"。邀余会诊,时高热达 40.2℃,体若燔炭,腹部尤感灼热,小腹胀痛拒按,不思饮食,舌苔薄白,脉洪大而数,参之脉症,系产后冒风挟暑,败血留滞为病。理宜清解暑热为先,次则养血祛瘀。方用桂枝 9 克　石膏 24 克　竹叶 9 克　黄芩 9 克　麦冬 12 克　沙参 12 克　甘草 3 克两剂,热减而恶寒已罢,但脉转虚数,腹痛如故,征之脉象,又是血流过多,而为血虚挟瘀之候,改拟当归补血汤合失笑散,10 剂诸症悉除,嘱其静养,美膳调之,不须再药。　　（摘自《湖南中医医案选》第 80 页）

產後下利虛極,白頭翁加甘草阿膠湯主之。（十一）

白頭翁加甘草阿膠湯方：

白頭翁　甘草　阿膠各二兩　秦皮　黄連　柏皮各三兩。

上六味,以水七升,煮取二升半,内膠令消盡,分温三服。

【校勘】《脉经》作"热利重下,新产虚极"。《千金》"虚极"上有"兼"字。

【释义】 本条论述产后热利伤阴的治法。这里"下利",是指痢疾。产后气血已虚,更兼下利伤阴,故云"虚极"。白头翁汤为热利下重的主方,故以药测证,本证当有发热腹满、里急下重、大便脓血等症状,所以方用白头翁清热止利;用阿胶、甘草养血缓中。本方除治产后热利下重外,对于阴虚血弱而病热利下重的也可酌情使用。

【选注】 《论注》:仲景治热利下重,取白头翁汤,盖白头翁纯苦能坚肾,故为驱下焦风热结气君药;臣以黄连,清心火也;秦皮清肝热也;柏皮清肾热也,四味皆苦寒,故热利下重者宜之。若产后下利,其湿热应与人同,白头翁汤在所宜矣。假令虚极,不可无补,但非他味参术所宜,恶其壅而燥也;亦非苓术淡渗可治,恐伤液也。惟甘草之甘凉,清中即所以补中,阿胶之滋润,去风即所以和血,以此治病,即以此为大补。方知凡治利者,湿热非苦寒不除,故类聚四味之苦寒不为过;若和血安中,只一味甘草及阿胶而有余。治利好用参术者,正由未悉此理耳。

《心典》:伤寒热利下重者,白头翁汤主之,寒以胜热,苦以燥湿也。此亦热利下重,而当产后虚极,则加阿胶救阴,甘草补中生阳,且以缓连柏之苦寒也。

【医案举例】

常××,女,31岁,于7月8日来门诊。自诉:腹痛,腹泻,发烧,大便带脓血,四肢无力,已三天。检查:体温38.2℃,粪便镜检:脓细胞及白血球(+)。诊断为肠炎。投给磺胺胍锭、苏打片各12片,一日六次分服。7月9日,病情加重……患者诉头晕、头痛、全身痛,发烧,大便一日夜痢数十次。检查体温38.9℃,给注射地亚净一支,磺胺胍及苏打片各18片……经两天治疗,毫不见效,且一日重一日。怀孕七个月,恐怕小产。诉头痛、头晕、发热较昨日更甚,恶心不食,腹痛,大便脓血,一日数次,里急后重,体温38.9℃,舌有白苔。因连用磺胺剂两日不效,乃改用中药治疗。

处方:白头翁二钱 黄连 黄柏 秦皮 甘草各一钱 阿胶二钱 水煎服。

服药两剂……诸症已愈,惟感身体虚弱,投给人参归脾汤一剂以善其后。 (摘自《上海中医药杂志》4:20,1958)

【附方】

《千金》三物黃芩湯:治婦人在草蓐[1],自發露得風[2],四肢苦煩熱,頭痛者與小柴胡湯;頭不痛但煩者,此湯主之。

黃芩一兩 苦參二兩 乾地黃四兩

上三味,以水八升,煮取二升,溫服一升,多吐下蟲。

【校勘】 《千金》第三卷妇人中风门:"治妇人在蓐得,盖四肢苦烦热,皆自发露所为,若头痛与小柴胡汤;头不痛但烦热,与三物黄芩汤。"其方黄芩用二两,余同此方。"煮取二升"下,作"去滓,适寒温服一升,日二,多吐下虫"。未说是仲景方。

【词解】

① 在草蓐:即在产床。古代有在草上分娩之习,故言之。

② 发露得风:是指产妇分娩时,因产床不洁或保养不慎而感受病邪。

【方解】 此证属于产后中风的范畴。本病在得病之初,邪在表里之间,症见四肢烦热、头痛等,可用小柴胡汤和解清热;若但烦热,是邪已入里,陷于血分,故以《千金》三物黄芩汤清热凉血。方中黄芩清热,地黄凉血,苦参燥湿清热,并杀虫。

《千金》內補當歸建中湯:治婦人產後虛羸不足,腹中刺痛不止,吸吸[1]少氣,或苦少腹中急摩痛[2]引腰背,不能食飲;產後一月,日得服四五劑爲善,令人強壯宜。

當歸四兩 桂枝三兩 芍藥六兩 生薑三兩 甘草二兩 大棗十二枚

上六昧,以水一斗,煮取三升,分溫三服,一日令盡。若大虛,加飴糖六兩,湯成內之,於火上煖令飴消。若去血過多,崩傷內衄③不止,加地黃六兩,阿膠二兩,合八味,湯成內阿膠。若無當歸,以芎藭代之。若無生薑,以乾薑代之。

【校勘】《千金》第三卷产后心腹痛门:"治"下无"妇人"二字;"刺痛"作"疠痛";"中急"作"拘急";无"摩"字;"食饮"作"饮食";"强壮"作"丁壮";"宜"作"方"。生姜用六两,大枣用十枚,余同此。煮服法,"三升"下,有"去滓"二字;"内衄"作"内竭";"干姜"下,有"三两"二字。《千金翼》第三卷妇人虚损门:"少腹中急摩痛"作"小腹拘急挛痛"。《辑义》云:"内衄《千金》作内竭,非也。"

【词解】
① 吸吸:即吸气之声,一般在忍痛吸气时发出。
② 少腹中急摩痛:即少腹拘急挛痛。
③ 内衄:内出血。

【方解】 此方即小建中汤加当归,功能补血和血,散寒止痛。不仅可用于治疗产妇之虚寒腹痛,凡血虚有寒引起的诸般疼痛,也可应用。另外还可作为产妇的调补之剂。方中当归和血养血,小建中汤辛甘化阳,酸甘敛阴,合而用之,可调阴阳,建中气,并养血补虚,和营止痛。

结　语

本篇论述妇人产后常见疾病的证治。

妇人产后多虚,且以亡血伤津为特点,故篇中首先提出产后三大证,即痉病、郁冒与大便难。这三证虽然各自病证不同,病机有差异,需要施以不同的处理方法,但总的原则都必须照顾津液,因此养血复阴是治疗产后三大证的关键。

产后腹痛,是妇女常见的疾病,病机上有气血虚实的不同,本篇所论约分三种情况:① 血虚里寒,腹中拘急,绵绵而痛的,用当归生姜羊肉汤,养血补虚散寒;② 气血郁滞,腹痛烦满不卧的用枳实芍药散行气活血;③ 瘀血内阻,少腹坚痛的用下瘀血汤活血逐瘀。还有瘀阻腹痛与阳明里热相兼之证,治分缓急,先用大承气汤泄热通便以救其急;如瘀血不去,可用下瘀血汤治之。

此外,篇中有大承气汤苦寒攻下,治产后胃实不大便;用阳旦汤发汗解肌,治产后中风持续数十日不解;用竹皮大丸安中益气,治产后虚热烦呕;用白头翁加甘草阿胶汤养阴清热,治产后下利虚极等法,都体现了辨证施治的精神,既不泥于产后禁忌,又照顾产后的特点。

24　妇人杂病脉证并治第二十二

妇人疾病，以经、带、胎、产和前阴诸病为主。胎产部分，已在前两篇分别论述，其不属胎产部分的，统归于本篇而称为妇人杂病。

本篇指出虚、冷、结气，为妇人杂病的三种主要原因，并因经带多影响胎产和其他杂病，故对经带论述较详；其次论述了热入血室、梅核气、脏躁、腹痛、转胞、阴吹、阴疮等多种病证。

本篇治法丰富多彩，有内治法，也有外治法。内治法中有汤、散、丸、酒、膏等剂型；外治法中有针刺、洗剂、坐药等。为后世妇科杂病辨证施治奠定了良好基础。

婦人中風，七八日續來寒熱，發作有時，經水適斷，此爲熱入血室①，其血必結，故使如瘧狀，發作有時，小柴胡湯主之。方见呕吐中。（一）

【词解】

① 血室：狭义的是指子宫，广义的则总括子宫、肝、冲任脉。

【释义】　本条论述热入血室的证治。妇人患太阳中风证，历时已七八日，应无寒热，而今仍继续寒热，发作有时。询知其续来寒热之前适值经期，经水行而刚断，可知是邪热乘虚侵入血室，热与血结所致。因血室内属于肝，肝与胆相表里，故见寒热如疟之少阳证。治以小柴胡汤和解少阳，兼散其血室之结。后世医家多主张在本方中加赤芍、丹皮、桃仁等，清热与活血并用，可以取法。

【选注】《直解》：妇人伤寒中风，六经传变，治例与男子同法，惟经水适来适断，热入血室，与夫胎前产后，崩漏带下，则治有殊也。妇人经行之际，当血弱气尽之时，邪气因入血室，与正气相搏，则经为之断，血为之结也。血结则邪正分争，往来寒热，休作有时，与小柴胡汤和解表里，而散血室之邪热。

【医案举例】

黄×，30 余岁。病名：热入血室。原因：适月事来，因感寒中断。证候：往来寒热，少腹及胁下疼痛如被杖，手不可近。脉弦数，舌苔白而暗。诊断：即伤寒论热入血室，其血必结，故使如疟状也。疗法：与小柴胡汤加归、芍、桃仁、红花、荆芥炭，活血通瘀。川柴胡钱半　青子芩一钱（酒炒）　姜半夏钱半　清炙草六分　当归须二钱　赤芍一钱　光桃仁三钱　片红花一钱　荆芥炭一钱　鲜生姜一钱　大红枣二枚

效果：连服两剂，大便下黑血而瘥。（摘自《全国名医验案类编》第 255 页）

婦人傷寒發熱，經水適來，晝日明了，暮則讝①語，如見鬼狀者，此爲熱入血室，治之無犯胃氣及上二焦，必自愈。（二）

【校勘】《伤寒论》在"血室"下，无"治之"二字。

【词解】

① 讝(zhān，音"詹"）：同"谵"。《集韵》"讝，疾而寐语也"。

【释义】　本条继述热入血室的证候和治禁。妇人患伤寒发热时，正逢经水适来，虽经水正行而畅利，但邪气乘虚入于血室，热扰血分，血属阴，夜暮亦属阴，故白日神志清楚，夜暮则胡言乱语，精神错乱。此证不同于阳明腑实证，而是热入血室，血分热盛所致，故治之"无犯胃气及上二焦"。所谓"必自愈"，亦并非不用药物而待自愈，而是因邪陷不深，尚未与血相结，月经正行，邪热可随月经外泄而愈。有些注家认为可用小柴胡汤加化瘀、清血热之品治

疗,可以参考。

【选注】 《来苏集》：前言中风,此言伤寒者,见妇人伤寒中风,皆有热入血室证也……发热不恶寒,是阳明病。申酉谵语,疑为胃实。若是经水适来,固知为热入血室矣。此经水未断,与上条血结不同,是肝虚魂不安而妄见,本无实可泻,固不得妄下,以伤胃气……俟其经尽,则谵语自除,而身热退矣。

《补正》：旧注解必自愈,以为不须治之,其邪必将自解。夫谵语重证,岂易自解,况此明有"治之"二字,何得以为不须治之？夫《伤寒论》原有热入血室,暮则谵语者,与小柴胡汤,此又承上文小柴胡汤而言,则"治之"二字,即是按法当与小柴胡汤也。下文无犯胃气及上二焦,又因谵语常法,应用承气汤攻其胃与上二焦,此谵语病在下焦血室,与寻常谵语不同,恐人误治,故戒之曰"无犯胃气及上二焦"。意谓但治其下焦血室,而谵语必自愈,不可误治其谵语也。玩其文法自见。

【医案举例】

（1）许学士治一妇病伤寒,发表热,遇夜则见鬼状,经六七日,忽然昏塞,涎音如引锯,牙关紧急,瞑目不知人,病势危困。许视之曰：得病之初,曾值月经来否？其家云：经水方来,病作而经遂止,得一二日,发寒热,昼虽静,夜则有鬼祟,从昨日不省人事。许曰：此乃热入血室证。仲景云：妇人中风,发热恶寒,经水适来,昼则明了,暮则谵语,如见鬼状,发作有时,此名热入血室症……医者不晓,以刚剂与之,遂致胸膈不利,涎潮上脘,喘急肩高,昏冒不知人,当先化其痰,后除其热,乃急以一呷散投之（按：一呷散,即天南星一味）,两时顷,涎下得睡,省人事,次授以小柴胡汤加生地,三服而热除,不汗而自解矣。 （摘自《名医类案》第313页）

（2）宋××之妻,37岁,农妇。1970年12月9日诊。患者于两天前在地里劳动时汗出受凉,遂感全身恶寒。一天后适逢月经来潮,恶寒加重,呈阵发性,至夜出现神志不清,胡言乱语,自称眼前有异人怪物。白天仍阵发性恶寒,有时稍觉发热,头晕,食欲不振,恶心呕吐数次,口干,但饮水不多,心烦甚,舌正常,脉浮弦数。诊为外感风寒,表热随经下行陷于血室。予以小柴胡汤原方一剂。

处方：柴胡12克 法夏10克 党参10克 黄芩10克 甘草10克 生姜10克 大枣三枚（劈）水煎服。

12月10日下午二诊：服头煎后,谵语渐停,至夜11点许又服次煎,后渐入睡,一夜安眠。次日上午略感恶寒,仍心烦口干,舌质舌苔正常,脉浮弦细数,体温37.7℃,仍予上方一剂。

12月11日上午三诊：服第二剂后,至夜未再谵语,入睡好,现恶寒止,不恶心,精神尚佳,月经行将终止,体温已正常。又予上方一剂后病愈。 （摘自《山东中医学院学报》1：52,1980）

婦人中風,發熱惡寒,經水適來,得之七八日,熱除脈遲,身涼和,胸脅滿,如結胸狀,讝語者,此爲熱入血室也,當刺期門,隨其實而取之。（三）

【释义】 本条再论热入血室,表热已罢的证治。妇人患中风,发热恶寒,正逢经期,经水适来,历时七八日后,虽已热除,脉迟身凉和,但其胸胁满如结胸状,并有谵语现象,此为表热已罢,瘀热结于血室之证。血室属肝,肝之脉络于胁,瘀热而致肝之经脉不利,故胸胁满如结胸状；其谵语非阳明腑实,乃血热上扰神明使然,治取肝之募穴期门刺之,泻其实而清其瘀热。

【按语】 上述三条热入血室,病情以本条为重,第二条次之,第一条最轻。关于本条的治法,《阴证略例》主张用桂枝红花汤；《南阳活人书》提出用海蛤散（海蛤 滑石 炙甘草各一两 芒硝半两）,均可供临床参考。

【选注】 《二注》：中风发热恶寒,表病也,若经水不来,表邪传里则入府,而不入血室也。经水适来,血室空虚,至七八日,邪传里之时,更不入府,乘虚而入于血室。热除脉迟,身凉者,邪气内陷,而表证罢也。胸胁下满,如结胸状,谵语者,热入血室而里实。期门者,肝之募,肝主血,刺期门者,泻血室之热。审何经气实,更随其实而泻之。

【医案举例】

一妇人患热入血室证,医者不识,用补中益气药治之,数日遂成血结胸,或劝用前药,许公曰:小柴胡已迟,不可行也,无已,刺期门可矣;予不能针,请善针者治之。如言而愈。或问热入血室,何以成结胸也?许曰:邪气传入经络,与正气相搏,上下流行,遇经适来适断,邪气乘虚入于血室,血为邪所迫,上入肝经,肝受邪则谵语如见鬼,复入膻中,则血结于胸矣。何以言之?妇人平居,水养木,血养肝,方未受孕,则下行之为月水;既孕,则中蓄之以养胎;及已产,则壅之以为乳,皆血也。今邪逐血,并归于肝经,聚于膻中,结于乳中,故手触之则痛,非药所及,故当刺期门也。(摘自《名医类案》第318页)

陽明病,下血讝語者,此爲熱入血室,但頭汗出,當刺期門,隨其實而瀉之,濈然汗出者愈。(四)

【释义】 本条论述阳明病热入血室的证治。妇人患阳明病,虽不逢经期,但阳明里热太盛,亦可热入血室,迫血下行,使前阴下血。阳明热盛,心神不宁,故烦躁谵语,肝与冲任之脉皆上行,由于里热熏蒸,故但头汗出。既属热入血室,故治疗仍刺肝之募穴期门,以泻其实热,邪热去,阴阳和,则周身汗出而愈。

【按语】 以上诸条,皆论热入血室之证,或经水适断,或经水适来,或表证已罢,邪热内陷,或阳明热盛迫血下行。虽其病情各不相同,但邪热内陷血室的病机则是一致的。故在治疗上不论针刺或用药,都必须以泻热为主。当然,还应辨其血结与否,进一步区别治疗,血未结者治以清热凉血,血已结者应予清热行瘀。具体方法,除用针刺期门外,还可用小柴胡汤加丹参、赤芍、炒栀子、生地黄等随证施治。

【选注】《浅注》:此言阳明病亦有热入血室者,不必拘于经水之来与断也。但其证下血,头汗出之独异也。盖阳明之热从气而之血,袭入胞宫,即下血而谵语,不必乘经水之来而后热邪得以入之。彼为血去而热乘其虚而后入;此为热入而血有所迫而自下也。然既入血室,则不以阳明为主,而以冲任、厥阴、血海为主。冲任,奇脉也,又以厥阴为主。厥阴之气不通,故一身无汗,郁而求通,遂于其少阳之腑而达之,故头上汗出。治结亦当刺期门以泻其实,刺已周身濈然汗出,则阴之闭者亦通,故愈。

婦人咽中如有炙臠①,半夏厚朴湯主之。(五)

半夏厚朴湯方:千金作胸满,心下坚,咽中帖帖,如有炙肉,吐之不出,吞之不下。

半夏一升　厚朴三兩　茯苓四兩　生薑五兩　乾蘇葉二兩

上五味,以水七升,煮取四升,分温四服,日三夜一服。

【校勘】《脉经》将"臠"作"腐状"。

【词解】

① 炙臠:肉切成块名臠,炙臠即烤肉块。

【释义】 本条论述咽中痰凝气滞的证治。本病多由七情郁结,气机不畅,气滞痰凝,上逆于咽喉之间,以致病人自觉咽中梗阻,若有异物之感,咯之不出,吞之不下,但于饮食无碍,后世俗称"梅核气"。治用半夏厚朴汤开结化痰,顺气降逆。方中半夏、厚朴、生姜辛以散结,苦以降逆;佐以茯苓利饮化痰;苏叶芳香宣气解郁,合而用之使气顺痰消,则咽中炙臠之感可除。

【按语】 本病亦可见于男子。临床上多以本方酌加疏肝理气之品,或伍以咸味化痰之药,有助于提高疗效。

朱丹溪氏认为,"痰结核在咽喉中,燥不能出入,用化痰药加咸味软坚之品,瓜蒌仁、杏仁、海浮石、桔梗、连翘,少佐芒硝,以姜汁蜜和丸,噙服之"。实为经验之谈。

【选注】 《二注》：上焦，阳也。卫气所治，贵通利而恶闭郁，郁则津液不行而积为涎，胆以咽为使，胆主决断，气属相火，遇七情至而不决，则火亦郁而不发，不发则焰而不达，不达则气如咽，与痰涎粘聚胸中，故若炙脔。千金之病证虽异，然亦以此而致也，用半夏等药，散郁化痰也。

【医案举例】

（1）孙文垣治张溪亭乃眷，喉中梗梗有肉如炙脔，吞之不下，吐之不出，鼻塞头晕，耳常啾啾不安，汗出如雨，心惊胆怯，不敢出门，稍见风则遍身疼痛，小腹时痛，小水淋涩而疼，脉两尺皆短，两关滑大，右关尤搏指。孙曰：此梅核症也。以半夏四钱　厚朴一钱　苏叶一钱　茯苓一钱三分　姜三片　水煎食后服，每用此汤调理多效。（摘自《续名医类案》第344页）

（2）关×，女，40余岁。喉似物梗，咯之不出，咽之不下，时历三月，苦楚难言，曾服药二十余剂，均未见效。按此症即《金匮》所谓妇人咽中如有炙脔之病。乃得于七情，气郁痰凝而生，故用半夏厚朴汤主之。半夏、厚朴、生姜，辛以散结，苦以降逆，茯苓佐半夏，以利饮行痰，紫苏芳香以宣通郁气，使气顺痰去，加旋覆花、代赭石、柿蒂以助降逆，并以甘草和之。半夏五钱　厚朴三钱　茯苓四钱　紫苏叶二钱　生姜五片　旋覆花三钱　代赭石五钱　柿蒂二钱　甘草一钱　连服二剂，病即自愈。（摘自《福建中医医案医话选编》第二辑，第171页）

> 婦人臟躁，喜悲傷欲哭，象如神靈所作，數欠伸，甘麥大棗湯主之。（六）
> 甘麥大棗湯方：
> 甘草三兩　小麥一升　大棗十枚
> 上三味，以水六升，煮取三升，溫分三服。亦補脾氣。

【校勘】 《脉经》："数欠"下无"伸"字，作"甘草小麦汤主之"。

【释义】 本条论述脏躁的证治。本病多由情志不舒或思虑过多，肝郁化火，伤阴耗液，心脾两虚所致。一般表现有精神失常，无故悲伤欲哭，频作欠伸，神疲力乏等症。治用甘麦大枣汤补益心脾，安神宁心。方中小麦养心安神，甘草、大枣甘润补中缓急。《补正》云："三药平和，养胃生津化血，津水下达子脏，则藏不躁而悲伤太息诸症自去矣。"

【按语】 本条脏躁病虽多见于女子，但男子间亦有之。此病为情志方面的疾病，现已无疑义，但对于病机认识并不一致，如《编注》谓之"子宫血室，受风化热所致"；《金鉴》云"藏，心脏也。若七情所伤，则心不得静，而神躁动不宁也"。根据症状和方药分析，本病是始于肝，伤及心脾，累及于肾，如《内经》有"肾病者，善呻数欠"之说。本病在临床上除原文所述症状外，还伴有心烦、易怒、失眠、便秘等症，可用本方合酸枣仁汤治疗，或加山药、地黄、当归、白芍、茯神、青龙齿、北五味等，则效果较佳。

【选注】 《金鉴》：脏，心脏也，心静则神藏，若为七情所伤，则心不得静，而神躁扰不宁也，故喜悲伤欲哭，是神不能主情也；象如神灵所凭，是心不能神明也。即今之失志、癫狂病也。数欠伸，喝欠也，喝欠烦闷，肝之病也，母能令子实，故证及也。

《心典》：脏躁，沈氏所谓子宫血虚，受风化热者是也。血虚脏躁，则内火扰而不宁，悲伤欲哭，有如神灵，而实为虚病。前《五脏风寒积聚》篇所谓邪哭使魂魄不安者，血气少而属心也。数欠伸者，经云：肾为欠为嚏；又肾病者，善伸数欠颜黑，盖五志生火，动必关心，脏阴既伤，穷必及肾也。

【医案举例】

（1）孙文垣表嫂孀居二十年矣，右瘫不能举动，不出户者三年，今则神情恍惚，口乱言，常悲泣，诘之答曰，自亦不知。为何故也？两寸脉短涩，以石菖蒲、远志、当归、茯苓、人参、黄芪、白术、附子、晚蚕沙、陈皮、甘草，服四帖稍愈。但悲泣如旧，夜更泣。因思仲景大枣小麦汤，正与此对，两帖而瘳。方用大枣十二枚，小麦一合，大甘草炙三寸，水煎饮……（摘自《续名医类案》第528页）

（2）邓××，女，32岁。症状：头昏冒，喜欠伸、精神恍惚，时悲时喜，自哭自笑，默默不欲食，心烦失眠怔忡惊悸,多梦纷纭,喜居暗室,颜面潮红,舌苔薄白,脉象弦滑。诊断:子脏血虚,受风化热,虚热相搏,扰乱神明。疗法:拟养心缓肝法,宗金匮甘麦大枣汤与百合地黄汤加减主之。粉甘草六钱　怀小麦四两　大红枣十枚　炒枣仁五钱　野百合二两　生牡蛎一两。水煎服,日服二剂。数剂见效,二十剂痊愈。（摘自《蒲园医案》第246页）

　　婦人吐涎沫,醫反下之,心下即痞,當先治其吐涎沫,小青龍湯主之;涎沫止,乃治痞,瀉心湯主之。（七）

　　小青龍湯方:见痰饮中。

　　瀉心湯方:见惊悸中。

【校勘】《千金》"妇人"下有"霍乱呕逆"四字;"先治其"下,无"吐"字;"乃治痞"作"次治其痞";"泻心汤"作"甘草泻心汤"。赵本小青龙汤方原注见肺痈中,误,今改为"见痰饮中"。

【释义】　本条论述上焦寒饮误下成痞的先后治法。《水气病》篇第二条指出"上焦有寒,其口多涎",本条妇人"吐涎沫"亦是上焦有寒饮之证,治当温化寒饮,但反用下法,而伤其中阳,遂成心下痞证。此与伤寒下早成痞是同一机理。如果虽经误下,而犹吐涎沫,说明上焦寒饮还在,仍当用小青龙汤温散上焦之寒饮,俟涎沫吐止,再用泻心汤治痞。这又与《伤寒论》表解乃可攻痞同一旨意。

【选注】《心典》:吐涎沫,上焦有寒也,不与温散而反下之,则寒内入而成痞,为伤寒下早例也。然虽痞而犹吐涎沫,则上寒未已,不可治痞,当先治其上寒,而后治其中痞,亦如伤寒例表解乃可攻痞也。

　　婦人之病,因虛、積冷、結氣,爲諸經水斷絕,至有歷年,血寒積結,胞門①寒傷,經絡凝堅。

　　在上嘔吐涎唾,久成肺癰,形體損分②。在中盤結,繞臍寒疝;或兩脅疼痛,與臟相連;或結熱中,痛在關元,脈數無瘡,肌若魚鱗,時著男子,非止女身。在下未多,經候不勻,令陰掣痛,少腹惡寒;或引腰脊,下根氣街,氣衝急痛,膝脛疼煩。奄忽眩冒③,狀如厥癲④;或有憂慘,悲傷多嗔⑤,此皆帶下⑥,非有鬼神。

　　久則羸瘦,脈虛多寒;三十六病,千變萬端;審脈陰陽,虛實緊弦;行其鍼藥,治危得安;其雖同病,脈各異源;子當辨記,勿謂不然。（八）

【词解】

①　胞门:即子宫。

②　损分:指形体消瘦,与未病前判若两人。

③　奄忽眩冒:奄忽,即倏忽;奄忽眩冒,即指忽然发生晕厥。

④　厥癫:指昏厥、癫狂一类疾病。

⑤　多嗔:是时常发怒。

⑥　带下:一般指赤白带下,这里泛指妇人经带诸病。

【释义】　本条总论妇人杂病的病因、证候与治则。第一段说明妇人杂病的病因,不外乎虚、积冷、结气三个方面。"虚"是气血虚少,"积冷"是寒冷久积,"结气"指气机郁结。仲景认为,三者皆能造成经水不利,甚或经闭不行。因妇人气血充盈,血脉流通,气机调达,则月经应时而下,若三者之中一有所患,日久均能导致诸经水断绝的病证。原文特以"至有历年,血寒积结,胞门寒伤,经络凝坚",说明寒冷久积,引起气血凝滞,胞宫受伤,经络瘀凝不通,而致经水断绝的病变过程。但必须说明,此处仅是就月经病变而言,实际上,因虚、积冷、结气造成的病变,往往涉及上、中、下三焦。

第二段是进一步论述虚、积冷、结气引起上、中、下三焦病变情况。如因虚冷结气在上焦,就会影响肺,寒饮伤肺则咳吐涎沫(原文"呕"当作"咳"解);日久寒郁化热,损伤肺络,则成肺痈,以致形体羸瘦。在中即影响肝脾功能,并根据不同体质,病变或从寒化,则形成绕脐疼痛之寒疝,虚寒进而由下上逆,又可发生与肝、脾两脏直接相关连的腹痛或两胁疼痛;或从热化,则热灼血干,内着为瘀血,表现为脐下关元处疼痛,又因内有瘀血,新血不荣于外,则周身虽无疮疡,但肌肤枯燥,状如鳞甲。上述病变,无论男女均可出现,故云"时着男子,非止女身"。在下则专为妇人杂病,由于妇人以冲、任为主,冲为血海,任主胞胎,故虚、积冷、结气在下,主要是引起月经病变,而表现为月经失调;也可令前阴掣痛,或少腹恶寒,甚至牵及腰背;或下连气街,冲气急痛,同时伴有两腿膝胫疼烦。此外,妇人情志不遂,气机失于调达,可导致"奄忽眩冒,状如厥癫"之疾;或为忧愁悲伤,时时发怒之症。以上诸般病证,均属妇人杂病范畴,并非鬼神作祟。

　　最后一段,说明妇人杂病的论治方法和原则。妇人带下诸病,如果延久失治,必使病人身体羸瘦,脉虚多寒。妇人杂病,常见的有三十六病,但其变化多端,错综复杂,因此医者必须审脉之阴阳,而辨证之寒热虚实,然后治疗或施针灸或用汤药,才能切中病机,收到使病人转危为安的效果。对于同病异脉之证,尤应详加审察,辨明疾病的根源,以免误治。所以原文最后强调指出:"子当辨记,勿谓不然"。其总的精神是示人治杂病要掌握辨证施治的原则。

　　【选注】 《心典》:此言妇人之病其因约有三端:曰虚、曰冷、曰结气。盖血脉贵充悦,而地道喜温和,生气欲条达也。否则血寒经绝,胞门闭而经络阻矣。而其变证则有在上、在中、在下之异……

　　《金鉴》:此条为妇人诸病总纲。其病之所以异于男子者,以其有月经也。其月经致病之根源,则多因虚损、积冷、结气也。三者一有所感,皆能使经水断绝。至有历年,寒积胞门,以致血凝气结而不行者。先哲云:女子以经调为无病;若经不调则变病百出矣。以下皆言三者阻经之变病,其变病之不同,各因人之脏腑经络寒热虚实之异也。

　　問曰:婦人年五十所,病下利數十日不止,暮即發熱,少腹裏急,腹滿,手掌煩熱,唇口乾燥,何也?師曰:此病屬帶下。何以故?曾經半產,瘀血在少腹不去。何以知之?其證唇口干燥,故知之。當以溫經湯主之。(九)

　　溫經湯方:

　　吳茱萸三兩　當歸二兩　芎藭二兩　芍藥二兩　人參二兩　桂枝二兩　阿膠二兩　生薑二兩　牡丹皮(去心)二兩　甘草二兩　半夏半升　麥門冬一升(去心)

　　上十二味,以水一斗,煮取三升,分溫三服。亦主婦人少腹寒,久不受胎;兼取崩中去血,或月水來過多,及至期不來。

　　【校勘】 《脉经》"所"作"许";"里急"下有"痛"字;"掌"下无"烦"字;"不去"上有"中"字。"下利"程氏与《金鉴》俱谓当是"下血"。

　　【释义】 本条论述冲任虚寒兼有瘀血所致的崩漏证治。妇人五十岁左右,气血已衰,冲任不充,经水应止。今复下血月余不止,乃属崩漏之疾。病由冲任虚寒,曾经半产,瘀血停留于少腹所致。瘀血停留于少腹,故有腹满里急,或伴有刺痛、拒按等症。漏血数十日不止,阴血势必耗损,以致阴虚生内热,故见暮即发热,手掌烦热等症。瘀血不去则新血不生、津液失去上润,故见唇口干燥。证属下元已亏,冲任虚寒,瘀血内停,故当用温经汤温养血脉,使虚寒得以补,瘀血得以行,从而起到温经行瘀之效。温经汤用吴茱萸、生姜、桂枝温经散寒暖血,阿胶、当归、川芎、芍药、丹皮养血和营行瘀,麦冬、半夏润燥降逆,甘草、人参补益中气,诸药合用,具有温补冲任,养血行瘀,扶正祛邪的作用。本方亦可主治妇人少腹寒,久不受孕,或月经不调等症。

【选注】《金鉴》:妇人年已五十,冲任皆虚,天癸当竭,地道不通矣。今下血数十日不止,宿瘀下也。五心烦热,阴血虚也。唇口干燥,冲任血伤,不上荣也。少腹急满,胞中有寒,瘀不行也。此皆曾经半产崩中,新血难生,瘀血未尽,风寒客于胞中,为带下,为崩中,为经水愆期,为胞寒不孕。均用温经汤主之者,以此方生新去瘀,暖子宫,补冲任也。

【医案举例】

(1) 郭妇,年30岁,于1956年6月来我处就诊。患者自诉:二月间小腹胀痛,间有赤白带下,草医作"风气"医治,服草药三剂,忽然血大下,抬至人民医院针药兼施,治疗月余,小腹仍痛,流血不止。予按其脉弦迟,询其所下之血紫红色,或成块,或腥臭,伴有手心发热,口干不欲饮,断为血海虚寒,冲任受损,拟用《金匮》温经汤,服五剂,腹痛减轻,下血亦少,神色好转,症状大减,继服前方十剂,诸症悉愈,形神健旺。(摘自《湖南省老中医医案选》[一]第40页)

(2) 陈××,女,28岁。患痛经病多年,经期先后无定,色暗有块,又兼久有胃病,形容非常憔悴……切其脉弦细而涩,视其面色甚为憔悴,又瘦又黄,食欲减少……乃就平日习用之温经汤作三剂试之……越三日,适经水来而腹不痛,妇甚为异,又延予治,复与原方改党参为红参服三剂,而胃病亦不发……予仍以原方嘱每月经来时一剂,年终来信鸣谢,并告已生一男矣。(摘自《湖北中医医案选集》第一辑,第77页)

帶下經水不利①,少腹滿痛,經一月再見②者,土瓜根散主之。(十)

土瓜根散方: 阴㿗肿亦主之。

土瓜根　芍藥　桂枝　䗪蟲各三兩

上四味,杵爲散,酒服方寸匕,日三服。

【校勘】《脉经》条首有"妇人"二字。《本草纲目》"王瓜"下:于"经一月再见"句上补一"或"字。

【词解】

① 经水不利:指月经行而不畅。

② 经一月再见:意指月经一月两潮。

【释义】 本条论述因瘀血而致经水不利的证治。妇女患经水不利或兼一月再见者,多因留瘀所致,故少腹同时出现满痛的症状,并可兼见少腹按之有硬块,月经量少,色紫有块,舌紫黯,脉涩等症。治当以活血通瘀为主,方用土瓜根散,方中桂枝、芍药调营,土瓜根(即王瓜根)䗪虫祛瘀破血,加酒以行药势,瘀去则经水自调。

【按语】 经水不利,有血瘀和血虚的不同,因气滞血瘀者,少腹胀痛或刺痛,治当行气活血为主;因于血虚者,则腹无胀痛,但有气血不足之象,则以培补气血为主。本条之证,系由瘀血所致,故用土瓜根散去瘀以调经。但是经一月再见之证,在临床上常见于血热所致的月经先期,或经期紊乱的疾患,故应根据具体脉症而辨证施治,不可猛浪行事。

【选注】《心典》:妇人经脉流畅,应期而至,血满则下,血尽复生,如月盈则亏,月晦复胐也。唯其不利,则蓄泄失常,似通非通,欲止不止,经一月而再见矣。少腹满痛,不利之验也。土瓜根主内痹瘀血月闭,䗪虫蠕动逐血,桂枝芍药行营气而正经脉也。

寸口脈弦而大,弦則爲減,大則爲芤,減則爲寒,芤則爲虛,寒虛相搏,此名曰革,婦人則半產漏下,旋覆花湯主之。(十一)

旋覆花湯方：见五脏风寒积聚篇。

【校勘】 赵刻本载有旋覆花汤药物及服法，因已见于《五脏风寒积聚病》篇，故删。

【按语】 本条论述半产漏下的脉象和治法。因原文已见于虚劳病篇，本条仅句首加"寸口"二字，文末去"男子亡血失精"句。中间加上"旋覆花汤主之"六字。鉴于前面已就脉象进行解释分析，故本条只加按而不释。因弦大芤减为虚寒之脉，而旋覆花汤是疏肝散结、理血通络之剂，病与方药似不相符，故《金鉴》认为本条"必有错简"。但徐忠可云："盖虚而兼寒，是有邪矣，故以开结为主，结开而漏止，其血自生，不必补也；若有邪而补，则邪盛而漏愈甚，未得益先得损矣。"尤在泾亦云："是以虚不可补，解其郁聚，即所以补；寒不可温，行其气，即所以为温。"这些都有一定参考价值，可供研究。

婦人陷經①，漏下黑不解，膠姜湯主之。臣亿等校诸本无胶姜汤方，想是前妊娠中胶艾汤。（十二）

【词解】

① 陷经：意即经气下陷，下血不止。

【释义】 本条论述妇人陷经的证治。妇人陷经，漏下不止，其色黑者，乃因冲任虚寒，不能摄血所致。治以胶姜汤，温补冲任，养血止血。

【按语】 后世诸家多以下血的颜色来辨别寒热属性，似尚不足为据。因一般出血量多则血色鲜红，如出血量少，或停留时间较长，其血亦为紫黑色，故漏下色黑，固可属于虚寒，但也有瘀血郁热，冲任有火所致者。本条除漏下色黑外，势必具有相应的虚寒证候，始可按后世注家所述用胶艾汤加干姜或胶姜汤为治。

【选注】 《心典》：陷经，下而不止之谓。黑则因寒而色瘀也。胶姜汤方未见，然补虚温里止漏，阿胶、干姜二物已足。林亿云：恐是胶艾汤。按：《千金》胶艾汤有干姜，似可取用。

【医案举例】

道光四年，闽都闱府宋公，其三媳妇产后三月余，夜半腹痛发热，经血暴下鲜红，次下黑块，继有血水，崩下不止，约有三四盆许，不省人事，牙关紧闭，挽余诊之，时将五鼓矣。其脉似有似无，身冷面青，气微肢厥。予曰：血脱当益阳气，用四逆汤加赤石脂一两，煎汤灌之，不差。又用阿胶、艾叶各四钱，干姜、附子各三钱，亦不差。沉思良久，方悟前方用干姜守而不走，不能导血归经也，乃用生姜一两，阿胶五钱，大枣四枚，服半时许，腹中微响，四肢头面有微汗，身渐温，须臾苏醒。自道身中疼痛，余令先与米汤一杯，又进前方，血崩立止，脉复厥回。大约胶姜汤，即生姜、阿胶二味也。盖阿胶养血平肝，去瘀生新，生姜散寒升气，亦陷者举之，郁者散之，伤者补之育之之义也。（摘自《金匮方歌括》第131页）

婦人少腹滿如敦①狀，小便微難而不渴，生後②者，此爲水與血俱結在血室也，大黃甘遂湯主之。（十三）

大黃甘遂湯方：

大黃四兩　甘遂二兩　阿膠二兩

上三味，以水三升，煮取一升，頓服之，其血當下。

【校勘】 《脉经》："如敦状"作"如敦敦状"，细注："《要略》云：满而热"；"生后"下，细注云："生后疑"。

【词解】

① 敦(duǐ，音"对"）：是古代盛食物的器具，上下稍锐，中部肥大。

② 生后：即产后。

【释义】 本条论述妇人水血俱结血室的证治。妇人少腹满，有蓄水与蓄血之不同。若满而小便自利，为蓄血；满而小便不利，口渴，则为蓄水。今少腹胀满，其形高起如敦状，小便微难而不渴，而且发生在产后，故诊断为水与血俱结在血室。治当水血兼攻，故用大黄甘遂汤破血逐水，方中大黄攻瘀，甘遂逐水，以攻逐水血之结；因是“生后”所得，故配阿胶养血扶正，使邪去而不伤正。

【选注】《心典》：……少腹满如敦状者，言少腹有形高起，如敦之状，与《内经》胁下大如复杯之文略同。小便难，病不独在血矣；不渴，知非上焦气热不化。生后即产后，产后得此乃是水血并结，而病属下焦也。故以大黄下血，甘遂逐水，加阿胶者，所以去瘀浊而兼安养也。

【医案举例】

吴××，女，20余。闭经年余，腹大如鼓，求治于余。询问其状，当时认为是抵当汤证。问其曾服何药，病家检视前医之方，更有猛于抵当汤者，凡蝱虫、水蛭、桃仁、大黄、䗪虫、蛴螬、干漆之类，无不用过，已服二剂，病情全无变动。余仔细思索，询其小便微难，两胫微肿，诊其脉沉而涩，恍然悟曰：此为血水并结之症也。前医偏于攻血所以不效，必须活血利水兼施，乃用大黄、桃仁、蝱虫、甘遂、阿胶，二剂而小便利，经水亦通，腹胀全消。此即金匮大黄甘遂汤证也。　（摘自《湖北中医医案选集》第一辑，第143页）

婦人經水不利下，抵當湯主之。亦治男子膀胱满急有瘀血者。（十四）

抵當湯方：

水蛭三十個（熬）　虻蟲三十枚（熬，去翅足）　桃仁二十個（去皮尖）　大黄三兩（酒浸）

上四味，爲末，以水五升，煮取三升，去滓，温服一升。

【释义】　本条论述经水不利属于瘀结实证的治法。本证妇人经水不利下，是因瘀血内结成实所导致的经闭不行，欲使其经行通利，必先去其瘀结，故用抵当汤治疗。方中以水蛭、虻虫攻其瘀，大黄、桃仁下其血，瘀血去而新血生，则其经自行。据药测证，本证当有少腹硬满结痛，或腹不满，病人自诉腹满，大便色黑易解，小便自利，脉象沉涩等。

【按语】　本条“经水不利下”与第十条“经水不利”在程度上不同，第十条“经水不利”，是经行不畅利；本条“经水不利下”，为经水闭阻不通，故前者治以活血通瘀之剂，后者治以攻瘀破血之峻剂。

妇人经闭，一般分血虚与血滞。血滞经闭，一般理气和血行瘀，即可治愈，今用抵当汤逐瘀峻剂，说明瘀结较重，临床上必具有某些蓄血的见症，如参考《伤寒论·太阳病篇》有关蓄血证的条文，更有助于对本病的辨证治疗。

【选注】《心典》：经水不利下者，经脉闭塞而不下，比前条下而不利者有别矣。故彼兼和利，而此专攻瘀也。然必审其脉症并实而后用之，不然妇人经闭，多有血枯脉绝者矣。虽养冲任，犹恐不至，而可强责之哉。

【医案举例】

周姓少女，年约十八九，经事三月未行。面色萎黄，少腹微胀，证似干血痨初起，因嘱其吞服大黄䗪虫丸，每服三钱，日三次，尽月可愈。自是之后，遂不复来，意其差矣。后一中年妇人扶一女子来请医，顾视其女，面颊以下几瘦不成人，背驼腹胀，两手自按，呻吟不绝，余怪而问之，病已至此，何不早治？妇泣而告曰：此吾女也，三月以前，曾就诊于先生，先生令服丸药，今腹胀加，四肢日削，背骨突出，经仍不行，故再求诊。余闻而骇然悔前药之误，然病已奄奄，尤不能不尽心力，第察其情状，皮骨仅存，少腹胀硬，重按益甚，此瘀血内结，不攻其瘀，病焉能除？又虑其元气已伤，恐不胜攻，思先补之，然补能恋邪，尤为不可，于是决以抵当汤与之。

虻虫一钱　水蛭一钱　大黄五钱　桃仁五粒

明日母女复偕来，知女下黑瘀甚多，胀减痛平，惟脉虚甚，不宜再下，乃以生地、黄芪、当归、潞党参、川芎、陈皮、白芍、茺蔚子，活血行气，导其瘀积。一剂之后，遂不复来。后六年，值于途，已生子，年四五岁矣。（摘自《经方实验录》第82页）

婦人經水閉不利，臟堅癖不止①，中有乾血，下白物②，礬石丸主之。（十五）

礬石丸方：

礬石三分（燒）　　杏仁一分

上二味，末之，煉蜜和丸棗核大，内臟中，劇者再内之。

【词解】

① 脏坚癖不止：指胞宫内有干血坚结不散。

② 白物：指白带。

【释义】　本条论述内有干血，郁为湿热而下白带的外治法。本条带下证，乃由经闭或经行不畅，干血内着，郁为湿热，久而腐化所致，可见白带病的始因是瘀血，但关键还在于湿热。故用矾石丸作为坐药，纳入阴中，取其除湿热以止白带。这是白带的外治法，亦为治标之剂，一般还须同时内服消瘀通经之剂，以治其本。如果患者伴有阴中糜烂者，则本方不宜使用。

【选注】　《编注》：脏，即子宫也。坚癖不止，止当作"散"字，坚癖不散，子宫有干血也。白物者，世谓之白带也。

《金鉴》：脏，阴内也；不止，不去也，经水闭而不通。瘀，宿血也。阴中坚块不去，血，干凝也。下白物，化血成带也。用矾石丸坐药治之。此方治下白物，若从湿化者可也，恐未能攻坚癖干血也。

婦人六十二種風，及腹中血氣刺痛，紅藍花酒主之。（十六）

紅藍花酒方：疑非仲景方。

紅藍花一兩

上一味，以酒一大升，煎減半，頓服一半，未止再服。

【释义】　本条论述妇人腹中血气刺痛的治法。妇人六十二种风，是泛指一切风邪病毒为患。妇人经产之后，风邪最易乘虚侵入腹中，与血气相搏，以致血滞不行，故腹中刺痛。治用红蓝花酒活血行瘀，利气止痛。方中红蓝花辛温活血止痛，酒能行血，血行风自灭，故方中未再用祛风药物。

红蓝花酒适宜风寒与血气相搏所致腹中刺痛，若阴虚有热者则不能用。

【选注】　《本义》：……妇人腹中经尽之时，及产子之后，卒皆空虚，风入无所捍卫，此风及腹中之由也。风邪入腹，扰气乱血，腹中必刺痛，主之以红蓝花酒。酒以温和其血，红蓝花以行散其瘀，而痛可止。此六十二种风名，不过言其风之致证多端，为百病之长耳，不必据其文而凿求之。

婦人腹中諸疾痛，當歸芍藥散主之。（十七）

當歸芍藥散方：见前妊娠中。

【释义】　本条论述妇人腹中诸痛的治法。妇人腹痛的原因虽多，但以气滞血凝为多见，本条之腹痛，为气滞血凝，兼有水湿所致。故用当归芍药散调肝脾，理气血，利水湿，使肝脾和，气血调，水湿去，则痛自已。据药测证，本证除腹痛外，尚有小便不利，腹微胀满，四肢头面微肿等。临床上治疗妇人腹痛，多按此方随证化裁，效果较佳，可见"诸"字用意之深。

【选注】　《阐义》：妇人之病，由肝郁者居多，郁则气凝血滞，或胀或痛，或呕或利。云腹中诸疾痛，诸者，盖一切之辞。当归芍药散，舒郁利湿，和血平肝，既有兼证，不妨加味治之，诚妇人之要方也。

婦人腹中痛，小建中湯主之。（十八）

小建中湯方：见前虚劳中。

【释义】 本条论述妇人脾胃阳虚里急腹痛的证治。妇人腹痛，由于中焦脾胃虚寒所致者，症见腹痛喜按，心悸虚烦，面色无华，神疲纳少，大便溏薄，舌质淡红，脉细涩等。用小建中汤，意在建中培土，补气生血，使脾胃健运，气血流畅，则腹痛自已。

【按语】 从以上几条腹痛治法来看，妇人腹痛多与气血有关，但病机有偏气、偏血和属虚、属实的不同，故治法也就各异。如红蓝花酒活血行气，治疗气滞血凝之腹痛；当归芍药散理血除湿，治疗血滞湿阻之腹痛；小建中汤温补脾胃，治疗脾胃阳虚之腹痛。因此，治疗妇人腹痛，应注意审因论治。

【选注】《金匮方歌括》：妇人腹痛主以小建中汤者，其意在于补中生血，非养血定痛也。血无气不生，无气不行，得建中之力，则中气健运，为之生生不息，即有瘀痛者，亦可平之。

問曰：婦人病飲食如故，煩熱不得臥，而反倚息者，何也？師曰：此名轉胞①不得溺也，以胞系了戾②，故致此病，但利小便則愈，宜腎氣丸主之。方见虚劳中。（十九）

【词解】
① 胞：同"脬"，即膀胱。
② 胞系了戾：指膀胱之系缭绕不顺。

【释义】 本条论述妇人转胞的证治。妇人转胞的主症是脐下急痛，小便不通。病由肾气虚弱，膀胱气化不行所致。由于病不在胃，故饮食如故；病在于膀胱，故少腹胀满而不得溺；水气不行，浊阴上逆，虚阳上扰，故烦热不得卧而反倚息。治用肾气丸振奋肾阳，肾阳充则气化行，小便通利，则其病自愈。

【按语】 转胞一证的病因、病机比较复杂。肾气虚弱，膀胱气化不行，仅是其中一种。此外，尚有中焦脾虚下陷，上焦肺虚通调失职，妊娠胎气上迫，以及忍溺入房等，都能导致胞系了戾而小便不利，故应分别论治。如朱丹溪用补中益气汤，程钟龄用茯苓升麻汤（赤、白茯苓，升麻，当归，川芎，苧麻根，急流水煎，或调琥珀末更佳）就是根据转胞的不同病机进行治疗的例子，可补本条之不足。

【选注】《心典》：……治以肾气者，下焦之气肾主之，肾气得理，庶缭者顺，戾者平，而闭乃通耳。

【医案举例】

（1）儒者王文远室，患小便不通，小腹肿胀，几至于殆，用八味丸一服，小便滴沥，再以前药一料加车前子，一剂即利，肚腹顿宽而安。 （摘自《续名医类案》第599页）

（2）患者，张××，女，社员。就诊时间1975年9月。主诉：一个多月前，曾经发现过少腹部觉得胀满，但不痛，溺时不畅，只是劳动时感到不舒，未作任何治疗，大约三天左右，症状自觉消失。

就诊前夕，脐下胀满急痛，牵引腰部，意欲解小溲以缓其急，溺时点滴难出，胸中烦闷，呼吸促迫，但坐不得眠，然而食欲并无影响，大便正常。望其舌，淡红少苔，诊其脉细弱。

据脐下急痛，小便不通，《金匮要略·妇人杂病》篇称为"转胞"……文中最后指出："但利小便则愈，宜肾气丸主之。"因此，用肾气丸振奋阳气，温化膀胱之气，所谓"气化则能出矣"。连服五剂，气化行，小便通，诸证自愈。 （摘自《湖北中医杂志》1：37，1979）

蛇床子散方，溫陰中坐藥。（二十）

蛇床子散方：

蛇床子仁

上一味，末之，以白粉少許，和令相得，如棗大，棉裹內之，自然溫。

【校勘】 《脉经》为"妇人阴寒，温阴中坐药，蛇床子散主之。"

【释义】 本条指出阴冷寒湿带下的治法。从"温阴中"三字，可知病人自觉阴中寒冷甚至连及后阴、股腋。从药测证，本证应有带下，腰痠重，阴瘙痒等症状。病由阴寒湿浊之邪凝着下焦所致。故用蛇床子散作为坐药，直接温其受邪之处，以暖宫除湿，杀虫止痒。

【按语】 《医宗金鉴·妇科心法》主张本病可在内服桂附地黄丸的同时，外用蛇床子、吴茱萸、远志、干姜等分末，棉裹纳阴中，可收卓效。可供参考。

【选注】 《心典》：阴寒，阴中寒也，寒则生湿，蛇床子温以去寒，合白粉燥以除湿也。此病在阴中而不关脏腑，故但纳药阴中自愈。

少陰脈滑而數者，陰中即生瘡，陰中蝕瘡爛者，狼牙湯洗之。（二十一）

狼牙湯方：

狼牙三兩

上一味，以水四升，煮取半升，以綿纏筯如繭，浸湯瀝陰中，日四遍。

【释义】 本条论述下焦湿热而阴中生疮的证治。少阴属肾，肾主二阴，少阴脉滑而数，说明下焦蕴有湿热。若湿热之邪聚于前阴，日久必致阴中痒痛糜烂，并伴有带浊淋漓。治用狼牙汤煎水洗涤阴中，旨在清热燥湿，杀虫止痒。狼牙草味苦性寒，清热杀虫，唯药肆多缺，陈修园提出用狼毒代之。

【按语】 狼牙汤、矾石丸、蛇床子散三方均外用，除湿止带，杀虫止痒，治疗妇女白带病，但三者同中有异，故应区别应用。如狼牙汤与矾石丸为清热燥湿之剂，主治下焦湿热之证；蛇床子散为苦温燥湿之剂，主治下焦寒湿之证。在用法上，因狼牙汤证有疮痛，故作洗剂用，以利清疮排毒；矾石丸、蛇床子散证无疮痛，故作坐药纳于阴中，专以杀虫止痒，蛇床子散还可直接温阴中寒冷。

【选注】 《金鉴》：阴中，即前阴也。生疮蚀烂，乃湿热不洁而生䘌也。用狼牙汤洗之，以除湿热杀䘌也。

胃氣下泄，陰吹①而正喧②，此穀氣之實也，膏髮煎導之。（二十二）

膏髮煎方：见黄疸中。

【词解】

① 阴吹：指前阴出气，如后阴矢气一样。

② 正喧：意谓前阴出气较频繁，甚至声响连续不断。

【释义】 本条论述阴吹的病因和证治。本条所论，为胃肠燥结，腑气不畅，以致浊气下泄，干及前阴，而发生阴中出气有声之症。本证除阴吹而正喧外，还当有大便燥结，小便欠利之症；在病机上，除胃肠燥结外，还兼有瘀血。故治用猪膏发煎化瘀润肠通便，使浊气下泄归于肠道，则其病自愈。

【按语】 阴吹之病在临床上并不少见，张璐玉谓之"乃妇人恒有之疾"，病轻的多隐忍不言，重者阴吹不已，声喧于外，才始行医治，后世方书记载不多。本病一般多发生于生育后的妇女，因体虚气血不足是其根本因素，故临床上除本证胃肠燥结兼瘀血之阴吹外，还有后世医家所载的气虚下陷用补中益气汤与《温病条辨》"饮家阴吹，脉弦而迟，橘半桂苓枳姜汤主之"之说。说明阴吹亦当辨证施治。

【选注】 《心典》：阴吹，阴中出声，如大便矢气之状，连续不绝，故曰正喧。谷气实者，大便结而不通，是以阳明下行之气,不得从其故道,而乃别走旁窍也。猪膏发煎润导大便,便通气自归矣。

【医案举例】

(1) 二十八年,夏四月,有李君之夫人,年二十三岁,已有一子,有阴吹之疾,不肯求医;适李君患温病,延余往治,不旬日而安,李君因令其妻亦就余治,余即告以膏发煎方,令其如法服之,数服而痊……阴吹以膏发煎方润肠而即愈,则因谷气之实而发生,确然有可信之道矣。 (摘自《金匮要略新义》第357页)

(2) 沈×,38岁。1947年7月间分娩一孩,将近弥月,一日中午,因气候甚热,神疲欲睡,遂将竹床于阴凉处迎风而卧,约二小时,是夜即发生前阴出气作声,如放屁然,但无臭气,自后经常如此,迁延五六年……诊其色脉及各部,俱无病征,惟询得大便间常秘结,由于此证所见甚稀,胸无成竹,遂按《金匮》法,用膏发煎治之:猪油半斤,乱头发如鸡子大三团,洗净油垢,共熬至发溶化,候温度可口,分二次服,服两剂,果获痊愈。 (摘自《湖北中医医案选辑》第一辑,第67页)

小兒疳蟲蝕齒方：疑非仲景方。(二十三)

雄黃　葶藶

上二味,末之,取臘日豬脂鎔,以槐枝棉裹頭四五枚,點藥烙之。

【校勘】《本草纲目》作"二味等分";"日"作"月"。

【方解】 本方虽林亿等怀疑非仲景方,但《辑义》却谓"玉函经第八卷末亦载小儿药三方,盖另有幼科书而亡佚者,此类岂其遗方耶";程云来亦怀疑此方是仲景之《口齿论》简脱于此。其说亦有参考价值。此方治疗小儿疳热生虫,牙龈糜烂,或牙齿蛀蚀之口齿疾患,方中雄黄、葶苈、猪脂、槐枝,均有行气活血、消肿杀虫之功;另油脂初溶,乘热烙其局部,以杀虫蚀虫。

结　语

本篇论述妇人杂病的病因证治。篇中第八条为全篇的总纲,概括地指出了妇女杂病的病因,不外虚、积冷、结气三个方面;证候表现涉及上、中、下三焦各部,并有经带异常的特点;论治原则为详审阴阳,分辨寒热虚实,根据不同的病证特点,按法治疗。

妇人杂病属胎产以外的疾患,其中尤以经带病为最常见。但胎产可以导致杂病,杂病每每影响胎产,二者互为因果,所以本篇亦涉及部分胎产疾病。关于妇人杂病的证候内容可归纳如下。

热入血室,是由外感发热所引起,并与月经疾患有关,其辨证要点在于血结与否。治疗均以泄热为主,小柴胡汤与刺期门可以随证选用。

经带病方面的疾患,有经水不调、经闭、漏下,与带下病等。因瘀血而致经水不利的,治宜土瓜根散活血通络;因瘀阻而经闭不行的,治宜抵当汤逐瘀下血;因水、血俱结于血室而经闭,小便微难的,治宜大黄甘遂汤逐水破血;因冲任虚寒,瘀血内阻而漏血不止的,治宜温经汤养血祛瘀,因虚寒气陷,漏下色黑不解的,治宜胶姜汤温补冲任,养血止血;因冲任虚寒而半产漏下的,治宜温补冲任,固摄止血,仲景在此用旋覆花汤,意在治肝解郁,畅行血气,以收祛寒补虚之效。带下之证,分下焦湿热与寒湿两类,分别用矾石散或蛇床子散纳药阴中;因下焦湿热所致阴中生疮蚀烂者,则用狼牙汤洗涤治疗。

本篇所论腹痛,每发生于月经前后,为妇科常见之病,因挟风邪而瘀血内阻的,治宜红蓝花酒活血止痛;因血行不畅而挟水湿的,治宜当归芍药散通调气血,祛除水湿;因中气虚寒的,治宜小建中汤温中补虚。

其他如梅核气、脏躁、皆与情志刺激有关,并非女子所特有,在治疗上前者为痰气郁结,宜用半夏厚朴汤化痰理气;后者为气郁化火,脏阴不足,宜用甘麦大枣汤滋养心脾,润燥缓急。至于转胞用肾气丸,阴吹用膏发煎,可结合后世的有关论述全面理解掌握。

最后,还必须指出,本篇与妊娠、产后三篇,为中医妇产科的发展奠定了基础,无论是病因病机的论述,还是就某些病证所立的方药,迄今仍具有重要的指导意义。

附　录

杂疗方第二十三

退五脏虚热，[四时加减柴胡饮子方]

冬三月加柴胡八分　白术八分　陈皮五分　大腹槟榔四枚，并皮子用　生姜五分　桔梗七分

春三月加枳实　减白术共六味

夏三月加生姜三分　枳实五分　甘草三分共八味

秋三月加陈皮三分共六味

上各㕮咀，分为三帖，一贴以水三升，煮取二升，分温三服，如人行四五里进一服。如四体壅，添甘草少许，每帖分作三小帖，每小帖以水一升，煮取七合，温服，再合滓为一服，重煮都成四服。疑非仲景方

[长服诃梨勒丸方]　疑非仲景方

诃梨勒　陈皮　厚朴各三两

上三味，末之，炼蜜丸如梧子大，酒饮服二十丸，加至三十丸。

[三物备急丸方]　见《千金》司空裴秀为散用亦可。先和成汁，乃倾口中，令从齿间得入，至良验。

大黄一两　干姜一两　巴豆一两，去皮心，熬，外研如脂

上药各须精新，先捣大黄、干姜为末，研巴豆内中，合治一千杵，用为散，蜜和丸亦佳，密器中贮之，莫令歇。主心腹诸卒暴百病。若中恶客忤，心腹胀满，卒痛如锥刺，气急口噤，停尸卒死者，以暖水若酒服大豆许三四丸，或不下，捧头起，灌令下咽，须臾当差，如未差，更与三丸，当腹中鸣，即吐下便差。若口噤，亦须折齿灌之。

治伤寒令愈不复，[紫石寒食散]方　见《千金翼》

紫石英　白石英　赤石脂　钟乳碓炼　栝蒌根　防风　桔梗　文蛤　鬼臼各十分　太一余粮十分，烧　干姜　附子炮，去皮　桂枝去皮，各四分

上十三味，杵为散，酒服方寸匕。

[救卒死方]

薤捣汁灌鼻中。

又方：

雄鸡冠割取血，管吹内鼻中。

猪脂如鸡子大，苦酒一升，煮沸灌喉中。

鸡肝及血涂面上，以灰围四旁，立起。

大豆二七粒，以鸡子白并酒和，尽以吞之。

[救卒死而壮热者方]

矾石半斤，以水一斗半煮消，以渍脚令没踝。

[救卒死而目闭者方]

骑牛临面,捣薤汁灌耳中,吹皂荚末鼻中,立效。

[救卒死而张口反折者方]

灸手足两爪后十四壮了,饮以五毒诸膏散。有巴豆者

[救卒死而四肢不收失便者方]

马屎一升,水三斗,煮取二斗以洗之;又取牛洞 稀粪也 一升,温酒灌口中,灸心下一寸、脐上三寸、脐下四寸各一百壮,差。

[救小儿卒死而吐利不知是何病方]

狗屎一丸,绞取汁以灌之。无湿者,水煮乾者取汁。

尸蹶脉动而无气,气闭不通,故静而死也,治方脉证见上卷。

菖蒲屑,内鼻两孔中吹之,令人以桂屑着舌下。

又方:

剔取左角发方寸烧末,酒和,灌令入喉,立起。

[救卒死,客忤死,还魂汤主之方]

《千金方》云:主卒忤鬼击飞尸,诸奄忽气绝,无复觉,或已无脉,口噤拗不开,去齿下汤。汤下口不下者,分病人发左右,捉搦肩引之。药下复增取一升,须臾立苏。

麻黄三两,去节。一方四两　杏仁去皮尖,七十个　甘草一两炙 《千金》用桂心二两

上三味,以水八升,煮取三升,去滓,分令咽之,通治诸感忤。

又方:

韭根一把　乌梅二七个　吴茱萸半升,炒

上三味,以水一斗煮之,以病人栉内中,三沸,栉浮者生,沉者死。煮取三升,去滓分饮之。

救自缢死,旦至暮,虽已冷,必可治;暮至旦,小难也,恐此当言忿气盛故也,然夏时夜短于昼,又热,尤应可治。又云:心下若微温者,一日以上,犹可治之方。

徐徐抱解,不得截绳,上下安被卧之。一人以脚踏其两肩,手少挽其发常弦弦勿纵之,一人以手按据胸上,数动之;一人摩捋臂胫屈伸之,若已僵,但渐渐强屈之,并按其腹。如此一炊顷,气从口出,呼吸眼开,而犹引按莫置,亦勿苦劳之,须臾,可少桂汤及粥清含与之,令濡喉,渐渐能咽,及稍止。若向令两人以管吹其两耳,罙好。此法最善,无不活也。

[凡中暍死,不可使得冷,得冷便死,疗之方]

屈草带,绕暍人脐,使三两人溺其中,令温。亦可用热泥和屈草,亦可扣瓦椀底,按及车缸,以着暍人,取令溺,须得流去,此谓道路穷,卒无汤,当令溺其中,欲使多人溺,取令温若汤,便可与之,不可泥及车缸,恐此物冷,暍既在夏月,得热泥土,暖车缸,亦可用也。

[救溺死方]

取灶中灰两石余,以埋人,从头至足,水出七孔,即活。

右疗自缢、溺暍之法,并出自张仲景为之,其意殊绝,殆非常情所及,本草所能关,实救人之大术矣。伤寒家数有暍病,非此遇热之暍。见《外台》、《肘后》目

[治马坠及一切筋骨损方] 见《肘后方》

大黄一两,切浸,汤成下　绯帛如手大,烧灰　乱发如鸡子大,烧灰用　久用炊单布一尺,烧灰　败蒲一握三寸　桃仁四十九个,去皮尖熬　甘草如中指节,炙剉

上七味,以童子小便量多少煎汤成,内酒一大盏,次下大黄,去滓,分温三服。先剉败蒲

席半领,煎汤浴,衣被盖覆,斯须通利数行,痛楚立差。利及浴水赤,勿怪,即瘀血也。

禽兽鱼虫禁忌并治第二十四

凡饮食滋味,以养于生,食之有妨,反能为害,自非服药炼液,焉能不饮食乎?切见时人,不闲调摄,疾疢竞起,若不因食而生,苟全其生,须知切忌者矣。所食之味,有与病相宜,有与身为害,若得宜则益体,害则成疾,以此致危,例皆难疗。凡煮药饮汁,以解毒者,虽云救急,不可热饮,诸毒病得热更甚,宜冷饮之。

肝病禁辛,心病禁咸,脾病禁酸,肺病禁苦,肾病禁甘;春不食肝,夏不食心,秋不食肺,冬不食肾,四季不食脾。辩曰:春不食肝者,为肝气王,脾气败,若食肝,则又补肝,脾气败尤甚,不可救。又肝王之时,不可以死气入肝,恐伤魂也。若非王时即虚,以补肝之佳,余脏准此。

凡肝脏,自不可轻噉,自死者弥甚。

凡心皆为神识所舍,勿食之……

凡肉及肝,落地不着尘土者,不可食之。猪肉落水浮者,不可食。

诸肉及鱼,若狗不食,鸟不啄者,不可食。

诸肉不干,火炙不动,见水自动者,不可食之。

肉中有如朱点者,不可食之。

六畜肉热血不断者,不可食之。父母及身本命肉,食之,令人神魂不安。

食肥肉及热羹,不得饮冷水。

诸五脏及鱼,投地尘土不污者,不可食之。

秽饭、馁肉、臭鱼,食之皆伤人。

自死肉,口闭者,不可食之。

六畜自死,皆疫死,则有毒,不可食之。

兽自死,北首及伏地者,食之杀人。

食生肉,饱饮乳,变成白虫。一作血蛊。

疫死牛肉,食之令病洞下,亦致坚积,宜利药下之。

脯藏米瓮中,有毒,及经夏食之,发肾病。

[治(食)自死六畜肉中毒方]

黄檗屑,捣服方寸匕。

[治食郁肉漏脯中毒方] 郁肉,密器盖之,隔宿者是也。漏脯,茅屋漏下,沾着者是也。

烧犬屎,酒服方寸匕,每服人乳汁亦良。饮生韭汁三升,亦得。

[治黍米中藏干脯,食之中毒方]

大豆,浓煮汁饮数升即解。亦治狸肉漏脯等毒。

[治食生肉中毒方]

掘地深三尺,取其下土三升,以水五升煮数沸,澄清汁,饮一升,即愈。

[治(食)六畜鸟兽肝中毒方]

水浸豆豉,绞取汁,服数升愈。

马脚无夜眼者,不可食之。

食酸马肉,不饮酒,则杀人。
马肉不可热食,伤人心。
马鞍下肉,食之杀人。
白马黑头者,不可食之。
白马青蹄者,不可食之。
马肉、狪肉共食,饱醉卧,大忌。
驴马肉合猪肉食之,成霍乱。
马肝及毛,不可妄食,中毒害人。
[治马肝毒中人未死方]
雄鼠屎二七粒,末之,水和服,日再服。屎尖者是
又方:
人垢,取方寸匕,服之佳。
[治食马肉中毒欲死方]
香豉二两 杏仁三两
上二味,煮一食顷熟,杵之服,日再服。
又方:
煮芦根汁,饮之良。
疫死牛,或目赤,或黄,食之大忌。
牛肉共猪肉食之,必作寸白虫。
青牛肠,不可合犬肉食之。
牛肺从三月至五月,其中有虫如马尾,割去勿食,食则损人。
牛、羊、猪肉,皆不得以楮木、桑木蒸炙,食之令人腹内生虫。
噉蛇牛肉杀人,何以知之? 噉蛇者,毛发向后顺者,是也。
[治噉蛇牛肉食之欲死方]
饮人乳汁一升,立愈。
又方:
以泔洗头,饮一升愈。
牛肚细切,以水一斗,煮取一升,暖饮之,大汗出者愈。
[治食牛肉中毒方]
甘草煮汁饮之,即解。
羊肉其有宿热者,不可食之。
羊肉不可共生鱼、酪食之,害人。
羊蹄甲中有珠子白者,名羊悬筋,食之令人癫。
白羊黑头,食其脑,作肠痈。
羊肝共生椒食之,破人五脏。
猪肉共羊肝和食之,令人心闷。
猪肉以生胡荽同食,烂人脐。
猪脂不可合梅子食之。
猪肉和葵食之,少气。

鹿人(肉)不可和蒲白作羹,食之发恶疮。
麋脂及梅李子,若妊妇食之,令子青盲,男子伤精。
麇肉不可合虾及生菜、梅、李果食之,皆病人。
痼疾人不可食熊肉,令终身不愈。
白犬自死,不出舌者,食之害人。
食狗鼠余,令人发瘘疮。
[治食犬肉不消,心下坚,或腹胀,口干大渴,心急发热,妄语如狂,或洞下方]
杏仁一升,合皮熟研用
以沸汤三升,和取汁,分三服,利下肉片,大验。
妇人妊娠,不可食兔肉、山羊肉,及鳖、鸡、鸭,令子无声音。
兔肉不可合白鸡肉食之,令人面发黄。
兔肉着干姜食之,成霍乱。
凡鸟自死,口不闭,翅不合者,不可食之。
诸禽肉,肝青者,食之杀人。
鸡有六翮四距者,不可食之。
乌鸡白首者,不可食之。
鸡不可共葫蒜食之,滞气。一云鸡子
山鸡不可合鸟兽肉食之。
雉肉久食之,令人瘦。
鸭卵不可合鳖肉食之。
妇人妊娠,食雀肉,令子淫乱无耻。
雀肉不可合李子食之。
燕肉勿食,入水为蛟龙所啖。
[鸟兽有中毒箭死者,其肉有毒,解之方]
大豆煮汁及盐汁服之解。
鱼头正白,如连珠至脊上,食之杀人。
鱼头中无鳃者,不可食之,杀人。
鱼无肠胆者,不可食之,三年阴不起,女子绝生。
鱼头似有角者,不可食之。鱼目合者,不可食之。
六甲日,勿食鳞甲之物。
鱼不可合鸡肉食之。
鱼不得合鸬鹚肉食之。
鲤鱼鲊,不可合小豆藿食之;其子不可合猪肝食之,害人。
鲤鱼不可合犬肉食之。
鲫鱼不可合猴雉肉食之。一云不可合猪肝食。
鳀鱼合鹿肉生食,令人筋甲缩。
青鱼鲊,不可合生葫荽及生葵并麦中食之。
鯆鳝不可合白犬血食之。
龟肉不可合酒果子食之。

鳖目凹陷者,及厌下有王字形者,不可食之。其肉不得合鸡、鸭子食之。
龟、鳖肉不可合苋菜食之。
虾无须,及腹下通黑,煮之反白者,不可食之。食脍,饮乳酪,令人腹中生虫为瘕。
[鲙食之,在心胸间不化,吐复不出,速下除之,久成癥病,治之方]
橘皮一两　大黄二两　朴硝二两
上三味,以水一大升,煮至小升,顿服即消。
[食鲙多不消,结为癥病,治之方]
马鞭草
上一味,捣汁饮之。或以姜叶汁饮之一升,亦消。又可服吐药吐之。
[食鱼后食毒,两种烦乱,治之方]
橘皮
浓煎汁服之,即解。
[食鯸鮧鱼中毒方]
芦根
煮汁服之,即解。
蟹目相向,足斑目赤者,不可食之。
[食蟹中毒治之方]
紫苏
煮汁饮之三升。紫苏子捣汁饮之,亦良。
又方:
冬瓜汁饮二升,食冬瓜亦可。
凡蟹未遇霜,多毒,其熟者乃可食之。
蜘蛛落食中,有毒,勿食之。
凡蜂、蝇、虫、蚁等多集食上,食之致瘘。

果实菜谷禁忌并治第二十五

果子生食生疮。
果子落地经宿,虫蚁食之者,人大忌食之。
生米停留多日,有损处,食之伤人。
桃子多食令人热,仍不得入水浴,令人病淋沥寒热病。
杏酪不熟伤人。
梅多食,坏人齿。
李不可多食,令人胪胀。
林檎不可多食,令人百脉弱。
橘柚多食,令人口爽,不知五味。
梨不可多食,令人寒中,金疮、产妇亦不宜食。
樱、桃、杏多食,伤筋骨。
安石榴不可多食,损人肺。

胡桃不可多食,令人动痰饮。

生枣多食,令人热渴气胀,寒热羸瘦者,弥不可食,伤人。

[食诸果中毒治之方]

猪骨烧过

上一味,末之,水服方寸匕。亦治马肝、漏脯等毒。

木耳赤色,及仰生者,勿食。菌仰卷及赤色者,不可食。

[食诸菌中毒,闷乱欲死,治之方]

人粪汁饮一升,土浆饮一二升,大豆浓煮汁饮之,服诸吐利药,并解。

食枫柱菌而哭不止,治之以前方。

误食野芋,烦毒欲死,治之以前方。其野芋根,山东人名魁芋。人种芋三年不收,亦成野芋,并杀人。

[蜀椒闭口者有毒,误食之,戟人咽喉,气病欲绝,或吐下白沫,身体痹冷,急治之方]

肉桂煎汁饮之,多饮冷水一二升,或食蒜,或饮地浆,或浓煮豉汁饮之,并解。

正月勿食生葱,令人面生游风。

二月勿食蓼,伤人肾。

三月勿食小蒜,伤人志性。

四月、八月勿食胡荽,伤人神。

五月勿食韭,令人乏气力。

五月五日勿食一切生菜,发百病。

六月、七月勿食茱萸,伤神气。

八月、九月勿食姜,伤人神。

十月勿食椒,损人心,伤心脉。

十一月、十二月勿食薤,令人多涕唾。

四季勿食生葵,令人饮食不化,发百病,非但食中,药中皆不可用,深宜慎之。

时病差未健,食生菜,手足必肿。

夜食生菜,不利人。

十月勿食被霜生菜,令人面无光,目涩心痛,腰疼,或发心疟,疟发时,手足十指爪皆青,困委。

葱、韭初生芽者,食之伤人心气。

饮白酒食生韭,令人病增。

生葱不可共蜜食之,杀人。独颗蒜弥忌。

枣和生葱食之,令人病。

生葱和雄鸡、雉、白犬肉食之,令人七窍经年流血。

食糖、蜜后四日内食生葱、韭,令人心痛。

夜食诸姜、蒜、葱等,伤人心。

芜菁根,多食令人气胀。

薤不可共牛肉作羹,食之成瘕病,韭亦然。

莼多病(食),动痔疾。

野苣不可同蜜食之,作内痔。

白苣不可共酪同食,作䘌虫。

黄瓜食之,发热病。
葵心不可食,伤人,叶尤冷,黄背赤茎者,勿食之。
胡荽久食之,令人多忘。
病人不可食胡荽及黄花菜(菜)。
芋不可多食,动病。
妊妇食姜,令子余指。
蓼多食,发心痛。
蓼和生鱼食之,令人夺气,阴咳疼痛。
芥菜不可共兔肉食之,成恶邪病。
小蒜多食,伤人心力。
[食躁或躁方]
豉
浓煮汁饮之。
[钩吻与芹菜相似,误食之杀人,解之方]《肘后》云:与茱萸食芹相似。
荠苨八两
上一味,水六升,煮取二升,分温二服。钩吻生地傍无他草,其茎有毛,以此别之。
[菜中有水莨菪,叶圆而光,有毒,误食之,令人狂乱,状如中风,或吐血,治之方]
甘草
煮汁服之,即解。
[春秋二时,龙带精入芹菜中,人偶食之为病。发时手青腹满,痛不可忍,名蛟龙病,治之方]
硬糖二三升
上一味,日两度服之,吐出如蜥蜴三五枚,差。
[食苦瓠中毒治之方]
黎穰
煮汁,数服之,解。
扁豆,寒热者不可食之。
久食小豆,令人枯燥。
食大豆屑,忌啖猪肉。
大麦久食,令人作癣。
白黍米不可同饴蜜食,亦不可合葵食之。
荍(荞)麦面多食之,令人发落。
盐多食,伤人肺。
食冷物,冰人齿。食热物,勿饮冷水。
饮酒,食生苍耳,令人心痛。
夏月大醉汗流,不得冷水洗着身,及使扇,即成病。
饮酒大忌灸腹背,令人肠结。
醉后勿饱食,发寒热。
饮酒食猪肉,卧秫稻穰中则发黄。

食饴,多饮酒大忌。

凡水及酒,照见人影动者,不可饮之。

醋合酪食之,令人血瘕。

食白米粥,勿食生苍耳,成走疰。

食甜粥已,食盐即吐。

犀角筋,搅饮食,沫出,及浇地坟起者,食之杀人。

[饮食中毒,烦满,治之方]

苦参三两　苦酒一升半

上二味,煮三沸,三上、三下服之,吐食出即差。或以水煮亦得。

又方:

犀角汤亦佳。

[贪食,食多不消,心腹坚满痛,治之方]

盐一升　水三升

上二味,煮令盐消,分三服,当吐出食,便差。

矾石生入腹,破人心肝,亦禁水。

商陆以水服,杀人。

葶苈子,傅头疮,药成入脑,杀人。

水银入人耳,及六畜等,皆死。以金银着耳边,水银则吐。

苦练无子者,杀人。

凡诸毒,多是假毒以投,无知时宜煮甘草荠苨汁饮之。通除诸毒药。

【选注】书目简称表

① 《巢源》:《诸病源候论》　巢元方等　610年

② 《儒门事亲》　张从正(子和)　1228年前

③ 《寿世保元》　龚廷贤　1615年

④ 《医门法律》　喻昌(嘉言)　1658年

⑤ 《伤寒缵论》　张路玉　1667年

⑥ 《来苏集》:《伤寒来苏集》　柯琴(韵伯)　1669年

⑦ 《论注》:《金匮要略论註(注)》　徐彬(忠可)　1671年

⑧ 《直解》:《金匮要略直解》　程林(云来)　1673年

⑨ 《二注》:《金匮玉函经二註(注)》《金匮方论衍义》　赵以德　1368年　《补注》周扬俊(禹载)　1687年

⑩ 《编注》:《金匮要略编注二十四卷》(《沈注金匮要略》)　沈明宗(目南)　1692年

⑪ 《医通》:《张氏医通》　张璐(石顽)　1695年

⑫ 《伤寒溯源集》　钱潢(天来)　1707年

⑬ 《本义》:《金匮要略方论本义》　魏荔彤(念庭)　1720年

⑭ 《心典》:《金匮要略心典》　尤怡(在泾)　1729年

⑮ 《金鉴》:《医宗金鉴·订正金匮要略注》　吴谦等　1742年

⑯《悬解》:《金匮悬解》 黄元御(坤载) 1748年
⑰《医碥》 何梦瑶(报之) 1751年
⑱《续名医类案》 魏之琇 1770年
⑲《正义》:《金匮要略正义》 朱光被(峻明) 约1803年
⑳《浅注》:《金匮要略浅注(註)》 陈修园 1803年
㉑《辑义》:《金匮玉函要略辑义》 (日)丹波元简 1807年
㉒《丹溪心法附余》 方广 1810年
㉓《金匮方歌括》 陈元犀(灵石) 1811年
㉔《医门棒喝》 章楠(虚谷) 1825年
㉕《本旨》:《伤寒论本旨》 章楠(虚谷) 1825年
㉖《述义》:《金匮玉函要略述义》 (日)丹波元坚 1842年
㉗《类聚方广义》 (日)尾台榕堂 1853年
㉘《高注》:《高注金匮要略》 高学山(汉峙) 约1872年
㉙《血证论》 唐宗海(容川) 1884年
㉚《补正》:《金匮要略浅注补正》 唐宗海 1896年
㉛《阐义》:《金匮要略阐义》 汪近垣 1911年前
㉜《发微》:《金匮发微》 曹家达(颖甫) 1920年
㉝《金匮要略五十家注》 吴考槃(隐亭) 1929年
㉞《今释》:《金匮今释》 陆渊雷(彭年) 1934年
㉟《新义》:《金匮要略新义》 (图表注释) 余无言(择明) 1950年
㊱《释义》:《金匮要略释义》 黄树曾 1956年
㊲《简释》:《金匮要略简释》 秦伯未 1957年
㊳《讲义》:《金匮要略讲义》 湖北中医学院 1963年
㊴《易解》:《金匮要略易解》 陶葆荪 1963年
㊵《名老中医之路》(第一辑) 《山东中医学院学报》编辑室 1981年

方剂索引（附录除外）

一画

一物瓜蒂汤 …… 35

二画

十枣汤 …… 135
人参汤 …… 97
九痛丸 …… 101

三画

干姜人参半夏丸 …… 232
土瓜根散 …… 253
下瘀血汤 …… 241
己椒苈黄丸 …… 141
《千金》三黄汤 …… 63
《千金方》越婢加术汤 …… 64
《千金》甘草汤 …… 87
《千金》苇茎汤 …… 88
《千金》生姜甘草汤 …… 87
《千金》三物黄芩汤 …… 245
《千金》麻黄醇酒汤 …… 187
《千金》内补当归建中汤 …… 245
《千金》桂枝去芍药加皂荚汤 …… 88
《千金翼》炙甘草汤 …… 74
大承气汤 …… 25
大青龙汤 …… 136
大建中汤 …… 110
大柴胡汤 …… 108
大黄甘草汤 …… 205
大黄甘遂汤 …… 254
大黄牡丹汤 …… 220
大黄附子汤 …… 111
大黄硝石汤 …… 185
大黄䗪虫丸 …… 73
大半夏汤 …… 204

四画

小半夏汤 …… 140
小承气汤 …… 213
小建中汤 …… 70
小柴胡汤 …… 204
小青龙汤 …… 136
小青龙加石膏汤 …… 86
小儿疳虫蚀齿方 …… 259
小半夏加茯苓汤 …… 141

四画

五苓散 …… 142
天雄散 …… 69
风引汤 …… 58
文蛤汤 …… 206
文蛤散 …… 152
乌头汤 …… 62
乌头桂枝汤 …… 114
乌头赤石脂丸 …… 100
乌头煎 …… 112
乌梅丸 …… 226
木防己汤 …… 137
木防己去石膏加茯苓芒硝汤 …… 137
王不留行散 …… 221
升麻鳖甲汤 …… 47

五画

四逆汤 …… 203
白术散 …… 235
瓜蒂散 …… 117
头风摩散 …… 58
半夏泻心汤 …… 201
半夏干姜散 …… 207
半夏厚朴汤 …… 249
半夏麻黄丸 …… 193
甘草泻心汤 …… 44

甘草干姜汤 …… 79
甘草附子汤 …… 33
甘草麻黄汤 …… 170
甘草粉蜜汤 …… 225
甘麦大枣汤 …… 250
甘遂半夏汤 …… 134
白头翁汤 …… 214
白头翁加甘草阿胶汤 …… 244
白术附子汤 …… 31
白虎加人参汤 …… 35
白虎加桂枝汤 …… 52
《外台》走马汤 …… 116
《外台》茯苓饮 …… 143
《外台》黄芩汤 …… 217
外台牡蛎汤 …… 54
外台柴胡桂姜汤 …… 54
外台柴胡桂枝汤 …… 116
外台柴胡去半夏加栝蒌根汤 …… 54
外台桔梗白散 …… 88
生姜半夏汤 …… 207
古今录验续命汤 …… 63

六画

当归散 …… 234
当归芍药散 …… 232
当归生姜羊肉汤 …… 114
当归贝母苦参丸 …… 233
竹叶汤 …… 243
竹皮大丸 …… 244
红蓝花酒 …… 256
防己地黄汤 …… 58
防己茯苓汤 …… 170
防己黄芪汤 …… 31
阳旦汤 …… 243
百合洗方 …… 42
百合地黄汤 …… 41

百合知母汤 …… 39	侯氏黑散 …… 57	栀子豉汤 …… 215
百合滑石散 …… 43	厚朴七物汤 …… 106	栀子大黄汤 …… 183
百合鸡子黄汤 …… 40	厚朴三物汤 …… 107	崔氏八味丸 …… 63
芎归胶艾汤 …… 231	厚朴大黄汤 …… 139	麻子仁丸 …… 124
	厚朴麻黄汤 …… 82	麻黄加术汤 …… 29
七 画	茯苓戎盐汤 …… 155	麻黄附子汤 …… 171
鸡屎白散 …… 224	茯苓泽泻汤 …… 205	麻黄杏仁薏苡甘草汤 …… 30
诃梨勒散 …… 216	茯苓杏仁甘草汤 …… 98	猪苓汤 …… 157
赤丸 …… 112	茯苓桂枝甘草大枣汤 …… 93	猪苓散 …… 203
赤豆当归散 …… 46		猪膏发煎 …… 184
皂荚丸 …… 81	十 画	黄土汤 …… 194
杏子汤方 …… 171	桔梗汤 …… 85	黄芪桂枝五物汤 …… 65
《肘后》獭肝散 …… 74	桃花汤 …… 214	黄芪芍桂苦酒汤 …… 172
麦门冬汤 …… 83	狼牙汤 …… 258	黄芩加半夏生姜汤 …… 202
《近效方》术附汤 …… 63	通脉四逆汤 …… 216	
附子粳米汤 …… 107	射干麻黄汤 …… 80	十 二 画
	栝蒌桂枝汤 …… 24	温经汤 …… 252
八 画	栝蒌牡蛎散 …… 42	滑石代赭汤 …… 40
泽泻汤 …… 138	栝蒌瞿麦丸 …… 154	滑石白鱼散 …… 155
泽漆汤 …… 82	栝蒌薤白白酒汤 …… 95	硝石矾石散 …… 183
泻心汤 …… 196	栝蒌薤白半夏汤 …… 96	雄黄熏方 …… 45
抵当汤 …… 255	桂枝汤 …… 212	紫参汤 …… 216
矾石丸 …… 256	桂枝加桂汤 …… 92	越婢汤 …… 169
矾石汤 …… 62	桂枝茯苓丸 …… 229	越婢加半夏汤 …… 86
奔豚汤 …… 91	桂枝附子汤 …… 31	葶苈大枣泻肺汤 …… 84
苓桂术甘汤 …… 132	桂枝生姜枳实汤 …… 100	葵子茯苓散 …… 234
苓甘五味姜辛汤 …… 145	桂枝芍药知母汤 …… 60	
苓甘五味加姜辛半夏杏仁汤 …… 147	桂枝加黄芪汤 …… 172	十 三 画 以 上
	桂枝加龙骨牡蛎汤 …… 68	蜀漆散 …… 53
苓甘五味加姜辛半杏大黄汤 …… 147	桂枝去芍药加麻黄细辛附子汤 …… 174	葛根汤 …… 25
		蒲灰散 …… 155
肾气丸 …… 72	桂枝救逆汤 …… 193	蜘蛛散 …… 224
	桂苓五味甘草汤 …… 144	酸枣仁汤 …… 73
九 画	桂苓五味甘草去桂加姜辛半夏汤 …… 146	薏苡附子散 …… 99
柏叶汤 …… 194		薏苡附子败酱散 …… 219
茱萸汤 …… 200	十 一 画	橘皮汤 …… 208
茵陈蒿汤 …… 181	排脓散 …… 222	橘枳姜汤 …… 98
茵陈五苓散 …… 185	排脓汤 …… 222	橘皮竹茹汤 …… 208
枳术汤 …… 175	旋覆花汤 …… 121	薯蓣丸 …… 72
枳实芍药散 …… 240	蛇床子散 …… 257	藜芦甘草汤 …… 223
枳实薤白桂枝汤 …… 96		鳖甲煎丸 …… 50